宁夏医科大学支持学术著作

社区护理质量管理

刘国莲　主编

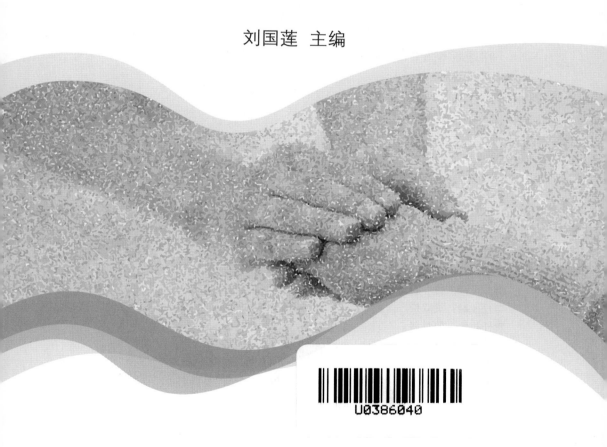

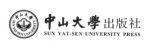
中山大学出版社
SUN YAT-SEN UNIVERSITY PRESS

·广州·

图书在版编目（CIP）数据

社区护理质量管理/刘国莲主编 . —广州：中山大学出版社，2021.1
ISBN 978 - 7 - 306 - 07092 - 0

Ⅰ . ①社… 　Ⅱ . ①刘… 　Ⅲ . ①社区—护理—质量管理 　Ⅳ . ①R473.2

中国版本图书馆 CIP 数据核字（2020）第 263531 号

出 版 人：王天琪
策划编辑：金继伟
责任编辑：靳晓虹
封面设计：曾　婷
责任校对：袁双艳　潘惠虹
责任技编：何雅涛
出版发行：中山大学出版社
电　　话：编辑部 020 - 84110283，84111997，84110779，84113349
　　　　　发行部 020 - 84111998，84111981，84111160
地　　址：广州市新港西路 135 号
邮　　编：510275 　　　　　传　真：020 - 84036565
网　　址：http://www.zsup.com.cn 　　E-mail:zdcbs@mail.sysu.edu.cn
印 刷 者：广州一龙印刷有限公司
规　　格：787mm×1092mm 　1/16 　　　24.25 印张 　　　462 千字
版次印次：2021 年 1 月第 1 版 　　2021 年 1 月第 1 次印刷
定　　价：68.00 元

本书编委会

主　编：刘国莲

副主编：宁艳花

编　者（以姓氏笔画为序）：

牛　萌（宁夏医科大学总医院）

仇艳敏（宁夏医科大学）

白亚茹（宁夏医科大学）

宁艳花（宁夏医科大学）

刘国莲（宁夏医科大学）

买娟娟（宁夏医科大学）

何旭文（陕西汉中三二〇一医院）

郑连花（宁夏医科大学）

前　言

随着社会经济的发展、人口老龄化进程的加快以及医学模式的转变，人们对社区卫生服务的需求逐渐增加，社区护理已成为 21 世纪护理事业发展的重要方向之一。《全国护理事业发展规划（2016—2020 年）》中指出：在加强社区护理服务的发展过程中，应以人民健康为中心，以全面深化改革为动力，以社会需求为导向，完善社区护理管理制度，加强护士队伍的建设，提高护理服务质量，发展老年护理服务，促进护理事业与社会经济协调发展，不断满足人民群众的基本健康需求。因此，为推动社区护理服务的发展，保证社区护理服务的质量，形成规范化的社区护理质量管理体系是前提条件。

目前，各国在发展和改革社区卫生服务的过程中均把质量问题放在重要位置。形成科学、系统的社区护理质量管理体系可动态衡量社区护理服务的进展程度及优劣，有利于完善质量监控体系，促进社区护理服务质量的持续提高，为社区居民提供经济、便利、连续的基础医疗服务，建立与社会经济发展相协调、与城乡一体化进程相适应的社区卫生服务体系。因此，在建设健康中国的大背景下，社区居民保健意识的逐渐增强，对基本的健康需求也逐步增加。为保障社区护理服务质量，深入开展社区护理质量管理的相关研究显得尤为重要。

本书是在汲取国外社区护理质量管理理论及实践方法的基础上，结合我国社区护理质量管理的发展及研究现状，并立足社区护理管理实际开展情况，以社区护理质量管理相关理论及其涵盖的主要内容作为依据，以社区护理质量管理涉及的主要板块为主线，以具体工作过程、任务为导向，以社区护理人员工作内容的需求为基础，以科学性、实用性、可操作性为原则编写而成，充分体现了我国社区护理管理发展的基本理念。全书共分为三部分：第一部分阐述社区护理的内涵和工作内容、社区护士的角色及功能；第二部分阐述社区护理管理在社区护理服务中的重要作用及管理内容；第三部分以流程图及流程要点的形式着重阐述社区护理人员实践技能评估、社区产后家庭访视护理质量管理，以及社区常见慢性病护理管理的内容和管理的具体方法。

　　本书从社区护理实践的角度出发，充分体现了为社区护理人员提供具体、可操作的护理质量管理评估工具的重要性，为进一步优化护理管理工作流程和内容提供参考。本书具有较强的实用性、可操作性及指导性特点，契合当前社区护理工作的需要，可作为社区护理工作管理标准化、规范化的参考手册，为社区卫生服务机构的护理工作者提供便于查阅的社区护理质量管理工具书。同时，本书对促进社区护理质量管理体系的完善具有一定的指导意义。

刘国莲

2020 年 5 月

目　　录

第一章　社区护理

第一节　社区卫生服务与公共卫生服务

随着医学科学的进步和发展，人们对健康的需求和对生活质量的追求发生了很大的变化。占据疾病谱和死亡谱前列的流行病、传染病已逐渐被老年病、慢性病所取代，而这些疾病更需要持续性的医疗、护理、照顾和保健指导，单纯的专科医疗护理已远远不能适应广大居民的健康需要。为实现"健康中国、健康人民"战略目标，发展社区卫生服务已成为新时期我国卫生体制改革的必然趋势。

一、健康的相关概念

健康是人类的基本需要和共同追求的目标，是促进人类全面发展的必然要求。维护和促进健康是护理人员的首要责任，护理人员应明确健康的含义和影响因素，从生理、心理、社会、精神和文化等多层面考虑，实施促进健康的活动，提高人类的生存质量。

世界卫生组织（World Health Organization，WHO）认为，人类的健康可以根据身心功能的状况分为健康、亚健康和疾病三种状态。

（一）健康

现代健康观建立在对人的健康与疾病综合认识的医学模式基础上，是一个相对的、动态的、具有个性的概念，涵盖躯体与精神两方面。随着时代变迁和医学模式的转变，人们对健康的认识在不断地提高，健康的含义也在不断地扩展。

1948 年，WHO 对健康进行了定义："健康是不但没有疾病和身体缺陷，而且还要有完整的生理、心理状态和良好的适应能力。"1986 年，WHO 对健康的定义有了新的认识《渥太华宪章》（世界第一届健康促进大会宣言）提出："要实现身体、心理和社会幸福的完好状态，人们必须要有能力识别和实现愿望、满足需求以及改善或适应环境。"身体无病是健康的最基本条件，心理健康是人生的一切保证，而适应这个社会则是个体健康的和谐体现。

1989年，WHO又提出了有关健康的新概念，即"健康不仅是没有疾病，而且包括躯体健康、心理健康、社会适应良好和道德健康"。其内涵包括：①生理健康，指人的组织结构完整和功能良好，组织结构所具有的功能正常；②心理健康，指个体能够正确认识自己，情绪稳定，自尊自爱和积极乐观等；③社会适应良好，指能有效适应不同环境、胜任个人在社会生活中承担的各种角色；④道德健康，指能按照社会道德行为规范约束自己，履行对社会及他人的义务。这体现了生理、心理、社会、道德四维健康观，强调了从社会公共道德出发，维护人类健康人人有责。同时，不仅要对自己的健康负责，也要为社会群体的健康承担社会责任。

从现代医学模式出发，现代健康观涵盖了微观和宏观两方面，既考虑了人的自然属性，又兼顾了社会属性，克服了将生理、心理和社会诸多方面机械分割的传统观念，强调了人与社会大环境的协调，提供了一种理想的、可以追求的状态。对于个体健康，从微观角度看，生理健康是基础，心理健康是促进和维持生理健康的必要条件，而良好的社会适应性则可以有效地调整和平衡人与自然、社会环境之间复杂多变的关系，使人处于最理想的健康状态；从宏观角度看，"道德健康"的提出，考虑了人在整个社会环境中的功能，从关心个体健康扩展到重视群体健康，要求每个社会成员不仅要为自己的健康承担责任，而且要对社会群体的健康承担社会责任。根据健康的定义WHO把健康的内涵扩展到了一个新的认识境界，对健康认识的深化起到了积极的指导作用。

2016年，在上海召开的第九届全球健康促进大会重申，健康作为一项普遍权利，是日常生活的基本资源，是所有国家共享的社会目标和政治优先策略。由上可看出，健康是一种状态和资源，而每一个护理服务对象对健康的认识会随着自己所处的生活环境、文化、价值观和社会规范的变化而变化。

社区健康是指在限定的地域内，以需求为导向，维持和促进群体与社区的健康，具有相对性和动态性，注重作为服务对象的个人、家庭和社区的健康。护理服务对象的个体、家庭和社区之间相互影响，所处的环境变化直接影响着他们的健康活动。家庭是社区的基本单位，而家庭是由个体组成的，个体的健康直接影响家庭健康，如一个家庭的各种优势、拥有的资源和潜在能力可以促进家庭健康。保障社区每一个家庭健康的基础是健康的社区环境。因此，有必要及时、持续实施社区健康评估，调动社区自身力量和社区居民对健康相关决策的积极参与，及时解决社区健康问题，促进社区健康发展。而要促进社区健康发展，应以社区为范围、家庭为单位、居民为对象，提高社区居民的健康素养，鼓励社区居民积极参与预防疾病和促进健康活动，建立健康信念、培养健康意识，营造健康的社区环境。

（二）亚健康

亚健康，是近年来国内外医学界提出的一个新概念。WHO认为，它是介于健康与疾病之间的中间状态，也称"第三状态"。中华中医药学会2006年发布的《亚健康中国临床指南》指出：亚健康是指人体处于健康和疾病之间的一种状态。一般是指机体无明显的临床症状和体征，或者有病症感觉而临床检查找不出证据，但已有潜在发病倾向，各种适应能力不同程度减退，处于一种机体结构退化、生理功能减退以及心理失衡的状态。处于亚健康状态者，不能达到健康的标准，表现为一定时间内活力降低、功能和适应能力减退的症状，但不符合现代医学有关疾病的临床或亚临床诊断标准。亚健康的发生与现代社会人们不健康的生活方式及不断增加的社会压力有直接关系。亚健康状态如果处理得当，身体可向健康状态转化；反之，则容易患上各种疾病。

1. 亚健康与亚临床的区别

亚健康有主观临床表现，但缺乏客观检查证据，如亚健康状态者经常有头痛、头晕和胸闷不适主诉，但心脏血管超声检查及心电图检查都未能发现异常。亚临床是有客观检查证据而没有主观临床表现的，如中老年人常见的颈动脉硬化，在颈动脉超声检查时，发现有比较明显的颈动脉内膜增厚，甚至有斑块形成，但个体没有临床表现。

2. 亚健康与慢性疲劳综合征的区别

目前，亚健康还没有统一的诊断标准，而国际上已经建立了慢性疲劳综合征的诊断标准。通过积极有效的干预，30%的慢性疲劳综合征者可以恢复健康状态。慢性疲劳综合征（chronic fatigue syndrome，CFS）是现代医学新认识的一种疾病。该病的发病机制比较复杂，目前认为与多种因素有关，但CFS的确切病因和病理机制尚不明确。随着社会竞争日趋激烈、生活节奏加快以及工作压力增大，临床上以精神紧张、慢性疲劳为主诉的患者呈日益增加的趋势。

（三）疾病

疾病，是指在一定病因作用下自稳调节紊乱而发生的异常生命活动过程，并引发一系列代谢、功能、结构的变化，表现为症状、体征和行为的异常。

（四）影响健康的因素

人类处于复杂多变的自然环境和社会环境中，因而健康状态受多种因素影响和制约。从生物—心理—社会医学模式的角度出发，影响健康的因素主要包括以下五个方面。

1. 生物因素（biological factors）

人的生物属性决定了生物因素是影响人类健康的主要因素，包括以下三个方面。

（1）生物性致病因素。即由病原微生物引起的传染病、寄生虫病和感染性疾病。随着医学科学技术的发展，人类通过预防接种、合理使用抗生素等措施，有效地控制和治疗了各种疾病，但病原微生物的危害依然存在，其中，结核、肝炎和艾滋病等传染病依然是危害我国人民健康的主要因素。

（2）遗传因素。人体发育畸形、代谢障碍、内分泌失调和免疫功能异常等，有可能是由生物遗传基因造成的。某些疾病如糖尿病、高血压、肿瘤有较大的家族遗传倾向。随着基因技术和诊疗水平的提高，人类在遗传性疾病的早期筛查和干预方面有了一定的进展。

（3）个体生物学特征。它包括年龄、种族和性别等人群特征，也是影响健康的因素。例如，骨质疏松症老年人较年轻人多见，皮肤癌患者中白种人多于其他人种，男性较女性更容易患自闭症等。

2. **心理因素**（psychological factors）

心理因素是影响人类健康的重要因素之一。情绪对健康的影响包括两个方面：一是积极的情绪可以增进健康，延缓衰老；二是消极的情绪可以损害健康，导致疾病。即心理因素可以治病，亦可以致病。大量的临床实践证明，情绪的不稳定可能造成不同疾病的发生。不良的心理活动使人体对几乎所有的躯体性疾病都有较高的易感性。例如，焦虑、恐惧、忧郁和怨恨等情绪可以引起人体各系统的功能失调，从而导致食欲下降、失眠、月经失调、心动过速和血压升高等症状，并在许多疾病的发生、发展和转归上起重要作用。

3. **环境因素**（environmental factors）

环境是人类赖以生存与发展的重要条件和基础，几乎所有的疾病或健康问题都与环境因素有关。

（1）自然环境。主要指阳光、空气、水、土壤、气候和动植物等，是人类赖以生存和发展的重要物质基础。目前，自然环境中存在许多不利于人类健康的因素，如水污染、雾霾和谷物蔬菜农药残留等。

（2）社会环境。与健康有关的社会环境主要包括政治制度、经济状况、文化教育和科技发展等。比如，文化教育会影响人们对健康和疾病的认知、就医行为的即时性、健康教育的接受程度和健康素养等。

4. **行为生活方式**（behavior lifestyle）

行为生活方式是指人们受一定文化因素、社会经济、家庭及社会规范影响，为满足生存和发展的需要而形成的生活意识和生活习惯的统称。多种慢性非传染性疾病直接或间接与不良的生活方式有关，如高血压、糖尿病、冠心病和恶性肿瘤等。

5. 卫生保健体系（health-care system）

卫生保健体系包括医疗卫生服务的内容、范围和质量，与人的健康密切相关。医疗资源布局不合理、初级卫生保健网络不健全、城乡卫生人力资源配置悬殊和医疗保健制度不完善等服务体系问题，都会直接危害人们的健康。

（五）现代社会人体健康的标准

WHO 将现代社会人体健康的标准分为生物学和心理学两类。

（1）生物学包括生理和形态等六个方面：①有良好的抗病体质，对一般感冒和传染病有抵抗能力；②体重符合标准，身体匀称，站立时身体各部位协调；③眼睛明亮，反应敏捷；④头发有光泽，无头屑或头屑较少；⑤牙齿清洁，无龋齿、无疼痛，牙龈色正常，无出血现象；⑥肌肉、皮肤有弹性，走路感觉轻松。

（2）心理学包括精力、睡眠、性格、应变能力四个方面：①有足够充沛的精力，能够从容不迫地应对日常生活和工作压力而不感到过分紧张；②善于休息，能保持良好的睡眠质量；③处事乐观，态度积极，严于律己，宽以待人；④有较强的应变能力，能够较好地适应不同环境及发生的各种变化。

二、社区卫生服务

（一）社区卫生服务相关概念及特征

1. 社区卫生服务的相关概念

（1）初级卫生保健（primary health care，PHC），是由基层卫生人员为社区居民提供的最基本、必需的卫生保健，是实现"2000 年人人享有卫生保健"这一全球社会卫生战略目标的基本途径和基本策略。初级卫生保健的基本任务是促进健康、预防保健、合理治疗和社区照护。初级卫生保健是社区卫生服务工作内容之一。

（2）社区卫生服务（community health services，CHS），是社区建设的重要组成部分，是社区服务中的一种基本的、普遍的卫生服务。1999 年，卫生部等十部委联合印发的《关于发展城市社区卫生服务的若干意见》将社区卫生服务定义为"在政府领导、社区参与、上级卫生机构指导下，以基层卫生机构为主体、全科医师为骨干，合理使用社区资源和适宜技术，以人的健康为中心、家庭为单位、社区为范围、需求为导向，以妇女、儿童、老年人、慢性病人、残疾人等为重点，以解决社区主要卫生问题、满足基本卫生服务需求为目的，融预防、医疗、保健、康复、健康教育、计划生育技术服务等为一体的，有效、经济、方便、综合、连续的基层卫生服务"。

2. 社区卫生服务的特征

社区卫生服务满足基本医疗卫生服务需求，解决社区主要健康问题，以提高社区全体居民的生活质量和健康水平为目标，具有以下特征。

（1）公益性。社区卫生服务除了基本医疗服务外，其他健康服务都属于公共卫生的服务范围。

（2）主动性。社区卫生服务以家庭为单位，以主动性服务、上门服务为主要服务方式，为社区服务对象提供家庭健康服务。

（3）综合性。社区卫生服务属于多位一体的服务，除了基本医疗服务，还包括预防、保健、康复、健康教育、计划生育技术服务等"优质、廉价、方便"的综合性卫生服务。

（4）连续性。社区卫生服务贯穿服务对象生命的各个周期以及疾病发生、发展的全过程，根据生命各个周期及疾病各个阶段的特点和需求，提供针对性的服务。

（5）协调性。社区卫生服务是社区系统的一部分，需要整合、协调和利用社区内外资源来实现，也需要社区卫生服务各学科及部门间的协调合作。

（6）可及性。社区护理能够利用最方便、最快捷的途径或方法来解决居民的健康问题。因此，社区卫生服务要考虑社区服务对象的卫生服务的可及性，如卫生服务内容、价格、开设时间和地点等。

（7）个性化和人格化。具体表现在两个方面：一是对患同一疾病的不同个体其个性化和人格化服务各异；二是不同群体其个性化和人格化服务亦各异。

（二）发展社区卫生服务的必要性

社区卫生服务是卫生改革的关键，是建立与社会主义市场经济体制相适应的卫生服务体系的重要基础。

1. 现代健康观与医学模式的转变

现代健康观与医学模式的转变促使医疗型转向医疗预防保健型，实施全方位、连续性、综合性预防保健工作。现代健康观与医学模式的转变，促进人们对健康含义的认知。以前，人们对健康的含义并没有深刻的理解，而在如今的发展形势下，人们认为健康的标准不再是是否生病，而是从一个人的生理、心理以及生活方式等各个方面来综合考量。

2. 人口结构的变化

科学技术的发展和生活水平的提高，带来人口结构的变化以及人口老龄化，老年人群的慢性病护理、精神和心理护理、居家养老和社区养老护理等各种健康管理需求在增加。

3. 疾病谱的转变

生物因素、自然环境、社会心理环境、行为和生活方式及卫生服务制度等多种因素均影响人群健康，疾病谱中占据前列位置的由传染性疾病转变为慢性退行性疾病，慢性病管理及预防等基本卫生服务的需求急剧增加。

4. 医疗费用的增加

经济的迅速发展、医疗技术的不断提高、人们对健康的需求变化等使医疗费用迅速上涨，对合理安排和使用有限的卫生资源提出更高的要求。

三、我国社区卫生服务的发展、功能与目标

（一）我国社区卫生服务的发展

我国最早以社区形式组织的公共卫生服务出现于 1925 年 9 月，由协和医院与当时的北平市政府京师警察厅共同创办的"第一所公共卫生事务所"，开展疫病诊疗、预防保健、卫生服务等多方面活动。1968 年成立的朝阳门社区卫生服务中心是新中国成立后北京最早建立的，并首次使用"社区卫生服务中心"这个名称。自 1997 年中央正式推动城市社区卫生服务工作后，多年来，我国社区卫生服务有了长足发展。

1997 年 1 月，中共中央、国务院颁布的《关于卫生改革与发展的决定》提出：改革城市卫生服务体系，积极发展社区卫生服务，逐步形成功能合理、方便群众的卫生服务网络。1999 年 7 月，卫生部等十部委联合在《关于发展城市社区卫生服务的若干意见》中提出发展社区卫生服务的重要意义、总体目标和基本原则，并规范了社区卫生服务的定义。2006 年，国务院下发《关于发展城市社区卫生服务的指导意见》，明确了社区卫生发展的指导思想、基本原则和工作目标，提出了社区卫生服务六大功能（即健康教育、预防、保健、康复、计划生育技术服务和一般常见病、慢性病的诊疗服务），明确了各部门的职责，主题鲜明，操作性强，对我国社区卫生服务的发展影响很大。

2015 年，国务院办公厅印发的《关于推进分级诊疗制度建设的指导意见》（国办发〔2015〕70 号）和国家卫生计生委、国家中医药管理局印发的《关于进一步规范社区卫生服务管理和提升服务质量的指导意见》（国卫基层发〔2015〕93 号），提出了规范社区卫生服务机构设置与管理、加强社区卫生服务能力建设、转变服务模式、加强社区卫生服务保障与监督管理四个方面 17 条具体措施，切实促进了基本医疗卫生服务的公平可及。2016 年，《中华人民共和国国民经济和社会发展第十三个五年规划纲要》从全面深化医药卫生体制改革、健全全民医疗保障体系、加强重大疾病防治和基本公共卫生服务、加强妇幼卫生保健及生育服务、完善医疗服务体系、促进中医药传承与发展、广

泛开展全民健身运动保障食品安全八个方面对"健康中国"建设提出了具体要求。

(二) 我国社区卫生服务的功能与目标

根据我国《城市社区卫生服务机构设置和编制标准指导意见》(中央编办发〔2006〕96 号) 中的相关规定, 我国社区卫生服务的对象是社区、家庭及居民, 主要承担疾病预防等公共卫生服务和一般常见病、多发病的基本医疗服务, 而对严重或者危险疾病及疑难杂症, 需转诊至综合性医院或者专科医院进行治疗。社区卫生服务功能主要包括社区预防、保健、医疗、康复、健康教育和计划生育六大方面。

近年来, 政府加强对社区卫生服务工作的规范化管理。2017 年, 国家卫生和计划生育委员会在 2011 年版的《国家基本公共卫生服务规范》基础上进行修订, 最终形成第三版, 其内容包括居民健康档案管理、健康、教育、预防接种、0～6 岁儿童健康管理、孕产妇健康管理、老年人健康管理、慢性疾患者健康管理、严重精神障碍患者管理、肺结核患者健康管理、中医药健康管理、传染病及突发公共卫生事件报告和处理、卫生计生监督协管 12 大类 45 项具体服务内容。社区卫生服务的目标随着国家对卫生医疗事业的促进进一步发展和延伸。

(三) 我国社区卫生服务组织与机构

1. 我国社区卫生服务组织构成

我国社区卫生服务组织包括行政管理组织、业务指导组织和社区卫生服务机构三个部分。

(1) 行政管理组织, 是指社区卫生服务行业主管部门, 主要负责社区机构方案和规划的制定、建立社区卫生服务的基本标准和考核办法、对各部门卫生服务的管理和组织等。

(2) 业务指导组织, 包括卫生行政管理部门、专项技术指导组织和服务指导中心。卫生行政管理部门是社区卫生服务行业的主管部门, 主要负责通过一系列的管理来加强社区卫生服务的标准化、规范化和科学化管理; 专项技术指导组织负责各项业务技术的指导、人员培训和考核工作; 服务指导中心根据规范化培训大纲的要求, 建立培训计划、授课和实施考核。

(3) 社区卫生服务机构, 根据我国社区卫生服务机构的建设要求, 各级政府建立以社区卫生服务中心为主体、社区卫生服务站和其他专业服务机构(如诊所、老人院、保健所等) 为补充的社区卫生服务网络体系。

2. 我国社区卫生服务机构设置及标准

(1) 我国社区卫生服务机构设置遵循以下原则: ①坚持社区卫生服务的

公益性，注重卫生服务的公平性、效率性和可及性；②坚持政府主导，鼓励社会参与，多渠道发展社区卫生服务；③坚持实行区域卫生规划，立足于调整现有卫生资源、辅以改扩建和新建，健全社区卫生服务网络；④坚持公共卫生和基本医疗并重，中西医并重，防治结合；⑤坚持以地方为主，因地制宜，探索创新，积极推进。

（2）我国社区卫生服务标准。①服务范围。社区卫生服务机构由省管辖、市政府统一规划设置，原则上要求每 3 万～10 万居民或街道所管辖范围规划设置一个社区卫生服务中心，根据需要规划设置社区卫生服务中心。②床位。要根据服务范围和人口分布来设置，一个社区卫生服务中心至少设置观察床五张；根据医疗机构设置规划，可设置一定数量的以护理康复为主要功能的病床，但不得超过 50 张。③科室。社区卫生服务中心至少有临床科室（全科诊室、中医诊室、康复治疗室、抢救室、预检分诊室）、预防保健科室、医技及其他科室。④人员。一个社区卫生服务中心至少有六名执业范围为全科医学专业的临床类别、中医类别执业医师，九名注册护士。至少有一名副高级以上职称的执业医师，一名中级以上职称的中医类别执业医师、公共卫生执业医师，一名中级以上职称的注册护士。每名执业医师至少配备一名注册护士。设有病床的社区卫生服务机构，每五张病床至少增加配备一名注册护士。⑤房屋。建筑面积不少于1000m²，布局合理，充分体现保护患者隐私、无障碍设计要求，并符合国家卫生学标准。设有病床的社区卫生服务机构，每设一张床位至少增加 30m² 的建筑面积。⑥设备。需要配备诊疗设备、辅助检查设备、预防保健设备、健康教育设备及其他。

综合考虑区域内卫生计生资源、服务半径、服务人口、城镇化、老龄化、人口流动迁移等因素，制订科学、合理的社区卫生服务机构设置规划。在城市新建居住区或旧城改造过程中，要按有关要求同步规划建设社区卫生服务机构，鼓励与区域内养老机构联合建设。对流动人口密集地区，应当根据服务人口数量和服务半径等情况，适当增设社区卫生服务机构。对人口规模较大的县和县级市政府所在地，应当根据需要设置社区卫生服务机构或对现有卫生资源进行结构和功能改造，发展社区卫生服务。在推进农村社区建设过程中，应当因地制宜同步完善农村社区卫生服务机构。

四、公共卫生

公共卫生的最高宗旨是实现社会利益，确保人民健康生活。公共卫生关注的是整体人群健康和预防疾病；关注行为、生物学、社会和环境的相互作用，实行有效的干预措施；收集流行病学数据，进行人群监测，实施定量评估，及时反馈信息，明确健康决定因素；重视与社区合作，确定公共卫生实施行动的先后顺序。最终，公共卫生通过有组织、多学科的共同努力，进行维护与促进健康的活动，促进人类健康。

（一）公共卫生的概念及特征

1. 公共卫生概念

公共卫生（public health）又称公共保健。温思络（Charles-Edward A. Winslow）将其定义为：公共卫生是通过有组织的社区努力来预防疾病、延长寿命、促进健康和提高效益的科学与艺术。这些努力包括控制传染病，改善环境卫生，教育人们注意个人卫生，组织医护人员提供疾病早期诊断和预防性治疗的服务，以及建立社会机制保证每一个人都能达到足以维护健康的生活标准，目的是使每个公民都能实现健康和长寿的愿望。

2003 年，国务院副总理兼卫生部部长吴仪在全国卫生工作会议上首次提出我国公共卫生的定义：公共卫生是组织社会共同努力，改善卫生条件，预防控制传染病和其他疾病流行，培养良好卫生习惯和文明生活方式，提供医疗服务，达到预防疾病、促进人民身体健康的目的。在此基础上，我国部分学者提出了公共卫生的新概念：公共卫生是以保障和促进公众健康为宗旨的公共事业。通过国家和社会的共同努力，预防和控制疾病与伤残，改善与健康相关的自然和社会环境，提供基本医疗卫生服务，培养公众健康素养，创建人人享有健康的社会。其宗旨是保障和促进公众健康，具有公共性、公益性和公平性三个基本属性。

2. 公共卫生的特征

（1）公共事业相关属性。公共卫生属于国家的公共事业，同时具备公有、共用和公益的性质。①公有性，即公共卫生采用公共生产和公共供应方式提供服务，不同于教育等行业，既可以国家办，又可以民办。②共用性，即公共卫生产品为全民服务。在正常情况下，部分人群对公共卫生产品的使用不应影响其他人对此产品的共同使用。同时，个人对于公共卫生产品的消费并不影响其他人对这种产品的消费机会，也就是存在"非排他性"或"非竞争性"。③公益性，表现在公共卫生只以公众获取群体健康为目的，通过加强公共卫生体系建设，增加公共卫生产品的供给，改善公共卫生服务质量，由此为整个社会公众带来更多的健康和福利。

（2）对科学的依赖性。公共卫生对科学的依赖性表现在解决公共卫生问题时需要应用不同的学科知识。公共卫生专业人员以流行病学作为科学核心，并与预防医学、基础医学、临床医学和社会科学等诸多学科的专业人员协同作战，应对公共卫生面临的各种挑战，使公共卫生有别于一般的社会活动。

（3）对公众参与的需求性。公共卫生具有极强的社会性，公共卫生问题可以发生于社会的各个角落，一旦发生，又为全社会所关注。公共卫生不仅为公众服务，也需要公众的参与。公共卫生就是组织社会共同努力，预防疾病，促进健康。而缺少公众的参与，就无法实现公共卫生的宗旨。公众不仅要关心与自己有关的公共卫生问题，还要关心整个社会的公共卫生问题，更要积极参与预防和应对身边与健康有关的问题，而这个参与的过程往往会使参与者受益，这也是公共卫生区别于其他公共事业的关键。

（二）公共卫生的职能范畴

1. 预防和控制疾病与伤残

人类因群居而产生的环境卫生问题，以及由此而出现的传染病问题严重威胁到人类的生存。因此，早期公共卫生的提出是为了应对传染病对人类健康和生存的威胁。随着人类文明的进步，工业化、城市化和全球化的发展，伤害和残疾对人类的健康已经构成了严重威胁，新发传染病、生物恐怖事件等突发公共卫生事件也在不断出现。因此，公共卫生最重要和最紧迫的任务，是对威胁健康的疾病和伤残做出反应，保护群体健康，维护社会稳定。在人类现代化进程中，能否有效地预防和控制疾病与伤残等对群体健康的直接威胁，事关群体能否健康生存和发展，是公共卫生事业的第一要务。

2. 改善与健康相关的自然和社会环境

改善与健康相关的自然和社会环境是公共卫生的基本任务之一，是对政府的公共卫生价值取向，以及政策制定和协调能力的考验，既需要长远规划，又需要主动出击。通过不断采取科学的措施，来改善与健康相关的自然和社会环境，是在群体水平上提高公众健康，从更深的层次和更广义的角度促进人类健康的可持续发展。

3. 提供医疗保健与必要的医疗服务

提供医疗保健与必要的医疗服务，包括常规的预防保健服务、对特殊人群与弱势群体提供的预防保健服务和必要的医疗服务三方面。

（1）常规的预防保健服务。此类服务覆盖所有公众，如开展传染病防治、计划免疫、食品安全、营养卫生、环境卫生、少儿卫生、职业卫生、计划生育、生殖健康、食盐加碘等。

（2）对特殊人群与弱势群体提供的预防保健服务。此类服务面对的是有特殊公共卫生需求的特殊人群和弱势群体。例如，针对静脉吸毒人群的美沙酮替代疗法；对人类免疫缺陷病毒（human immunodeficiency virus，HIV）感染者实施"四免一关怀"政策等。如果忽视了这类群体的健康需求，就不可能建成人人健康的社会。

（3）必要的医疗服务。此类服务包括由政府使用纳税收入，用于维护公众基本健康的医疗服务体系，如针对常见病、多发病的医疗服务，但是这并不包含全部服务。

4. 培养公众健康素养

健康素养又称为健康教养。2008 年，卫生部发布了《中国公民健康素养——基本知识与技能（试行）》，即"健康66条"，其中，"健康素养是指人的这样一种能力，使一个人能够获取和理解基本健康信息与服务，并运用这些信息与服务做出正确的判断和决定，以维持并促进自己的健康。现代的健康概念，不仅仅局限于无疾病或不衰弱，而是指身体、心理与社会适应的完好状态"。

培养公民健康素养需要全社会转变观念，将健康视为个人全面发展的基础；同时还要注重细节，从我做起，养成人人讲健康的社会风气，培养公众阅读、书写、理解和应用健康科学知识的能力，培育保障人人健康的文化。

综上所述，公共卫生的四项基本职能是围绕保障和促进公众健康，跟公共卫生的根本宗旨有机结合在一起，相辅相成，缺一不可。

（三）公共卫生的服务内容

美国公共卫生功能指导委员会（1995）提出的十项基本公共卫生服务包括：①监测人群健康状况，确定和解决社区健康需求；②诊断和调查社区中存在的卫生问题和健康风险；③动员社区参与，采取行动解决健康问题；④制定支持个人和社区健康需要的政策和规划；⑤确保有能力的公共卫生和个人医疗服务的技术队伍；⑥实施法律法规，保护人群健康，确保安全；⑦连接人群和个人健康服务需求，确保提供所需要的服务；⑧评价个人和群体卫生服务的效果、可及性和质量；⑨告知公众健康问题，开展有针对性的教育，增长健康知识；⑩开展解决与健康问题有关的创新性研究。

我国公共卫生是社区卫生服务的一部分，以协助政府研究制定公共卫生发展战略和优先政策为重点，主要包括以下七个方面的服务内容。

（1）卫生信息服务和管理。根据国家规定系统收集居民健康相关资料，报告有关卫生信息，开展社区评估与诊断，建立和管理居民健康档案，向有关部门提出有利于社区公共卫生发展的建议。

（2）健康教育与健康促进。健康教育的实质是一种有计划、有组织、有评价的教育活动和社会活动，其目的是教育个体和群体建立健康意识，促使人们自觉地采纳健康行为和生活方式，消除或减轻影响健康的危险因素，预防疾病，促进健康和提高生活质量。健康促进是以健康教育为基础，强调健康教育与支持性环境的整合，重点解决社会动员、社会倡导和相关部门协调问题。社区健康促进的构成要素包括健康教育以及一切能够促使行为和环境有益于健康改变的政策、组织、经济等支持系统。

（3）疫情监测和预防接种。

（4）慢性病预防控制。它包括高危人群管理和慢性病筛查。

（5）精神卫生服务。

（6）妇女保健、儿童青少年卫生保健、老年人保健。妇女保健以维护和促进妇女健康为目的，以"保健为中心，临床为基础，保健与临床相结合。以生殖健康为核心，面向基层，面向群众"为工作方针；以群体为服务对象，保护妇女健康，维护家庭幸福和后代健康，提高人口素质。儿童青少年卫生保健应按其生长发育特点，提供医疗、预防和保健服务，消除不良因素的危害，促进儿童青少年生理、心理和社会能力的全面发展。老年人保健应从各方面多角度出发，依据老年人的具体身体情况及生活情况进行保健活动。

（7）康复指导和训练、计划生育指导。

除此以外，公共卫生服务需协助处理管辖内的公共卫生事件和其他相关政府部门规定的公共卫生服务。

第二节　社区及社区护理

一、社区

（一）社区的概念及分类

1. 社区概念

社区（community）一词源于拉丁语，原意是团体、共同。"社区"概念在 20 世纪 30 年代由我国著名社会学家费孝通先生引入，并根据我国的特点将社区定义为：社区是若干社会群体或社会组织聚集在某一个地域里所形成的一个生活上相互关联的大集体。我国城市社区一般指街道、居委会，农村社区指乡（镇）、村等。

社区的构成要素包括：①人群要素，包括人群的数量及分布；②地域要素，是社会空间与地理空间的有机组合；③认同要素，如文化背景、生活方式及认同意识等；④互动要素，包括社区设施、生活制度及管理机构等。其中，人群要素与地域要素是构成社区的最基本的要素。

2. 社区分类

（1）地域性社区。我们可以以地域来划分社区，如城市的街道、农村的乡镇等。以地域性划分社区有利于社区健康的评估和实施健康教育，能够以社区的需求为导向，组织和动员社区群体实施预防及干预措施，能够得到地域内权威人士的支持，并充分利用现有的资源来开展健康促进活动。

（2）具有共同兴趣的社区。因共同的兴趣或目标把分散在不同地域的人群联系在一起，称为具有共同兴趣的社区。这种社区的人群可以分散居住，但为了某些共同的兴趣或目标，他们在特定的时间聚集在一起，共同分享其功能或利益，如某个学会、大型工厂等。

（3）具有共同健康问题的社区。具有共同的、急需解决健康问题的人聚集在一起形成一个社区，他们聚集在一起交流应对共同问题的各种经验。

（二）社区的要素与功能

1. 社区的要素

（1）有一定的地域（地域性）。地域是社区存在和发展的前提，是构成社区的重要条件，地域性特点决定着社区性质和未来发展。

（2）有一定数量的人口（人口要素）。人口是社区的主体，包括人口的数量、人口构成和分布，反映整个社区内部人口关系和整体面貌。

（3）有共同的生活方式和文化背景（同质性）。传统的社区成员一般具有相似的文化背景、行为背景和价值观念，比较容易产生相同的社会意识、行为规范、生活方式和文化氛围等。但是，随着社会的发展和对生活居住环境追求的变化，这种同质性逐渐减弱。

（4）有一定的生活服务设施。生活服务设施是社区人群生存的基本条件，也是联系社区人群的纽带。社区设施包括生活、生产、学校、医疗机构、娱乐场所、商业网点、交通通信等。

（5）有相应的管理机构和制度。我国社区的基层管理机构为居委会和派出所，两者联合管理户籍、治安、计划生育、环境卫生、生活福利等，以规范社区人群的行为，协调人际关系，帮助解决问题。

2. 社区的功能

社区具有满足居民需要和管理的功能。社区功能的充分发挥有助于挖掘社区资源和开展社区卫生服务。其功能可概括为五个方面。

（1）生产、消费、分配、协调和利用资源功能。社区居民消费物资，社区也可以从事生产分配某些物资，以满足居民需要。

（2）社会化功能。个体在社区生长发育到社会化，相互影响，形成本社区的风土人情，而这些特有的文化又影响社区居民。

（3）社会控制功能。即通过保护社区居民的各种行为规范和规章制度来实现的，如社区物业管理系统。

（4）社会参与功能。社区设立各种组织、团体，如图书馆、老年人活动站等，使居民进行互动，参与社会活动，以此凝聚社区力量，并产生相应的归属感。

（5）相互支援及福利功能。当社区的居民处于疾病或困难时，社区给予帮助和支援。社区可根据居民的需要，与当地民政部门或相关医疗机构联系，以满足其需要。

二、社区护理

（一）社区护理的概念

社区护理（community health nursing）于 1970 年第一次被定义。美国护士协会将社区护理定义为：社区护理是将护理学与公共卫生学理论相结合，用以促进和维护社区人群健康的一门综合学科。在我国，根据现阶段社区服务现状，相关部门将社区护理定义为"综合应用护理学和公共卫生学的理论与技术，以社区为基础、以人群为对象、以服务为中心，将医疗、预防、保健、康复、健康教育、计划生育等融合于护理学中，并以促进和维护人群健康为最终目的，提供连续的、动态性的和综合性的护理服务"。

（二）社区护理的特点

社区护理将公共卫生学与护理学有效地结合在一起，既强调疾病的预防，又强调疾病的护理，最终达到促进健康、维护健康的目的。因此，社区护理既具有公共卫生学的特点，又具有护理学的特点。但与公共卫生学和护理学相比较，社区护理学在四个方面更为突出：①以促进和维护健康为中心。社区护理的主要目标是促进和维护人群的健康，因此，预防性服务是社区护理的工作重点。②面向整个社区人群。护理的对象是社区全体人群，即包括健康人群和患者群。③社区护士具有高度的自主性。在社区护理过程中，社区护士往往独自深入家庭进行各种护理，故要求社区护士具备较强的独立工作能力和高度的自主性。④社区护士必须和其他相关人员密切合作。社区护理的内容及对象决定社区护士在工作中不仅要与卫生保健人员密切合作，还要与社区居民、社区管理人员等相关人员密切协调。

另外，社区卫生服务是一种新型的医疗服务形式，而社区护理是社区卫生服务的重要组成部分，是适应社区居民的健康需求，伴随着社区卫生服务需要而逐步发展的，它具有以下特点：①强调以社区人群为服务对象。社区护理工作是对整个社区的人群进行资料收集、分析，从而解决群体中的主要健康问题。②以促进健康与疾病预防为主要目标。社区护理的核心是促进和维护人群健康。社区护理主要通过三级预防措施，来达到维护和促进人群健康、预防疾病，减少并发症和残障，延长寿命及提高生活质量的目的。③社区护士具有较高的独立性与自主性。社区护理工作内容广泛，护理对象复杂，而且经常需要社区护士深入社区和家庭进行单独护理，需要社区护士独立判断现存的和潜在的问题，善于认识、分析、处理健康问题。因此，社区护士有较高的自主权和独立性。④个案管理时间较长。社区护理中对个案的管理体现在从生命的准备阶段直至死亡，覆盖生命的各个周期，以及疾病的发生发展的全过程。⑤服务范围广。社区护理以健康为中心，针对影响健康的各种因素，在个人、家庭和社区在预防保健、疾病治疗、康复护理、健康管理和社区支持等方面提供综合性服务。⑥以群体为单位的健康管理。社区护理是一种公益性服务，服务对象是社会基层，它与医院护理工作不同，医院护理的对象是患者，社区护理服务对象是社区内的每一个人、每个家庭、每一个团体及一些公共场所。

（三）社区护理的原则及目标

1. 社区护理的原则

世界卫生组织曾经提出社区护理工作必须遵循三大原则。一是社区护士必须有满足社区内卫生服务需求的责任感。社区护士应运用社区内可利用的资源，发挥护理功能，以满足社区内居民的健康需求，如社区护士应协调整合家庭、社区组织、政府机构等相关资源，共同把工作内容延伸到社区中。二是社区内的弱势团体（老、弱、残、障）应列为优先的服务对象。社区护理关系全人类的幸福，其对象不分种族、宗教、年龄、性别或其他任何特征。但是，传统上妇幼健康应得到特别地注意和照顾，因为妇女健康直接影响到孩子，母亲健康一旦遭到永久性伤害，不仅造成母子二人健康的损害，而且影响整个家庭生活，间接造成社会经济损失，甚至还会影响整个国家的强盛。我国已进入老龄化社会，老年人在健康、心理、社会、经济等方面都存在许多问题，他们将逐渐从社区生活中退出，照顾自己的能力也会随着年龄的增长而减退，对于老年人的健康照顾非常重要，故在社区护理中应重点维护妇幼及老年人的健康。三是社区护理的服务对象必须参与卫生服务的评估与计划。评估是指对个体及其家属在心理、生理、社会和环境方面的评价，了解每个个体、家庭、团体以及整个社区健康的需求，以保证社区护理计划的落实。

2. 社区护理的目标

社区护理具有以下四个目标。一是增加个人、家庭、团体以及社区的抗病能力。①发掘和评估每个人、家庭、团体以及社区的健康问题。社区护士必须先行判断、发现问题，然后再研究解决问题。②协助家庭成员了解卫生知识。社区护士不仅要评估个人、家庭、团体以及社区的卫生问题，而且要让社区所有居民都认识到此问题的存在及其危害性，并采取行动以解决。如不少人对癌症认识不清，对待癌症患者就像对待传染病患者一样，采取远离的态度，这种错误的认识，不仅给患者造成较大的心理压力，而且影响患者的健康恢复。二是提供各类人群所需要的护理服务。社区护士依照个人的特殊情况，为其提供适当的护理、转诊或社会资源。三是控制（或尽量消除）威胁健康或降低生活兴趣的社会环境。社区护士应协助有关部门做好环境安全工作，去除威胁健康的因素。四是协助居民早期发现威胁健康的问题。社区护士通过借助各种健康筛检和对居民的健康评估，早期发现个体疾病，早期治疗，并劝导每个人戒除不良卫生习惯。

（四）社区护理对象及服务需求

我国社区护理对象主要是老年人群、妇幼人群和残疾人群，服务对象与发达国家基本一致，但社区护理服务内容的可及性与国外相比存在差距，仍有较大的提升空间。

1. 老年人群护理需求

老年人群不论是否有身体疾患，其身体、精神、心理都需要得到社会的支持，需要社区护理人员定期随访。日本是人口老龄化最严重的国家，自 1996 年就开始为老年人建立健康档案。社区护理人员会经常上门提供检查、诊疗、交谈、健康指导等居家护理，有效改善了老年人的健康状况。老年人为慢性病高发人群，多数老年人对疾病知识的了解程度有限，对社区护理需求较高，迫切需要护理人员给予健康指导。实践证明，社区护理人员在维系老年慢性病患者健康中发挥了重要的作用，但在我国，不同地区为老年人群提供的社区护理服务不均衡，尤其是乡村社区对老年人群的健康照顾不足，有待扩大乡村老年人群社区服务的覆盖面。

2. 妇幼人群护理需求

由于妇幼人群处于生命周期的特殊阶段，在没有疾病的情况下也需保健服务，以保证顺利度过特殊的生命周期。特殊生命周期的有效护理能积极促进特定人群保持健康。日本按照《母子健康法》和《儿童福利法》规定，保健中心必须给予结婚、妊娠、分娩、围生期妇女和新生儿直至学龄前幼儿各种健康诊查、保健指导和医疗援助。我国于 1994 年颁布了《中华人民共和国母婴保健法》，现已实施孕妇产前检查、儿童定时体检、计划免疫等措施，保障孕产妇、儿童健康，并取得了较好的成效。社区护理必须重视和加强妇幼人群的健康护理，从而提升其健康状况。

3. 残疾人群护理需求

残疾人群存在生理和心理的双重问题，迫切需要社区护理干预。英国的一项关于残疾人的调查显示，年长的残疾人的卫生需求更容易满足，而年纪小的残疾人的卫生需求则容易被忽视。这说明社区护理存在对年纪小的残疾人群健康需求关注不足的现象。随着低龄残疾人数量的增加，社区护理需求随之增加。如比利时社会保障医疗体系中设有残障儿童教育中心，是专门为 3～21 岁残障儿童及青少年提供特殊教育的福利机构，为其成长提供了一个安全、舒适的环境。在我国，先天缺陷儿童主要由儿童福利机构照顾，但只有社区护士参与先天缺陷儿童的照顾是不够的，应从其出生时就给予健康照护，为他们的成长提供健康帮助，社区康复护理就成为残疾人群最大的需求。近年来，重大自然灾害的频发造成残疾人数量大幅度增加，例如，仅汶川地震就造成数万人残疾。以国外经验来看，大量的医疗康复服务应在社区完成。

4. 家庭治疗患者护理需求

接受家庭治疗的患者一般是指手术出院后仍需要继续治疗和康复的患者，常见病、多发病、传染病等患者适宜在家治疗，晚期肿瘤患者需支持治疗和减轻其痛苦。虽然有些患者在住院期间，其健康问题得到解决，但还有很多患者出院后，仍有很高的健康照护需求。如新加坡政府主张慢性病患者集中在社区内治疗和康复，社区康复和家庭护理多由社区护士承担，以减少医疗消费，这样既可减轻患者的经济负担，又可节约医院的医疗资源，让患者在一个舒适的环境中安心休养，实现"小病在社区—大病去医院—康复回社区"的休养模式。

（五）社区护理工作内容及特点

1. 社区护理工作内容

根据《关于发展城市社区卫生服务的若干意见》的精神，我国的社区护理是以解决社区主要卫生问题、满足基本卫生服务需求为目的，融预防、医疗、保健、康复、健康教育、计划生育技术服务"六位一体"有效、经济、方便、综合、连续的基层卫生服务。因此，笔者建议社区护理工作应以促进和维护人的健康为目的，以社区为基础，以社区护理需求为导向，以老年人、慢性病患者、妇女、儿童、伤残人为重点，在开展社区预防保健、健康教育、计划生育和常见病多发病诊断明确的疾病治疗与康复工作中提供社区护理专业服务。各地应因地制宜开展符合地域需要的社区护理服务。

（1）社区卫生服务机构内的护理。目前，我国可在社区护理中心接受的服务包括门诊服务（血压测量、营养咨询、用药指导，以及治疗等）、免疫接种、成人健康评估与健康筛查、不同发育阶段的青少年生理和心理的健康评估、妇女健康维持和促进、社区健康教育等。虽然我国社区护理服务内容广泛，但现阶段仍以临床疾病护理为主。发达国家社区卫生机构内的护理服务内容与我国基本一致，但预防、康复等项目的开展比我国完善。

（2）社区家庭访视。随着我国人口老龄化程度加深，医疗费用急剧增长，国民生活质量和生命健康观念的变化，亚健康人群的增加，护理工作逐渐延伸到家庭成为必然。我国家庭访视的主要对象是居家患者，也包括一部分老年人。访视护理的工作内容主要包括一般生活护理、诊疗相关护理、康复护理、健康评估和指导、医药与健康资源管理、卫生知识宣教。家庭访视对象、内容与我国国情相适应。各个国家针对不同的健康照顾需求，确定了不同的家庭访视内容，以满足社区人群卫生服务需求。发达国家访视的重点人群范围较我国更广，健康促进是其重要内容，这正是今后我国家庭访视需要重视和拓展的内容。

（3）家庭护理。与家庭访视相比，家庭护理工作内容的技术性更强、覆盖面更广、提供照护的周期更长，对护理人员的要求更高。我国家庭护理包括家庭健康护理和家庭病床护理。

家庭健康护理是指以家庭为单位，社区护士和家庭成员有目的地进行互动，使之充分发挥健康潜能，预防和解决家庭发展阶段的各种健康问题的活动。发达国家正积极推广和运用这种方式，这也是居家护理的发展方向。目前，我国一些看护公司借鉴发达国家的经验与做法，提出了专业的居家护理试点机构，邀请具有丰富临床护理经验的护理人员，为居家患者或老年人提供病情观察、生活照料和居家安全指导、老年人常见病护理、康复护理等专业居家护理服务。

家庭病床护理是针对家庭病床患者的专业护理服务，是我国家庭护理的主要形式。目前，国内家庭护理尚没有统一的护理服务项目，各机构根据情况制定出针对专科疾病的家庭护理，如脑卒中患者康复期的家庭护理、帕金森病患者的家庭护理、中老年糖尿病患者的家庭护理、白血病患者的家庭护理等，均取得了明显的效果；各医疗机构根据患者的需求和自身情况开展家庭护理服务。总体而言，医疗护理内容多于预防保健。以中国医科大学附属盛京医院的家庭病床护理服务内容为例，其主要包括基础操作项目、根据患者具体情况及面临的首要问题，按护理程序拟定护理计划并实施、对患者及家属进行护理操作技术培训、对慢性病患者及家属进行健康教育及心理护理。

日本基于人口老龄化的特点，家庭护理以老年人为主要对象，服务内容包括身体评估、个人卫生辅助、为患者及家庭成员提供指导、日常生活质量评估、日常生活活动协助。在 20 世纪 60 年代初，美国就通过联邦政府医疗资助项目，将家庭保健和精神保健融入家庭护理工作中，家庭保健护士的工作内容为静脉给药护理、精神保健、哺乳咨询、临终关怀等，社区精神保健护士则需对患者的行为及心理需求进行评估并制订计划、实施药物管理、随访等。发达国家和地区的社区护理均针对本国国情和经济水平发展社区护理事业，形成了较为完善、合理的社会卫生服务体系，护士具有较高的独立性、自主性，护理目标以促进健康与预防疾病并重。

另外，社区护理主要的工作场所包括卫生所、健康中心、工厂、学校、教会及各种民间团体等。依据社区卫生服务目标和功能，社区护理服务内容主要包括：提供社区健康护理服务；提供个体及家庭健康护理；进行社区预防保健；实施健康教育；开展计划免疫与预防接种；开展定期健康检查；开展慢性病患者管理；提供急重症患者转诊服务；提供临终护理服务；参与社区卫生监督管理工作等方面。其工作的重点为社区卫生、心理卫生及与预防保健有关的活动，具体内容如下：①协助其他卫生工作人员在社区中建立医疗卫生服务网点，如家庭卫生所、社区保健中心、防疫站等，对服务对象进行医疗护理服务；②预防及抑制传染病的发生及蔓延，运用流行病学的概念，及早发现传染病流行前的征兆，以抑制其发生扩散；③及时发现及处理辖区内个人、家庭及社区内所存在的普遍或共同性的健康问题，并寻求解决方法；④通过卫生教育方式普及保健常识，以提高公众的自护能力及保健意识；⑤家庭访视及护理，如进行家庭咨询，提高家庭应对健康问题的能力，降低离婚率，并做好单亲家庭子女的辅导、预防保健、计划生育等方面的卫生宣教；⑥注意环境卫生及团体卫生，包括饮水卫生、食品卫生、公害防治、工业卫生、学校卫生、职业卫生、工厂卫生等，同时还要进行公众环境卫生教育，以保证环境卫生；⑦妇幼卫生，如对孕产妇的产前及产后检查、卫生宣教，对婴幼儿的保健护理等；⑧社区的评估、诊断及护理，必须以社区居民的需求为导向，使社区护理内容更适合社区居民的实际健康需求；⑨心理卫生指导，对公众实施有关心理卫生方面的指导与咨询，促进公众的心理健康，满足公众的自尊及其他心理健康的需要；⑩卫生行政，对各项卫生资料进行收集、统计、分析及整理，配合及实施各项卫生研究、流行病学调查、办理及推动各项卫生活动，执行及推广政府的各项卫生政策。

2. 社区护理工作内容的特点

对于社区护理工作内容，虽然各个国家和地区的表述不尽相同，但是仍存在一些共同的特点：①社区护理是公共卫生的一个重要专业领域，是利用护理与公共卫生的理论和技术，通过广泛的、连续性的护理活动，以提高居民的生活质量为最终目的。因此，为了更好地完成工作，需要做好与相关单位的协调工作。②社区护理重点面向社区、家庭、有关团体，其对象是对社区内每一个人、每一个家庭、每一个团体，结合不同的健康需求提供有层次的健康服务。③社区护理工作的目标是促进和维持健康，预防疾病与残障，促进个体、家庭或团体达到全民健康的最佳水平。④社区护理提供服务的特点是连续性、动态性和全科性的。⑤居家护理具有较强的独立性，除了执行医嘱，还要求社区护士有较好的工作专业性、灵活性。⑥家庭为社区护理的中心内容，应当鼓励非传染患者加强自主管理以及家庭护理。另外，社区护士还应当加强健康宣传教育以及健康筛查工作，从而对所管辖社区高危人群准确掌握，持续关注，提供相应的护理，做好疾病预防。

（六）社区护理主要的工作方法及常用护理技术

1. 社区护理主要工作方法

社区护理工作方法是社区护士对社区的个人、家庭和社区健康进行护理时使用的方法。常用的工作方法有护理程序、健康教育、家庭访视、居家护理等。

（1）护理程序：以社区个体、家庭、团体、社区为护理对象，应用护理程序对其现存的及潜在的健康问题、环境进行健康护理。

（2）健康教育：针对具有不同健康问题或需求的个人、家庭、团体和社区，开展相关的健康教育。

（3）家庭访视：重点访视具有现存或潜在健康问题的个人或家庭。如访视有孕、产妇的家庭或有慢性病患者的家庭。

（4）居家护理：主要对象是有健康管理需求的居家老年人、慢性病患者以及需要特殊护理的服务对象，主要提供直接护理服务、生活护理服务和自我护理指导。

2. 社区护理常用护理技术

社区护理常用的护理技术有基础护理技术、专科护理技术、健康教育技术和家庭护理技术。

（1）基础护理技术：包括四大生命体征的观察、测量和记录、静脉输液、各种注射法、口腔护理、皮肤护理、物理降温、饮食指导、雾化吸入、导尿、鼻饲、灌肠等。

（2）专科护理技术：包括患有冠心病等心血管疾病的患者的家庭护理、患有糖尿病等内分泌疾病的患者的家庭护理、呼吸系统疾病患者的家庭护理、神经系统疾病患者的家庭护理、泌尿系统疾病患者的家庭护理、消化系统疾病患者的家庭护理以及围生期妇女和儿科疾病患者的家庭护理、长期卧床患者的护理与功能锻炼和康复护理、居家患者临终关怀的护理等。

（3）健康教育技术：社区健康教育是社区护理工作的重要组成部分，也是社区护理重要工作方法之一，其核心是促使社区个体和群体树立健康意识、改变不利于健康的行为和生活方式。要实现改变个体和群体行为的目标，首先要使个体与群体掌握健康相关知识，从而提高健康认知水平，建立追求健康的理念和以健康为中心的价值观。

（4）家庭护理技术：家庭访视与居家护理是家庭护理的基本手段。社区护士通过家庭访视和居家护理，完成对家庭护理服务对象的预防保健、健康促进、护理照顾和康复护理工作。

（七）社区护理的必要性

随着我国社会的进步、经济的发展，人们对以健康教育、预防保健为重心的初级卫生保健需求日益增加。社区护理是随着社区居民对健康需求、社区卫生服务需要而逐步发展起来的。社区护理工作的服务范围非常广泛，因此越来越被社区居民所接受。从当今社会来看，它是一门不可缺少的服务体系。社区护理的必要性主要包括以下六方面：①随着人口结构变化，健康老龄化观念的提出，导致社区保健需求增加；②疾病谱与死因谱的变化，慢性病社区护理的需求量增加；③医学护理模式的转变；④医疗费用增加，居民难以负担，加之看病难、住院难等现象的客观存在，导致社区护理需求越来越迫切；⑤卫生资源分配不当；⑥实施计划生育政策，家庭结构扩大化，一对夫妇应照顾四位老人，这就需要"简、便、廉"的社区护理服务。

（八）社区护理优势

社区护理的中心任务是提高全民的生理、心理、社会健康的整体水平，其基本职责是将社区人口作为一个整体服务，而不是单纯治疗和护理个人与家庭。相比其他护理服务内容，社区护理具有以下优势：

（1）预防保健，扩大了社区护理服务的内涵。由于社区护理是以健康为中心，以家庭为单位，以居民整体健康的维护和促进为方向，而进行长效式的护理活动。因此，社区护理不仅是医疗护理，还是将医疗护理、预防、康复、保健和健康教育有机结合，将个体保健和群体保健融为一体，从而为居民提供综合、连续、方便、快捷、经济、优质的卫生护理服务。

（2）与一般护理服务相比，社区服务对象突出重点。由于世界性的人口存在老龄化问题，加之老年人身体功能衰退，患病率较大，一旦患病，情况相对比较严重，世界卫生组织对此曾经提出社区护理工作必须遵循的三大原则，其中一条就是"社区内弱势群体（老弱残障）列为优先的服务对象"。因此，在社区护理中，应重视老年人的健康。儿童特别是幼儿几乎没有自我保健意识，易受到伤害和疾病侵袭；残疾人由于行为不便，受到整个社会的关爱。社区少数低保贫困人口，生活困难，其卫生健康问题理应受到政府和社会关注。

（3）社区服务人际关系多样又相对稳定。由于社区居民扮演着多种社会角色，有着不同的社会分工和社会地位。同时，社区居民年龄结构和健康状况不同，其护理需求也不一样。因此，上述情况决定社区护理工作的人际关系的多样性。而这种多样性又不同于医院医患关系的临时性、短期性和个别性，而是具有长期性、稳定性、反复性和全局性。

第三节　社区护士的概念及任职条件

2016 年，国家卫计委发布的《全国护理事业发展规划（2016—2020 年)》中提出："十三五"期间，要重点开展社区护理人员培训，提升护理服务能力和管理水平。随着医疗卫生体系的改革和社区卫生服务的发展，社会对社区护理服务的需求不断增加。社区护理工作不同于医院临床护理，其工作内容更为繁杂、工作场所更加广泛。社区护士往往要深入家庭，直接面向社区居民，参与家庭护理、重点人群保健、临终护理以及院前急救等多项护理工作。因此，社区护士必须具备较强的综合能力，掌握公共卫生及社区卫生服务的基本知识，明确社区护理在公共卫生和基本医疗卫生服务的作用及社区护士应具备的核心能力，方能最大限度满足社区护理服务需求。

一、社区护士的概念

社区护士（community nurse）是指在社区卫生服务机构及其他有关医疗机构从事护理工作的专业人员。

（一）社区护士任职的基本条件

（1）具有国家护士执业资格证并经注册。

（2）通过地（市）以上卫生行政部门规定的社区护士岗位培训。

（3）独立从事家庭访视护理工作的社区护士，应具有在医疗机构从事临床护工作 5 年以上的工作经历。

（二）社区护士的职责范围

2002 年，卫生部发布的《社区护理管理的指导意见（试行)》规定，社区护士作为社区护理服务内容的主要承担者，其职责包含以下几点：

（1）参与社区诊断工作，负责辖区内人群护理信息的收集，整理及统计分析。了解社区人群健康状况及分布情况，注意发现社区人群的健康问题和影响因素，参与对影响人群健康不良因素的监测工作。

（2）参与对社区人群的健康教育与咨询、行为干预和筛查、健康档案、高危人群监测和规范管理工作。

（3）参与社区传染病预防与控制工作，参与预防传染病的知识培训，提供一般消毒、隔离技术等护理技术指导与咨询。

（4）参与完成社区儿童计划免疫任务。

（5）参与社区康复、精神卫生、慢性病防治与管理、营养指导工作。重点对老年病人、慢性病人、残疾人、婴幼儿、围生期妇女提供康复及护理服务。

（6）承担诊断明确的居家病人的访视、护理工作，提供基础或专科护理服务，配合医生进行病情观察与治疗，为病人与家属提供健康教育、护理指导和咨询服务。

（7）承担就诊病人的护理服务。

（8）为临终患者提供临终关怀护理服务。

（9）参与计划生育技术服务的宣传教育与咨询。

二、我国社区护士配置现状及影响因素

（一）我国社区护士配置现状

据《2013 年中国卫生统计年鉴》显示：截至 2012 年，城市社区卫生服务机构社区护士人数为 12.9 万，占社区卫生技术人员总数的 33.2%，医护比例为 1.3∶1。在岗社区护士，以大专和中专生为主，分别占 42.7% 和 47.6%，技术职称中以护师（士）为主，占 67.6%；农村乡镇卫生院社区护士人数为 24.7 万，占社区卫生技术人员总数的 24.3%，医护比为 1.7∶1，农村在岗的社区护士，大专学历为 30.4%，中专学历为 63.4%，技术职称中护师（士）占 78.9%。这就说明我国社区护理人力资源不论在数量上还是质量上，都远远不能满足社区护理发展的需求。

（二）社区护士队伍建设的主要影响因素

1. 管理层重视程度不足

我国社区卫生服务发展时间较短，更多的是传统私人门诊的转型和合并，在缺乏时间和经验沉淀的情况下，社区卫生管理人员并不能正确认识到社区护理的重要性。虽然相关部门多次提到了发展社区护理，但由于转型时间较短，社区卫生管理者很难正确认识到社区护理工作的重要性，在管理制度上也有诸多不足，甚至直接借用综合医院的护理管理模式及制度，这种管理模式很难适应社区护理发展，同时增加了社区护理的工作难度，导致人才队伍建设困难。

2. 居民对社区护士的认知误区

近年来，虽然大众群体的医疗认知水平有所提高，但对于护理工作的了解程度仍普遍较低，这也是影响护士职业成就感的一个重要原因。对于社区护理而言，由于卫生服务工作更加贴近群众，且没有"大医院"的光环加持，护

士的工作更难以被群众所尊重，社区护士极易产生职业倦怠情绪，影响工作热情，从而很难长期处于此岗位。

3. 缺乏规范化的人才培养策略

由于社区护理概念形成较晚，社区医疗卫生服务机构的建设时间也较短，管理层并没有充分认识到社区护理人才队伍建设的意义及重要性，社区护理更多时候被认为等同于常规护理。许多社区护士都是从医学院校毕业后直接进入岗位的，并未进行规范、专业的培训，对社区护理相关知识的了解程度较低。目前，已有护理专业开设社区护理课程，但影响较小。甚至部分社区护士的观念仍未转变，仍停留在以疾病为中心的院内服务上，没有形成一个良好的社区家庭护理理念，这造成护士在接触社区护理工作后，价值观和专业信念受到冲击，缺乏责任心和成就感，导致其产生消极、悲观情绪，甚至选择放弃社区护理工作。

三、社区护士的发展前景

社区护士的工作职责是将原来对个体患者的服务扩大到健康人群和家庭，以至覆盖全社区与生命健康的全过程。这种既全面又独特的服务是医院内护士所未涉及的，因此，医院内的高质量护理不可能替代社区护理，对慢性病患者、老年患者的病情观察在家庭中进行比在医院内更方便、有效且受患者认可。例如，各种慢性疾病的康复护理，患者通过住院或门诊完成是不合适的，这必然会增加患者的痛苦和家庭的负担。这类患者的生活质量评价往往在家庭环境中进行才更真实可靠。同时，家庭护理有利于利用家庭资源对患者实施整体护理，因此，有些国家成立了家庭护理公司来满足这一要求。

目前，社区护理是我国开展社区卫生服务不可缺少的重要内容之一。随着医学模式由单纯生物医学向生物—心理—社会模式的转变，护理工作的重点也逐渐由治疗疾病转移到健康保护和健康促进上，提高社区居民的自我保健和社区参与将成为护理工作中的一个重要环节。这意味着护士的职能将从"救死扶伤"的医院内服务扩展到社区和家庭，从生理、心理、社会全方位整体评价、指导、协助个人和群体的健康促进，这种服务不仅仅限于医院内门诊接待患者的片刻和病房护理患者的一段时间，而是将延伸至从生到死、从健康到疾病再到康复的全程护理。针对疾病的三级预防战略，其主要承担者应立足社区的临床医护人员。三级预防实质上是一种综合性的保健（强调自我保健），包括群体保健（从全体着眼）和个体保健（从个体着手），在此，家庭医生是该任务的制定者，而社区护士则是该任务的执行者。从这里可以看出社区护理是责任、义务相当重大和有广阔前途的工作。社区护理在我国对每个护士都是新的工作任务，必将有着广阔的前途。因此，医院内护士应通过有关社区护理知识（系统）培训，结合多学科理论知识及丰富的临床经验，有效管理社区居民健康，最终达到预防疾病，促进健康，人人享有卫生保健的目的。

第四节　社区护士的核心能力与角色

随着社区卫生服务事业的不断开展，居民对社区卫生保健服务的需求不断提高，现有社区卫生服务水平已不能满足居民对健康和疾病防控的需求。在此背景下，2015 年，我国启动了"社区卫生服务提升工程"，内容包括：提升社区卫生服务质量、服务能力、管理水平、保障条件。社区护士作为社区护理的重要组成部分，为满足社区卫生服务日益增加的需求，不仅要有提供专业护理的服务能力，还要具备人际沟通、计划协调、管理决策等综合能力，以满足居民对健康和疾病防控的需求。

随着疾病谱、死亡谱的改变，现代健康观与医学模式的转变，人口老龄化进程加快，传统以医院为中心的治疗系统已无法满足人们对卫生保健的需求，大力发展社区卫生服务已成为卫生改革的必然方向，而作为社区卫生服务主干力量的社区护士，必须具备足够的能力来胜任繁重复杂的工作。而社区护士的核心能力是一种综合素质能力，是多学科知识在长期的工作学习中交互作用形成的综合知识体系，也是社区护士提高自身竞争力、更好地胜任社区护理工作必须拥有的能力。而目前我国的社区护理事业尚处于发展阶段，对社区护士的教育与培养仍存在诸多问题，从而导致社区护士的核心能力未能充分体现。重视和发展社区护士核心能力，提高社区护士综合素质，对社区护士本身及整个社区护理事业的开拓与发展具有重要意义。

一、社区护士核心能力

（一）相关概念

1. 核心能力

核心能力（core competency）又称为核心竞争力，最早由 Prahalad 和 Hamel 正式提出，他们强调核心能力是组织机构的积累性学识，尤其是关于不同生产技能和技术流派间的协调和有机结合的学识。Drucker 认为，核心能力是组织的竞争优势资源，是每个组织都必须拥有的"创新"能力，是组织和组织内个人提高自身竞争力必须具备的最基本的能力。Lynn 认为，核心能力是组织个性特征的一部分，对于每个组织来说都是不同的。Joann 提出核心能力是指与实践相联系且能够被证实的知识、价值和技能。

"核心能力"于 21 世纪初被引入我国护理专业领域且逐渐被重视。我国学者李春玉认为，社区护士的核心能力包括人际交往和沟通能力，综合护理能力，独立判断及解决问题能力，预见能力，基本组织、管理能力，收集和处理信息的基本能力，应对社区急性事件的基本能力，不断获取本专业发展有关的新知识、培养促进自身及专业发展的能力，自我防护能力。学者何国平认为，社区护士应具备评估与分析能力，人际沟通和协作能力，决策和规划能力，社区实践能力，管理和财务规划能力，应对多元文化的能力，领导能力。

2. 护士核心能力

目前，关于护士核心能力（core competence of nurse）的定义尚未统一。2003 年，国际护士会（International Council of Nurse，ICN）首次将护士核心能力定义为："专科护士为提供安全及合乎能力准则的护理服务所要求的特别知识、技能、判断力和个人特质。"2003 年 12 月，我国首次提出护士核心能力的概念：掌握规范的护理操作技术，对患者实施整体护理，对常见病、多发病病情和用药反应的观察，对急危重症患者进行应急处理和配合抢救，具备社区护理、老年护理等专业方面的能力。

3. 社区护士执业核心能力

美国护士协会（American Nurses Association，ANA）在 2013 年颁布的《社区卫生护理范围及执业标准》（第 2 版）中指出，社区护士执业的核心能力包括：分析及评估、政策发展及项目计划、社区实践、沟通、基本公共卫生科学、文化能力、领导力及系统思考能力、财务规划及管理。

（二）社区护士核心能力内容

1998 年，澳大利亚制定了第一版"核心能力"标准，将其定义为"护士在提供基本健康保健时，能处理复杂问题并且熟练应用实践技能的能力"，并指出社区护士"核心能力"范畴包括道德规范、健康促进、健康管理等方面；2003 年，美国指出，社区护士核心能力范畴包括沟通、决策、评估等方面。

随着社区卫生事业的不断开展，社区护理也逐步发展。社区护士作为社区护理的重要组成部分，为满足社区卫生服务日益增加的需求，不仅要有提供专业护理服务的能力，还要具备人际沟通、计划协调、管理决策等综合能力。要做到"以人的健康为中心"，"以社区人群为重点"，提供集"六位一体"的综合、连续、动态和便捷的健康护理服务，为此，对社区护士的综合素质与核心能力提出了较高的要求。

（1）人际交往和沟通能力：社区护理工作既需要合作者的支持和协助，又需要护理对象的理解和配合。社区护士需要与具有不同年龄、家庭、文化及社会背景的社区居民、社区管理者及其他卫生工作人员密切合作，因而必须具有社会学、心理学知识和人际沟通技巧方面的能力，以便更好地开展工作。

（2）综合护理能力：根据社区护理概念及社区护士的主要职责，社区护士必须具备专科护理技能及中西医结合的护理技能，才能满足社区人群的需要。

（3）独立判断及解决问题的能力：社区护士在很多情况下需要独立进行各种护理操作、运用护理程序、开展健康教育、进行咨询或指导，因此，慎独、解决问题或应变能力对于社区护士非常重要。

（4）预见能力：预见能力主要应用于预防性服务，而预防性服务是社区护士的主要工作之一。社区护士有责任在问题发生之前找出其潜在问题，从而提前采取措施，避免或减少问题的发生。

（5）基本组织、管理能力：组织、管理能力是社区护士的必备技能之一。社区护士在向社区居民提供直接护理服务的同时，还要调动社区的一切积极因素，组织开展各种形式的健康促进活动。

（6）收集和处理信息的基本能力：掌握基本的统计学知识，具备处理和分析资料的能力、协助社区进行健康相关研究的能力。

（7）应对社区急性事件的基本能力。

（8）不断获取与本专业发展有关的新知识、培养促进自身及专业发展的能力。

（9）自我防护能力：社区护士的自我防护能力主要包括两个方面，即法律的自我防护及人身的自我防护。

（三）社区护士核心能力现状

1. 国外护理核心能力研究现状

英文"competency""competence"是在 20 世纪 80 年代首次提出的，最早应用于管理学，美国著名心理学家 McClelland 教授 1973 年在 *American Psychologist* 上发表的文章"Testing for Competence Rather than for 'Intelligence'"提出使用能力测试来代替智力测验，可以更好地预测职业或生活中的成就。国外关于"护理核心能力"的研究已有 30 多年，Benner 于 1984 年在研究中首次提出"护理核心能力"，并将"核心能力"放在"新手到专家"的理论中。1998 年，美国护理学院学会（American Association of College of Nursing，AACN）发布的《护理专业本科教育标准》提出：护理核心能力包括评判性思维能力、评估能力、沟通能力和技术能力，并对每项核心能力的具体概念进行了界定。2005 年，澳大利亚护士和助产士协会（Australian Nursing and Midwifery Council，ANMC）发布了护士核心能力（包括知识、技能、态度、价值和能

力）专业实践、评判性思维和分析、护理服务和合作、合作性和治疗性实践
四大要素，并将其定义为：注册护士从事护理工作的基础和必须具备的能力。
美国护士协会 2013 年颁布了社区护士执业的重要指南，指出社区护士执业核
心能力包括分析及评估（Analytical and Assessment）、政策发展及项目计划
（Policy Development and Program Planning）、沟通（Communication）、文化能力
（Cultural Competency）、社区实践（Community Dimensions of Practice）、基本公
共卫生科学（Basic Public Health Sciences）、财务规划及管理（Financial
Planning and Management）以及领导力及系统思考能力（Leadership and Systems
Thinking）。

2. 国内护理核心能力研究现状

　　由于我国社区卫生服务事业起步较晚，发展尚处于初期阶段，各地区的社
区护士核心能力普遍处于中等偏下水平。陈艳艳等调查结果显示：青岛市社区
护士核心能力水平为合格，除法律伦理实践能力处于中等水平外，其余能力均
处于合格水平需进一步完善和加强。渠利霞等对长春市 148 名社区护士展开调
查发现，除专业发展能力较强外，其余维度均处于中等水平。赵纯红等对上海
市浦东新区六家社区卫生服务机构 186 名社区护士进行调查，结果显示：社区
护士人际沟通、伦理法律实践和专业发展能力较强，评判性思维能力、评估和
干预能力相对较弱。孙丽莺等对南京市 37 所社区卫生服务中心 165 名社区骨
干护士进行核心能力调查，结果显示：社区骨干护士在伦理/法律实践、人际
关系方面能力较强，评判性思维/科研、领导能力较弱，需更进一步的提升。
吴亚君等调查结果显示：社区护士需要加强的能力包括团队协作能力、慢性病
管理能力、健康教育能力、社区急诊应急能力。社区护士核心能力不足主要集
中在评判性思维能力、评估和干预能力、专业发展和领导力等方面。

　　（1）评判性思维能力较弱。我国社区护士评判性思维能力普遍较弱，其
原因可能在于国内的相关教育实践开展较晚，在多年的临床护理实践中，护士
早已习惯于简单且被动地执行医嘱，缺乏主动思考和分析问题的能力。此外，
我国社区护理目前还没有完全脱离医院护理模式，这也限制了社区护士主观能
动性的发挥。目前，社区卫生服务机构的各方面需求日益增加，社区护士需要
运用护理程序，独立进行各种护理操作，对社区居民开展健康教育，对其进行
咨询或指导，这就对社区护士评判性思维能力提出了较高的要求。因此，社区
护士需要更广的专业知识、更强的独立工作能力和评判性思维能力。

　　（2）评估和干预能力不足。评估和干预能力是社区护士对服务对象进行
评估及护理干预的能力。目前，我国学习护理学专业的人员所掌握的专业知识
和技能仅仅可以保障社区临床护理工作的开展，却不能很好地满足社区护理

"六位一体"服务的需要。知识面的局限与学习能力不足也是评估和干预能力不足的原因所在。我国社区卫生机构多从医院机构转型而来，其职责和功能仍未脱离医院护理模式，社区护士难以在短时间内从临床护理模式向以疾病预防、慢性病的评估和干预、健康促进为中心的社区护理模式转变。

（3）专业发展和领导力不强。社区护士不仅担负着向社区居民提供护理服务的职责，同时也肩负着发展社区护理、完善护理学科的重任。因此，专业发展能力也是社区护士必须具备的核心能力之一。我国社区护士学历普遍较低，中高级职称占比较少，低年资护士缺乏经验，应变能力不足。相比之下，高年资护士执业能力较强、理论知识丰富，但是容易因循守旧，不易于创新，所以在专业发展上较难显现优势。随着社区护理服务水平的不断提高，应进行相应的社区护士培训，吸纳更多具有专业发展能力的护士到社区卫生服务机构工作。目前，社区护理模式已发生改变，社区护士已开始进入患者家庭开展护理工作和进行相关的健康指导，在工作中需要协调各种关系，独立面对各种问题，这就要求社区护士拥有较强的管理水平和领导能力。为了适应社区护理模式的改变，社区护士需要不断提升自身的专业实践能力和管理能力，从而促进核心能力的提高，不断满足社区居民日益增加的健康护理需求。

（四）社区护士核心能力的影响因素

1. **年长、工作年限长的社区护士核心能力较强**

年龄和工作年限是影响社区护士核心能力水平的主要因素，且年龄越大，工作年限越长，核心能力就越强。护理学是一门实践性很强的学科，既要求护士掌握护理基本理论知识，还要求护士经过长时间的实践操作来提升临床经验，提高综合护理能力。年轻的护士由于刚从学校的课堂理论学习过渡到临床实际操作，所学的理论知识与实践技能还不能完全有机结合，正处于临床探索阶段，各方面能力都有待提高，并且面临复杂的护患关系，自身沟通能力又较弱，不容易适应社区护理工作环境，导致护理能力水平较低。随着年龄和工作年限的增长，护士临床知识不断丰富，实践技能不断提升，可以用以往的工作经验来指导现在的临床护理工作，这些都是与年龄和工作年限影响社区护士核心能力水平有所不同的原因。

2. **职称高、学历高的社区护士核心能力较强**

职称在一定程度上代表社区护士相应级别的水平和能力，职称的晋升过程要求社区护士不断完善自身，不断增强综合素质与实践能力。职称高的社区护士一般核心能力、评判性思维能力、评估和干预能力较强。因晋升职称对社区护士的工作年限有一定要求，所以职称高的社区护士工作年限也较长，因此其临床经验丰富，判断能力更强，分析问题时更全面。此外，职称高的社区护士除需要完成社区日常的临床护理工作以外，还要承担教学科研、护理管理、健康教育、家庭访视等多项工作，这些工作经历有助于其各方面能力的提升，使其在专业实践能力、沟通能力、计划协调能力等方面更优于职称相对较低的社区护士。不同层次的护理教育对受教育对象的定位不同，培养模式与培养目标也不同，决定了护士理解能力出现差别，最终导致不同学历护士的综合能力高低具有一定的差异性。目前，我国的护生培养主要为本科、大专、中专三个层次，本科及以上教育层次护理毕业生不仅具备综合的临床护理能力，而且具有评判性思维能力、循证护理思维能力及较强的人际沟通能力和组织协调能力，不仅能够承担日常的临床护理工作，还能够承担科室内护理教学、护理科研及护理管理等多方面的工作任务。

3. 参加过社区护理培训的护士核心能力较强

目前，我国社区护士大多数来自综合医院，学院刚毕业的护生较少直接选择从事社区护理服务，普遍缺乏系统专业的社区护理相关培训，对于社区护理工作内容与工作性质了解不够深入、透彻，社区护理实践能力较弱。尤其在与社区居民进行沟通，为其进行健康教育，对其护理措施进行独立决策等方面的能力刚毕业的护士相对薄弱。社区护士培训是提高其适应社区工作及能力的重要途径，岗位培训使社区护士全面掌握了社区卫生服务中心的工作方式与主要工作内容、社区护理与医院临床专科护理的区别，增加了社区护士的角色认同感，进一步明确了自身素质与能力要求。培训能够使社区护士了解国家最新的社区护理相关政策方针，更新社区护理服务理念，对提高社区护士核心能力十分有益。

4. 正式在编的社区护士核心能力较强

合同聘用制、临时聘用制护士是随着医院及社区卫生服务机构人事制度改革的趋势下产生的，现已成为我国社区护士聘用方式中的一个重要组成部分。在临床医院及社区卫生服务机构，合同聘用制与临时聘用制护士的比例越来越大。在编护士由于工作稳定，工资收入及福利待遇较好，对工作的满意度相对于合同聘用制和临时聘用制护士较高，有利于其核心能力的发展与提高。而合同聘用制、临时聘用制护士因工作缺乏稳定性，福利待遇和工资薪酬较低，继续深造和职位升迁的机会较少，缺乏对工作的认同感，不利于自身核心能力的提升。同时，合同聘用制和临时聘用制护士存在年龄偏小、职称与学历偏低、工作能力和临床经验不足等特点，这些因素严重影响了护士工作的积极性，使其产生职业倦怠感，最终影响其核心能力的发展与提高。

二、社区护士的角色

(一) 社区护士的角色内容

国外社区护士的角色主要包括七个方面：照顾者、教育者、健康代言者、管理者、合作者、领导者、信息收集者和研究者。我国社区卫生保健工作范畴的广泛性及社区护理服务对象的复杂性决定了社区护士角色的多重性。《社区护理管理的指导意见（试行）》明确要求社区护理要以维护居民的健康为中心，以家庭为单位，以社区为范围，以妇女、儿童、老年患者、慢性病患者、残疾人为重点，在开展社区"预防、保健、健康教育、计划生育和常见病、多发病、诊断明确的慢性病的治疗和康复作中，提供相关的护理服务"。因此，社区护士在社区工作中应承担多元角色功能，具体如下：

(1) 直接照护者：为社区患者群提供基础护理技术服务，如注射、给药、换药、鼻饲、导尿、压疮的护理、气管插管的护理、消毒隔离技术等。

(2) 健康教育者和咨询者：在实施健康宣教的过程中，社区护士帮助个体、家庭、团体及社区确定预防疾病、促进健康的最佳方案，并指导他们有效地运用健康知识。同时为居民提供健康管理相关问题的咨询服务，如孕期保健、围生期理、家庭环境的安全、安全用药等。

(3) 协调者与合作者：社区卫生服务是多学科融合的工作，社区护士必须同社区其他医务人员（如社区全科医生、社区行政管理者、社区社会工作者等）协同合作，充分运用社会资源，才能顺利开展社区工作，为护理服务对象提供高质量的护理服务。

(4) 社区居民的代言者：积极向上级主管部门反映与社区有关的卫生保健方面的需求及对健康促进政策方面的建议和意见，以促进社区健康发展。

(5) 倡导者与管理者：社区护士应积极倡导各种有关疾病预防和健康促进的活动，监督管理社区健康教育活动、个案管理、慢性病的管理、社区健康档案建立和管理、重点人群管理等。

(6) 研究者：社区护士在向社区居民提供各种卫生保健服务时，应注意观察、探讨、研究与社区健康护理有关的问题，为护理学科的发展做出不懈的努力。

目前，我国公认的社区护士多功能角色包括照顾者、教育与咨询者、组织与管理者、协调与合作者、观察与研究者。社区护理有较强专业性与自主性，需要社区护士与社区各机构部门进行协调与合作，以满足居民保健需求。社区护士是具有多方面技能的综合型人才，是临床护理和个案护理专家，能够向社区、群体和家庭提供融医疗、预防、保健为一体的综合性护理服务与管理。社区护士承担的角色功能与工作内容限制极大地影响了其社会形象和专业价值。充分利用社区护理资源、加快培养社区护士成为具有综合能力的专业人才是解决社区卫生服务发展中存在服务功能不健全、人才匮乏问题的重要举措。

（二）在社区家庭护理中，发挥社区护士的多角色功能

以家庭为单位的保健与服务是全科团队服务工作方式之一。社区护士工作内容应从个体疾病护理扩展到对家庭、群体和社区的疾病预防和健康促进。针对社区中高龄老人、老年患者、慢性病患者及伤残者难以得到及时有效的医疗保健和家庭护理服务的严重问题，发挥社区护士多功能角色、满足不同人群健康需求已成为亟待解决的矛盾。目前，社区家庭护理服务项目少、家庭护理服务范畴狭窄是严重影响护理质量与满足公众，特别是特殊人群的基本医疗保障需求的相关因素。社区家庭护理是社区团队服务完成对社区家庭及其成员的全面评估、加强对家庭及其成员潜在健康问题的重视，及时发现家庭及成员中存在的健康问题，进行早期干预，以保证社区各年龄期身心健康。

社区护士运用护理程序开展评估、改善和促进与社区及家庭健康密切相关的生活服务、文化娱乐、社交环境和社区条件、居住条件。如通过家庭访视提供基础护理、身心康复护理、心理咨询与心理护理、个体与家庭健康教育、预防保健、健康促进等可大大提高家庭护理质量、提高社区人群健康水平与生活质量，对提高社会效益和构建和谐社会具有重要意义。重视建立与完善卫生相关制度、培训教育体系，创建有利于社区护士自我计划和专业生涯的发展环境，对促进社区家庭护理得到社会、医学会和医疗机构认可十分必要。确认与规范社区护士在家庭护理中的工作职责、权利、义务及专业行为，提高其专业地位与社会形象，需要得到政府与全社会的共同支持。社区护士需要通过自身努力充分认识家庭护理整体理念，加强服务意识，提高自身素质；充分发挥社区护士的独立性与自主性及对社会和社区各类资源的协调作用，使社区服务对象离开医院后，能够得到连续性的社区家庭康复与护理照护。社区家庭护理服务需要制定和建立客观的评估指标体系并推广应用，探讨发达国家的家庭健康护理方式对我国社区家庭护理的发展有启示作用。

社区护理实践标准和专业职责要求社区护士充分发挥多种角色功能，圆满完成各种角色赋予的任务。在社区卫生服务中，社区护士除必须具备丰富的专业知识外，还应具备一定的临床医学及人文学、社会学、心理学、健康教育等多学科知识和技能。在实际工作中，具备上述要求的社区护理专业人才严重不足。以护理理论为指导、护理实践为基础对社区护士必须掌握的知识、技能与

核心能力等展开研究，可以发现社区护理教育存在的主要问题与影响因素，为促进社区护理专业人才的培养提供重要依据，同时也可促进社区护理实践、管理和教育向国际标准化与规范化发展。开展与发达国家如美国和英国社区全科团队服务比较的合作性护理研究，探讨建立与完善社区家庭护理中护士角色功能的标准与规范评价体系是推动社区护理发展的有效和必要的手段。探讨我国与发达国家社区护理实践的实际差距、了解和认识我国社区卫生保健团队服务中护士角色功能发挥的现状和存在问题，结合我国卫生保健体制特点，探讨未来社区卫生保健团队服务中护士角色和功能定位可为制定社区护理相关政策提供重要参考依据。

三、社区护理人才队伍建设的主要影响因素

影响社区护理人才队伍建设的主要因素包括以下几点：①管理层重视程度不足。我国社区卫生服务发展时间较短，更多的是传统私人门诊的转型和合并，在缺乏时间和经验沉淀的情况下，社区卫生管理人员并不能正确认识社区护理的重要性。在西方发达国家，从政府到各级卫生服务机构，从综合医院到社区，都有专门的护理组织来进行统一管理，并将社区护理作为一个专门的体系进行建设，这种管理模式一方面保障了患者的权益，另一方面则确保了社区护理人员的利益。而在我国，虽然多次提到了发展社区护理，但由于转型时间较短，社区卫生管理者很难正确认识社区护理工作的重要性，在管理制度上存在诸多不足，甚至直接套用综合医院的护理管理模式、制度，这种管理模式很难满足社区护理需要，同时又增加了社区护理的工作难度，社区护士的待遇也十分有限，这就导致了人才队伍建设困难。②社会缺乏对社区护士的认可与信任。近年来，虽然大众群体的医疗认知水平有所提高，但对于护理工作的了解程度仍普遍偏低，居民对社区护理的认知依然存在误区。有文献调查显示，超过85%的患者认为护士的工作仅仅是发药、打针，更多地将疾病的治疗与转归归结于医生，认为护士是医生的助手，甚至是附属品，不尊重护士，使之护理工作的价值很难体现，这也是影响护士职业成就感的一个重要原因。③自身相关专业知识及实践技能不足。④社区人力资源不足。⑤政策支持力度缺乏。政策上，虽然颁发了有关发展社区护理的文件，但尚无具体的规章制度及实施计划，各级卫生部门更是很少出台相关措施。全国仅上海、北京、天津等少数几个大城市有社区护理服务组织，但相对较不完善。

第五节　社区护理发展现状及趋势

一、国外社区护理的发展现状

近年来，随着人民生活水平不断提高，人们对自身及家庭成员的健康状况愈加重视，这促使了我国社区卫生服务的发展。而社区护理作为卫生服务的重要组成部分，其发展状况得到了国内外的重视，这也是护理事业发展的必然趋势。

（一）国外社区护理现状

社区护理起源于西方国家，是由家庭护理、地段护理及公共卫生护理逐步发展、演变而成的。追溯社区护理的发展历史，可划分为四个阶段：①19 世纪中期以前，以贫困患者作为主要对象，提供围绕以家庭护理形式的治疗；②19 世纪中期到 19 世纪末期，以贫困患者作为主要对象，仍然提供以治疗为中心的服务，但服务形式转换为地段护理；③19 世纪末期到 20 世纪 70 年代，服务对象从患者个体扩大为家庭、群体，提供公共卫生护理，服务内容不仅有治疗，还有预防；④1970 年至今，服务对象涵盖个体、家庭、团体及社区，提供涵盖治疗、预防和健康促进的综合性社区护理服务。

1. 英国社区护理现状

英国作为社区护士的发源地，其社卫生服务的基本特征是国家保健服务制度和社区卫生服务制度。国家财政预算在卫生服务保健的投入占总卫生经费的80％以上，凡是英国公民，均可享受免费医疗服务。政府在管理和实施卫生服务的过程中，突出国家来分配控制全国的卫生资源，强调社区保健的重要作用。老年人及家庭保健、残疾人照顾、精神医疗护理及健康指导等是社区护理的主要内容，社区医疗护理服务具有系统性、连贯性、责任性和综合性等特点。随着时代发展，逐渐出现地段护士、全科护士、健康访视护士、学校保健护士、职业保健护士。其任职条件一般是具有本科及以上学历，三年基础教育，且毕业后需进行一年社区护理技能培训。当前，英国的社区护理服务体系具有组织健全、体制完善、人次齐备、经费充足、内涵丰富及服务到位等特点。英国社区护理体系主要涉及以下三个方面。

（1）教区护理：是英联邦社区护理中最重要的服务形式，一般实行全天护理，半数还开展夜间护理，主要为高血压、糖尿病等慢性病患者或活动受限者提供出院后的护理、居家护理和保健中心护理。

（2）健康访视：其地位仅次于教区护理，主要以家庭合同服务的形式提供包括家庭访视、儿童及老年人巡诊、产前保健、疾病预防和健康教育等服务。服务范围主要涉及两方面，一是儿童发育发展、儿童监护监测、防止药物滥用、协助免疫接种、儿童及其父母正确生活方式和产前保健等。二是对75岁以上老年人提供疾病筛检、卫生指导、劝慰丧亲家属及患者出院后随访等。

（3）学校护理服务：学校护士受雇于学校所在的诊所或基层组织，一人负责多个中学或附属小学，主要工作内容为根据学生健康状况对其进行筛查，并且对学生进行卫生保健劝告及健康促进。另外，学校护士的级别较低，专业护士的占比较低。

2. 美国社区护理现状

美国的社区护理发展时间较长，已形成较为完善的社区护理体系，基本实现网络化，而且相关资料已全部进行计算机网络管理。社区护理机构多为独立医疗机构，如常附属于某机构（如医院）的社区护理中心、社区诊所，附属于护理学院（系）而由护士企业家管理的健康维持机构和教育机构，涵盖家庭健康服务、救护中心、临终关怀、社区精神健康中心、老人院等，并且实施家庭护理机构、社区及医院的一整套相关性服务，为患者提供一体化的服务（如生活照顾、保健预防、疾病护理）。其社区护理特点：①注重群体健康，达到健康促进和疾病预防的目的；②社区与医院密切衔接，实现连续性照顾；③以家庭访视为主导；④以社区护士为主导的协作团队；⑤社区居民对社区护士的信任度很高。社区护士一般由本科以上学历、具有3～5年临床经验和具有较强决策、合作、管理能力的注册护士担任。但是，近年来，随着医疗的提高，社区护士越来越多地参与二、三级医疗的保健工作，学历趋向于硕士及以上。美国医疗费用的管理体系让大多数需要健康照护的老年人都有机会享受联邦医保计划。

3. 德国社区护理现状

德国社区护理机构多为公立医院、红十字会、教会等团体开办，部分由个人开办。多由社区护士根据医院或家庭医生的医嘱来执行护理工作，护理工作内容包括向老年人、儿童、术后恢复期患者、慢性病患者及残疾人等提供自我保健、康复护理和慢性病预防等服务。各州设有护理质量监测协会，定期抽查各护理站护理质量，一般以两年为期考核一次。其社区护理机构人员主要由家政人员、护理员和社区护士组成，家庭医生中3/5为全科医生，2/5为专科医生，护士与医生比例为2∶1。其社区护理特点包括：①医疗护理网络较为健全；②约50%的注册护士从事社区护理工作；③执业资格：完成3～4年本专业课程，而后临床学习一年家庭护理，经国家资格考试合格后取得社区护士资格证书，还需具备两年以上的临床护理经验才能上岗。④医疗费用的支付是依据患者的病情，分别由医疗保险公司、护理保险公司或个人支付。

4. 澳大利亚社区护理现状

澳大利亚社区护理模式有两种分类方法。一种包括皇家社区卫生护理服务、社区卫生服务中心护理、学校护理、临床护理、母婴护理、私人护理、临终护理、精神服务、老年人护理、农村及偏远地区护理等。另一种包括家庭护理、普通护理、专业护理、学校护理。澳大利亚鼓励国民在社区或家里养老，形成了家庭护理模式。在延续性卫生服务的基础上逐步开展多种方式，如由国家部门提供专门的支持资金，由社区服务中心等非营利性机构提供"家庭与社区照护项目"，向老年人提供家庭个人护理服务的"社区老年照护服务包"等。其中，社区护理服务内容主要涉及口腔卫生、烟酒、毒品禁戒、家庭与社区保健、土著居民医疗卫生、精神心理医疗卫生、公共卫生、性传播疾病的公共卫生、家庭重护和院后重症患者护理等。除此以外，在澳大利亚，非私人医院还会设置专门服务社区的部门，为社区中的老年人及有老年人的家庭提供相关卫生服务。其社区护理特点主要包括：①以土著民族作为重点进行防病治理；②社区卫生保健和医院急诊相联系；③定期举办健康教育学习班，提高全民保健意识；④关注精神病高发区，及时发现、尽早治疗；⑤社区护士必须是注册护士，有一定护理理论教育背景和临床经验，并且需要向澳洲护士协会定期提交医院实习评估报告。

5. 意大利社区护理现状

意大利的卫生系统对社区老年人提供个案护理，其卫生服务由全科医师、社区老年评估单元提供。在老年评估单元中，除了有全科医生外，还有若干个老年专科医生、护士、社会工作者，他们均在当地的卫生机构工作，互相配合，为社区老年人提供整体护理。

6. 日本社区护理现状

根据联合国的定义，65 岁以上老年人口超过 7% 称为老龄化社会，超过 14% 为高龄化社会。日本于 1994 年 65 岁以上人口占总人口比例的 14.9%，进入高龄化社会，而且老龄化速度逐步加快。有报道显示，日本居家服务使用者中年龄高于 65 岁者占 84.9%。日本的社区护理以老年人为主要服务对象，生活照顾内容居多。日本社区护理体系可分为两部分。一方面是公共卫生护理，其服务内容包括健康筛查、健康教育、健康咨询、预防接种、育婴指导、残疾人的福利服务、环境卫生、自来水监测等。另一方面是居家护理，服务内容包括疾病护理、康复指导、生活护理、交谈、咨询、协调家庭成员之间的关系、帮助家庭利用社会资源等。日本设有护理学专业的大学有 100 多所，为专修课，每年举办三期"访问护理学习班"，每期 30 天。其法律规定社区护理人员为"保健护士"，保健护士需要取得注册护士资格，再完成半年到一年的社区护理课程专修，并通过国家专科统一考试，方能取得保健护士资格证。除此以外，日本保健护士每年均有不同周期的自费研修，以不断提高专业技术水平。

（二）国外社区护理队伍建设的特点

1. 完善的质量管理机制

护理工作以患者为中心，以患者满意度为衡量标准，保证医疗服务质量。英国拥有较为完善的社区护理组织机构和社区保健服务制度，对社区医疗服务实行监督管理，社区护士能够认真、负责地完成本岗位职责。澳大利亚社区护士严格依据自己岗位职责及岗位说明书从事社区护理服务，这也是绩效考核依据的重要内容。为了减少护理工作中的失误，澳大利亚采取正向举证，从法律上确保医疗质量安全。其他国家也有严格的质量监督管理机构与措施。

2. 规范化、系统化的社区护理管理组织机构

尽管各国护理机构的称号、性质、标准不同，但服务人群、促进健康的宗旨一样，基本都形成了系统化、规范化的管理机构。日本社区护理是以法律为依据，以国家投入为保障，以全民健康保险为依托逐步走向正规、完善。社区护理机构主要是由政府、医疗机构、民间企业、财团法人或者民间组织等开设，保健护士已超过 2 万人，其中，社区护理机构性质、服务内容、管理制度、收费标准等都有明确的规定。澳大利亚实行护理垂直管理，充分显示了护理管理专业化的优越性。荷兰完善的健康保险制度为社区卫生服务发展提供坚实的经济保障，网络化管理的社区服务中心有利于提高资源利用率，减轻医疗费用负担。

3. 社区护理人员准入标准较高

对学历及资质要求严格的澳大利亚，其社区护士学历已达到本科或硕士水平。美国社区护士主要由临床经验丰富、学历为本科以上的注册护士构成，随着医学发展对社区护士的学历要求逐渐提高，趋向于硕士等高等学历。英国社区护士的培养时间较长，需三年基础课程学习后外加一年技能训练，才具备社区保健护士资格。荷兰对不同等级社区护士的医院工作经历、高等专业教育、转岗职业教育都有明确的规范。日本社区护士需经过专业考核与培训才能上岗。

4. 服务内容多元化

国外社区护士分工明确、种类多，不同种类的社区护士，其护理内容侧重点不同。在英国，随着社区护士数量增加，逐渐从社区护理、健康访视向居家护理、临终护理、健康保健三种社区服务拓展，护理内容更为广泛。美国社区护理服务项目较多，针对不同疾病、不同人群提供预防接种、用药指导、精神保健、临终关怀等服务，且美国的社区护理正向产业化发展，家庭护理主要由

职业护士通过家访来完成，其中还有理疗师、家庭护士、医疗护工和精神护工共同参与完成。新加坡形成了医院—社区护理中心—护理之家—日间护理双向转诊的服务网络。澳大利亚社区护理主要为儿童、妇女、老年人提供家庭保健，定期进行儿童疾病的预防、检查、行为指导，完成学校的健康教育和健康咨询，同时也为出院后的患者提供后续护理服务，为政府大量节省开支。

5. 与岗位职责匹配的护士待遇

社区护士在国外受到高度重视，工作环境、工作时间、工作报酬、生活待遇等与我国的社区护士存在较大的差异，国外的社区护士有专门的利益维护机构。如韩国社区护士是独立的角色，是保健管理者。荷兰社区护理有百年历史，已形成完善的社区服务体系，政府补助较高，并大力支持社区发展，社区护士工作具有独立性。日本社区护理费用纳入医疗保险范围，为社区护士发展提供经济保障。澳大利亚护士可以根据自己的意愿选择工作科室。国外社区护士的生活待遇优越，假期、工作时限、工资都有明确的规定，分级管理，人力资源配置更加合理。

（三）国外社区护理的发展趋势

1. 社区护理管理的标准化、规范化、科学化及网络化

全球经济的快速发展及人们生活水平的不断提升，国际社区护理必然导致激烈竞争，社区间通过明确分工，发挥各自优势，相互支撑，取长补短，统一协调，自发或有组织地组成社区群这一竞争主体。社区护理联盟化以多种形式实现社区间整合与功能提升，实现社区运营范围规模效益性。目前，世界上较为发达的社区护理管理体制有新加坡、德国、日本等。社区护理联盟化运作将成为应对未来发展趋势的重要选择，并且各国对社区护理系统均有较高要求，客观上推动社区护理建设向联盟化发展。

在先进信息技术支撑下，以互联网技术促进社区护理智能化发展，使用自动化系统和设备，结合"互联网＋"，打造新型"智慧社区护理"，减少人工重复劳动，通过信息技术处理大量规律性重复性护理环节成为未来社区护理竞争方向。国际社区护理大量应用电子看板交换系统，实现电子看板在被护理者的监护人、护理人、社区管理中心、医院间快速传播，社区护理流程与互联网成功对接，极大地提高了社区护理的工作效率和社区护理的可视化、透明度。目前，新加坡政府在社区单一自动化信息系统建设方面已走在世界前列。因此，社区护理向智慧化、自动化方向发展是未来国际社区护理竞争日趋激烈形势下占据有利地位的前提保障。

2. 完善社区护士培养及教育体系

开展职业化护理人才培养，充分利用国家和社会力量，实现以职业院校、培训机构和再就业培训等培养社区护理专业人才。政府加强引导，国家财政投人、社区联盟融资、职业院校和医院组织培训,确保大量适任社区护理人才加盟社区护理,是提高社区护理质量的重要保证。

3. 社区护士的专业及角色分工越来越多元化

社区护理有较强的专业性与自主性,需要与社区各机构部门进行协调和合作以满足居民保健需求。社区护士是具有多方面技能的综合型人才,是临床护理和个案护理专家,能够向社区、群体和家庭提供融医疗、预防、保健为一体的综合性护理服务与管理。社区护士能发挥多元功能角色,拥有较多自主性与独立权,成为社区卫生保健团队中的护理专家。

4. 家庭护理及老年人的护理不断发展、完善及提高

随着医疗保障制度改革的不断深化及完善,卫生资源的重新配置及调整,许多慢性病患者、经医院紧急救治后需要康复护理的患者将回到家中进行休息及康复,同时,许多老年人的家庭护理也成为护理的重点,使家庭护理得到不断的发展与完善。

二、我国社区护理的发展现状

(一) 我国社区护理的发展历程

在我国,公共卫生护理教育起始于 1925 年,由北京协和医院教授格兰特(Mr. Grant) 发起,在北京创办了"第一所公共卫生事务所",开始培养公共卫生护理专业人员。1932 年,政府设立了中央卫生实验处,培训公共卫生护士。课程包括公共卫生概论、健康教育、心理卫生、家庭访视及护理技术指导(包括孕期护理、家庭接生、婴幼儿喂养和护理、学龄前儿童保健、传染病隔离)、学校卫生护理、工厂卫生护理等。

1949 年中华人民共和国成立后,各卫生事务所扩大为各城市卫生局,局内设有防疫站、妇幼保健所、结核病防治所等。1997 年,卫生部《关于进一步加强护理管理工作的通知》强调了开展社区卫生服务和社区护理的重要性。随着一些大中城市建立了社区卫生服务机构,护理工作逐渐从医院扩展到家庭和社区,社区护理工作在全国普遍展开。2000 年,卫生科教司印发了《社区护士岗位培训大纲(试行)的通知》,全国各大城市的护理人员岗位培训工作正式展开。2002 年,卫生部提出《社区护理管理的指导意见(试行)》。国家陆续制定出台的有关社区卫生服务及队伍建设的一系列政策,促使护理学科在社区护理教育与实践方面有了飞速发展。

(二) 我国社区护理的现状

目前,我国社会老龄化特征明显,人们对社会卫生服务的需求日益增加,

老年病及慢性病的防控问题日益突出，沿用传统的综合医院经营模式已经很难满足患者的诊疗需求，大量的患者面临就医难、看病贵的问题，综合医院复杂的诊疗机制也使医疗费用大幅增加，限制了医疗卫生事业的进步。此外，由于社会竞争日益激烈，年轻人大多外出务工，老年人独自生活等原因造成我国家庭结构发生变化。在这种条件下，简单、便捷的基层医疗卫生服务更能满足患者的需求。因此，社区卫生服务的发展十分迅速，越来越多的人更重视疾病的预防，并肯定了卫生服务工作的意义。目前，我国社区护理现状可归纳为以下七点。

（1）社区护理体系尚不完善，缺乏相应的质量控制标准和评价系统。随着我国医疗改革的不断深入，各级护理体系也逐步健全，社区医疗服务机构的建设也紧跟政策变化，社区护理迅速发展。我国社区护理管理存在的缺陷在于通常由医院外派几名护士负责一个社区的工作，派出的护士依然受医院工作的限制，有时难以独立开展工作。与国外发达国家相比，没有统一独立的管理与领导组织，缺乏协调机构，这种情况不利于社区护理工作的推广与日常的管理，同时也不利于社区护理人员自身工作的开展。

（2）社区护理人才素质较低。目前，我国的各级院校尚未全面开展社区护理教育的理论以及实践课程，社会上也没有相关的培训辅导机构，从业人员较为复杂，学历层次较低。社区护理的从业人员大多没有专业知识，更有年龄偏大的现象，这些护理人员缺乏先进的护理学知识，各个方面都具有严重的滞后性，难以适应社区工作的需要。

（3）社区护理的服务范围局限。目前社区护理的范围依然较为单一，只是单纯地体现在护理层面，没有实质性的突破，依然是简单的卫生服务和指导，服务内容类似于乡村医生，这也导致部分地区的社区服务机构只是一个摆设，因为大部分患者如果患了大病、重病，一般会选择城市的大医院，而在精神健康、心理卫生等方面社区护理工作又明显欠缺，这也导致社区护理的知名度与认同度没有达到预设的效果。

（4）社区护理基础设施不健全。医疗服务设施方面不够先进化，很难接近大型医院的技术设施水平。最直观的表现就是单一的医疗辅助设施，比如彩超设备的缺乏，做彩超是很普遍的诊疗手段，社区护理人员完全有这个能力，而当下的情况却是，居民做彩超需要前往大型医院。由此可见，社区护理机构的必要医疗设施已经严重脱节。

（5）居民对社区护理认识不足，需要扩大社区护理的影响力，使之得到社会的认可。目前，我国居民健康素养水平偏低，这提示社区护理工作任重而道远，发展社区护理是新时期必然的趋势。要通过多种媒介宣传保健知识及社区医疗护理保健服务，提高人们的健康素养意识及对社区各项工作的认识。

（6）社区护理服务普及率较低。居民对社区护理的认知度普遍较低。此外，很多居民对社区护理工作的认识仍停留在输液、发药的概念上，对社区护士的价值不能真正理解，尤其是对社区护士独立自主的护理服务持怀疑和不信任态度，就医观念陈旧，没有寻求社区护理帮助的理念。对社区护士的一些工作，尤其是社区护士入户做调查时，不愿配合，这也是目前开展社区护理工作面临的主要困难。

（7）理论研究与实践不成正比。我国社区护理实践不能跟随理论研究的步伐。如理论研究指出的关于社区慢性病管理的模式并不能在社区得以具体实践，关于各种社区慢性病管理的评价指标体系也未能在社区得以实施等。

（三）我国社区护理的发展趋势

1. 完善社区护理质量管理体制

借鉴国外社区护理的管理经验，强化政府主导作用，构建社区护理服务与社区护理法律体系，使社区护理相关政策、法规及管理标准逐步形成和完善。加强在岗社区护士规范化培训制度与人员准入制度建设，探索符合我国社区护理现状与发展的管理模式。通过建立和规范社区护理服务的管理制度，提高社区护理的管理水平。建立健全社区护理质量管理及绩效考评指标，使社区护理管理逐渐科学化、规范化、标准化，以确保社区护理服务的高效性、优质性、资源合理性，有效约束和激励社区护理服务的发展。

为了社区护理管理逐步完善，有关政府部门应逐步形成和完善相应的政策、法规及管理标准。对于社区护理质量监督及控制应采取统一的标准，逐步建立健全社区护理质量管理及绩效考评制度。根据社区护理工作的特点，要充分考虑各种影响因素，从要素质量、环节质量、终末质量等方面着手，借鉴国外的先进经验，加强社区护理工作质量和工作效率的研究，综合确定适宜的质量评价标准，合理配置社区护士，建立切实可行的社区护士绩效考核评价制度。社区护理管理的相关健康信息资料应通过计算机网络进行共享，以便为社区服务提供及时、准确、完整的信息，有利于社区健康信息资料的及时传递、交流、分析及评价，以合理应用资源，减少资源的浪费。

2. 丰富社区护理模式和内容

随着社区护理服务功能的不断拓展及社会对护理服务需求的持续增加，将来，社区护理研究应从大健康的理念出发，积极拓宽研究领域，积极开展跨学科研究。根据市场需求开展各项活动，并开发多元化社区护理服务模式和服务功能，如研发社区养老和居家养老服务、失能老年人的照料、残疾康复保健、精神护理、临终关怀等特殊人群护理服务，并纳入社区护理服务体系管理范围。除此以外，未来的社区护理工作的内容将更加全面，不再仅仅限于医疗护理。家庭医疗护理未来将会出现在社区护理的工作内容中，有些疾病不需要去医院在家就可以就诊。预防保健护理也将会是社区护理的工作内容，服务对象将会是新生儿（婴儿）和孕妇。社区居民对康复护理的需求也使得康复护理成为社区护理的一项重要任务。健康教育有助于帮助居民建立健康的生活习惯，达到自我保健的效果。善终服务也将进入社区护理工作中，通过护理使患者找到生存的意义和生命的价值，并能维持一个良好的生活质量。

各地方主管部门应当深入社区，首先根据社区护理的需求，制订本地区的社区护理发展计划，在此基础上建立社区护理中心和网络，联合卫生行政部门、当地的医院及以社区、家庭为主要服务对象的基层卫生机构，建立家庭护理知识学习班，形成一支由医院护士、社区护士、社区护理员和家庭护理员组成的综合护理队伍。其次，总体布局应更加倾向偏远以及不发达地区，托底基层，下沉乡村，对于人口量大的地区可以多设置几个服务点，力争保证每个人都能享用社区护理的便利。

3. 完善社区护理教育体制，建设高素质社区护理队伍

在我国医疗改革的背景下，社区护理人员是一个巨大的缺口，如何培养优秀的全科社区护理人员，不仅仅是医改的任务，更是我国教育改革的任务。社区护理人员的培养应该走精与专的道路，各级高校尤其是医科类大学都应设置社区护理专业，开设专门理论课程学习的同时，应更加注重全方位、多层次的社会实践，以实践和理论相结合的方式培养专门的社区护理人才。未来的社区护理人员将会向全才与通才的方向发展，不仅要懂医学，也要懂心理学，甚至是教育学。

国外社区护理已经建立了较完善的学历教育和注册制度体系，对社区护士进行规范化培训。在我国，虽然社区护理队伍日益壮大，但缺乏完善的社区护理教育制度，部分大专、本科院校设立的社区护理专业也才刚刚起步，缺乏完整的研究体系。因此，在继续传承以往社区护理研究的基础上，社区护理研究要注重社区护理创新能力的培养和跨学科团队中组织领导能力的培养，课程改革可以逆向思考，围绕社区护士岗位胜任力进行社区护理教育教学。

各个院校应加强社区护理教育和学科建设，在专业设置上应注重反映社会需求的不同层次社区护理人员的培养，加强社区护理方向的研究生教育。除此以外，还应加强毕业后教育岗位培训与继续教育，加快在职社区护理人员学历的提升，有计划地培养一定比例的专科、本科、硕士及博士。积极探索创建规范化的社区护理教学基地，鼓励社区护理教学师资队伍建设，社区护理教学走进社区等举措，不断提高在岗社区护士的职业认同感和社区护理服务工作的积极性，满足社会对社区护理人力的需求。政府卫生部门应积极搭建平台，加强与国外交流和合作，鼓励多方参与、利用多种卫生教育资源等。

4. 政府的宏观调控和组织管理不断加强

随着社区护理行业的发展壮大，政府的支持力度也会加大，各级政府应该统筹管理，将社区护理支出纳入财政预算。在加强对社区护理服务机构领导的同时，更应给予相关财政支持，以及政策规定都要有所倾向。对于社区护理人员而言，应增加社会福利，要提高劳动报酬，给予更多的慰问与关怀。社区护理的发展是我国医疗改革的一项重要任务，作为一个尚处于发展上升阶段的产物，我们要正确认识，积极对待，为社区护理贡献一分力量。

5. 社区护理服务网络逐步发展

以社区为单位整合资源，建立居民基本信息电子档案，搭建社区综合性信息网络和服务平台，可以为社区居民提供有针对性的实时服务。借助互联网、物联网、云计算、大数据等现代信息技术，促进智能社区护理服务，建立社区护理服务与医疗资源之间线上、线下的连接通道，切实提高居民的综合服务水平。另外，随着老龄化进程加快，先进的"互联网＋"技术和医疗诊断技术相结合，可合理推进存量医疗资源、社会公共资源向养老、养护、养生领域转型。运用"互联网＋"技术，适时将闲置或低效运转的医院、服务站转型，整合为线上、线下的专业养老服务机构，形成规模适宜、功能互补和安全便捷的健康养老服务网络。这样不仅可以提升基层养老的医疗服务水平，弥补基层医疗力量的不足，还可以有效解决传统养老机构中老年人多而看护不周、就诊不及时的难题，实现村镇卫生室，小区医院，一级、二级、三级医院多方医疗信息和资源的共享，提供跨部门新型关联的特色一站式医疗服务，完善医养一体化管理体系。

6. 社区护理内容更加丰富

（1）精神心理因素应该得到重视。我国社区心理护理发展比较晚，层次比较低，地区存在差异大。如北京、上海、广州等地区，多采取心理健康宣传的方式（如宣传栏、心理讲座、书刊、电视栏目等）。部分社区还设有心理咨询室，建立心理档案，进行追踪观察，但利用率并不高，多数从业人员未接受过心理学理论知识和专业技能方面的系统培训。鲁娟等对上海市居民心理需求进行调查，结果显示：居民心理健康教育的开展非常必要。应针对不同群体的居民心理需求，有效地开展社区心理健康教育。部分地区社区心理健康服务还未与医疗保健服务实现同步发展，在"社区"层面，心理疾病的预防和治疗也未开展，社区仍局限于组织老年人娱乐活动。而我国香港地区社区心理健康服务发展比较完善，其以澳大利亚为模板，并结合实际情况，由封闭式住院服务的形式向社区精神卫生服务的形式发展，为社区居民提供社区精神科小组服务、思觉失调服务等。

（2）不断发展和完善家庭及老年人的护理。改革开放以来，中国社会家庭结构发生了巨大变化，传统的家庭养老模式受到强烈的冲击。"空巢家庭"增多，年轻人工作地点的选择日益多样化，不再以家乡为唯一选择地。农村青壮年劳动力大量涌入城市，老年人留守家庭。第一代独生子女成家立业，"四二一"家庭模式大量涌现。在老龄化、高龄化快速发展的今天，老年人群的晚年养老问题日益受到社会的关注与重视，同时也给护理工作带来了极大的挑战。基于目前社区老年人健康状况以及护理工作的开展情况，如何快速发展和建立健全社区医疗与护理体系，如何有效调整社区老年人群护理的措施和手段，如何满足社区老年人群生活的需求并提高其生活质量等一系列问题都是社区护理工作发展过程中亟待解决的。未来，慢性病研究尤其是老年人群慢性病研究可以深入探讨老年人、患者家属、家庭功能、健康结局之间的关系。以社区照护为基础，建立并完善社区老年人群照护体系已成为一种必然趋势。越来越完善的社区照护体系为健康老龄化提供了可能，居家养老将得到更大的发展空间。与此同时，老年人群的晚年生活质量将得到更好的保障，晚年生活的幸福感也会有所提升。养老问题是社会主义和谐社会必须解决的问题之一，因此，社区老年人群照护体系的完善是通向和谐社会的必然选择。

【参考文献】

[1] 田永峰. 社区护理特点的再认识 [J]. 山西职工医学院学报，2001，11（2）：39-40.

[2] 金昊. 社区护理的现状与进展 [J]. 世界最新医学信息文摘，2019，19（18）：43-53.

[3] 刘红敏，杨立群，李强，等. 社区护士核心能力现状研究 [J]. 理论观察，2019（8）：105-107.

[4] 史晨玲. 浅谈社区护理服务中护士应具备的素质与能力 [J]. 中国中医药，2011，9（20）：89.

[5] American Nurses Associations. Public Health Nursing：scope and standards ofpractice [M]. 2nd ed. Maryland：Sliver Spring，2013：8-64.

[6] 何国平. 社区护理理论与实践 [M]. 北京：人民卫生出版社，2018.

[7] 刘虹，王云翠. 国外社区护理对我国社区护理教育的启迪 [J]. 中医教育，2003，23（5）：63-65.

[8] 宋莉娟. 英国社区护理人员培养和使用的启示 [J]. 解放军护理杂志，2013，30（22）：60-62.

[9] 刘雪琴，李漓，Keela Herr. 美国老年护理的发展经验对中国护理的启示 [J]. 中华护理杂志，2005，40（12）：950-952.

[10] 李春玉. 社区护理学 [M]. 北京：人民卫生出版社，2017.

[11] 周志勇. 我国人口老龄化的现状和对策 [J]. 纳税，2017，165（21）：122.

[12] 张丽娟，王翠翠，陈婷. 国内外社区护理队伍建设研究进展 [J]. 护理学杂志，2014，29（7）：89-91.

［13］蒋美芳. 社区护理人才队伍建设的护理管理思考［J］. 中医药管理杂志, 2018, 26（19）：172 - 173.

［14］张志伟, 谢莉玲, 张小敏, 等. 重庆市主城区社区卫生服务中心护士核心能力现状及影响因素调查［J］. 护理研究, 2016, 30（34）：4251 - 4254.

［15］赵纯红, 沙莎. 上海市浦东新区社区护士核心能力调查研究［J］. 护理研究, 2014, 28（3）：301 - 303.

［16］何静, 徐青, 徐蓉, 等. 上海 8 所社区卫生服务中心护士核心能力现状调查及其影响因素分析［J］. 中国护理管理, 2014, 14（11）：1195 - 1197.

［17］蒋蓉, 李艳, 谢彩霞, 等. 社区护士护理核心风险评估能力的现状调查与分析［J］. 四川医学, 2016, 37（7）：733 - 736.

［18］Whelan L. Competency Assessment of Nursing Staff［J］. Orthopaedic Nursing, 2006, 25（3）：198 - 202.

［19］Damron-Rodriguez J. Developing Competence for Nurse and Social Workers［J］. Am J Nurs, 2008（9）：40 - 46.

［20］Framework of Competencies for the Generalist Nurse［Z］. Geneva：Switzerland, 2003.

［21］Andrew IS, Terry F, Elise SE, et al. Dentistry, Nursing and Medicine：A Comparison of Core Competencies［J］. Journal of Dental Education, 2005（9）：1257 - 1271.

［22］NMC. National Competency Standards for the Registered Nurse［R］. Melbo-urne：Australian Nusing and Midwifery Council, 2006：1.

［23］CAN. Nursing Practice：A National Framework［R］. Ottawa：Association Canadian Nurse, 2008：1.

［24］杜俊丽, 赵素敏, 冯倩倩, 等. 社区护理的优越性和发展前景［J］. 世界最新医学信息文摘, 2019, 19（16）：283.

［25］Liu M, Kunaiktikula W, Senaratanaa W, et al. Development of Competency Inventory for Registered Nurses in the People's Republic of China：Scale Development［J］. International Journal of Nursing Study, 2007, 44（5）：805 - 813.

［26］陈艳艳, 于兰贞. 青岛市社区护士核心能力现状及影响因素的调查［J］. 护理研究, 2012, 26（09）：2515 - 2516.

［27］渠利霞. 长春市社区护士核心能力现状及培养策略研究［D］. 长春：吉林大学, 2011.

［28］李华艳, Jeffrey F, 孙玫, 等. 我国基于团队协作的社区慢性病管理研究的分析［J］. 中南大学学报, 2014, 39（11）：1196 - 1203.

［29］刘赟赟, 何旭文, 牛萌, 等. 银川市社区护士实践技能及角色功能现状调查分析［J］. 护理学杂志, 2019, 34（4）：96 - 98.

［30］鲁娟, 谢长勇. 上海市居民心理需求调查［J］. 中国健康心理学杂志, 2017, 25（2）：232 - 236.

［31］Community health nurse of Canade. Public Health Nursing Discipline 965 - 975. Specific Competencies Version 1. 0［Z］. Canada：C. H. N, 2009.

［32］The Public Health Nurse's Role in Achieving Health Equity Elim in a 2ting Inequalities in Health［Z］. ASTDN-Health-Equity, 2006.

第二章　社区护理管理

第一节　社区护理管理概述

一、社区护理管理概念

社区护理管理是为了实现社区护理组织的既定目标，并考虑利用有限的卫生资源提供适宜的专业技术服务，以最大限度地保障社区居民的健康。因此，社区护理管理是确保社区护理质量的关键，是社区护理蓬勃发展的重要基础。

（一）社区护理管理的基本概念

社区护理管理（community nursing management）是护理管理者行使职权，促进社区护理工作者在社区护理服务中遵循科学发展规律，做到有法可依、有章可循、制度健全、流程规范，为社区居民提供优质护理服务的管理过程。

（二）社区护理管理的含义

社区护理管理是运用现代管理理论，研究并发现社区护理工作的特点和规律，对社区护理工作进行计划、组织、协调和控制，以达到控制社区护理系统、激发社区护士工作积极性、提高社区护理效率使社区护理系统良好运转，从而确保社区护理质量，为社区居民提供高质量的护理过程。

社区护理管理是管理学的原理和方法在社区护理管理工作实践中的具体应用。其涉及学科多、内容大、范围广，是一项系统工程。社区护理管理直接影响到社区护理工作的开展、社区护理队伍的建设、社区护理人才的培养及社区护理专业的发展。综合运用社会科学、自然科学和技术科学的理论和方法，研究社区护理管理活动的基本理论、基本知识、基本规律和方法，以实现促进社区护理质量提高、保证社区护理学科稳步发展的最终目标。

二、社区护理管理职能及基本要求

(一)社区护理管理职能

社区护理管理职能是指社区护理管理工作的一般过程及基本内容。社区护理管理职能是社区护理管理原则、管理方法在社区护理管理活动中的体现,是社区护理管理过程中各项行为内容的概括。根据社区护理管理过程的内在逻辑,可将社区护理管理职能划分为计划、组织、领导、控制、人力资源管理等相对独立的部分。各项管理职能之间相互联系,共同作用,有助于社区护理管理工作者实现管理活动的专业化,提高社区护理管理效率。

1. 社区护理管理的计划职能

计划,即社区护理管理的首要职能,是社区护理管理者或管理机构在社区护理计划方面所承担的职责及发挥的作用。社区护理管理的计划职能就是要选择社区护理组织的整体目标及各部门目标,决定实现这些目标的行动方案,从而为社区护理管理活动提供基本依据。

2. 社区护理管理的组织职能

社区护理管理的组织职能主要包括确定社区护理组织目标,对社区护理业务进行分组归类,使之具体化,确定社区护理组织部门的职责范围并赋予相应的权力,形成社区护理组织各部门之间的分工协作关系,建立组织内的信息沟通渠道,并与其他管理职能配合,保证组织内各项活动正常有效运转,实现组织效率。在此,应注意遵循目标、明确原则,使每个社区护理人员和护理岗位都有明确的任务和目标。基于管理者时间、精力、能力的有限性,遵循管理幅度适宜的原则;为使社区护理管理组织有效运转,在不影响工作任务完成的前提下,遵循最少层次原则;采用公开招标的方式,引入竞争机制,遵循公平、择优的原则;遵循社区护理人员依法准入和依法执业的原则。

3. 社区护理管理的领导职能

社区护理管理中的领导职能是一种活动过程,是社区护理管理工作的一项重要职能,是实现组织目标的关键。在领导工作中,领导者是领导行为的主体,被领导者是领导者执行职能的对象,二者相互依存,相互影响。领导者通过人际影响力,指导、激励被领导者,同时被领导者也给予领导者反馈信息以修正其领导行为。作为一种人际交往过程,领导职能的完成,需要与他人交流和沟通,在双向互动过程中实现。社区护理管理的领导职能涉及三个方面:分配工作、确保组织目标按时完成和避免偏差出现。

4. 社区护理管理的控制职能

控制是社区护理管理者监督和规范组织行为，使其与组织计划、目标和预期的绩效标准一致的系统行动过程。社区护理管理中的控制过程包括三个关键步骤：确立社区护理管理标准、衡量社区护理管理绩效和评价社区护理管理偏差并采取纠正措施。

5. 社区护理的人力资源管理职能

社区护理人力资源是社区护理服务体系中最活跃的因素。社区护理服务机构要完成其基本任务和实现组织目标，必须有效地使用社区护理人力资源。社区护理人力资源管理的目的是提升社区护士的能力水平和组织业绩，不断满足公众对社区护理服务的需求，提高社区人群的健康水平。

（二）社区护理管理的基本要求

（1）以人为本：社区护理服务的对象是社区人群，包括健康者和患者。作为有尊严和个性的生命，人的尊严和生命必须受到同样的尊重。社区护理管理工作应遵循以人为本，在认识问题、考虑问题及分析解决问题时充分考虑人的整体性需求。

（2）以健康为中心：社区护理服务的目的是促进社区人群的健康，因此，社区护理管理工作者应遵循以健康为中心，注重现代医学模式的转变，以生物—心理—社会医学模式为主导，树立管理理念。

（3）以团队合作为基础：社区护理工作需要与不同的卫生机构团体、专业技术团队及个人合作，因此，社区护理管理者应注意遵循团队合作的管理理念，并以此为依据指导管理活动，促进护理人员与社区其他工作人员之间的协同工作，共同维护社区个体和群体的健康及提高他们的生活质量。

（4）保障社区医疗护理安全：为有效防止差错、事故和医源性感染的发生，针对社区护理人员独立性强、工作环境复杂的特点，必须严格执行消毒隔离制度、值班和交接班制度、医嘱制度、查对制度、差错与事故防范和登记报告制度、药品管理制度、抢救制度、传染病管理和报告制度、治疗管理制度等。

（5）建立社区护理人员规范化服务的管理制度：如家庭访视护理制度、慢性病患者护理管理制度、康复护理制度等，实施社区护理技术服务项目并逐步规范。在社区卫生服务机构的健康教育、患者双向转诊、入户服务意外防范、巡诊等制度中，应充分考虑护理工作，完善相关内容。

（6）加强社区护理人员的培训：实施社区护士继续教育制度，根据社区护理工作的需要和护理学科的发展，加强在职培训工作，不断提高社区护士的业务水平。

三、社区护理管理的内容

社区护理主要是通过对人、财、物、时间、信息的综合管理来实现管理目标，确保社区护理管理质量。

人是社区护理的主体，是护理管理中最主要的因素，也是最重要的内容及核心。传统人的管理内容主要是社区护理人员的选择、聘任、培养、考核、晋升等方面。现代人的管理内容除上述方面外已经延伸到护理人员的开发、利用和职业生涯的规划，以达到人尽其才、才尽其用、用人所长的最高效能管理的目的。

财是人类基本生活及进行交往的基础，是一个组织在一定时期内所掌握和能支配的物质资料的价值体现。而社区护理管理中对"财"的管理则主要指对护理工作的效率和效益的管理，从而以最少的财力投入取得最多的社会效益和经济效益。

物是指组织的设备、材料、仪器、技术、能源等有形的资产和无形资产的总称。在社区护理管理中，要遵循保障供应、合理分配、物尽其用、避免浪费、资源共享的原则，以达到提高和保障其利用率的目的。

时间是物质存在的一种客观形式，是一种特殊的、珍贵的、有价值的无形资源，它没有弹性和替代品，是由过去、现在和将来构成的连绵不断的系统。在社区护理管理中，要善于合理安排时间和管理时间，以保证护理工作的有效落实及患者获得最大利益。

信息是管理的基本工具，是管理活动的媒介，也是提高管理效能的关键，它包括管理活动中的各种数据资料、情报等。在社区护理管理中，要根据实现组织目标的要求，建立完善高效、畅通的信息系统，通过广泛和及时收集信息、利用和开发信息、分析和处理信息、准确和迅速地传递信息，保证护理工作的有效运行。

第二节　社区护理人力资源管理

随着我国社区护理的发展，人力资源管理已成为社区护理可持续发展的重要内容，社区人力资源管理是管理部门为实现"以人的健康为中心"的社区护理服务目标，从经济学角度来指导和实施社区护理人力与护理岗位匹配的管理活动，即护理组织对社区护士的有效管理及运用的思想和行为，对社区护理投入人力的"开采"和"启用"，包括就业与录用、人力配置、激励、教育培训方面的内容，其内涵就是通过一定的手段，调动人的积极性，发挥人的创造力，把人力资源由潜能转变为社会经济价值。社区护理人力资源管理的目的是让平凡的人在具体护理岗位上做出不平凡的事，让组织中每个护理人员的长处都能得到充分发挥并取得最好的护理工作绩效，从而最大限度提高组织效率。

具体来说，社区护理人力资源管理的目标包括：①人与岗位的匹配，为社区医疗机构提供训练有素的护理人员，使社区护理服务能力更有成效，做到事得其才、才尽其用；②人与人的科学匹配，通过对社区护士个体行为的统一规范，有效实现部门和组织目标，不断完善组织护理人力资源管理模式，提高管理效率，使组织中护理人员结构合理，人的特长优势互补，从而提高群体工作效率；③人的贡献与工作报酬的匹配，营造良好的工作氛围，注重满足社区护士的多层次需求，提高护理人员的工作满意度，使组织薪酬发挥有效的激励作用，同时搭建成长平台，使社区护士在组织中得到个人职业生涯的最大发展。

一、社区护理人力资源的配备

一个高效率、高管理水平的社区护理组织，不仅需要具有科学合理的管理结构，而且还需要聘请与其相应的社区护理人员，这是保证社区护理质量的重要因素之一。护理人力配备是以组织护理服务目标为宗旨，根据护理岗位数量适当安排护理人员，保证护理人员、护理岗位、护理服务目标合理匹配的过程。社区护理人力配备是社区护理人力资源管理的重要环节，侧重于对社区护理人力资源潜力的有效开发和利用。

由于社区护理服务的复杂性，决定了社区护理人力资源能力的多层次性。社区护理管理的决策层应该具有较强的综合能力，能理解和运用社区护理管理相关学科的知识解决社区护理资源问题。决策层关注社区护理资源的分配、发展目标、政策策略、社会效益等问题。管理层应当在某一领域具有全面能力，能理解和运用专业知识及相关知识贯彻社区卫生政策，解决具体问题。管理层关注职能范围内的护理服务需求和供给、与社会公众沟通、合理利用卫生资源、提高护理服务效率等。执行层应该具有专业技能、沟通技能、管理技能，运用与专业相关的知识和技能为社区人群提供护理服务，解决个体或群体的健康问题。执行层关注专业范围内的疾病控制、健康促进、服务对象满意度等。

2006 年，卫生部颁布的《城市社区卫生服务机构设置和编制标准指导意见》提出，原则上每万名居民配备两三名全科医师，一名公共卫生医师。全科医师与护士的比例按 1：1 的标准配备。其他人员不超过社区卫生服务中心编制人员总数的 5％。因此，如果按照服务 5 万居民计算，平均每个社区卫生服务中心至少需要卫生技术人员三人,加上其他人员,卫生人员总数至少33人。根据国家卫生部的要求及2003年在我国部分地区进行的社区护理人力资源的现状调查分析,提出社区护理人员配备的基本要求为:①每千人口至少配备两名注册护士,社区医护比例应达到1:2或1:3;②社区卫生服务中心护师以上职称人员的比例不少于护理人员总数的30%;③各机构根据功能、任务及服务人口需求,配备适宜层次和数量的护理人员;④护老院或老人院、康复院、临终关怀院等均应根据开展的服务项目和服务对象的需求,配备相应的专职护理管理人员。

二、社区各级护理人员岗位管理

实施社区各级护理人员的定位、定岗管理,能充分有效地利用社区护理人力资源,调动社区护士的工作积极性,提高工作责任感。按照科学管理,按需设岗,保障社区人群安全和社区护理质量的原则合理设置岗位,明确岗位职责和任职条件,建立岗位责任制度,提高管理效率。

(一)社区护理人员岗位设置

社区卫生服务中心护理人员岗位可设置为护理管理岗位、基本医疗护理岗位和公共卫生护理岗位。护理管理岗位是负责中心内部及社区的护理管理工作的岗位,基本医疗护理岗位是社区护理人员为患者提供基本医疗护理服务的岗位,公共卫生护理岗位是社区护士为居民提供预防、保健、健康教育、计划生育和慢性病防治、康复等相关护理服务的岗位。护理管理岗位、基本医疗护理岗位和公共卫生护理岗位的护士应当占中心护士总数的95%以上。根据岗位职责,结合工作性质、工作任务、责任轻重和技术难度等要素,明确岗位所需的任职条件。经验能力、技术水平、学历、专业技术职称应当与岗位的任职条件相匹配,实现社区护士从传统的身份管理逐步转变为岗位管理。

(二)社区护理人员岗位职责

社区护理人员的岗位职责包括以下几个方面:①参与管辖范围内居民的资料收集、整理及统计分析,了解居民的健康状况及分布情况,注意发现其健康问题并寻找影响因素,监测和管理居民的不健康行为;②参与社区卫生服务机构的日常护理工作,根据社区居民的需要为其提供健康教育与咨询、行为干预,对高危人群进行监测和管理,为社区居民建立健康档案;③承担居家患者的家庭访视、会诊及转诊服务,还为其提供基础护理服务,承担就诊患者的护理工作,配合医生进行病情观察与治疗;④参与社区传染性疾病的预防与控制工作,提供传染病消毒、隔离一般护理技术指导与咨询;⑤参与社区精神卫生、康复训练、慢性病防治与管理和饮食指导工作，重点对慢性病患者、老年患者、残疾人、围生期妇女、婴幼儿提供康复及护理服务；⑥参与完成社区妇女的计划生育技术指导与咨询及社区儿童的计划免疫任务；⑦参与家庭及社区的一般护理操作技术指导与咨询；⑧为临终患者及其家属提供关爱服务；⑨遵守护理人员守则，为社区居民提供预防、保健、康复、护理、健康教育与计划生育指导的"六位一体"的综合性卫生保健服务。

（三）社区护理管理岗位职责

1. 总护士长岗位职责

总护士长岗位职责：①在社区卫生服务中心分管主任领导下，负责中心护理管理工作；②制订服务中心的工作目标、工作计划、落实措施，年终回顾总结；③制订服务中心护理人员岗位职责、护理技术操作规范、护理常规、护理管理制度、护理工作标准等；④健全服务中心护理质控网络，组织护理质量检查，制订护理缺陷、事故的防范措施，持续改进护理质量，确保医疗护理安全；⑤指导服务中心护士掌握疾病发生的规律、传染和流行的过程，并做好相应的预防、健康管理和综合干预措施；⑥制订服务中心护士培养目标和计划，加强服务中心护士的法律法规、职业道德教育，开展专业知识、技能及岗位培训，提升服务中心护士的综合素质，帮助服务中心护士完成继续教育工作；⑦制订教学工作制度和教学计划，培养教学师资队伍，督促教学计划落实；⑧加强学科建设，主持或参与服务中心护理科研，撰写相关专业论文，指导开展护理科研活动；⑨召开各种会议，如服务中心护士大会、护理质量讲评会、护士长例会等；⑩协调各部门间的关系，指导各科做好护理管理工作。

2. 护士长岗位职责

护士长岗位职责：①在总护士长和科室主任领导下，开展护理工作；②根据服务中心护理部工作计划及质量标准制订本单元的护理工作计划，并组织实施，制订和完善各项工作制度、工作流程、岗位职责；③负责服务中心护理人员的综合考核，督促各岗护理人员认真履行职责；④负责护理质量的自查自控，及时发现问题并及时改进，加强对护理危险因素及重点护理环节的管理，对不良事件及时处理、上报、组织讨论分析，并提出有效的整改措施；⑤负责物品的领取和保管工作，加强病区急救用品、药品的管理，维护病区环境；⑥征求患者和家属的意见，做好满意度测评工作；⑦指导和督促护士完成全科医生家庭责任制服务工作和公共卫生服务工作；⑧制订各级护士培养目标和培训计划，负责完成业务学习、护理查房、护士培训和考核；⑨督促、指导带教老师落实新进护士及岗位轮转护士的带教计划，并参与新进护士及岗位轮转护士的出科考核工作；⑩加强学科建设、努力培养护理人才，积极参与科研，撰写相关专业论文。

三、社区护理继续教育与培训管理制度

社区护理在职教育是指继学校教育之后，对从事社区护理专业技术工作的各类护理人员进行工作指导、教育和业务技能训练的统称，使其在职业素质、知识水平、工作能力等方面不断提高和发展的过程，是提高社区护理质量的重要途径。其包括社区护理人员岗位培训、社区护理人员规范化培训、社区护理人员岗前培训、继续护理学教育等。进行社区护理人员岗位培训的机构应经过当地卫生行政部门的审核批准，培训的师资应具备一定的教学经验和临床经验，可采用学校教师与临床教师联合培养的方法，以达到更好的培训效果。

社区护理培训的原则：①按需施教，学用一致原则。社区护理人员培训要从护理人员的知识结构、能力结构、年龄情况和岗位的实际需求出发，注重将培训结果与优化工作效果相结合。②综合素质与专业素质培养相结合原则。社区护理人员经过培训后应注意与护理岗位职责衔接，除提高护理人员专业素质以外，还包括组织文化建设的内容，使社区护理人员从工作态度、文化知识、理想、价值观等方面符合社区组织文化需求。③重点培训与全员培训相结合原则。社区护理人员的培训需要投入成本，因此培训工作必须有侧重点。首先，对社区护理管理人员及护理技术骨干力量进行培训。其次，组织内的每一位护理人员都有接受培训和教育的权利，管理者在制订方案时要注意对骨干进行培训，同时也不能忽略护理队伍整体素质的提高，做到全员培训。④与组织发展战略相适应原则。社区护理人员的培训首先要从组织的发展战略出发，结合所在部门的发展目标进行培训的设计，以保证培训为组织发展服务，培训促进组织战略目标的实现。⑤长期性与急用性相结合的原则。对社区护理人员的培训必须坚持长期性的原则，社区护理人员只有不断学习，不断接受新的知识和信息才能保证自己的专业能力发展的需求。另外，社区护理人员培训的目的是更好地完成岗位工作和任务，如果岗位职责和工作内容发生变化，就应该及时针对岗位需要增加急需的知识和技能培训。

（一）社区护理人员规范化培训管理制度

社区护理人员规范化培训是指护理人员在完成护理院校基础教育，进入社区卫生服务机构后接受规范的社区护理专业化培训。通过规范化培训，社区护理人员在护理基础理论、基础知识、基本技能、医德医风等方面能够得到全面发展和提高。

1. 培训对象

从护理专业院校（大学本科、大学专科、中专）毕业后在社区从事护理工作的护士。

2. 培训要求

根据不同学历层次（大学本科、大学专科、中专）分阶段进行培训。

（1）大学本科毕业生：培训时间为一年。需在综合性医疗机构的主要临床科室，包括普通外科、普通内科、康复科、急诊室轮回工作，进行临床护理操作和专科理论知识的培训。

（2）大学专科毕业生：培训时间为三年。需在综合性医疗机构的主要临床科室，包括普通外科、普通内科、康复科、急诊室轮回工作。第一年着重进行临床护理基础操作技能培训，同时学习专科理论知识。第2～3年，深入学习和掌握本专业理论知识和临床护理操作技能。

（3）中专毕业生：培训时间为五年。需在综合性医疗机构的主要临床科室，包括普通外科、普通内科、康复科、急诊室轮回工作。第一年进行各项护理操作技能的训练，巩固在学校学习的基础理论知识，达到国家执业护士的合格标准。第2～3年，进行部分专科护理操作技能训练，学习专科的理论知识。第4～5年，深入学习和掌握本专业理论知识和操作技能。

（二）社区护理人员岗前培训管理制度

岗前培训是指护理人员上岗前的基础培训，培训内容包括公共部分与专科部分。通过岗前培训，可协助新进护理人员转换角色以尽快地适应新的工作环境。

1. 培训对象

在社区护理机构任职的新进护理人员。

2. 培训内容

（1）公共部分培训：①机构的简介，包括重点介绍机构的组织规模、功能、任务、目标及管理模式等；②职业道德，包括道德范畴和准则；③工作环境，包括重点介绍机构的组织体系、护理人员的排班、规章制度、基础护理技术操作、护理文书；④服务理念，包括介绍机构的服务理念，如仪表仪容、行为、语言等。

（2）专科部分培训，包括科室人员组织结构及科室环境、各班工作程序及制度、岗位工作要求与标准、常见的社区疾病护理等。

3. 社区护理人员岗位培训管理制度

社区护理人员规范化培训是指新毕业的护士完成学校基础教育后，接受规范化的社区护理专业培训，通过培训达到2002年卫生部《社区护理管理的指导意见（试行）》规定的社区护士基本条件。

（1）培训对象：从事社区护理工作的注册护士，包括新毕业护士和已从事护理工作的护士。

（2）培训方式：半脱产、函授。

（3）培训时数：依照《社区护士岗位培训大纲》要求，完成课程内容，培训时间根据各地区的实际情况确定。

（4）培训内容：社区护理服务基本理论与服务模式，社区护理服务基本政策法规与伦理，社区护理管理与成本核算，社区卫生保健与健康评估，社区健康教育与健康促进，社区职业安全防护与健康，社区特殊人群的预防保健，社区常见慢性病护理，社区营养与膳食管理，社区康复及中医护理，社区紧急救护，社区临终关怀，传染病与性传播疾病的护理，社区人群心理健康护理，社区护理基本技术与技能等。

4. 护理学继续教育管理制度

护理学继续教育是指继规范化专业培训后，以新理论、新知识、新技术和新方法为主的一种终身性护理学教育，目的是使护士在整个专业生涯中，不断跟上护理学科的发展。它是护士再次注册及晋升高一级专业职务的必要条件。

（1）继续教育对象：所有在职护士。

（2）学分要求：实行学分制管理，每年不少于25分，其中，Ⅰ类学分需达到3~5分，Ⅱ类学分需达到15~22分。主管护师以上职称人员五年内必须获国家级继续教育项目5~10个学分。其中，Ⅰ类学分项目：国家卫健委审批认可的国家继续教育项目，省、市审批认可的继续教育项目，卫健委继续教育委员会专项备案的继续教育项目。Ⅱ类学分项目：卫健委或省、市、自治区制定或指定的有关护理学"四新"资料的学习；经单位领导审核的自学资料的学习；学习进修；国内专题研讨报告论文发表、交流，科研成果，著作出版等；医院组织的学术报告、专题讲座、技术操作示教等。

（3）学分统计：建立继续教育学分卡，每年统计一次，并由护士自己保管，社区护理中心护理部门备案，作为护士再注册及晋升等的必备资料。

四、社区护理人员考核制度

社区护理人员考核是指通过一定的方式，对护理人员的德、能、勤、绩做出客观公正的评定。它是社区护理人员管理的一项重要工作。考核的目的是对每个护理人员的工作给予公平、公正、公开的评价，以促进护理工作更好地开展。

社区卫生服务机构及各医疗护理机构应定期对所有护理人员进行考核，一般每年一两次。考核由总护士长或护士长负责实施。考核前，应制定护理人员的考核内容、考核方法和评分标准；建立护理人员考核手册，内容应包括简历、工作部门、外出进修情况、自我评价、工作部门的评定及年终考核等。考核结果应登记在册，作为转正、晋升、调动的依据。该手册应由社区医疗机构统一管理。

（一）绩效考核制度

绩效考核制度包括八个方面：①通过绩效考核，传递目标和文化，引导护理人员提高工作绩效，培养、提高护理人员的工作能力、业务水平，更好地满足社区居民医疗卫生服务需求；②公平、公开、公正地评价护理人员的绩效和贡献，为薪资调整，绩效工资发放，职务、职称晋升等人事决策提供客观依据；③以技术难度高低、风险程度大小、工作负荷强弱、管理责任重轻作为衡量绩效工资的导向；④以工作效率、管理效能、服务质量、劳动纪律等方面的各项重要指标进行全方位考核，考核结果作为衡量绩效工资的依据；⑤每月至少一次对护理人员进行全方位考核并记录，与绩效工资挂钩；⑥每月根据绩效分配方案发放的总金额，结合本部门制定的具体绩效考核方案进行二次分配；⑦绩效考核方案根据工作岗位、职称、工作年限、个人工作绩效、奖励部分（书面表扬、定制锦旗、发表论文、参与各种竞赛等）、扣罚部分（违反规章制度或操作流程、投诉、不良事件、各种考试不合格等）等方面制定系数和分值；⑧让护理人员参与其中，并使其充分了解自身绩效和发展与业务发展之间的关系，从而促进护理人员充分发挥自身的潜能。

（二）绩效考核标准

绩效考核标准要以具体护理岗位职责为依据，一般包括三个方面：①工作业绩考核。遵守规定和要求，完成工作的数量、质量、技术难度、服务对象满意度及投诉等。②职业道德评定。秉承"以患者为中心"，依法执业、品行端正、医德高尚、团结协作等。③业务水平测评。掌握诊疗护理规范和标准，为患者提供整体护理服务和解决实际问题等。

（三）绩效考核内容

绩效考核内容主要包括七个方面：①工作量考核。根据护理部门备案的周安排表、月报表、季度汇总表，年终由护理人员自己统计，护士长核实、签字，护理部门审核后，归入技术档案。②护理技能考核。包括基础护理与专科护理操作技能、书写能力、应急能力、表达能力、交往能力、观察能力、独立处理问题能力等。③教学考核。指社区教学实习基地的护理人员，凡承担教学工作者（护师职称以上人员）在教学结束后，由本人写小结，经教学委员会教学评议，签署意见后，归入技术档案。④科研考核。指主管护师以上的护理人员，每年进行论文或著作登记，经审核后归入技术档案。⑤国内外进修考核。护理人员参加国内进修的填写国内进修者鉴定表，由接收单位签署意见后归档；参加国外学习的填写出国进修人员学习登记表，经审核后归入技术档案。⑥奖惩。对业绩突出的护理人员应进行工作业绩奖励；对缺乏工作责任心、人群投诉率高、违反规章制度、出现严重差错事故的护理人员，须根据情节予以批评教育、经济处罚或解除职务，奖惩由考核小组研究决定。⑦晋升考核，本机构应对护理人员进行思想政治考核，其业务水平及外语考核应根据国家晋升条例，参加卫生行政部门组织的相应晋升级别的统一考试。

第三节　社区护理组织管理

社区护理组织管理可以从静态和动态两个方面加以理解。

静态方面：指社区护理组织的结构，主要反映人、职位、任务以及它们之间特定关系的网络，包括社区护理组织结构中横向管理部门的设置和纵向管理层次的划分，是社区卫生服务管理体系中的一个开放系统，受社区内外多方面因素，如社区的经济条件、居民的需求层次、医学科学技术的发展和医疗保障制度等的影响和制约。社区护理组织同时也是一个社会技术系统，通过使用科学管理的工具，进行权力和责任的协调和分配，调动组织各层次的积极性，实现社区卫生服务组织的共同目标。因此，社区护理管理中的组织是按照一定的目的、任务和形式编制起来的结构严密、制度化的社区护士集合体。社区护理组织是具有明确目的和系统性结构的实体，是实现社区护理目标的根据，是职、权、责、利四位一体的机构。社区护理组织为完成社区护理任务和目标而存在，当任务、目标发生变动时，社区护理组织也需要不断变革和发展。

动态方面：组织是社区护理管理的一种基本职能，是有效地进行合理配置的过程。社区护理管理的组织职能是指社区护理管理者按照管理的原理、遵循管理的原则，设计社区护理服务组织的管理体制和运行机制，在社区护理组织体系框架内开展各项管理活动。

一、政府管理

目前，大多数城市社区卫生服务形成了"政府领导、社区参与、上级机构指导"的组织管理格局。一般由市、区政府成立社区卫生服务领导小组，由分管市长、区长任组长，组织协调卫生、财政、民政、劳动保障、物价、人事、教育等有关部门参与，支持社区卫生服务。街道办事处组织成立社区卫生服务管理委员会，具体负责实施并协调街道社区卫生服务工作。卫健部门是行业主管部门，由其成立社区卫生服务指导中心，组织协调市、区两级的卫生防疫部门、妇幼保健部门、计划生育部门、上级医院等负责卫生服务技术指导工作以及信息管理、人才培训、协调双向转诊及考核评估等事宜。

这种组织管理格局的形成在理论设计上能够满足社区卫生发展的需求，充分体现了社会资源和政府资源对社区卫生发展的重要作用，但是这种组织管理格局由于缺乏有效的组织考核体系和监督系统，往往流于形式，在实际工作中难以落实，最后又回到卫生系统"一家独领"的局面中，探索建立新型社区卫生组织管理模式。

二、组织结构

组织结构是指为了实现组织目标，组织在工作中进行分工协作，在职务范围、责任和权力关系方面所形成的结构体系，是构成组织的各要素之间相对稳定的关系模式，其本质是成员的分工协作关系。

社区护理管理组织结构是由任务、工作和责任关系以及连接组织各部门的沟通渠道所构成的系统模式，社区护理组织结构的完善与否，直接影响社区护理组织目标的实现。

目前，大多数城市社区卫生服务多由一级医院、部分二级医院和门诊部转制而来，组织机构的结构模式、科室的布局是以满足医疗的需求为主，特定的条件下对医疗的发展发挥了积极的作用。但是，这种组织结构不能适应社区卫生发展的需要，卫生行政部门对于社区卫生组织结构有明确的要求，各个基层社区卫生服务机构可以在此基础上结合自己的实际情况予以改造和调整。

社区卫生服务中心的护理组织架构，按 2002 年国家卫生部《社区护理管理的指导意见（试行）》规定设置，如图 2-1 所示。社区卫生服务中心应根据规模、服务范畴和工作量合理设置护理单元，配备护士、护士长或总护士长（超过三个护理单元的设总护士长），总护士长和护士长负责所属医疗机构或护理单元的护理管理、质量监控和护理工作人员考核等工作，如图 2-2 所示。

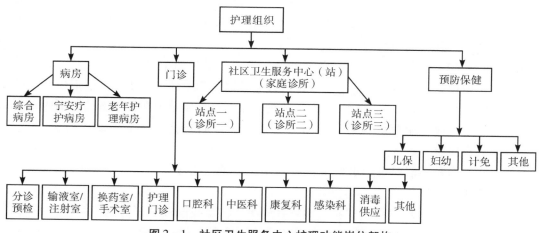

图 2-1　社区卫生服务中心护理功能岗位架构

备注：①以上岗位，各单位可根据人力、工作等具体情况设定。为合理使用护理人力资源，在实际运行中可以一人多岗。②社区"一专多能"护士（如糖尿病管理护士、PICC维护护士、伤口管理护士等）在实际运行中不另设岗位，兼职履行相关工作职责，管理部门应重视"一专多能"护士的培养，安排适宜岗位，利于"一专多能"护士的专业特长得到充分发挥。③老年护理中心、消毒供应中心等根据本单位实际情况设置护理架构。

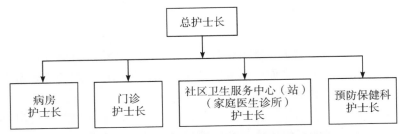

图2-2　社区卫生服务中心护理管理岗位架构

备注：①病房护士长、门诊护士长、社区卫生服务站（家庭医生诊所）护士长及预防保健科护士长属于同级别的护士长。②护士长岗位可以兼职。③不设总护士长的单位应在护士长中确定护理管理工作负责人，负责人按总护士长职责开展工作。

三、组织模式

关于社区卫生服务的网络建设，其以基层医院为主体，大医院为指导，组织社会上的医务人员共同参与。在实际操作中，各地区形成了不同的模式，主要有以下五种。

（1）四级网络模式：是目前大城市社区卫生服务的主要模式，指在三级医疗网络健全的城市，区医院成立医疗中心或社区卫生服务临床指导中心，一级医疗机构转型成为社区卫生服务中心，根据需要在居委会下设社区卫生服务站，形成"区医疗中心—街道社区卫生服务中心—居民委员会社区卫生服务站—家庭"的四级网络模式。

（2）三级网络模式：又称医院派出式，是目前中等城市社区卫生服务的主要模式。该模式以二、三级医院或企业医院为主体，达到标准的卫生所为补充，进行合理设置。设置规模一般是一个医疗卫生单位在所负责的范围内设置一个社区卫生服务中心，根据需要在若干个居委会设立服务站，形成"二、三级医院—社区卫生服务科—社区卫生服务站"的三级网络模式。该模式优点是有利于居民得到更好的医疗服务（医院专家进入社区），双向转诊易于实现。

（3）二级网络模式：又称家庭病床式，是我国较早开展的卫生服务模式，该模式是由二、三级医疗机构开设家庭病床科，制定家庭病床患者准入标准和合同，由家庭医师建立家庭病床，制定治疗方案。家庭医师和护士定期看护家庭病床患者，根据需要制定医护方案。该模式优点是有利于患者得到更好的服务，顺利实现双向转诊，加强家庭保健。但缺点是对整个社区居民的可及性差，难以达到"六位一体"综合服务要求。

（4）资源互补模式：该模式主要是依托有条件的企事业单位卫生机构，和地方卫生资源形成互补，共同承担区域内的社区卫生服务。市卫生局将企事业单位医疗机构纳入区域卫生规划，将企事业单位卫生资源与当地卫生资源进行整合，成立社区卫生服务机构，为单位职工和当地居民提供服务。对于企事业卫生资源丰富的地区，可以实行该模式，避免重复建设。但要注意"六位一体"服务的到位，尤其是对非单位职工的居民。

（5）联合服务模式：指在卫生资源丰富、机构种类繁多的地区成立医疗集团，以一家机构为中心，多家机构联合，组建社区卫生服务网络，共同承担区域内的社区卫生服务。集团成员可包括综合医院、专科医院、基层医院、急救中心、防保机构、护理院、保健中心等，机构之间实行双向转诊、会诊、医师推荐、业务指导，按照各自特点，全方位提供社区卫生服务。

第四节　社区护理制度及质量管控

护理质量管理是应用质量管理的基本原理和方法，对构成护理质量的各个要素进行计划、组织、控制与持续改进，以保证护理工作达到规定的标准，满足甚至超越服务对象需要的过程。社区护理质量管理是护理管理的核心，也是社区护理管理的重要职能。社区护理质量直接反映社区护理工作的职业特色和工作内涵，护理质量不仅取决于社区护士的业务素质和技术水平，同时与护理管理方法的优劣和管理水平的高低密不可分。

一、社区护理质量管理制度

（一）社区护理质量管理制度

（1）实施中心、科室两级责任制。在分管副主任领导下，总护士长是护理质量管控第一责任人，科室护士长是科室/本部门护理质量管控的第一责任人。

（2）成立中心护理质量管理委员会，需有相关领导、部门参与。每年至少组织两次质量分析会。

（3）护理部应当根据上级要求和行业指南制定护理相关工作制度、流程、护理常规、技术规范等。应落实相关行业指南和质量标准等，并及时完善或定期更新相关内容，做好制度培训工作。

（4）成立护理质量管控二级网络。护理（部）成立质量管控二级网络，由总护士长、护士长及骨干护士组成，负责全中心的护理质量督查。各科室成立质量管控一级网络，由护士长和本科室护士组成，负责科室的护理质量监管。

（5）质控督查的范围，包括老年护理病房（宁安疗护病房）、门诊、社区服务站点及居家等。质量督查的内容应包括护理制度、各项岗位职责、质量标准、护理常规、护理规范、护理安全措施等落实质量持续改进情况。

（6）护理质量监管方法：定时监测与随机监测相结合；质量管理二级网络每月例行质量监测至少一次，每季度全覆盖；一级网络每周检查，每月全覆盖。

（7）护理部对收集的二级护理质量管控数据及护理安全（不良）事件进行记录、分析、评估、汇总、反馈，对护理质量问题和安全风险进行预警，对存在的问题及时采取有效干预措施，并评估干预效果，促进护理质量持续改进。保存质量管控资料。

（8）每季度召开护理质量讲评会，公布护理质量督查结果，分析临床护理质量的共性问题，汇总通报护理安全（不良）事件并剖析存在的问题，提出整改措施，保证护士参与率，强化质量意识，提升各项制度的执行力。

（9）学习和应用质量管理工具进行质量指标、安全指标、风险数据等分析、评价，实现质量管控科学化、规范化。

（二）社区护理安全管理制度

（1）在分管副主任领导下，成立护理安全管理委员会，履行护理安全管理职能，每年至少召开两次会议，认真落实"患者十大安全目标"，对安全指标、风险数据进行分析，研讨可行性对策。

（2）制定危急值报告查对、交接班（值班）、信息安全等护理安全管理制度，以及突发事件、重要环节、重点人群等管理流程。加强安全管理，严格落实患者安全目标及护理制度、操作规范和诊疗常规。

（3）加强医务人员与患者及家属的有效沟通，完善医护团队、患者的沟通渠道及方式，建立规范化信息沟通流程、监管制度，确保医、护、患沟通过程中信息的正确、完整与及时。

（4）合理配置护理人力资源，关注护理人员的劳动强度，关注护士能力与岗位匹配。

（5）根据国家相关规定及本单位实际现状，与药剂科、医务科共同制定高危药物目录。对一些要求高的药物，在使用时应注意观察患者用药后的疗效、不良反应等。若发生不良反应，应及时配合处理并做好记录。

（6）正确掌握保护性约束的使用指征及注意事项，做好交班和记录。对容易发生护理安全事件的项目，建立安全警示标志，加强对高危人群的宣教。

（7）定期组织业务学习，更新各类专业知识（其中包括医源性感染控制措施等），加强新护士临床带教及安全教育。

（8）落实护理安全持续改进工作。安全管理委员会及科室人员应对护理安全（不良）事件进行分析，对存在的问题进行讨论，并提出切实可行的整改措施。

（三）社区护理安全（不良）事件管理制度

（1）加强护理人员的责任意识，重在防范。严格、自觉、认真地执行相应的规章制度和诊疗护理常规。

（2）建立护理安全（不良）事件信息报告（采集）、记录、分析、改进等相关制度。鼓励护理人员主动报告安全（不良）事件，分析原因，吸取教训，持续改进。促进护理安全（不良）事件的分享，减少或规避类似事件再次发生。

（3）护理人员应恪守职业道德，加强责任意识。严格自觉、认真地执行查对制度、诊疗护理常规、规范等，确保治疗操作的准确性，保障患者安全。

（4）制定重大医疗风险应急流程，加强患者及家属安全教育，加强跌倒、坠床、压力性损伤、非计划拔管、误吸/窒息、走失等高风险人群管理，防范与减少意外伤害。

（5）发生护理安全（不良）事件后应按照要求报告，采取补救措施，做好相应处理，保留相关物品资料等。

（6）倡导诚信文化，建立鼓励护理安全（不良）事件上报制度，对于主动上报的，视情节轻重及后果，给予相应的激励措施。

（7）发生护理安全（不良）事件的处置：

第一，上报时间与途径。①护理安全（不良）事件发生，患者有不良后果或高危药使用错误，当事人立即汇报护士长，护士长立即口头上报总护士长；②护理安全（不良）事件发生，患者无不良后果，当事人立即汇报护士长，护士长24小时内口头上报总护士长；③杜绝各类护理安全（不良）事件发生，当事人24小时内汇报护士长，护士长可每月累计后，在相应时间内上报总护士长。

第二，补救。发生护理安全（不良）事件后，应立即报告医生，采取补救措施，必要时立即组织抢救，减轻或消除安全（不良）事件造成的不良后果。与患者相关的标本药品、器械、化验结果、护理记录等，应妥善保管，不得销毁或涂改。

第三，处理。护理安全管理委员会应借鉴质量管理工具，组织相关人员对护理安全（不良）事件进行原因分析，提出改进措施，减少或杜绝类似事件再次发生，并对安全（不良）事件依据相关文件定性。

第四，持续监控。针对发生的护理安全（不良）事件，护理（部）每季度进行质量讲评。由护理安全管理小组对整改环节和落实措施情况组织复查，复查项目达标，方可结束此项追踪。

第五，资料保管。资料包括当事人陈述（事件经过）、科室讨论记录或安全管理委员会讨论情况、护理安全（不良）事件整改结果。相关资料管理中护理（部）保存全部中心资料，科室保存本部门资料。

（四）查对制度（总则）

（1）严格执行查对制度。查对应贯穿于各项护理工作的各个环节，包括患者身份识别、临床护理行为设备设施运行和医疗环境安全等相关方面。

（2）进行患者身份识别时，至少同时使用两种身份查对方式，严禁将床号作为唯一身份查对的标识。使用电子设备辨别患者身份时，仍需进行语言查对，杜绝患者身份识别错误事件的发生。常用的两种查对方式：①语言查对。询问和反问患者姓名（即核对时，让患者或其亲属陈述患者姓名），双向确认无误后方可执行医嘱。②视觉查对。核对腕带、床头卡、就诊卡卡号（门诊）等信息。

（3）腕带使用规范和管理要求：①意识不清、老年人、抢救患者、语言障碍、手术等特殊患者应使用腕带作为身份识别标识之一。②新患者入院时，进行双核对，由两名护士确认信息无误后（一名护士值班时进行二次核对）将腕带佩戴在患者手腕，松紧以患者一指为宜，原则上佩戴于右手腕。③腕带信息清晰可辨。腕带若遗失、损坏、字迹模糊，护士需及时重新填写，双人核对后再佩戴。④护理人员应向患者说明佩戴腕带的重要性，无特殊情况，患者出院当天由护士取下。⑤腕带上应注明患者姓名、性别、床号、住院号，药物过敏，传染病患者腕带上应有标识。有药物过敏史的患者应标明过敏药物名称。

（4）对无法有效沟通，且无亲属在场的患者，如手术、精神障碍、意识障碍、语言障碍患者等，护士需要加强视觉识别。在居家和服务站点可通过家属或照护者口述明确患者身份。

（5）实施临床护理操作治疗过程中，严格执行"四查八对一注意"。①四查：治疗、操作前查，治疗、操作中查，治疗操作后查，下班前查。②八对：核对患者床号、姓名、药名、剂量、浓度、时间、用法、有效期。③一注意：注意用药后的反应。

（6）医疗器械、设施、药品、标本等查对要求按照国家有关规定和标准执行。

（五）执行医嘱制度

（1）规范医嘱开具、审核、执行与监管处理流程或常规。

（2）认真执行《护士条例》，执行正确的医嘱和准确执行医嘱，注意药物的配伍禁忌，严格执行"四查八对一注意"。转录医嘱需执业护士完成，非执业护士执行医嘱时需在执业护士指导下进行。

（3）转录医嘱与医嘱单。①新开医嘱：相关护士需核对患者姓名、床号、住院号、医嘱项目、剂量、用法等与患者信息的相符性。护士对不正确或有疑问的医嘱，应及时与相关医生沟通。各类治疗单等需与医嘱一致，纸质治疗单需用蓝色笔或黑色笔撰写，医嘱需经过第二位注册护士核对，双方签名后方可执行。②长期医嘱：长期医嘱单上执行时间为转录时间，执行者为转录医嘱者，需签全名。长期医嘱执行后应在治疗单上注明执行时间及执行者并签全名。③临时医嘱：执行时间准确至分钟。执行者为实际操作的注册护士，直接于临床医嘱单相应栏目签全名。④医嘱签收时必须仔细核对患者姓名、床号、住院号，防止计算机输入错误。若出现提示框，必须看清内容后方可进行下一步操作。签收录入完成后在医嘱单整理栏内注明时间及签全名。

（4）执行医嘱：①新发口服药、注射针剂（包括静脉注射等）、饮食、标本采集、尸体护理等医嘱时，严格落实查对制度。②在病区配置的静脉用药，至少有两人对配置的药液等进行核对，并签全名。③担任病房治疗护士时，需携带相关治疗单或医嘱，按照规定的给药时间分次为患者发放口服药并说明用法。住院患者治疗需要使用的自备药品，应符合医院相关规定进行服用。④服务站点和居家护理服务护士单独执行医嘱时，应严格查对注射单或治疗单与门诊病历，并请家属参与核对或者护士单人核对两次。⑤执行医嘱：严格落实查对制度。执行医嘱前，至少有两人进行核对。执行医嘱时，需携带相关治疗单或医嘱。单独执行医嘱时（如社区站点服务、居家护理服务），应严格查对注射单或治疗单及门诊病历，并请家属参与核对或由护士单人核对两次。⑥口头医嘱：只有在紧急抢救时执行口头医嘱，严格按"听、问、看、补"执行，做到复述、双人核查、保留空安瓿，实时记录，事后补记，即向医生复述一遍，双人核对药品无误后方可执行，抢救后六小时内补充医嘱。

（5）查对医嘱：①新开医嘱每日需进行全面核对（包括长期医嘱单、治疗单和计算机信息）；②长期医嘱每周至少总查对一次。

（6）重整医嘱：应适时重整医嘱，双人核对，并做好记录。

（六）值班和交接班制度

（1）护理人员必须坚守岗位、履行职责，未经护士长批准，任何人不得私自调班或擅自离开工作岗位，以保证各项治疗护理工作正确、及时进行。接班者因故未准时到岗，交班者不得下班，大于 30 分钟（或本单位规定的时间）接班者仍未到岗，交班者按程序上报护士长。

（2）交接班内容与形式：①交接班内容。老年护理病房（含安宁疗护病房）交接：患者总数；重点患者：新入院、诊断不明、危重、特殊检查、病情变化和特殊身心问题者等；抢救仪器、贵重药品、麻醉药品等；本院规定的内容。门诊服务站点交接：重点对象、居家患者评估情况、药物信息、陪护者能力、治疗环境及其他特殊工作。②交接班形式：书面、口头和病床边。③居家护理交接：重点对象（临终、需重点照护者）、居家患者评估情况、药物信息、伤口、造口、导管患者等。

（3）交接班要求：①按时交接班。接班者因各种原因未准时到岗，交班者不得下班。接班者一般提前 10～20 分钟到岗，做好接班前准备工作。交班者事先必须完成本班的各项工作，如书写交班记录，整理好交班的药品、物品及办公场所等，做好交班准备。②交接班时应做好一巡、二看、三清、四查、五明白、六交接。③交接班内容应当专册记录，并由交班人员和接班人员共同签字确认。④交接班时遇有抢救患者，交班者应与接班者共同参与应急抢救。

（4）值班要求：①履行值班岗位职责；②非本机构执业护士不得单独值班；③值班人员不得擅自离岗，休息时应在指定地点；④值班人员应当确保通讯畅通。

（七）患者出入院管理制度

（1）入院管理制度：①患者入院须持医生开具的入院证，至入院处办理住院手续。②病房护士接到患者入院通知后，即为患者准备床位，备齐物品，如遇危重患者，准备抢救物品与药品，通知医生，配合抢救，并做好记录。家庭医生签约患者，与签约团队做好交接，了解患者病情。③责任护士对入院患者应热情接待，与护送人员做好病情交接。观察患者神志、面色、四肢活动及皮肤完整性，检查患者携带的各种导管是否通畅并妥善固定。测量患者体温、脉搏、呼吸并记录，立即通知床位（值班）医生了解病情。④向患者和家属介绍住院须知，签署相关告知书，责任护士自我介绍并介绍护士长及床位医生。⑤了解患者药物过敏史、既往史、家族史、心理变化、生活习惯和需求等，为患者做好针对性健康指导，并按"分级护理"进行护理。⑥做好入院各种登记，填写入院评估及护理记录单，酌情采取安全护理措施。及时整理新患者医嘱，严格按照医嘱进行各种治疗和护理。与食堂联系，为患者准备膳食，详细交班。⑦患者携带贵重物品，如大量现金或换下的衣服应交给家属带回；若患者无家属陪伴且无能力保管，贵重物品则由两名工作人员核对签名后代为保管。

（2）出院管理制度：①根据出院医嘱，由责任护士提前通知患者及家属。详细告知患者或家属出院结账的方法和步骤，使其做好准备。②出院前，责任护士对患者或家属进行针对性的健康指导，如休息、用药、饮食、功能锻炼、复诊时间、自我护理注意事项等，必要时提供书面健康教育材料。③出院前退回患者多余的药物，出院需带药的、在患者结账后交给患者或家属，并做好用药的指导。④出院前护士长或责任护士征求患者及家属意见或建议，便于改进服务质量。⑤做好出院登记，整理出院病历，注销或去除患者的床头卡、治疗卡等。⑥患者离开病区后，床单位进行终末消毒，铺好备用床，准备迎接新患者。⑦为出院患者提供延续性护理服务。对患者进行电话回访，内容包括满意度测评及疾病健康宣教、护理指导等。对重点人群如肿瘤、高血压、糖尿病、失智失能等患者进行跟踪管理。⑧家庭医生签约患者出院后，及时通知签约的家庭医生及团队，告知病情和相关情况，以便开展后续服务。⑨因特殊原因（如患者病情危重需转至上级医院治疗）家属提出自动出院时，当班医生和护士应报告上级医生和科室主任，向患者或家属说明后果及转运途中可能出现的问题，并在病历中如实记载，请患者或家属在病历上签字后，按出院处理，并做好转运交接手续。

（八）健康教育工作制度

（1）老年护理病房健康教育：①责任护士应做好住院患者的入院（疾病、安全、治疗、康复）、出院等健康宣教工作；②病区备有符合行业指南、图文并茂、通俗易懂的健康教育宣传册，供患者、家属自行阅读，健康教育专栏每月更换一次；③护士长每月召开一次工体座谈会，听取住院患者及家属对中心服务和健康宣教的意见。

（2）门诊（服务站、居家）健康教育：门诊护士利用患者候诊或治疗时间通过发放宣传资料、电视播放宣传片或个体化健康指导等多种形式开展健康知识宣传和讲解，其中包括：①公共卫生、饮食卫生；②各类安全告知；③社区常见病、多发病、季节性传染病的防治知识；④简要的急救知识；⑤妇幼卫生、新生儿（婴儿）保健、计划生育知识宣教等。

（3）社区（机关、学校、工厂、单位）健康教育：①协助全科医生或家庭医生收集辖区内居民健康相关信息，明确主要健康问题，参与/开展目标人群的健康教育评估，制订和实施年度健康教育计划。②健康教育内容包括：宣传和普及《中国公民健康素养——基本知识与技能》，开展合理膳食、控制体重、适当运动、心理平衡、改善睡眠、限盐、控烟、限酒、科学就医、合理用药、戒毒等健康生活方式和可干预危险因素的健康教育；开展心脑血管、呼吸系统、内分泌系统、肿瘤、精神疾病等重点慢性非传染性疾病和结核病、肝炎、艾滋病等重点传染性疾病的健康教育；开展食品卫生、职业卫生、放射卫生、环境卫生、饮水卫生、学校卫生和计划生育等公共卫生问题的健康教育；开展突发公共卫生事件应急处置、防灾减灾、家庭急救等健康教育；宣传和普及医疗卫生法律法规及相关政策。③服务形式包括提供健康教育资料，设置健康教育宣传栏，开展公众健康咨询活动，举办健康知识讲座，开展个体化健康教育等。

（九）家庭访视制度

（1）家庭访视护士要求。家庭访视护士应符合准入标准，具有慎独精神。恪守职业道德、行为规范、佩戴胸卡、统一着装。

（2）家庭访视对象和形式。①家庭访视对象：0～36个月儿童、孕产妇、残疾人、严重精神障碍患者、诊断明确的慢性病患者、居家安宁疗护患者、签约人群等。②家庭访视形式：电话访视、入户访视。

（3）家庭访视物品配备：体温表、血压计、听诊器、压舌板、手电、口罩、手套、鞋套、免洗液及依据出诊治疗项目所需的治疗用品，如换药材料、注射用品、导尿包、医疗废弃物回收容器等。

（4）家庭访视内容：健康评估；安全评估；正确执行医嘱；结合患者疾病及其心理、饮食、卫生、家庭环境条件，提供专科护理、基础护理、心理护理、健康教育、康复等指导；对照顾者进行相关生活护理、压力性损伤护理、口腔护理、医疗护理器械使用、居家安宁疗护等技术指导。访视中发现病情严重者，应及时告知家属，并上报中心相关部门。

（5）家庭访视后注意事项：做好消毒工作、及时补充访视物品。访视过程中产生的医疗废弃物应由医护人员统一回收，并带回社区卫生服务机构按《医疗废弃物管理条例》处置。

（6）工作记录：详细记录访视对象的反应、检查结果、护理措施的实施情况及效果等，完善医疗、护理等环节的交接工作。建立家庭健康档案和病历，做好相关部门的协调合作。

（7）自我防护：家庭访视护士做好自身防护工作。

（十）家庭访视意外防范制度

（1）入户护士必须是在社区工作五年以上，责任心强、沟通能力好、技术操作熟练、应变能力强者。

（2）掌握执业范围，规范服务过程，严格执行医疗护理操作常规和沟通规范，做好相关记录和医疗文件的签署。

（3）加强对医务人员遭受暴力伤害的防范。①重视入户安全工作，防范护理缺陷，避免医疗纠纷。②入户护理时保持信息通畅，中心其他人员应知道访视护士家访的行程与计划，包括家访的时间和走访家庭的姓名、地址、电话及交通工具等。③家访护士应穿舒适的鞋，随身携带手机及零钱，以备急用。不携带贵重的首饰及物品。④关注特殊人群、特殊家庭的安全评估。严重精神障碍、认知障碍的患者尽可能要求访视对象的家属在场，避免单独去偏僻场所家访。

（4）灵活应对突发事件：若发生意外，及时向单位报告，必要时及时报警。

（十一）医源性感染管理制度

（1）认真贯彻执行卫生行政部门颁布的各类法律、法规、规范性文件，保障医源性感染相关工作有效落实。

（2）严格执行消毒隔离和医院感染控制等规范，建立医院感染的风险监测预警及多部门协同干预机制，开展医院感染防控知识的培训和教育，严格执行医院感染暴发报告制度。

（3）严格落实职业防护，中心应提供必需的物资保障和实施有效的监管。医务人员应执行手卫生规范及标准防护，适时戴工作帽、口罩、手套或穿防护服等。有预防多重耐药菌感染的措施，尽可能降低医院相关感染的风险。

（4）规范各诊室治疗室布局，明确功能分区（清洁区、污染区），保证诊室环境和设施干净、整洁、定期通风换气。

（5）医护人员在从事无菌技术诊疗操作，如注射、治疗、换药等时，应遵守无菌技术操作规程，确保临床操作的安全性。

（6）保洁员、配膳员等工勤人员应掌握与本职工作相关的清洁、消毒等知识和技能。实时做好空气、环境物品及地面的清洁消毒，采用湿式清扫，遇污染时即刻消毒。床单元做到一床一套（巾），床头柜应一桌一巾，用后均按要求消毒。患者出院或死亡后，必须对床单元进行终末消毒并登记。

（7）落实社区感染监测指标体系并持续改进。应根据病区采用的消毒方法，开展相应监测。使用不稳定消毒剂如含氯消毒剂等时，应现配现用，配制后使用时间应≤24h，每次配制后进行浓度监测，符合要求后方可使用。采用紫外线灯进行物体表面及空气消毒时，应监测紫外线灯辐照强度。怀疑社区感染暴发与空气、物体表面、医务人员手、消毒剂等污染有关时，应对上述项目进行监测（包括水质、医用织物等），并针对目标微生物进行检测。

（8）使用合格的无菌医疗器械。有创操作的环境消毒，应遵循医院感染控制的基本要求。一次性使用的医疗器械、器具使用后应丢弃。复用器械，包括容器、器械盘、敷料罐、持物钳、体温计，清洗、包装、消毒、灭菌均应按国家规范，定期更换或消毒、灭菌，消毒液定期更换。

（9）无菌物品存放柜应离地20cm，距天花板50cm，距墙5～10cm。按灭菌日期依次排列，先消先用。一次性使用物品、灭菌物品及清洁物品须分柜放置。

（10）按传染病管理的有关规定对传染病患者及其家属采取相应的消毒隔离和处置措施。排泄物和用过的物品要及时消毒和处理，做好院内和居家相关人员的医学观察。污染的医疗用品按相关规定进行分类处置、消毒、灭菌等。

（11）患者与员工所用的织物更换、收集、分类、洗涤、运送（含运送工具）、暂存，严格执行国家相关标准。如选择社会化洗涤服务机构，应对其资质、管理制度、医用织物运送、洗涤消毒操作流程等进行审核，并对其进行风险评估，签订协议书，明确双方的职责，按要求设置织物周转库房。

（12）严格执行医疗废弃物的处理流程。

（十二）医疗废弃物管理制度

（1）严格执行《医疗废弃物管理条例》，建立医疗废弃物管理责任制，设专或兼职人员负责管理。医疗废弃物管理人员应接受相关法律和专业技术、安全防护，以及紧急处理等知识的培训，每年按要求进行体检。

（2）中心各科室和站点产生的医疗废弃物要及时分类，按类别分置于专用的包装物或密闭的容器内，收集容器或收集袋要有统一标识。居家护理服务产生的医疗废弃物，在医务人员出诊结束后同时带回，不得留在社区与生活垃圾混放，对于当日不能带回的，告知患者家属妥善保存，次日居家服务后带回，按规范集中处置。

（3）医疗废弃物转运必须使用专用运送工具，按规定时间、路线运送到指定的暂存场所，不得渗漏、遗撒、污染环境。医疗废弃物专职或兼职人员负责院内各科室的废物的回收，与科室人员交接，做好登记、签名。登记的三联单内容包括产生科室、废物种类、废物重量或数量、交接时间、交接地点等。向医疗废物处置单位转移医疗废弃物时，按照国家和本市有关规定填写转运交接单、四联单并签字。医疗废弃物内外回收，转运资料的保管符合要求，至少保存三年。

（4）医疗废物的暂存场所要合理选址，有明显的警示标识和防鼠、防蚊蝇、防盗等安全措施，定期消毒，保持环境整洁。

（5）医疗废弃物产生后，科室贮存时应符合相关要求、暂存时间小于24小时，医院暂存场所存放小于48小时。

（十三）危急值报告管理制度

（1）执行本中心临床"危急值"管理制度。

（2）护士知晓"危急值"报告项目与范围，如血钙、血钾、血糖、血气、白细胞计数、血小板计数、凝血酶原时间、活化部分凝血活酶时间、心电图等及其他涉及患者生命指征变化需要即刻干预的指标，遵循相关制度和工作流程。

（3）定期监测"危急值"检查报告落实情况。

（4）电话报告危急值的处理流程：①接到危急值报告电话后，须询问通知者姓名或工号，记录于危急值检查结果登记本，须复述患者姓名、住院号（就诊卡卡号）、检验项目及结果，以确保信息的准确无误。②危急值结果登记本记录项目与要求：接收者填写接收日期、时间，患者床号、姓名、住院号（就诊卡卡号）、危急值检查项目及结果、报告者姓名或工号、接收护士姓名或工号，护士报告医生时间，医生签名，任何人不能代签名。③协助医生处理，必要时遵医嘱采集标本，复测检验结果。护士在护理记录中做好记录。

（十四）急危重症患者抢救制度

（1）护士在执业活动中发现患者病情变化，应立即通知医师，并密切配合医生进行抢救。对呼吸、心跳骤停患者，护士可以先行心肺复苏术、吸氧、开放静脉通道。

（2）紧急抢救时可执行医生口头医嘱，但必须做到"听、问、看、补"，即听医生口头医嘱、复述医生医嘱。双人查对药品，保留空安瓿。记录用药时间，抢救后六小时内补充医嘱及护理记录。

（3）严格遵守抢救车或箱管理"五定"原则。抢救药品，物品需在有效期内。仪器设备按规范执行检查，标识清晰。抢救仪器须呈备用状态，仪器内置时间须精准。

（4）协助医生适时将患者转至有进一步救治条件的医疗机构。

（5）遇有批量抢救患者等突发公共事件时，护士应听从中心调遣，并尽快到达救治地投入抢救工作。

（十五）患者双向转诊制度

（1）落实中心相关双向转诊制度，按照转诊流程做好相关工作。

（2）转出患者：①根据医嘱将转诊日期及转诊医院等信息通知患者及其家属，做好转诊准备；②对不宜搬动或途中可能发生危险的患者，应协助医生对病情进行妥善处理后方可转诊；③急危重症患者转诊时应事先告知转诊医院做好接诊。转运过程中若需护送，应严密观察患者的病情变化，维持静脉通路，备有必要的抢救药品及设备，确保患者途中安全，并及时做好护理记录；④向接收的医护人员详细交接病情治疗及护理等情况，做好交接记录等工作。

（3）转入患者，执行患者入院管理制度。

（十六）药品管理制度

（1）规范药品管理程序，按照药品说明书进行药物贮存，同时遵循上级管理部门要求进行药品管理。

（2）科室内根据用药需求进行贮备，建立登记制度，并定期检查。

（3）标识清晰、分类放置。内用药（口服、注射类药物）用蓝边白底黑（蓝）字标签；外用药用红边白底黑（蓝）字标签；消毒药用白底黑（蓝）字标签。易混淆（包装相似、听似、看似、一品多规格或多剂型）药品应有严格的贮存、识别与使用的要求。按药品有效日期先后顺序排放，有效期三个月内的药品须有明显标识。

（4）高危药品（即高警示药品）按照国家规范进行标识、管理。按要求规定清点频率，全院有统一的"警示标识"，并应专门放置。

（5）抢救药品必须固定放置在抢救车或专用抽屉内，保持固定的基数，不得外借，按抢救车进行规范的管理，用后及时补充。

（6）严格执行麻醉药品、精神药品的使用与管理规范。落实"四定"管理措施，即定人保管，定点放置及专柜加锁（麻醉药为双锁），定量供应，定时核对。

（7）贵重药和自费药应有签收人姓名，使用登记记录，并专柜上锁。

（十七）分级护理制度

1. **护理分级**

护理分级是指患者在住院期间，医护人员根据患者病情和（或）自理能力进行评定而确定的护理级别。护理级别依据患者病情和（或）自理能力分为四个级别：特级护理、一级护理、二级护理和三级护理。临床护士应实施与病情和（或）自理能力相适应的护理级别，并有明确的分级护理标识。

2. **护理分级方法**

（1）患者入院后，根据患者病情评估其严重程度。

（2）根据患者 Barthel 指数总分，确定其自理能力的等级。

（3）医生、护士依据病情和（或）自理能力等级，确定患者护理分级。

（4）临床医护人员应根据患者的病情和（或）自理能力的变化动态调整患者的护理分级。

3. **护理分级依据、要求和项目**

（1）特级护理。①指征（符合以下情况之一）：维持生命，实施抢救性治疗的重症监护患者；病情危重、随时可能发生病情变化、需要进行监护、抢救的患者；各种复杂和大手术后、严重创伤或大面积烧伤的患者。②护理要求：严密观察患者病情变化，监测其生命体征；根据医嘱，正确实施治疗、给药措施（口服给药、静脉输注等）；根据医嘱，准确测量出入量；根据患者病情，正确实施基础护理和专科护理（口腔护理、压力性损伤护理、气道护理及管路护理等），实施安全措施（评估、告知、标识、约束等）；保持患者的舒适和功能体位；实施床旁交接班（口头交接班和书面交接班）。

（2）一级护理。①指征（符合以下情况之一）：病情趋向稳定的重症患者；病情不稳定或随时可能发生变化的患者；手术后或治疗期间需要严格卧床的患者；自理能力重度依赖的患者。②护理要求：每小时进行巡视，观察患者病情变化；根据患者病情，测量其生命体征；根据医嘱，正确实施治疗、给药措施（口服给药、静脉输注等）；根据患者病情，正确实施基础护理和专科护理（口腔护理、压疮护理、气道护理及管路护理等），实施安全措施（评估、告知、标识、约束等）；为患者提供与护理相关的健康指导（饮食、药物、检查、检验及安全等）。

（3）二级护理。①指征（符合以下情况之一）：病情趋于稳定或未明确诊断前，仍需观察，且自理能力轻度依赖的患者；病情稳定，仍需卧床，且自理能力轻度依赖的患者；病情稳定或处于康复期，且自理能力中度依赖的患者。②护理要求：每两小时病房巡视，观察患者病情变化；根据患者病情，测量其生命体征；根据医嘱，正确实施治疗、给药措施（口服给药、静脉输注等）；根据患者病情，正确实施基础护理和专科护理（口腔护理、压力性损伤护理、气道护理及管路护理等），实施安全措施（评估、告知、标识、约束等）；为患者提供与护理相关的健康指导（饮食、药物、检查、检验、安全等）。

（4）三级护理。①指征（符合以下情况之一）：病情稳定或处于康复期，且自理能力轻度依赖或无须依赖的患者。②护理要点：每三小时进行巡视，观察患者病情变化；根据患者病情，测量其生命体征；根据医嘱，正确实施治疗、给药措施（如口服给药、静脉输注等）；为患者提供与护理相关的健康指导（饮食、药物、随访等）。

4. 确定护理等级

医护人员应动态、客观、准确评估住院患者的病情和（或）自理能力，确定患者的护理等级，做到护理级别与患者的相符性。医生根据患者病情确定病情等级，护士根据 Barthel 指数，共同确定患者护理等级。确定护理等级时，医护应加强沟通。

5. 实施护理分级

根据护理分级，安排具有相应能力的护士予以护理。护理人员应依据护理级别，认真落实分级护理的各项要求、内容，实施有针对性的护理，给予患者专业的照护。

（十八）治疗室（换药室）管理制度

（1）治疗室分区明确，洁污分开，配备手卫生设施，室内保持清洁干燥，通风良好。没有与室外直接通风条件的房间应配置空气净化装置。

（2）严格执行手卫生和标准预防的要求，适时洗手，必要时穿隔离衣、戴帽、口罩和（或）手套等。

（3）各类物品分类放置（高压灭菌物品与一次性物品分别存贮）、无菌物品无过期、存放符合国家灭菌物品贮存规范，标识清楚，定期清点，做好交接班记录。

（4）消毒物品与无菌物品的管理：抽出的药液和配制好的静脉输注用无菌液体，放置时间不应超过两小时；启封抽吸的各种溶媒不应超过24小时（建议使用预冲式导管冲洗器）；无菌棉球、纱布的灭菌包装一经打开，使用时间不应超过24小时；干罐储存无菌持物钳使用时间不应超过四小时；碘伏、复合碘消毒剂、季铵盐类、氯己定类、碘酊、醇类皮肤消毒剂应注明开启日期或失效日期。

（5）医疗废弃物规范管理，按要求及时做好分类、暂存、转运交接工作。

（6）各种登记、记录要完整、准确，字迹清楚，妥善保存（包括各种登记表、医疗废弃物三联单）。

（7）治疗室冰箱使用管理规范：一是冰箱内有温度监测装置，适宜温度为2℃~8℃，有记录。二是物品放置有序，合理分区按需设置。冰箱内部区域从上至下为药品区、患者治疗用食品区、医疗物品区。①各种药物分类放置；②冰袋放置于冷冻室；③患者食品区酌情放置患者治疗用食品；④医疗物品区设于冰箱冷藏室底层，放置医生用于医疗、科研等药品等；⑤外用药放置于冰箱门的下层；⑥冰箱门的上、中层为机动区。三是按照药品贮存要求对需要低温保存的药品进行冷藏保存。各类药物必须标签清晰，每种药品都应有外包装盒或有标签的贮存盒，可多次使用的已开启而需冷藏的药放于该种药分类放置点的易取处，使用前注意检查使用期，按各类药品管理要求清点、检查，做好记录。四是患者自备药须冷藏保存放入冰箱时，应由护患双方共同检查药物并签名，贴好标签注明患者姓名、床号或住院号，放置于"自备药"放置点。护士每日检查冰箱，内容包括：①冰箱清洁无霜；②各类物品标签清晰，放置合理；③药品检查，及时清理到期药如已开启的到期药（更换有效期在三个月内的备药）。五是护士长每月检查一次冰箱药品，包括：①冰箱整洁、标签清晰、放置合理规范；②药品名称、数量、有效期。六是发现故障及时报修，如冰箱不制冷、照明灯故障等。

（十九）居民健康档案管理制度

（1）健康档案的建立要遵循自愿与引导相结合的原则，在使用过程中要注意保护服务对象的个人隐私，建立电子健康档案的地区，要注意保护信息系统的数据安全。

（2）协助全科医生建立辖区内居民健康档案，并根据主要健康问题和服务提供情况填写相应记录，同时为服务对象填写并发放居民健康档案信息卡。

（3）居民健康档案实行动态管理，居民接受医疗服务和公共卫生服务的信息，以及其他信息变动情况，都应在健康档案（含电子档案）中及时更新、补充相应记录内容。

（4）协助全科医生定期分析，利用居民健康档案记录的信息，评估居民健康状况，及时发现健康问题，针对危险因素和健康问题，制订、实施并调整干预计划或治疗措施，管理维护居民健康。

（5）居民健康档案的终止，包括死亡、迁出、失访等，均需记录日期。对于迁出辖区的还须记录迁往地点的基本情况档案交接记录等，参照现有规定中的病历的保存年限、方式负责保存。

（二十）护理文件书写制度（总则）

（1）根据卫生部《病历书写基本规范》（卫医政发〔2010〕11号）、《关于在医疗机构推行表格式护理文书》（卫医政发〔2010〕125号）要求制定护理文件书写标准册。

（2）书写应使用蓝黑墨水，内容应客观、真实、准确、及时、完整，重点突出，简明扼要，并由注册护理人员签名。

（3）书写时要使用医学术语，时间应具体到分钟，采用24小时计时制。

（4）书写文字工整、字迹清晰、表述准确、语句通顺、标点符号正确。书写过程中出现错字时，应当用双线划在错字上，避免采用刮、粘、涂等方法掩盖或去除原来的字迹。

（5）填写各种记录单应栏目齐全，卷面整洁，符合要求。

（6）试用期护士、未注册护士书写的护理文件，应经本中心合法执业的护理人员审阅、修改并签名。

（7）护士长、高年资护士有审查修改下级护士书写的护理文书的责任。修改时，应当使用同色笔，必须注明修改日期及签名，并保持原记录清楚可辨。

（8）抢救患者必须在抢救结束后六小时内据实补记，并加以注明。

（二十一）信息安全管理制度

（1）建立医学装备及信息安全管理与检测制度，遵守安全操作使用流程，加强对装备报警的管理，完善医学装备维护和故障的及时上报、维修流程。

（2）建立医学装备及信息安全使用的培训制度，为医务人员提供相关培训，确保设备仪器操作的正确性和安全性。

（3）规范医学信息采集、报告的安全操作流程，建立相关监管制度，保障患者隐私，其他部门、机构和个人需要应用统计数据对外交流必须经中心行政部门审批。

（4）计算机各终端用户应保管好自己的用户账号和密码。严禁随意向他人泄露、借用自己的账号和密码。

（5）制定、规范停电、信息系统故障报告及应急处置流程，并严格落实。

（6）落实医学信息系统安全管理与监督制度。

（二十二）新技术、新项目管理制度

（1）提倡各护理单元积极开展护理新技术、新项目。新技术、新项目准入按中心"技术准入制度"执行审批流程。

（2）所有护理新技术和新项目须经过中心相关技术管理委员会和医学伦理委员会审核同意后，方可开展临床应用。

（3）临床可开展的护理新技术、新项目包括护理技术创新、护理方法和护理器具改革，新的医疗护理设备、治疗与护理器具的临床应用等。

（4）护理新技术、新项目临床应用前，要充分论证可能存在的安全隐患或技术风险，并制定操作规范（流程）、护理常规及相应预案。

（5）开展新技术、新项目前，必须对相关护士进行操作前培训、考核，考核合格者方可上岗。

（6）护理业务主管部门应建立护理新技术、新项目管理档案，实施全程追踪管理和动态评估，及时总结分析，提出改进意见，并做好相关记录。

（二十三）突发公共卫生事件应急处置制度

（1）制定突发公共卫生事件应急流程，明确职责、监测、预警、报告程序应急处理等。

（2）一旦发生突发公共卫生事件，护士应及时向护士长汇报，夜间及节假日向总值班报告。医务科、护理部在接到突发事件报告后，立即向分管副主任汇报，逐级上报主管部门。

（3）听从统一指令，服从指挥，做好报警、人员疏散及现场急救，及时转诊，书写医学记录及其他有关资料并妥善保管，尤其是要按规定做好个人防护和感染控制、严防疫情传播等工作。

（4）对发现的法定传染病患者、病原携带者、疑似患者的密切接触者采取必要的治疗和控制措施。

（5）对本中心内被传染病病原体污染的场所，物品及时实施消毒和无害化处置。

（6）定期开展突发公共卫生事件应急处理相关知识与技能培训、组织演练，做好培训、演练记录。

（7）做好物资储备和管理，根据事件的变化和实施中发现的问题，及时进行应急预案的修订和补充。

二、社区护理质量管控

(一) 社区护理质量管控过程

1. 建立护理质量管理体系

研究表明,健全护理质量管理体系是保证护理质量持续改进的前提和关键。护理质量管理体系是医院质量管理体系的一部分,应与医院质量管理体系同步建立。一般对于社区卫生服务中心而言,应建立"护理部护士长"二级护理质量管理体系,并根据需求设立护理质量管理小组负责日常工作,明确规定每一位护士在工作中的具体任务、职责和权限,充分发挥各级护理管理人员的职能。只有这样才能有效地开展护理管理活动,保证服务质量的不断提高。

2. 制定护理质量标准

护理质量标准是规范护士行为和评价护理质量的依据。护理管理者的一个重要任务就是建立护理质量标准,并结合实际情况的变化不断更新护理质量标准。应以患者需求为导向,以科学发展观为指导,依据国家、部门或行业标准,结合社区卫生服务中心(站)实际情况制定一系列护理质量标准。应注意单位、地区标准应服从国家和行业标准,可以高于但不能低于国家和行业标准。

3. 进行护理质量教育

护士的质量意识和观念将直接影响护理行为及结果,因此要做好护理质量管理工作,关键在于提高护士的质量意识。护理管理人员应在各个层面加强质量教育:①要不断增强全体护士的质量意识,使护士的质量观念与医学模式的发展相适应,认识到自己在提高护理质量中的责任,明确护理质量的作用;②要有计划地开展护理质量标准和质量管理方法的教育,提升护士对质量标准的执行能力。促使护士把握和运用质量管理的方法和技术,并帮助护士将它们应用于临床实践,不断提高社区护理工作的质量。

4. 实施全面护理质量控制

对影响护理质量的各要素和各个过程进行全面质量控制。首先,应当使护士自觉执行标准,保证质量标准的落实。其次,建立质量可追溯机制,利用标签、标识、记录等对服务进行标识,以便出现问题时能追查原因。如灭菌物品的追溯系统。然后建立监督检查机制,各级护理管理者应按质量标准要求进行监控,随时纠正偏差,可采用定期与不定期检查相结合的方式。最后,对于质量管理的方法和技术难题、临床突发事件等,开展质量管理的指导工作。

5. 评价与持续改进护理质量

评价是不断改进护理质量管理、增强管理效果的重要途径,是衡量所定标准或目标是否实现或实现的程度的标准如何，即对一项工作成效大小、工作好坏、进度快慢、对策正确与否等方面做出判断的过程。评价应贯穿工作的全过程，不应仅在工作结束后进行。质量评价结果要通过向上反馈、平行反馈、向下反馈等多种形式告知相关部门和个人，这不仅有利于护理质量工作的改进，也为护理质量持续改进奠定了重要基础。

（二）社区护理质量管理常用方法及工具

1. 护理质量管理方法

（1）PDCA 循环是计划、实施、检查、处理四个阶段的循环反复过程，是一种程序化、标准化、科学化的管理方式。它是由美国著名的质量管理专家爱德华兹·戴明（W. Edwards Deming）博士于 20 世纪 50 年代初提出的，也称"戴明环"（Deming Cycle）。具体内容如图 2-3 所示。

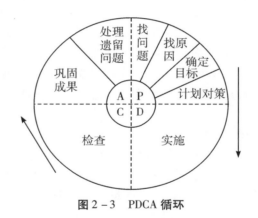

图 2-3　PDCA 循环

一是计划阶段：第一步是分析质量现状，找出社区护理管理中存在的质量问题，第二步是分析社区护理管理中产生质量问题的原因和影响因素，第三步是找出社区护理管理中影响质量问题的主要因素，第四步是针对社区护理管理中影响质量问题的主要因素研究对策，制定相应的管理或技术措施，提出改进行动计划，并预计效果。解决问题的措施为 5W1H 内容，即为什么制定该措施（why）；达到什么目标（what）；在何处执行（where）；由谁负责完成（who）；什么时间完成（when）；如何完成（how）。同时，措施和计划应具有可操作性，便于临床操作。

二是实施阶段：按照预定的质量计划、目标、措施及分工要求付诸实际行动。此为 PDCA 循环的第五步。

三是检查阶段：根据计划要求，对实际执行情况进行检查，将实际效果与预计目标进行对比分析，寻找和发展计划执行中的问题并进行分析。此为

PDCA 循环的第六步。

四是处置阶段：对检查结果进行分析、评价和总结，分为两个步骤进行。①把成果和经验纳入相关标准和规范之中，巩固已取得的成绩，防止不良结果再次发生，此为 PDCA 循环的第七步。②把没有解决的质量问题或新发现的质量问题转入下一个 PDCA 循环，为制订下一轮循环计划提供资料为 PDCA 循环的第八步。

以上四个阶段不是运行一次就结束，而是周而复始地进行，阶梯式上升。原有的质量问题解决了，又会产生新的问题，问题不断产生又不断被解决，PDCA 循环不停地运转，这就是护理质量持续改进的过程。

PDCA 循环的特点：①系统性。PDCA 循环作为科学的工作程序，从结构看循环的四个阶段是一个有机的整体，缺少任何一个环节都不可能取得预期效果。例如，计划不周，会给实施造成困难。有工作布置无后续检查，结果可能会不了了之。未解决的问题如果不进入下一个 PDCA 循环，工作质量就难以提高。②关联性。PDCA 循环作为质量管理的基本方法，适用于各项管理工作和管理的各个环节。从循环过程看，各个循环彼此关联，相互作用。各部门根据中心的方针目标，有自己的 PDCA 循环，层层循环，形成大环套小环，小环里面套更小环。大循环是小循环的依据，小循环是大循环的基础，通过循环把中心上下的各项工作有机地联系起来，彼此协同，互相促进，达到持续提高的目的（见图 2-4）。③递进性。PDCA 循环作为一个持续改进模型，从结果看是阶梯式上升的。PDCA 循环不是一种简单的周而复始，也不是同一水平上的循环。每次循环，都要有新的目标，都能解决一些问题，就会使质量提高一步，接着又制订新的计划，开始在较高基础上的新循环。这种螺旋式的逐步提高，使管理工作从前一个水平上升到更高一个水平（见图 2-5）。

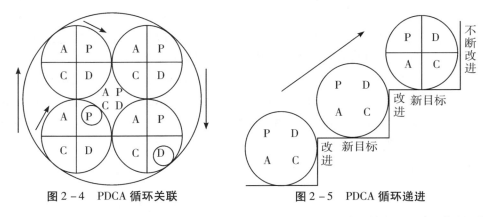

图 2-4　PDCA 循环关联　　　　　图 2-5　PDCA 循环递进

（2）品管圈（quality control circle，QCC）是由相同工作场所、工作性质相类似的基层人员，自动自发地进行品质管理活动所组成的小组。又名质量控制圈、质量小组、QCC 小组等。品管圈起始于 1950 年 Deming 教授的统计方法课程，以及 1954 年 Juran 教授的质量管理课程。

品管圈前期准备工作：①建立强有力的品管圈活动推动组织；②开展品管圈教育培训，增强推动品管圈信心；③在构建品管圈时应注意强调领导的作用，以工作性质相类似的基层人员为主体，遵循品管圈成员自愿参与的原则，促进全员共同参与；④在开展品管圈管理前，应通过召开圈会，确定圈长、圈员、辅导员，各司其职，根据头脑风暴，集思广益，确定圈名及圈徽。

品管圈管理活动的步骤一般根据 PDCA 循环来进行。

具体内容包括：①选定主题。首先要组织圈员们开会讨论，通过头脑风暴等方式列出日常工作中的常见问题或从工作的总结和反省中提炼出四个以上问题，采用投票打分等方法选定主体。②拟定计划。一般以周为单位，按时间顺序来拟定活动计划，以一个完整的 PDCA 循环来分配各步骤所需的时间，通常情况下，PDCA 的四个阶段分别占计划总时间百分比为 30%、40%、20%、10%。③现状把握。了解问题现状、严重程度，收集客观真实的数据，为设定目标提供依据。④设定目标。以"完成期限＋目标项目＋目标值"的表达方式来明确目标值。⑤解析目标。以头脑风暴、问卷调查等方式找出要因及真因。⑥确定对策。针对前一步骤确定的要因，以头脑风暴的方式进行讨论，并思考进一步改善的对策。制定对策时应注意对策要有可操作性、先进性、创新性。⑦实施对策并检讨。对策拟定后，根据选出的对策分配工作，由圈员分工合作，落实各项对策。在对策实施过程中，及时收集相关数据以监测管理效果，如实施效果不佳，可重新调整实施或改用其他对策。⑧效果确认。确认实施品管圈的效果，分析对策实施后结果有何改变，有无真正效果，所取得的效果是否具有可持续性，能否获得认可和推广。⑨标准化。对取得有效成果的措施进行标准化、检讨和改进，在每一圈活动完成后，品管圈并未就此终止。应讨论活动过程中所产生的优缺点，明确今后持续改进的问题，通过此步骤可确定下一期品管周的活动主题，以持续进行 PDCA 循环。

在品管圈实施过程中，人们经常会应用各种工具与方法对实施过程进行描述、检查分析，如因果图、柏拉图、甘特图、雷达图、分层法、头脑风暴法等。品管圈的十大步骤，每个步骤都有相应必须或可用的管理工具，具体要求如表 2－1 所示。

表 2-1　品管圈管理手法

品管手法		活动步骤									
		主题选定	拟定活动计划	现状把握	目标设定	解析	对策拟定	实施与检讨	效果确认	标准化	检讨与改进
七大手法	检查表	○		●		●			○	○	
	散布图					○					
	层别法	○		○		●			○		○
	直方图	○		○		○	○		●		○
	柏拉图	●		●		●		○	●		○
	鱼骨图	○		○		●	●				
	控制图	○		●		○		●	●	○	○
其他手法	头脑风暴	●				●	●			●	●
	甘特图		●								
	雷达图								●		
	流程图			●						●	

注：●为必须用；○表示可用。

（3）六西格玛（Six Sigma）管理法是一种质量尺度和追求的目标，是一套科学的工具和管理方法，运用改善或设计的过程进行流程的设计和改善，是一种经营管理策略。六西格玛管理法是在提高顾客满意度的同时降低经营成本和周期的过程改革中的新方法，是通过提高组织核心过程的运行质量，进而提升企业赢利能力的管理方式，也是新经济环境下企业获得竞争力和持续发展能力的经营策略。

六西格玛管理法的来源：六西格玛是在 20 世纪 90 年代中期开始被通用电气从一种全面质量管理方法演变成一个高度有效的企业流程设计、改善和优化的技术，并提供了一系列同等的适用于设计、生产和服务的新产品开发工具。继而与通用电气的全球化、服务化等战略齐头并进，成为全世界追求管理卓越性的企业最为重要的战略举措。六西格玛逐步发展成为以顾客为主体来确定产品开发设计的标尺、追求持续进步的一种管理哲学。

六西格玛管理法的基本原则包括：一是高度关注顾客需求。六西格玛管理的出发点是顾客最需要的是什么？最关心的是什么？根据顾客需求确定管理项目，重点放在顾客最关心和对组织影响最大的方面。通过提高顾客满意度和降低资源成本，提升服务水平，促使业绩提升。二是注重数据和事实管理。统计数据是实施六西格玛管理的重要工具，以数字来说明一切，所有的生产表现、执行能力等，都化为具体的数据，使管理成为一种可测量、数字化的科学。三是重视改善业务流程。六西格玛管理将重点放在产生缺陷的根本原因上，认为提高质量是靠流程的优化，而不是通过严格地对最终产品进行检验来实现。通过改进使产品质量得到显著提高，或使流程得到改善，从而使组织获得显著的经济利益。四是主动管理。企业必须时常主动去做那些一般公司常忽略的事情。例如，设定远大的目标，并不断检讨。设定明确的优先事项。强调防范而不是救火。常质疑"为什么要这么做"，而不是常说"我们都是这么做的"。五是协力合作无界限。改进公司内部各部门之间、公司和供货商之间、公司和顾客之间的合作关系，可以为企业带来巨大的商机。六西格玛管理强调无界限的合作，让员工了解自己应该如何配合组织的大方向，并衡量企业的流程中各部门活动之间有什么关联性。六是追求完美。在六西格玛管理企业中，员工不断追求一个既能够提供较好服务又降低成本的方法。企业持续追求更完美，但也能接受或处理偶发的挫败，从错误中学习。

在企业追求六西格玛的过程中，有很多方法和工具。其中，一个重要的方法是五个阶段的 DMAIC 改进步骤（见图 2 - 6）：界定、衡量、分析、改善与控制。通过这些步骤，企业的投资报酬率自然会增加。

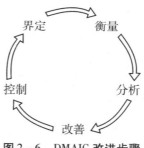

图 2 - 6　DMAIC 改进步骤

界定（define）：界定核心流程和关键顾客，站在顾客的立场，找出对他们来说最重要的事项，也就是品质关键要索（critical to quality，CTQ）。厘清团队章程，以及核心事业流程。

衡量（measure）：找出关键量，就是要为流程中的瑕疵建立衡量基本步骤。人员必须接受基础概率与统计学的训练，以及学习统计分析软件与测量分析等课程。为了不给员工带来沉重负担，建议让具备六个标准和实际推行经验的人带着新手一同接受训练，帮助新手克服困难。对于复杂的演算问题，可提供自动计算工具，减少复杂计算所需的时间。

分析（analyze）：探究误差发生的根本原因。运用统计分析，检测影响结果的潜在变量，找出瑕疵发生的最重要根源，所运用的工具包含许多统计分析工具。

改善（improve）：找出最佳解决方案，然后拟定行动计划，落实执行。这个步骤需不断测试，方可判断出该改善方案是否真能发挥效用，减少错误。

控制（control）：确保所做方案的改善能够持续下去。衡量不能中断，才能避免错误再度发生。在过去许多方案改善流程里，往往忽略了控制的观念。而在六个标准差中，控制是它能长期改善品质与成本的关键。

如果成功推动，六西格玛管理所带来的将是改变企业惯性，让员工能够不断问问题，并寻求更好的解决方案，让企业常处于向上爬升的斜率上。

（4）临床路径（clinical pathway，CP）是指针对某一疾病建立一套标准化治疗模式与治疗程序，是一个有关临床治疗的综合模式，以循证医学证据和指南为指导来促进治疗组织和疾病管理的方法，最终起到规范医疗行为、减少变异、降低成本、提高生活质量的作用。相对于指南来说，其内容更简洁、易读、适用于多学科多部门具体操作，是针对特定疾病的诊疗流程，注重治疗过程中各专科间的协同性、治疗的结果、时间性。

临床路径是相对于传统路径而实施的，传统路径指每位医师的个人路径、不同地区、不同医院、不同治疗组或者不同医师个人针对某一疾病可能采用的不同治疗方案。采用临床路径后，可以避免传统路径使同一疾病在不同地区、不同医院、不同的治疗组或者不同医师间出现不同的治疗方案，避免了其随意性，提高准确性、预后等的可评估性。

依据循证医学发展而来的疾病临床路径管理：由组织内有临床经验的或者专业的成员根据某种疾病或某种手术方法制定的一种治疗模式，让患者由住院到出院都根据此模式接受治疗。路径完成后，组织内成员再根据临床路径的结果分析和评价每一例患者间的差异，以避免下一例患者住院时发生同样的差异或错误，依此方式来控制整个医疗成本并维持或改进医疗质量。

临床路径的具体执行包含以下几方面的内容：①患者病历及病程记录；②以日为单位的各种医疗活动多学科记录；③治疗护理及相关医疗执行成员执行相关医疗活动后签字栏；④变异记录表及分开的特殊协议内容。

临床路径所设立的内容应当不断更新，与疾病的最新治疗标准或治疗指南保持一致，同时，临床路径也是整个治疗过程行之有效的记录模式，该模式允许治疗方案根据患者的具体情况进行恰当的调整。

临床路径的执行过程中涉及医生、护士及整个医疗团队。需注意的是，实施临床路径并不能提高医疗组成员之间的团队协作性，需要花很长时间去营造团队凝聚力和建立共同价值观。

临床路径的实施过程是按照 PDCA 循环模式进行的，包括以下五个阶段。

第一阶段，前期准备。成立临床路径实施小组，收集基础信息，分析和确定实施临床路径的病种或手术，选入原则为常见病、多发病和费用多、手术或处置方式差异小、诊断明确且需住院治疗的病种。

第二阶段，制定临床路径。制定临床路径的方法主要有专家制定法、循证法和数据分析法。制定过程中需要确定流程图、纳入标准、排除标准、临床监控指标与评估指标、变异分析等相关标准，最终形成临床路径医生、护士和患者版本。各版本内容基本相同，但各有侧重，详略程度和使用范围有所不同，这也可以增进医护人员与患者的沟通，有利于患者参与监控，保证临床路径措施的落实。

第三阶段，实施临床路径。按照既定路径在临床医疗护理实践中落实相关措施。

第四阶段，测评与持续改进。评估指标可分为五种：①年度评估指标（平均住院天数及费用等）；②质量评估指标（合并症与并发症、死亡率等）；③差异度评估指标（医疗资源运用情况等）；④临床成果评估指标（降低平均住院天数，降低每人次的住院费用，降低资源利用率等）；⑤患者满意度评估指标（医生及护士的诊疗技术、等待时间、诊疗环境等）。根据 PDCA 循环的原理，定期对实施过程中遇到的问题以及国内外临床路径的最新进展，可以结合本中心实际，及时对临床路径加以修改、补充和完善。

第五阶段，临床路径与护理。临床路径护理版是针对特定的患者群体，以时间为横轴、以各护理措施为纵轴的日程计划表，是有预见性地进行工作的依据。在执行临床路径过程中，护理活动可归纳为监测评估、检验、给药、治疗、活动、饮食、排泄护理、健康教育、护理指导、出院计划、评价等项目。同时，在临床路径管理模式下，医护关系发生了根本的变化，由从属配合关系变为平等合作关系，护士成为临床路径团队的核心成员之一。因此，其在护理临床路径中的作用与地位是不容忽视的。

2. 社区护理质量管理常用工具

（1）特性要因图（characteristic diagram）又称石川图或鱼骨图，是一种发现问题"根本原因"的分析方法。它将造成某一结果的多种原因，以系统的方式来表示，用来明确结果（特性）与原因（要因）之间的关系，使人一目了然。

特性要因图实施步骤包括以下六个方面：①集合有关人员。召集与此问题相关的有经验的人员，最好为 4～10 人，并准备一张白纸，2～3 支彩色笔；②明确问题：画出主骨及所要讨论的主题，主题要简明扼要（鱼头部分）；③确定原因的类别（大骨部分），即大原因可以从"人、机、料、法、环"五个方面进行思考；④逐层展开：完成全图，找出中原因、小原因，寻找每个主要类别原因的所有下一个层次的原因，并画在相应的鱼骨上，一层层地展开分析，直到可以直接采取对策为止；⑤确定末端原因：对图中所有末端原因（小原因）进行确认；⑥标明制图人、制图日期。

特性要因图注意事项包括以下七个方面：①特性要因图只能用于单一目标的分析，如遇到一个问题需画一张特性要因图，多个问题则应画多张特性要因图；②箭头对应结果，箭尾对应原因；③第一层与结果有直接关系，需逐层进行分析，直到可以直接采取对策为止；④一般从"人、机、料、法、环"五个方面进行分析，有因果关系的分析，没关系的无须分析；⑤最后一层称为末端原因，要因需从末端原因上确定；⑥特性要因图展开的层次至少有两层，若展开的层次较多，应改用树图绘制法；⑦画法应规范，避免缺少箭头，箭头的方向为60°～80°。

特性要因图绘制程序，如图2-7所示。

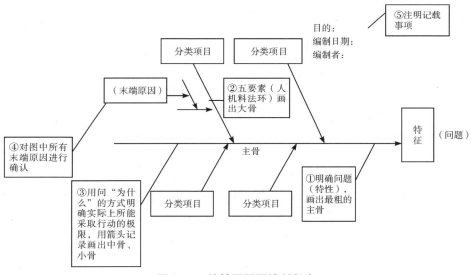

图2-7　特性要因图绘制程序

（2）帕累托图（pareto chart）又称排列图，由19世纪意大利经济学家V. Pareto首先发明及使用。帕累托图分析就是一种"80/20原则"，即造成不良原因有很多，但影响较大的只有20%左右的原因，是分析和寻找影响质量主要因素的一种工具。

帕累托图分析步骤：①将要处置的事以现象或原因加以分类；②纵轴表示频次或件数；③周期性收集相关数据；④各项目依照影响大小顺位左至右排列在横轴上；⑤绘制柱状图；⑥连接积累百分比曲线。

帕累托图的注意事项：①一般来讲，收集数据应在50个以上，同时关键的少数项目应是本次品管圈有能力解决的最突出的一个；②帕累托图中的项目应为问题；③横坐标一般为4～6项。若项目较少时宜选择饼分图或柱状图等表示，项目较多时，可将尾数项目合并为"其他"；④"其他"项目应放在最后一位，且包含的应为不重要项目，数值上一般低于前几项，而且此项可有可无；⑤分析的各项目应从大到小排列，以便选出关键的项目；⑥直方柱之间应处于互相连接状态。（见图2-8）

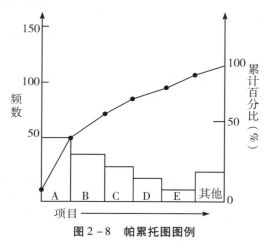

图2-8　帕累托图图例

（3）查检表（check list）是用于收集数据的规范化的表格。在查检时采用简单的记号填于表格内，以便进行数据的整理、分析，或者作为核对、检查的工具。

查检表分析步骤：①明确制作查检表的目的；②决定查检的项目和所要收集的数据；③决定查检的频率；④决定查检的人员及方法；⑤决定相关条件的记录方式，如作业场所、日期等；⑥决定查检表格式（图形或表格）；⑦决定查检记录的方式，如十、正、△、√等。

查检表注意事项：①查检表的标题要明确；②查检地点要明确，如全科病房、全科门诊等；③需要查检的项目不宜过多，一般以4～6项为宜，清楚地表述，注意考虑层别；④设计查检表时要预留一定的空项，以便实际查检中增加项目；⑤明确查检的责任人；⑥明确查检的意义、查检结果的真实性与准确性；⑦按要求记录，必须加入"其他"项，确保查检表无遗漏；⑧查检时要避免查检人员的主观意愿；⑨查检的数据如有偏差，应及时找寻原因，并采取适当的措施；⑩查检表格无固定的标准格式，但力求设计清楚、完整，易于使用。

（4）头脑风暴法（brain storming）又称脑力激荡法，是一种非常有效的会议技巧。指一群人（或小组）围绕一个特定的主题，进行创新或改善，提出新思路，产生新办法。头脑风暴法是在暂缓批评、轻松愉快的气氛下，进行无限制的自由联想和讨论，人人自由发言，提出尽可能多的设想和方法，达到全员参与质量改进的目的。

头脑风暴法实施步骤：①准备阶段。策划与设计的负责人应事先对所议问题进行一定的研究，找到问题的关键，设定解决问题所要达到的目标。同时选定参加会议人员，一般以 5～10 人为宜。②热身阶段。主持人宣布开会后，先说明会议的规则，然后随便谈点有趣的话题或问题，让大家的思维处于轻松和活跃的境界。③明确问题。主持人简明扼要地介绍有待解决的问题。介绍时需简洁、明确，不可过分周全，否则过多的信息会限制人的思维，干扰思维创新的想象力。④重新表述问题。经过一段讨论后，大家对问题已经有了较深程度的理解。专人记录大家的发言，并对发言记录进行整理。⑤畅谈阶段。畅谈是头脑风暴法的创意阶段。但需注意避免私下交谈，不妨碍及评论他人发言，每人只谈自己的想法。发表见解时要简单明了，一次发言只谈一种见解。⑥筛选阶段。会议结束后的 1～2 天内，主持人应向参会者了解大家会后的新想法和新思路，以此补充会议记录，并整理成若干方案，经过多次反复比较和优中择优，最后确定 1～3 个最佳方案。

头脑风暴法注意事项：①会议时间控制在一小时左右，控制好时间，力争在有限的时间内获得尽可能多的创意性设想；②会议设主持人一名，只主持会议，对设想不做评论。设记录员一两人，要求认真将每个设想都完整地记录下来。

（5）甘特图（gantt chart）又称为条状图，即以图示的方式通过活动列表和时间刻度形象地表示出任何特定项目的活动顺序与持续时间。

甘特图实施方法：为一种线条图，横轴表示时间，纵轴表示工作顺序或活动内容，线条表示在整个期间计划和实际的活动完成情况。它直观地表明任务计划在什么时候进行及实际进展与计划要求的对比。

甘特图注意事项：①解析和对策拟定的线不能重叠，因为没有做好解析，就没有办法做好对策拟定；②效果确认和标准化的线不能重叠，因为没做好效果确认这个步骤，尚不知所实施的对策是否有效，自然就不会有标准化的对策出现。

（6）雷达图（radar chart）又称为戴布拉图、蜘蛛网图，是财务分析报表的一种。即将一个公司的各项财务分析所得的数字或比率，就其比较重要的项目集中画在一个圆形的图表上，来表现一个公司各项财务比率的情况，使用者能一目了然地了解公司各项财务指标的变动情形及其好坏趋向。品管圈活动中常用雷达图来检查工作成效。

雷达图实施方法：先画三个同心圆，把圆分为五个区域（每个区为 72°），分别代表企业的收益性、生产性、流动性、安全性和成长性。在五个区域内以圆心为起点，以放射线的形式画出相应的比率线，把各种比率值用线联结起来后，就形成了一个不规则闭环图。

（7）流程图（flowchart）是一种运用简单的符号、线条和语言，用图形展示流程中各项作业及作业先后次序的方法，是实施流程优化与再造的基础。流程图可以用于描述现有的过程，也可以涉及一个新的过程。它是由一系列容易被识别的标识构成。

流程图应用步骤：①判断过程的开始与结束；②描述过程中的所有步骤并按序排列；③选择适当的符号绘制，画出该过程的流程草图；④与实际过程比较，检查是否完整，改进流程图；⑤注明正式流程图形成的日期，以备使用和参考。

流程图注意事项：①流程图的绘制必须用标准化的符号来绘制，使每一个工作人员都能了解流程中的每一个过程；②流程图只有一个"开始"与一个"结束"；③流程箭头不允许回调；④对于菱形判断框，必须包括两个或两个以上的条件走向注释（条件写在箭头线上），以及对应的执行结果；⑤整体必须是从上而下的、清晰的。

（三）社区护理质量管控中质量管控工具的应用

1. 社区护理质量管控中对特性要因图的应用

在社区护理质量管理过程中，用药过量是护理安全中较为重点的问题，针对用药过量这一问题，在组织安全事件讨论中运用特性要因图进行相关分析，操作步骤为：①查找要解决的问题；②把问题写在"鱼骨"的头上；③召集护士，共同讨论问题出现的可能原因，尽可能地找出原因；④把相同的问题分组并标记在"鱼骨"上；⑤根据不同问题征求大家的意见，总结出正确的原因；⑥拿出任何一个问题，研究为什么会产生这样的问题；⑦针对问题的答案再问为什么；⑧这样至少深入五个层次，当深入到第五个层次后，认为无法继续进行时，列出这些问题的原因，然后列出 20 个以上解决问题的方法（见图 2-9）。

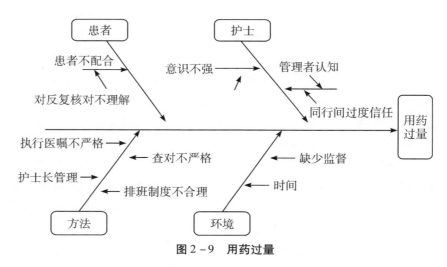

图 2-9　用药过量

2. 社区护理质量管控中分析阶段对帕累托图的应用

帕累托图分析结果显示（见图2-10）：护理安全、护理文书、病区管理是重点需要改进的项目，当需要改进的项目范围过大时，管理者可多次运用查检表、帕累托图等进一步分析每个项目中的重点问题。

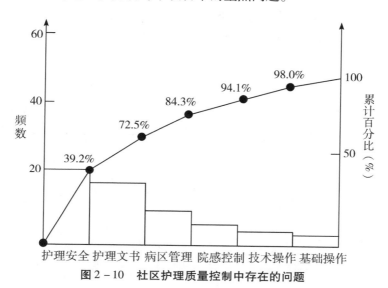

图2-10　社区护理质量控制中存在的问题

3. 社区护理质量管控中采集资料阶段对查检表的应用

社区护理质量管控中采集资料阶段对查检表的应用，如表2-2所示。

表2-2　社区护理质控检查

检查项目	检查日期						
	1月	2月	3月	4月	5月	6月	合计
护理安全							
护理文书							
病区管理							
感染控制							
技术操作							
基础操作							
合计							

4. 头脑风暴法在护理安全（不良）事件中的应用

头脑风暴具体操作步骤：①召集有关人员，人数在6～12人为妥，如果人数太多，建议分成若干个小组；②选择一个合格的召集人，了解召集的目的，引导大家思考和发表观点，阻止相互间的评价和批评，自己不发表倾向性观点；③选择舒适的地点，最好有一台性能良好的录音设备，能够把全过程录下来，或者指定 1~2 名写字速度快的记录员，把每一种方案记录下来；④一次头脑风暴一般只讨论一个问题，如问题过多，可分为几个独立的"头脑风暴"。要求每个人对自己的方案进行简单说明，切忌过多解释，让人明白你在说什么即可。鼓励由他人的方案引出新的方案。时间一般少于 90 分钟。

5. 社区护理质量管控中流程图的应用

社区护理质量管控中流程图的应用，如图 2 - 11 所示。

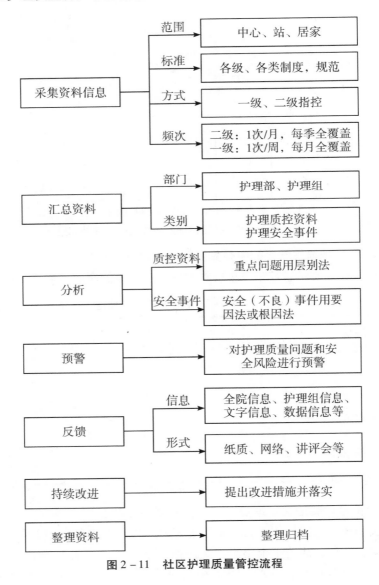

图 2 - 11　社区护理质量管控流程

（四）社区护理质量评价

护理质量评价是护理质量管理的重要手段，贯穿于护理过程的始终，是一项系统工程。护理质量评价可以客观地反映护理质量和效果，分析发生问题的原因，寻找改进的机会，进行持续改进，不断提高护理质量。

1. 社区护理质量评价方式

（1）全程评价和重点评价。全程评价是对护理活动全过程进行分析评价，主要是检查护理各方面的整体情况，找出普遍存在的问题和需要改进的方面，为进一步修订质量标准指明方向。重点评价是指对某项技术操作考核、患者的基础护理、专科护理质量、护理文件书写质量、病区管理、服务质量等单项质量评价，这种评价所需时间较短，易于发现社区护理质量存在的不足之处，及时提出解决问题的办法，采取补救或纠正措施。

（2）事前评价和事后评价。事前评价是在标准实施前进行的评价，找出质量问题，明确实施标准应重点解决的问题。事后评价是指在某项标准实施后进行的评价，为质量改进指明方向。

（3）定期评价和不定期评价。定期评价是指在规定时间内进行的评价，例如周评价、月评价、季度评价、年度评价。不定期评价是指不按规定的时间，随机进行评价。不定期评价的真实性强，能够较真实地反映质量问题。

2. 社区护理质量评价方法

（1）垂直控制与横向控制相结合的方法。总护士长对护士长，护士长对护士，自上而下逐层把关，环环控制即为垂直控制。如逐级进行定期或不定期的检查、考核，护理部坚持日夜查岗制度、节假日查房制度、各类质量检查制度等。由于护理工作质量受人与人之间、部门之间、科室之间的协调关系等多种因素的制约，横向关系因素的质量控制如医护之间的质量控制、病房与药房、检验室等医技部门和后勤部门的质量控制，均对护理质量控制有较大的影响。所以只有做到垂直质量控制与横向质量控制紧密结合，才能使质量控制完善而有效。

（2）预防性控制与回顾性控制相结合的方法。预防性控制是管理人员在护理安全（不良）事件发生前即运用行政手段对可能发生的护理安全（不良）事件采取措施进行纠正，如有计划地进行各层次护理人员的业务培训、职业道德教育、技术操作培训，制定护理不良事件事故防范措施、护理文件书写标准、消毒隔离措施等，均为预防性质量控制。回顾性控制主要是分析工作的执行结果，并与控制标准相比较，针对已经出现或可能出现的问题，分析其原因和对未来的可能影响，并及时纠正，防止同类问题再度发生。例如，护理质量控制中的压力性损伤发生率严重护理安全（不良）事件发生次数等统计指标，即属此类控制指标。反馈控制是一个不断提高的过程，它把重点放在执行结果的考评上，目的在于避免已经发生的不良后果继续发展，或防止再度发生。

3. 社区护理质量评价的内容

（1）以要素质量为导向的评价方法有现场检查、考核、问卷调查、查阅资料等。评价的基本内容包括：①环境、病房结构布局是否合理，患者所处环境是否安全、清洁、舒适等情况；②护理人员工作安排、人员素质和业务技术水平是否符合标准，是否选择恰当的护理工作方法，管理者的组织协调是否合理等；③与护理工作有关的器械、设备的使用和维护，是否处于正常的工作状态，包括药品、物品基数和管理情况；④护士是否掌握患者病情，患者的生理、心理的健康是否得到规范、有效、安全的照顾；⑤护理文书是否完整、中心规章制度是否落实、后勤保障是否到位等。

（2）以流程优化为导向的评价就是以护理流程的设计、实施和改进为导向对护理质量进行评价。具体表现为：①护理管理方面，人员配备发挥最大的工作效率，排班应满足患者需求、保障患者安全，操作流程简化且使患者、护理人员、部门及单位均受益等；②服务方面，接待患者是否热情，安排是否妥当及时，入院及出院介绍是否详细，能否做到主动沟通等；③技术方面，急救流程、操作流程、药品配备流程、健康教育流程等；④成本方面，固定物资耗损情况、水电消耗、一次性物品等耗材使用情况。

（3）以患者满意为导向的评价内容包括护士医德医风、工作态度、服务态度、技术水平、护患沟通、满足患者需要、健康教育、病区环境管理、护士长管理水平等。评价方法：①与患者直接沟通，如病区定期召开座谈会、门诊开通患者热线、出院随访等；②通过信函、电子邮件、现场发放调查表等形式的问卷调查；③主动设立公开投诉热线，方便患者投诉，广泛听取意见；④通过新闻媒体的报道、权威机构的调查结果、行业协会的调查结果等获取患者满意度信息。

4. 社区护理质量评价程序

（1）评价标准的产生是关键的步骤，评价标准多以计划目标和护理工作质量标准为衡量标准。理想的标准应该是详细说明要求的行为情况或看得见的成果，包括数量、程度、状况简明具体，具备的条件适当，有客观的评价方法，可以测量，明确易懂，反映患者需求与护理实践。

（2）鉴别与收集数据。确定所要评价的内容后，要收集能够反映此项工作状况的信息和数据，如从护理病例中查找护理程序执行的信息，从现场检查实物或观察护理技能中查找有关基础质量的信息，通过观察护士操作过程获得过程质量或护士行为的信息。明确信息及来源后，即可确定收集信息的工具，例如评价表，要列出评价项目、要求等，对所选信息应具有可集性，要便于操作。

（3）数据分析。护理质量评价结果的直接表现形式主要是各种数据，但用这些数据尚不能直接对护理质量进行判断，必须进行统计分析，将收集到数据与标准对比，完成多少、未完成多少、结果怎样。对评价结果进行分析衡量，不仅要对评价所需数据进行阐述，对评价结果分析要客观，而且还要对一些影响因素予以说明，以便在今后的评价工作中确立标准时加以注意。常用的方法：①定性分析法，包括调查表法、分层法、要因分析法、头脑风暴法等；②定量分析法，包括排列图法、直方图法和散点图的相关分析等。

（4）反馈与持续改进。评价的目的是改进工作，提高护理工作质量。应对评价结果进行分析与交流，提供适当的反馈，以利于激励护理人员，提出纠正措施和改进方案，推进护理工作的进行。护理质量改进办法：①出现护理质量问题后的改进，及时针对护理服务过程进行检查，体系审核，收集呈现出来的问题，组织力量分析原因予以改进；②没有发现质量问题时的改进，在护理服务过程中主动识别患者新的期望和要求，寻求改进措施并予以落实。

三、社区卫生服务信息化管理

随着医疗卫生事业的改革和发展，社区卫生服务正处于快速发展过程中，社区卫生服务信息管理存在较大的发展空间，信息管理工作在构建社区卫生服务中心、满足社区居民卫生服务需求、加强管理与监督中将发挥越来越重要的作用。

（一）社区卫生服务信息管理概述

1. 社区卫生服务信息的概念和特征

信息是指在日常生活中具有新知识、新内容的消息。现代科学所研究的信息与消息有联系，但不完全等同。它泛指各种消息、情报、知识、指令、数据、代码等，信息与人类任何有目的的活动息息相关，是人们发现、分析和最终解决问题所必不可少的。人们在获得这种信息之后，就能消除某种认识上的不确定性，改变原有的知识状态。

社区卫生服务信息是蕴含于各种数据、符号、信号、实物中有助于消除社区卫生服务内外环境把握方面的不确定性的一种存在，它是护理工作者发现、分析和解决社区卫生服务与管理中需要解决问题时所必不可少的。

信息有两个重要特征：①具有可传递性。语言、文字、电波是基本的信息载体。②具有可测量性。利用数学方法研究信息的计量、传递交换和存贮的科学，就叫信息论。信息论的基本思想是把系统的一个运动过程看作信息传递和转换的过程，通过对信息流程的分析和处理，达到对这一复杂系统运动过程的规律性的认识。

2. 社区卫生服务信息的内容

（1）社区环境信息。①人口状况：人口总数及年龄与性别构成、人口的迁移与流动等。②经济状况：当地工农业生产总值、财政收入与支出、人均收入水平及收入差别、主要收入来源等。③文化观念：居民的受教育程度、当地的风俗习惯、居民对健康与疾病的看法，以及对各种卫生服务的认识与态度等。④社会环境：当地婚姻状况、家庭结构及成员关系，以及社会支持系统状况，行政区划、学校及其他组织状况，政府对卫生工作的支持与社会技术资源（如电力供应、通信设施等）状况等。⑤自然环境：当地地理特征与气候状况，住房供水源、食物可得性、排泄物处理设施等。⑥科技环境：医学及相关科学与技术的发展动态等，远程辅助医学诊断与远程医学教育信息管理等，药品、制剂、器械、新技术、新方法等。⑦政策环境：卫生政策、法规及改革方针，财务、工商、物价管理等。

（2）居民健康状况信息。①总体健康：总死亡率、新生儿（婴儿）死亡率、孕产妇死亡率、期望寿命等；②身体健康：传染病、地方病、职业病及癌症、心脑血管疾病等的发病（患病）与死亡情况等；③心理健康：主要精神疾病（紧张、抑郁症等）的患病情况等；④社会健康：社会交往与人际关系障碍情况以及社会适应能力等。

（3）居民卫生行为信息。①吸烟行为：吸烟总人数及其人群分布，以及吸烟量的大小、开始吸烟的年龄、吸烟时间长短等；②饮酒行为：饮酒人数与分布、饮酒量与频度、饮酒起始年龄与时间长短等；③饮食习惯：居民的主食品种、口味，以及偏食和烟熏等食品的摄入情况等；④吸毒与性生活：有无吸毒现象存在，有无同性恋、性关系混乱、商业性性服务等现象的存在等；⑤就医行为：居民计划免疫、妇幼保健等服务的接受与参与程度，居民生病后就医的及时程度及对医嘱的依从性强弱等。

（4）卫生资料信息。①人力资源：卫生人员的数量与种类、年龄结构、专业分布与构成等；②经费资源：财政拨款、专项建设费用、业务收入及各项支出等；③物质资源：药房、诊所、病房等的数量、状况与分布等，药品的供应情况，诊疗仪器、床位、交通工具等的数量、完好状况与利用率等；④信息资源：书籍与手册、记录与报告、社区调查研究资料等的拥有量、质量与利用等。

（5）卫生服务信息。①医疗服务：不同地区、不同层次提供的医疗服务的种类、数量和质量等；②预防服务：计划免疫、健康教育、改水改厕等的开展情况；③保健服务：孕产妇系统管理、妇女常见病防治及儿童生长发育监测工作情况等；④康复服务：残疾人的治疗、设施提供及社区康复工作开展情况等。

（6）卫生产出信息。①效率与效果：不同社区卫生服务机构所提供的卫生服务的数量与质量，各类卫生服务的成本效益大小等；②公平性：不同人群对卫生服务的利用情况等；③满意度：居民对卫生服务的满意度状况、意见和要求等。

（7）卫生管理信息。①目标计划：组织的功能、使命与目标，组织的规划与计划机制和过程等；②组织制度：组织的管理体制、制度等；③监督控制：上级对下级的技术与管理指导等。

3. 社区卫生服务信息的作用

（1）信息是决策和计划的基础：制定决策与计划是管理中最重要的职能和任务。但科学的决策与计划必须以全面反映客观实际的信息为依据。从一定意义上说，决策的水平和质量取决于信息工作的水平和质量。如要制订社区卫生服务工作年度计划，就必须以近几年社区卫生服务工作开展情况为依据，结合来年可能发生的主客观因素的影响加以分析，然后才能做出计划。

（2）信息是控制和监督各项工作的依据：任何一项工作的完成，都或多或少会遇到一些意想不到的外部因素的干扰，使工作不可能完全按照预先的决策和计划实施，需要实施协调和控制，这就必须了解偏差和消除这种偏差，为此，必须依靠信息的传递来实现。

检查是一种管理职能，它是实施控制的一个方法。检查工作的目的是衡量目前的工作成绩，找出影响工作效能的因素，以期达到预定的目标。实际上，这是一种信息及反馈调节，检查就是要取得工作实际情况的信息，再加以衡量，从而促进工作。

控制的基础是信息，一切信息传递都是为了控制，而任何控制都需要通过信息反馈来实现，没有反馈，就无法实现控制。

（3）信息是评价系统实现目标的手段：决策与规划（计划）的制订需要以可靠、有效的信息为依据，为了实现规划（计划）的预期目标，必须对规划的执行过程进行科学管理，即实行监督和评价，这也必须有信息的支持。社区卫生服务评价是总结计划实施后的社区卫生服务所取得的成效和工作经验，找出存在的问题，吸取教训，改进工作的系统工程。评价工作不仅是在社区卫生服务计划完成之后，而且在计划的实施过程中便开始进行。通过评价工作，可以鉴定社区卫生服务计划实施的进度、效果和效益，以及对控制社区疾病和促进社区健康所取得的影响和效果，并以此说明社区卫生服务的合理性、价值和需要的程度。评价工作是计划的延续和发展，它保证社区卫生服务计划的实施得以顺利进行，同时对发现的问题、存在的矛盾以及失误、遗漏和不完善、不可行的内容，随时进行评价并予以修订和调整。

（4）信息是沟通系统内部和外部联系的纽带：为使系统内部各层次、各部门的活动协调，必须借助信息实现上下左右的联系，沟通系统内部和外部各方面的情况。如果没有一个四通八达的信息网，就无法实现有效的管理。社区卫生服务系统内部，机关与科室联系、科室与科室之间的联系都是靠信息传递来实现的。领导通过现场调查、听取汇报、召开会议等方法来与科室保持联系。科室与科室之间的工作关系是通过有关的规章制度如接诊、会诊等制度来实现（规章制度本身即是一种相对固定的信息）的，信息的传递则通过会诊通知、会诊意见书等形式来实现。

（5）信息是研究工作延续的保证：人类几千年文明史证明，今天的知识是前人劳动的成果，我们是在巨人的肩膀上腾飞的。目前，信息量随着时代的进步和科学技术的发展越来越大，以至达到所谓"信息爆炸"的程度。随着信息科学的发展，加强对社区卫生服务各种信息的管理已成为社区卫生服务管理的一个重要组成部分。

（二）在社区卫生信息管理中，对电子计算机的应用

1. 电子计算机在社区卫生服务信息管理中的作用

社区卫生服务信息化建设不仅仅是传统意义上的计算机网络建设，而是更注重利用计算机和网络技术来提升基层卫生服务管理水平、卫生服务效率，方便和快捷地服务于人民群众。世界各国医疗卫生建设中，信息和信息系统发挥着至关重要的作用。应该说，公共健康信息系统建设是世界各国，尤其是发达国家实现疾病控制、预防保健和健康促进等各项工作现代化的最关键和最具有影响力的要素。全科健康信息学在国际上受到广泛重视，美国国家工程院将其列为21世纪最具挑战的14个重大科学领域之一。世界预防医学会根据实际经验得出"基于IT平台的健康管理以及健康危机管理技术与相关服务的诞生是人类健康史上一次成功的创新"，它将过去传统的被动预防医学模式改进为积极的主动预防医学模式，将为全人类的健康维护性消费带来一场意义巨大的革命。

（1）办公自动化：社区卫生服务机构每年要投入相当大的人力、物力去处理办公室的事务，合理地利用现代信息技术手段能带来很多便利，其中包括：①公文处理。收文、发文归档和查询。②档案管理。处理来自院内外的文书档案，进行档案登记、分类、索引、编目、立卷、检索，以及建立和维护电子文档等。③事务管理。计算机可以辅助进行规划、计划、总结、评价、工作安排及会务组织与记录等。④沟通联络。通过国际互联网与电子邮件，可进行常规信息发布、网上问题讨论，还可以查询火车时刻表、飞机时刻表、联系电话手册及联络交通工具等。

（2）财务管理：财务管理的特点是准确性要求高、计算量大、工作过程枯燥而烦琐，计算机的应用可以很好地解决这一系列的问题。具体来说，计算

机可用于治疗、检查、药品费用的登记、划价等。可进行预收款管理，即当患者的结余额小于一定数目时，由计算机提示或打印出该患者的病区、床号、费用使用情况与补交预交金等；可进行费用结算、中途结算、转科结算，当患者对收费项目产生疑问时进行重新结算等；可为患者就每天的各项支出、总账、结算账、预收款等提供查询；患者可打印报销凭证、日结账汇总表、日结账明细表、旬和月结账报表、科室核算月统计报表等；可按科室工作量与收费项目进行统计汇总和进行科室核算等。

（3）药品管理：药品管理的特点与上述财务管理很相似，即把药品的品名、规格、剂型、产地、价格、金额、采购、销售等录入计算机，就可很方便地进行采购管理、药库管理、药房管理、特殊药品管理、自动划价、设定药品采购量警戒线和进行药品统计等。这样不仅能提高药品管理的准确性和效率，同时还有助于杜绝药品管理的弊病与漏洞。

（4）健康档案管理计算机化：档案管理或电子病历与传统的纸质病历相比有很多优势。传统的手写病历不仅需要花费医务人员很多时间和精力，而且具有因为书写不清而难以辨认、不便查阅和难以进行统计分析等弊端。如果改用电子病历则不仅有助于保证病案首页及病案有关信息的完整录入，而且还便于病案信息查询和数据备份，便于进行疾病、患者和医疗信息（诊断、手术、治疗、转科等）、费用等统计，便于对医疗任务与质量进行监督控制，便于病案借阅管理和按卫生主管部门要求进行数据转换等。

（5）远程医学教育：大多数社区卫生服务机构的图书资料极其有限，又没有经费和时间安排人员脱产进修学习，所以卫生人员的知识与技能很难得到及时更新与提高，这已成为制约社区卫生服务发展的一个重要障碍。远程教育能在很大程度上解决这一问题。目前各种各样的网络学校层出不穷，有些医学、卫生网站还定期在网上举行专题学术会议、报告、讲座、手术直播等活动。通过网络，卫生人员不仅可以查阅最新的专业资料，还可接受正规的学历教育和继续医学教育。更重要的是，网上医学教育形式多样、时间灵活、费用低、不用离岗、不影响工作，很适合社区卫生服务的实际。

（6）诊疗活动管理：现代信息技术不论在门诊还是住院服务中都大有用武之地。利用计算机向门诊患者提供挂号服务既方便又快捷，且挂号时所录入的患者基本资料还有多种用途。它可很方便地被调出来用于统计分析，以提供就诊患者的时间、地域、分科、年龄、性别等方面的特征信息。如果社区卫生服务机构内实现联网，则门诊挂号时所输入的基本信息还可以为后续的就诊过程所利用，从而节省医务人员很多填表时间。

实际上，现代信息技术在社区卫生服务与管理的每一个方面都有极其广泛的用途，以上介绍的仅是其中的几项基本应用。这些应用的实施并不需要投入太多的资源，社区卫生服务机构可首先选择从这几个方面入手，等做好充分的技术与资源准备之后，再考虑向更高级的应用领域拓展，如加入省内外的远程医疗网，提供网络卫生服务等。

2. 信息化新理论和新方法的应用

近些年来，随着信息技术的不断发展，全科医学在信息系统的建立和发展方面取得了巨大的进步。

（1）健全以患者为中心的电子健康档案。电子健康档案是一种与现代医学模式相适应，涵盖个人、家庭、社区等不同层面的系统化记录文件。健康档案的建立，有利于实现健康档案与临床信息一体化的目标。全科医学信息化建设的基础任务是建立患者健康档案，记载患者个人健康状况的发展和接受各项救治服务的综合情况，对患者的医疗保健以及病后康复护理实现全面掌握。健康档案在内容上体现了以个人为中心、家庭为单位、社区为基础的基本原则，连续而全面地记录和反映患者的健康状况及其变化。健康档案为社区医生提供了完整、系统的居民健康状况数据，是社区医生掌握居民健康状况、进行社区诊断的主要依据，也是进行社区卫生管理的重要前提。全科医生在向人们提供全科医学服务时，只要通过健康档案就可以了解到患者本人及其家庭的健康背景资料，从而提出更加优质、更加综合、更加连续的医疗保健服务。

（2）实现医疗信息的共享。通过全科医学信息化网络，可以有效地实现医疗信息的共享。该网络集中存贮患者的健康资料和诊疗数据，各个医师之间可以通过网络进行互相传递和交换，充分实现患者数据的共享。当一位医师对于患者的相关治疗无法有效的记忆时，可以通过网络，将患者的信息资料传递给其他医师，实现各医师之间的交流，然后通过整合多位医师的治疗方案和意见，从而对患者进行更加准确的诊断和治疗。同样，对于患者而言亦是如此，当寻求一位医师的治疗无果或者无法得到更加有效的治疗，通过网络，患者将自己的资料信息公布，同样可以寻求其他医师的医疗帮助和建议。

医疗设备的数字化：在患者的诊疗过程中，患者各项数据的采集、处理、存储以及传输等过程均是通过计算机技术实现的，计算机软件主导医疗设备的工作，对计算机进行操作即可实现采集信息的存储、处理和传输。

医疗设备的网络化：全科医学信息系统可以实现大医院与社区卫生服务机构之间患者电子健康档案资料的传输。而在远程医疗方面，可以实现远程培训、远程会诊、远程求助等多项举措，从而实现医疗设施和资源的共享。

全科医疗业务的信息化：管理者可以通过医疗系统对医疗业务工作情况进行全面和及时地掌握，保证社区卫生服务机构的最佳运行状态。同时，全科医学信息系统还可以随时为患者进行各种所需医疗信息的服务。

医疗服务的个性化：全科医疗服务实现个性化，可以通过网络对诊疗进行预约，减少患者对于诊断结果的等候时间。同时，通过网络还能实现将各种健康监测和慢性病信息直接传送到全科医生，更加有利于全科医生对患者进行及时、准确的诊疗。利用互联网和有线电视等信息交流设备，还能实现私人医疗保健服务和公众医疗咨询服务的共同发展，随时提醒患者进行身体检查、预测某种疾病的发生发展，向患者推荐新的治疗方法，使其享受更加全面的专人化的医疗保健服务。

（3）新型信息技术在全科医学服务中的广泛应用。云计算、物联网、移动互联网、社交技术等新型移动信息技术在全科医学服务体系中得到了全面应用。以数字移动技术为核心的新信息技术体系在医疗保健体制中的广泛应用将成为人类健康史上一次成功的创新，它将过去传统的被动医学模式改进为积极的主动医学模式，将为全人类的健康消费带来一场意义巨大的革命。

第五节　社区护理考核与监督

自基本公共卫生服务项目实施以来，政府主管部门对基本公共卫生服务项目实施情况的考核非常重视。卫健委、财政部及省有关部门，先后下达文件，要求加强对基本公共卫生服务项目进行绩效考核，并将考核结果与财政资金的拨付挂钩，将基本公共卫生服务项目的实施情况列入对基层卫生机构和基层卫生人员的绩效考核内容；建立健全社区护理考核与监督的相关制度，制定社区护理管理质量评价标准；监测社区护理的运行情况，评价社区护理管理的效益与效果，发现问题，提出解决办法，从而提高社区护理服务的质量。

一、考核原则

（1）坚持属地管理，分级考核。

（2）坚持公开公平、客观公正。明确考核程序、内容标准，考核办法和考核结果要以适当方式向社会公开。

（3）坚持科学规范，准确合理。考核应当采用定量和定性相结合、全面考核与重点考核相结合、日常考核与定期考核相结合、单项考核与综合考核相结合、机构考核与服务考核相结合的考核办法，准确、合理地评价基本公共卫生服务项目的绩效情况。

（4）坚持考核结果与改进服务和经费补助挂钩。通过考核，及时发现问题，提高服务效率，改进服务质量。财政部门在安排和拨付基本公共卫生服务项目补助经费时要与考核结果挂钩。

二、考核与监督的评价指标

（1）居民对社区护理服务的满意率。居民对社区卫生服务的满意度是指居民依据自己对健康、疾病、生命质量等诸方面的理解，权衡自己的经济条件，结合自己对卫生服务的要求和期望，对所接受的社区卫生服务进行的综合评价。居民对护理服务的满意度是社区卫生服务机构广泛接受的重要评价服务效果的指标，是社区卫生服务效果的一种直接反映。

研究表明，我国居民对社区护理服务满意度总体不高。一项针对深圳市罗湖区中医院下属社区卫生服务中心的调查发现，居民对社区护理的综合满意率为 58.56%。据调查发现居民对社区护理服务的综合满意率只有 55.55%。而影响社区护理服务满意度的主要因素为年龄、家庭访视、熟悉程度和工作年限等。而护理人员的服务态度以及社区卫生服务中心环境为影响老年人社区护理服务满意度的独立因素。

居民对社区护理服务满意度的内容主要包括：①健康指导类。睡眠与休息指导、营养饮食指导、运动锻炼指导、保健用品使用指导、免疫接种护理指导、家庭及自我卫生指导、环境卫生指导、行为安全指导、健康知识讲座、健康咨询、心理咨询。②健康监测类。定期健康体检、血压及血糖等监测、社区义诊护理、家庭访视、定期电话通知体检服务、建档信息动态管理、协助疾病诊断。③临床护理类。门诊一般治疗护理、用药安全指导、社区急救护理、就诊及复诊指导、协助双向转诊及会诊、慢性病定期随访服务、上门护理、心理护理、康复护理、家庭病床服务。

（2）居民对护理服务投诉率。如何减少居民对护理服务的投诉率，是提高社区卫生服务中心的服务质量的一项重要工作。

居民对护理服务投诉的主要原因包括：①服务意识较差。社区卫生服务是面向社区广大居民的，护理人员在进行交谈时由于缺乏服务理念，导致缺乏耐心、态度傲慢、语气生硬，不顾及患者的主观感受，不尊重患者及其家属的意见，没有树立"以患者为中心"的观念。尤其是在工作繁忙时，护理人员回答患者的问题时不够耐心、解释不详细、专业术语太多或敷衍患者引起患者及其家属的不满。②护理服务人员责任心不强。首先，护理人员工作不认真，如护士叫错患者姓名等，引发患者投诉。其次，科室及部门之间协调能力较差，一旦出现问题，推卸责任，互相指责，不会进行自我反省。最后，医疗程序不完善、较为烦琐，使得患者及其家属跑上跑下、各部门之间转，浪费患者的时间，降低患者满意度和医疗效率。③护患之间缺乏沟通，医护人员对政策法规解释工作不到位。社区卫生服务中心是最基层的医疗服务机构，受到医疗等级的限制导致开展的医疗服务范围窄，如医护人员解释工作不到位，会使患者误认为社区卫生服务中心在推脱责任，不愿进行诊治等。

（3）社区护理差错、事故发生率。社区卫生服务中心承担一般常见病、多发病、诊断明确的慢性病的诊疗任务，医疗特点决定了其医疗护理质量安全中存在的问题与二、三级综合性医院有很大的区别。目前，部分社区卫生服务中心缺乏必需的抢救药品和器械（如除颤仪、气管插管盘等）是造成护理差错和事故的原因之一。而即使有急救器械也因使用频率不高而不能熟练应用。一旦患者在社区卫生服务中心发生呼吸、心跳骤停等意外情况，而社区没有按照心肺复苏的常规给患者实施除颤术，家属往往会以抢救不力引发纠纷。患者在社区卫生服务中心发生心跳骤停或输液过程中出现过敏性休克等意外，对患者的抢救应争分夺秒，如果由于抢救设备缺乏或前期抢救措施不当，将会错失最佳抢救时机，从而导致患者死亡或影响转上级医院后抢救的成功率。心肺复苏技术、过敏性休克的抢救流程及常见重危急症的抢救技能，应作为重点培训项目，由联合体内的专家定期进行指导、培训、考核。

（4）社区护理服务覆盖率。社区护理服务覆盖率是全面衡量社区护理服务开展现状的重要指标。《中国卫生健康统计年鉴2019》显示，截至2018年，全国社区卫生服务中心（站）共计约44万个，社区卫生服务中心（站）规模和数量的增加极大提高了社区护理服务覆盖率。因经济、地理位置等因素的差异，社区护理服务覆盖率存在一定差异，主要表现为经济发达地区逐步做到慢性病管理、保健康复、心理护理、临终关怀、计划生育、健康宣传等服务项目的全覆盖，而经济欠发达地区因受制于人力、物力、财务等因素，社区护理覆盖率较差。

（5）空巢老年慢性病患者访视率、护理率。提高空巢老年慢性病患者访视及护理率是社区护理质量提升的关键指标。目前，我国家庭访视水平与国外成熟的家庭访视护理对比仍然存在较大差距。家庭访视护理是社会经济发展到一定程度的必然产物，与社会经济呈显著相关性。随着家庭结构的变化，我国独居老人越来越多，这加大了老年患者的就医难度。人口老龄化和医疗保健问题日益突出，成为我国公共卫生的重点问题。

随着医疗水平的不断提高和社区医疗管理的逐步完善，社区家庭访视有较好的发展空间。家庭访视护理的内容广泛，基础操作包括测量血压、体温、脉搏等生命体征，帮助患者进行饮食、清洁指导，避免长期卧床患者产生压疮。

（6）家庭护理病历建档率。家庭健康档案是围绕家系图建立的，因为个人健康与家庭背景有着直接的联系，医护人员在对患者诊治的同时也需对其家庭背景信息进行思考，因此便需要了解家庭成员的健康状况、收集基本信息，构建家庭健康档案。目前，家庭健康档案还没有形成统一的构建和管理标准，各地卫生服务中心在家庭健康档案的构建和使用上仍存有很大差异，这造成家庭护理病历建档的不规范及建档率低。

（7）社区护士培训率。社区护士培训是社区卫生服务管理的长期工作，其规范化、制度化建设关系到社区护理从业人员技术准入、护理队伍建设、服务质量安全保障等诸多方面的问题。社区护士培训是培养大量优秀社区护士的途径。但是，随着社区卫生服务内容的拓展及老百姓健康需求的增加，社区护士培训依然不能从根本上解决目前社区护士素质偏低、服务能力较差的现状。

社区护理专业学科建设"零起点"，无法源源不断地为社区卫生服务机构输送高素质的社区护理人才。国内多项研究表明，我国社区卫生服务机构缺乏高学历、高素质的社区护士。目前从事社区护理工作的社区护士学历以中专为主，职称以初级为主。在社区工作的护士有35%～70%没有系统接受过有关社区护理的专业培训和教育，社区护理知识仍停留在疾病护理的单一层面上。目前岗位培训以临床护理知识为主，缺少规范的社区卫生知识及基本公共卫生技术培训。另外有调查显示，约30%的非护理专业毕业生从事社区护理工作，而从事社区护理工作前没有经过上岗培训的单位高达48.3%，全国仅有65%的社区卫生服务中心及47%的社区卫生服务站进行了社区护士岗位培训。

目前，由于对社区护士的工作内容和岗位职责缺乏明确、具体的规范和要求，造成培训缺乏针对性、培训内容对社区护士完成实际工作帮助不大等问题的存在。建议在规范社区护士工作内容和岗位职责的前提下，研究制定符合岗位规范和职责要求的培训体系。同时，对从事社区护理工作的护士进行岗位培训，关键的问题是应设立专门负责岗位培训的机构，如护理教育机构发挥自身的优势和专长，根据社区护士的需求，结合本地区社区卫生服务的内容，制订教学课程大纲，安排教学计划，选择适宜的培训方式，为社区护士培训提供良好的平台。目前，北京、上海、杭州、广州、深圳等地已启动社区护士岗位培训，这将有利于我国社区护士能力的提高。

第六节　社区护理管理现状及进展

一、我国社区人力资源管理现状及进展

（一）社区人力资源管理现状

1. 社区人力资源配置数量

经过 20 多年的建设与完善，我国已经初步建设一支相对数量较稳定、结构较合理、整体素质不断提高的社区卫生服务队伍。但在某些地区仍然存在护理人力资源总量不充足、公卫医师比例较低以及整体素质有待提高等问题。

（1）卫生人员总量基本充足：截至 2018 年底，全国注册护士总数超过 400 万，每千人口配备应三名社区护士。按照服务 5 万居民计算，平均每个社区卫生服务中心至少需要卫生技术人员 31 人，加上其他人员后，卫生人员总数至少 33 人。《2016 年我国卫生和计划生育事业发展统计公报》显示，平均每个社区卫生服务中心有卫生技术人员 46 人。如果按照社区卫生服务机构的数量规模，现有卫生人员总量基本满足。

（2）社区护理人力资源不足：《全国护理事业发展规划（2016—2020年）》指出，到 2020 年，在基层医疗机构从事工作的护士数将达到 100 万，社区护士人力配备得到有力的增强。但据调查统计，社区医疗卫生机构护士数量增加不明显，给护理管理造成一定难度。注册护士现有数量不能满足患者健康需求，对护理管理也造成一定影响。由于社区护士不被重视，配置不合理，岗位职责不明确，在编不在岗，有些护士从事非护理工作，给延续性护理人力带来诸多障碍和超负荷工作量。护理人力配置与护理服务质量密切相关，配置不合理，直接影响护理服务质量，同时影响护士身心健康和对工作的满意度，对医疗安全构成威胁，其配置的优劣将直接影响护理人力资源的合理利用。

（3）社区各类卫技人员配置的比例尚不合理：全科医师数量逐年增长，但尚未达到标准，医护比接近或达到 1∶1，公卫医师数量明显缺乏。截至 2016 年年底，我国每万人口配备全科医生 1.51 人，与 2006 年卫生部颁布的《城市社区卫生服务机构设置和编制标准指导意见》（以下简称为《指导意见》）中"每万人口 2～3 人"的标准相比，尚有一定差距。各省市地区卫生技术人员数有较大差异，经济发达的东部地区与中西部地区相比，社区卫生人力资源配置相对充足。社区公共卫生医师数量较少，距离"每万人口一名公

卫医师"标准尚有很大差距。郑州市、上海市某社区每万人口平均对应分别为 0.25、0.28 名公卫医生，均未达到国家标准。但刘勇、苟锦博等学者在江西省、天津市调查显示，每万人口配备公卫医师在一人以上，达到甚至超过国家标准，表明当地政府对于公共卫生服务人力资源配置的重视。关于社区卫生服务中心的中医类执业医师数量的研究报道较少，重庆万州区、郑州市的社区卫生机构中，平均每万人口配备中医类别医师分别为 0.43 人和 0.23 人。

2. 社区人力资源素质现状

（1）年龄结构：低年资人员虽缺乏工作经验但是富有工作热情，可以承担高强度工作。高年资人员从事高强度工作能力降低，但是经验丰富，在社区卫生服务中容易得到居民信任。有学者研究认为，社区卫生服务人员中，橄榄型年龄结构比较合理，即 40～49 岁年龄段人员比例应该最高。乌鲁木齐市、银川市、江苏省、上海市浦东区等地区调查结果显示，社区卫生人力资源年龄结构基本合理，年龄在 25～50 岁人员的占调查人数的 60%～80%。

（2）学历结构：不同学历卫生技术人员占社区卫生服务总人数的百分比，对于社区卫生服务工作完成质量具有重要影响。当前各地社区卫生服务中心（站）的卫生技术人员的学历基本上以大专及以上为主，但地区差异明显。2016 年末全国卫生技术人员学历结构为：本科及以上占 32.2%，大专占 39.3%，中专以及以下占 28.5%，高中及以下占 2.0%。重庆万州区和乌鲁木齐市社区卫生服务机构医师的最高学历均以本科、大专为主，占 85% 以上，学历结构相对较好。银川市和郑州市、上海浦东区的调查结果与乌鲁木齐市相近，社区卫生服务技术人员中，大专以上学历者均占 76% 以上，说明近年来政府对社区的服务能力建设投入大，效果显著。郑雅婷、苟锦博、陈安琪等分别在广州、天津、江苏的研究结果显示，社区卫生服务技术人员中学历大专以上学历占比不到 75%，中专及中专以下学历占比在 25% 以上。

（3）职称结构：社区卫生技术人员的职称结构会影响到社区卫生服务机构各项工作的效率及完成质量。当前多数地区呈现初级职称比例过高、高级职称匮乏的状况。2016 年，全国卫生技术人员初级职称平均水平 61.4%、高级职称占 7.6%。2016 年，四川城乡基层公共卫生人力资源调查中初级职称比例高达 67.0%。郑州市调查结果显示，社区卫生技术人员中级及以上职称比例仅占 15.0%。

3. 社区人员参加培训情况

开展适宜的社区卫生服务人员培训能够提高社区卫生服务的质量和水平，促进社区卫生事业持续、健康发展，是社区卫生人才队伍建设的重要途径之一。当前，各地社区卫生服务人员培训能够扎实推进，但仍存在培训力度不够，培训经费不足，培训内容与岗位联系欠紧密，社区卫技人员的培训需求未能满足的情况。

4. 社区人力资源管理问题

（1）管理观念落后：先进的管理观念是提升管理工作质量的关键，落后的管理观念直接导致管理工作难以与时代发展趋势及需求相符合，不利于医院整体竞争力的提升。目前，人力资源管理质量在社区医院中受到的重视相对不足，管理人员通常缺乏对相关专业知识与理念的了解，各项管理工作缺乏系统的先进理念的指导，导致人力资源管理专业化不足，管理方法落后，制度不健全，限制了医院发展的进程。目前，我国社区医院在人力资源管理工作方面的管理观念总体较为落后，存在未明确职责划分、人员职责混乱、管理流程不清晰等问题，导致医院工作人员整体专业素质较差。

（2）管理机制缺陷：我国医院在人力资源管理方面起步较晚，对于这方面的研究也相对不足，目前暂未形成科学稳定的管理机制，尤其在社区医院此类基层医学服务机构中，本身对于人力资源管理方面的重视度不足，对管理工作的内容不够了解，相应制度的制定和规范存在较大缺陷，导致社区医院人才流失进一步加重。例如，社区医院通常缺乏科学的、系统的绩效考核制度，缺乏专业的人力资源管理模式，受上级部门干预严重，在人员职位的调整方面受到较多制约，职能混乱，医院文化建设相对不足，对工作质量、工作效率的管理和监督较为松散，而且社区卫生服务中心的日常工作比较烦琐辛苦，使得年轻又专业的卫生保健人力资源较为缺乏，造成服务中心的人员年龄普遍较大，即使有一部分刚毕业的大学生进入服务中心工作，也无法保证人力资源的水平。另外，刚毕业的大学生缺少临床经验，对工作熟悉度不够。再者，服务中心的薪资过低造成人才流失。

（二）社区人力资源管理发展措施

（1）创新人力资源管理机制。基于管理观念落后、管理机制存在缺陷等问题，社区医院需加强对于人力资源管理知识的重视，规范人力资源管理部门职能，提高管理人员的专业知识与水平，形成专业管理团队，引进科学先进的管理理念与方法，并依据先进的管理理念对医院管理制度进行规范和创新。在完善管理制度时，需结合医院具体情况和特点，明确医院人力资源管理方面存在的缺陷，并针对性地提出相应的管理措施，通过专业手段推动人力资源管理工作的进展，使管理工作更为系统，并具有制度支撑，以提高各项工作效率，提升管理水平。此外，还需对各岗位职责进行详细划分，依据医院运作需求设置岗位，建立科学合理的组织体系，做到按需设岗，避免岗位冗杂，职能重叠、缺乏、混乱等情况，使各岗位工作井然有序，精简高效，使有限的人力资源得到最合理的利用。

（2）强化现有人力资源。基层社区卫生服务中心的人力资源的现状一定程度上是由于客观原因造成，但在短时间内无法真正做到改变，在这种情况下，对现有的人力资源进行有效管理就非常必要，针对内部人力资源现状，强化现有人力资源。基层社区卫生服务中心管理人员要有长远发展的眼光，对护理人才要进行政策性支持，大力培养现有人力资源，定期分批培养服务中心的一些年轻护士，让他们进入社区服务中心的上级医院进行学习进修，为他们制定一个阶段性的培养目标，并且要让其在规定时间内完成。另外，在引入刚毕业的大学生进入社区卫生服务中心工作方面，要密切关注高校就业招聘动态，招进毕业生之后，要在工作方面和生活方面主动给予帮助，关注这部分人才的思想状态，并及时给予疏导和鼓励，让刚踏入社会的毕业生能够在此工作岗位上感受到温暖，这样有助于留住人才。此外，政府有关单位要强化人才引进政策，使人力资源能够在制度上和经济上得到支持，最大化地留住人才。

（3）建立系统的绩效考核制度。传统社区医院人力资源管理中，在薪资方面通常类似行政模式，缺乏合理科学的奖惩制度。社区医院工作人员通常工作量大，工作繁杂，薪资水平较低，其收入水平难以体现其劳动难度与技术性，导致工作人员的工作热情和积极性下降，进而影响工作质量。因此，社区医院需调整薪酬分配制度，使其更为科学合理化，可建立或完善绩效考核体系，依据医务人员的工作质量、工作效率、工作强度等方面进行评估，并对不同专业和岗位的工作人员应用不同的评估方法，使绩效考核更为专业、合理，并对工作优秀者给予奖励，对工作失误者给予一定惩罚，从而提高工作人员的责任心、积极性和认真度，使其获得不断提升自身专业技能水平的动力，并使工作人员之间形成良性职业竞争，提升整体工作质量与工作效率，减少医疗纠纷的出现，对于医院长期发展具有积极作用。此外，在各部门之间也可进行绩效评估比较与绩效目标设定，设定目标后将目标任务细化至各个工作人员中，而后对各部门绩效完成情况进行统计和对比，针对其中存在的问题不断改良和优化，从而提升医院凝聚力、组织力和整体服务水平。

二、我国社区护理组织管理现状及进展

（一）政府对社区卫生服务的认识不足

部分地区政府甚至卫生行政部门内部还没有意识到发展社区卫生服务的重要性，组织领导与推动力度不够，工作开展举步维艰。社区卫生服务应是基本医疗保险的主要承担者，它可以及时、方便、经济的为参保人员提供服务，合理有效地使用医疗保险基金。只有搞好社区建设，才能最直接地为广大民众提供便捷、良好、高效的服务。但一些地方的有关人员对发展社区卫生服务的重要性还认识不够。有的认为现在的医院、卫生院资源比较雄厚，已能够满足需

要了，没有必要再发展社区卫生服务组织。有的认为应顺其自然地发展，没有必要大力推动，认识不到其发展的紧迫性。由于认识上的偏差，一些地方的社区卫生服务建设滞后于社会经济的发展，滞后于医疗保险及卫生、药品流通体制的改革，滞后于城市居民卫生服务需求的发展。

（二）组织管理体系不健全

现阶段我国的社区护理在形式上主要有：①社区服务站，即3～8名医护人员深入社区建立社区卫生服务机构，通常医护人员均来自一、二级医院，每个护理人员平均分配工作，负责4～5个居委会的疾病预防、治疗护理、康复保健等护理任务，定时反馈护理情况。②社区护理服务队，即一、二级医院调派家庭病床、预防保健、健康教育等不同方面的护理人员成立社区护理服务队，分片负责辖区内居民的护理工作，根据工作任务进行分工。现阶段社区护理服务的主要形式为以上两种，医院的护理部仍然负责对应的管理工作，医院将社区护理作为医院护理执行工作的一部分来执行。另外一种形式是社会参与形式的护理，即为社区的个体经营者、退休人员、自由职业者、志愿者等共同组织建立社区卫生服务所、康复院、临终关怀所等，相应地配备护理人员进行工作运转。但是以上的形式均没有独立的社区护理管理体系，没有改变医院主导、社区从属的护理模式，而医院往往重视临床护理，轻社区护理；重视疾病护理，轻康复保健护理；重视院内护理，轻家庭护理。此种现象不利于社区护理服务的持续健康发展。

三、我国社区制度及质量管理现状及进展

（1）管理制度及社会支持问题。相对于大型医院，社区医院的护理管理制度体系不够完善，这样便难以提高患者及家属的信任及支持。在新医改的背景下，我国开始越来越重视社区护理管理制度体系的完善。与此同时，社区护理管理也存在社会支持问题，即表现为社会支持度低，这样便难以提高社区护理管理工作人员对待工作的积极性，而且还可能引发护患纠纷等问题。

（2）社区卫生服务模式难以满足需求。第一，国内城乡二元化的特点使国内超过80.0%的社区卫生资源集中于城市，且在所集中的资源中，又会有超过70.0%的资源集中于大型的医院，这就易使医疗环境当中的卫生资源分配不合理，很难满足公众对资源的需求；第二，在城市快速发展的推动下，外来人口逐渐增多，但在卫生保健工作开展期间，很多资源还在按照本地户籍的人口设置，这就使政府及有关部门难以及时对大批量外来人口设立户籍，使基本卫生服务工作难以实施，这对社区护理管理工作的开展也会造成一定的影响。

（3）缺乏完整的社区配套设施。在当前的社区护理管理工作中，社区医疗基础配套设置不够齐全，主要表现在基础设备较简单、更新时间非常长，现代化的网络建设较欠缺等，这就使社区只能做一些简单的检查，而像 CT、彩超、X 线等检查，必须到大型医院。加之社区现代化技术建设的速度较慢，使得很多卫生服务机构和大型的医院间未构建相应的电子信息交互平台，使得很多远程会诊、护理、信息交流等难以顺利展开，不仅对社区公众日常就医产生影响，还限制了社区医疗发展，最终降低社区护理管理质量。

（4）业务管理的规范性差、人员分工未清楚落实到位。社区护理是护理人员立足社区、面向家庭，以社区内居民的健康为出发点，面向社区内所有居民，为其提供预防、治疗、康复、保健、健康教育等的综合性、连续性的健康护理模式。但目前国内对于社区护理的业务范围基本没有明确统一的规定。如部分医院或社区护理服务机构将预防保健从社区护理服务中分离出来，认为社区护理就是对于各种常见病、慢性病的医疗康复护理，护理人员进行打针吃药及协助理疗等的护理，而预防保健应该由专业的工作人员进行，而同时部分社区的保健人员与护理人员分工混杂不明确。社区护理的业务范围应该是哪些，相关人员的职责应如何分工，如何促进高质量的健康综合社区护理服务的实现等问题值得探究。

（5）相关考评机制不健全。在社区护理的实施过程中，护理质量的优劣及相关护理人员的工作业绩需要通过考评来评定，其中，科学且有效的评价手段是客观准确衡量社区护理服务的护理质量及人员绩效的关键。而目前由于社区护理开展的时间较短，各种管理制度还未健全，基本处于自发、无规范、无考评评价的状态，基本没有完善的、行之有效的评价制度及指标。这对社区护理人员工作的积极性有较大的消极影响。

【参考文献】

[1] 包家明，胡斌春. 社区护理管理与操作指南 [M]. 杭州：浙江大学出版社，2005.

[2] 李志新，张杨. 社区卫生服务管理与实践 [M]. 北京：人民军医出版社，2009.

[3] 顾建钧. 社区护理管理概引 [M]. 上海：复旦大学出版社，2018.

[4] 张日新，范群主. 社区卫生服务导论：第 4 版 [M]. 南京：东南大学出版社，2014.

[5] 李艳明，李岩. 社区护理问题研究 [M]. 长春：吉林人民出版社，2016.

[6] 刘沫，牟绍玉. 护理管理学 [M]. 南京：江苏凤凰科学技术出版社，2019.

[7] 王利群. 社区护理理论与实践 [M]. 长春：吉林人民出版社，2013.

[8] 张银萍. 社区护理学 [J]. 护士进修杂志，2015，30（2）：97 - 99.

[9] 张银萍. 社区护理学 [J]. 护士进修杂志，2014，29（24）：2211 - 2212 + 2226.

[10] 丁洁. 我国社区卫生服务机构人力资源配置现状研究进展 [J]. 继续医学教育，2018，32（5）：67 - 69.

[11] 陈建秀. 关于城市社区公共卫生管理的实践与思考 [J]. 现代医院，2010，10（3）：145－149.

[12] 吴冬晓，胡翠环. 英国社区护理的现状及对我国的启示 [J]. 智慧健康，2019，5（15）：54－55.

[13] 郑明明. 社区居民对社区护理服务的满意度及其影响因素 [J]. 智慧健康，2018，4（6）：190－191.

[14] 谢建芳，余剑珍，邵美红，等. 社区护理质量评价指标体系的建立 [J]. 上海护理，2014，14（5）：17－20.

[15] 孙伟，郑家萍，康蓓蓓. 社区护理质量评价指标体系的研究与思考 [J]. 上海医药，2016，37（18）：16－18＋29.

[16] 熊万军. 重庆市万州区社区卫生服务人力资源现况研究 [D]. 重庆：第三军医大学，2012.

[17] 聂轶飞，尤爱国，王海峰，等. 郑州市城区社区卫生服务中心人力资源配置现状评价 [J]. 现代预防医学，2015，42（13）：2363－2365.

[18] 刘勇，张子华，袁兆康，等. 江西省城市社区卫生服务中心人力资源配置研究 [J]. 中国全科医学，2012，15（4）：371－373＋381.

[19] 陈安琪，曾庆琪. 江苏省社区卫生人力资源配置研究 [J]. 中国卫生统计，2015，32（6）：1020－1022＋1025.

[20] 康向清，纪洁，许靖，等. 上海市浦东新区卫生人力资源配置现状调查 [J]. 中国卫生资源，2016，19（3）：230－233.

[21] 何晓定，胡越，吴金贵，等. 上海某区社区公共卫生服务人力现状分析 [J]. 中国卫生资源，2015，18（3）：214－217.

[22] 杨晨. 我国社区卫生服务质量评价与服务功能分析 [D]. 武汉：华中科技大学，2015.

[23] 蔡舒淮. 基层社区卫生服务中心人力资源管理现状与对策研究 [J]. 中国管理信息化，2019，22（24）：80－81.

[24] 张少阳. 关于社区医院人力资源管理中存在的问题探讨 [J]. 中国卫生产业，2019，16（32）：135－136.

[25] 姜开莲. 新医改形势下社区护理管理的现状及相应对策探讨 [J]. 中国卫生产业，2018，15（20）：8－9.

[26] 李晓丹. 社区护理管理存在的问题及对策 [J]. 实用临床护理学电子杂志，2018，3（29）：173.

[27] 葛津津，刘薇群，江长缨，等. 基于结构－过程－结果理论的上海市社区护理质量管控指标体系构建研究 [J]. 中华全科医学，2019，17（04）：609－613.

[28] 葛海萍，孙伟，胡雪英，等. 社区护理质量评价满意度调查分析 [J]. 全科护理，2015，13（17）：1672－1673.

[29] 李红丽，叶菲，邵力伟. 社区护理质量控制标准的建立及应用效果 [J]. 护士进修杂志，2014，29（16）：1478－1479.

[30] 范依宁，李炳海，韩超，等. 老年人社区护理服务满意度调查及影响因素分析 [J]. 社区医学杂志，2017，15（5）：1－3.

［31］刘小花. 南昌市老年人社区护理服务提供现状及其满意度调查［D］. 南昌：南昌大学，2013.

［32］宁艳花，张琳，刘国莲，等. 1057 名老年人对社区医疗服务的满意度及其社区护理需求的研究［J］. 宁夏医科大学学报，2011，33（7）：659－661.

［33］刘紫菱，黄兰芳，方丽萍. 社区居民对社区护理服务满意度调查［J］. 社区医学杂志，2011，9（23）：58－59.

［34］杜雪平，杨玲，王永利. 中国多省市社区护士培训现状及意向调查［J］. 中国全科医学，2013，16（13）：1145－1149.

［35］刘腊梅，李慧兰，周兰姝. 国内外社区护理团队的发展现状及对我国的启示［J］. 解放军护理杂志，2008，25（19）：37－38.

［36］胡立莲，张言. 新医改形势下社区卫生服务中心医疗投诉原因及防范［J］. 基层医学论坛，2017，21（4）：485－486.

［37］顾桂国，唐敏，王卫国. 社区卫生服务中心医疗纠纷和事故的常见原因分析与防范［J］. 中国卫生事业管理，2013，30（01）：11－14.

［38］Pastor DK. Home Sweet Home：a Concept Analysis of Home Visiting［J］. Home Healthc Nurse，2006，24（6）：389－394.

［39］Narabayashi R. Family Therapy in Japan Context and Development［J］. Int Congr Ser，2006，1287（3）：150－153.

［40］De Witte N，Gobbens R，De Donder L，et al. The Comprehensive Frailty Assessment Instrument：Development，Validity and Reliability［J］. GeriatrNurs，2013，34（4）：274－281.

第三章　社区护理质量管理

第一节　社区护士实践技能及评价指标

随着医疗技术的进步和护理模式的不断更新，卫生保健体制的改革及健康观念的变化，人们对护士的实践技能要求日趋增高。实践技能作为护理工作的核心，其内容并非一成不变，而是随着护理学科的不断发展，做出相应的更新、改进，护士不断地学习并掌握更多的实践技能，从而更好地满足并应用于临床及社区工作。护士的实践技能水平直接决定了社区护理服务的质量及安全。因此，当前护理专业的发展对护士提出了将实践技能放在重要位置的新要求。

一、社区护士实践技能概述

（一）社区护士实践技能的相关概念

技能（skill）是指学习者在特定目标的指引下，通过练习而逐渐熟练掌握的、对已有知识经验加以运用的操作程序。当前，实践技能（practice skill）尚无统一的概念界定。李丽荣等指出，护士的实践技能是将护理的基本理论和基本知识运用于临床实践的最重要的手段之一，具有很强的应用性和实践性，是各层级护理人员必须掌握的一项技术。美国学者 Bjork 指出，一直以来，护理研究者对护理实践技能有着不同的见解，一些学者认为护理实践技能是一门艺术，是护理能力的不断发展，在专业的指导下通过反复练习方能获得，同时也有学者认为实践技能是身体的感知运动技能，它是将综合的护理信息有意识地转化为身体的动作，不仅仅是一种习惯。梁小芹等认为，实践技能是护士在护理实践中灵活运用理论知识和经验完成所要达到的护理目标及所必须掌握的技巧和能力，是护士按照规定的护理程序为患者提供优质护理服务，从而满足患者生理、心理需要，是为患者提供维持健康、促进健康以及康复的能力。总之，护理人员的实践技能是不仅包含临床护理操作能力和一系列的动作技能，同时也融合了知识与情感的一种护理活动。

（二）社区护士实践技能的内容

根据社区卫生医疗服务的需求，社区护士实践技能包括以下五个方面内容。

1. 社区护理基本技能

基本理论、基本知识、基本技能是医护人员的基本功，其质量直接影响治疗效果，且与患者的舒适、安全密切相关，是护理核心部分，是衡量护理技术水平的重要指标，是护士必备的基础理论技能和全面提高护理质量的基础。其内容包括：①了解机体生理、心理信息，监测体温、脉搏、呼吸、血压等生命体征的变化；②维持患者身体的清洁舒适，排除物理、化学、生物等有害因子对机体的侵袭，保证治疗护理安全；③调配合理的营养及膳食；④改善机体的循环和代谢，及时妥善地处理机体的排泄物；⑤保持重症患者合理、舒适的卧位，适时更换体位，预防发生褥疮；⑥改善患者的休息环境和条件，促进其睡眠；⑦进行心理疏导，使之保持良好的精神和心理状态；⑧指导功能锻炼，防止发生并发症，促进功能的恢复；⑨协助执行治疗方案，配合医疗诊治工作，以娴熟的护理技术解除患者痛苦；⑩观察了解病情变化的信息和治疗效果，及时有效地配合急救处置；⑪负责病区、患者的管理，创造清洁、美观、安静、舒适、方便、有序的休养环境，同时社区护理基本技能还包括特殊人群（婴幼儿及儿童、妇女、老年人及精神疾病患者）照顾技能和社区中的家庭护理技能。

2. 社区康复护理技能

社区康复是指病、伤、残者经过临床治疗阶段后，为减少他们的身心功能障碍，由社区提供有效、可行、经济的全面康复服务，使病、伤、残者能重返社会。其内容包括：①对社区康复对象进行全面评估；②调整康复对象的心理状态，通过心理指导与治疗，使其面对现实，以积极的态度，配合康复治疗；③恢复和改善康复对象存在的功能障碍；④建立和完善各种特殊教育系统，组织残疾儿童接受义务教育和特殊教育，对不同的康复护理对象，根据其要求，开展康复知识的宣传教育活动，提高他们的康复保健知识，以促进康复目标的实现；⑤对家庭、社区有关部门进行协调工作，确保对病、伤、残者进行照顾，建立完善的支持系统，为康复对象提供安全、舒适的康复环境。

3. 社区急救护理技能

社区急救护理技能是研究各类急性病、急性创伤、慢性病急性发作、危重患者的病情特点、发展规律以及在抢救监测过程中护理的理论、技能、行为和管理的科学。社区急救护理技能包括：①院前急救（有时也称初步急救），包括现场急救和途中急救，首先应建立有效的循环和呼吸，再根据病、伤情况和现有条件采取救治措施，并向急救中心或医院呼救，通报患者病情，在转送途中连续监护，并做必要的治疗、护理，病情严重时转上级医院进行危重症救护；②创伤救护，是对多发伤、烧伤、毒蛇咬伤及严重创伤的院前急救和急诊科的早期救护，原则是早期处理，先"救"后"查"；③急性中毒救护，是对常见的煤气、酒精、镇静催眠药物、农用杀虫药中毒的救护，有时可因群体中毒而有大量患者，均需快速抢救；④灾难救护，包括自然灾难和人为灾难，以及减灾免难的具体措施，可概括为灾前准备、灾时救援、灾后预防三个部分。

4. 社区公共卫生基本技能

公共卫生是关系一个国家或一个地区人民健康的公共事业。公共卫生的具体内容包括对重大疾病尤其是传染病（如结核病、艾滋病、SARS 等）的预防、监控和医治。对食品、药品、公共环境卫生的监督管制，以及相关的卫生宣传、健康教育、免疫接种等。现阶段的国家基本公共卫生服务，包括疾病控制、预防接种、疫病监测与报告、妇女及生殖保健、儿童保健、老年保健、健康教育、健康信息的收集报告、健康危险因素的检测干预等内容。自 2009 年起，我国逐步在全国统一建立居民健康档案，并实施规范管理，如定期为 65 岁以上老年人做健康检查，为三岁以下婴幼儿做生长发育检查，为孕产妇做产前检查和产后访视，为高血压、糖尿病、精神疾病、艾滋病、结核病等人群疾病防治提供指导服务。重大公共卫生项目包括结核病、艾滋病等重大疾病防控，国家免疫规划，农村孕产妇住院分娩等。从 2009 年开始，我国公共卫生服务增加以下项目：为 15 岁以下人群补种乙肝疫苗；消除燃煤型氟中毒危害；农村妇女孕前和孕早期补充叶酸等，预防出生缺陷；贫困白内障患者复明；农村改水改厕；等等。

5. 社区健康管理基本技能

健康管理是以健康为中心，致力于保护人的健康水平和抵抗疾病的能力，保障被服务人群的生命质量，在社会上有广泛的需求和市场，对健康进行管理应该说是社区卫生服务的真正目的。社区健康管理就是在社区针对健康需求对健康资源进行计划、组织、指挥、协调和控制的过程，也就是对个体和群体健康进行全面监测、分析、提供健康咨询和指导及对健康危险因素进行干预的过程。健康管理的手段可以是对健康危险因素进行分析，对健康风险进行量化评估，或对干预过程进行监督指导。

（三）社区护士实践技能的特点

社区护士实践技能是面对社区每一个人、每一个家庭、每一个团体的护理工作，其立足之本是预防疾病、促进和维护健康，而实现这一目标必须对社区护士实践技能的特点有一个具体、全面、深刻的认识。

1. 社区护理服务的综合性

社区护理的综合性表现在其服务是全方位、立体性和综合性的。社区护理的对象是社区所有的人，是将预防、保健、治疗、康复、健康教育等融为一体化的服务。社区护理的范围是以人为中心，以家庭为单位，以社区为范畴。社区护理服务的目标如下：①社区预防保健包括社区计划免疫、优生优育、健康筛选、不良行为与生活方式的纠正，必要时采取消毒、隔离等措施的服务。而对于恶性疾病则采取病因、临床前期、临床期三级预防措施，做到防患于未然。②健康教育与咨询的目的是提高社区居民的整体健康意识，使他们能亲自确定自己的健康问题，通过自己的力量和依靠社区的支持，改变那些有损于健康和导致疾病的行为。健康教育的实施从设计制订社区健康计划开始，依次实施健康教育活动。③康复治疗与护理主要针对从医院回到社区的康复人群。服务内容包括为慢性病患者提供病情观察、注射、输液、服药等服务。对伤残人员提供生活指导，鼓励其积极进行功能锻炼，争取在身心、功能、残疾三个不同水平得到恢复，将致残因素造成的后果降到最低程度。除此以外，还包括向家庭成员或其他有关人员传授必要的康复知识等。

2. 社区护理服务的连续性

疾病的发生、发展和转归是一个连续不断的过程，随之决定了疾病的诊断、治疗、护理的连续性。因此，社区护理对疾病的转归起着延续促进的作用。社区护理的延续性要求护理人员以高度负责、一丝不苟、严谨慎独的态度，坚持不懈地为患者提供上门服务，定期随访和咨询护理，从生理、心理、社会三方面为个人、家庭、社区提供全方位的服务。例如，慢性病患者或伤残者经过医院的治疗和护理回到社区后，对并发症和二次损伤的减少或杜绝是社区护理工作的重点内容，包括指导患者及其家属根据不同病情和体质，采取必要的安全护理措施，对常见各系统的并发症进行相应的护理，对坠床、摔伤、骨折、脱臼等意外伤害防患于未然，最大限度地减少和避免患者痛苦，促进机体功能恢复。

3. 社区护理服务的协调性

为使社区患者及时得到进一步的医疗和诊治，社区护理人员不仅要为患者联系与协调就医医院、急诊出诊、会诊转诊等高效廉价的服务，同时要发掘、动员和利用各种资源服务于患者，包括家庭资源、社区资源、各类医疗资源，也可根据实际情况开展远程医疗。

4. 社区护理服务的可及性

社区护理能够利用最方便、最快捷的途径或方法来解决居民的健康问题，让所有的居民都能顺利进入社区护理服务系统，并自觉使用这一资源。或者说，社区护理的可及性就在于社区护理是以门诊和出诊为主要服务形式，立足于社会和所有家庭，以有规律的门诊服务为基础，不分时间及地点、不分年龄和性别为居民提供及时、方便的服务。

5. 社区护理服务的个性化和人格化

社区护理尤其严格强调服务的个性化、人格化，护理对象的个人情况不同，其健康状态亦千差万别，要使他们保持最佳身心状态，社区护理人员必须充分了解患者，熟悉其生活方式、工作环境、文化背景，掌握其个性，才能为患者提供适合其个性的服务。社区护理的人格化、个性化具体表现在两个方面：对患同一疾病的不同个体其个性服务各异，如同样患有高血压病的患者，A、B、C 型性格者对疾病的担忧程度很不相同，故对其护理服务的需求亦应有所区别，对 A 型性格者应耐心解释，释其疑团；对 B 型性格者应具体指导，纠正偏执；对 C 型性格者则应多加提醒，增加他对疾病的重视程度。不同的人群个性服务也不同，如对健康者应侧重于计划生育、婴幼儿保健、青春期保健及心理卫生、老年常见病及多发病的预防等方面的服务。对患病者要偏重家庭护理指导与定期随访相结合，从病情观察入手，对治疗和护理措施实施情况及时给予调整。对生活不能自理者要加强生活护理方面的指导，如个人与床单的清洁、褥疮的预防、泌尿系统和呼吸系统的感染及交叉感染的防治、膳食管理等。而对于临终患者尽可能使其在生命的最后阶段获得舒适，从而平静、安详、有尊严的离去。

（四）国内外社区护士实践技能的研究现状

1. 国内外对社区护士实践技能的要求

（1）我国对社区护士实践技能的要求。

随着我国护理工作的日益发展，临床护理工作内容逐步从以机械地完成医嘱为中心的功能制护理，转变为以注重人文关怀为核心的整体护理。在具体的临床工作中，责任护士不仅要协助医院完成患者的治疗性工作，而且要有计划地全面担负患者的生理功能恢复、病情观察、心理护理、健康宣教和康复锻炼指导等综合护理任务，这要求护理人员在掌握基本护理操作技能、健康评估技能的同时，还应掌握人际沟通技巧、心理护理、健康教育等技能，这对护士的综合实践技能提出了更高的要求。因此，2011 年，我国首次颁发了《临床护理实践指南》，《指南》中简明阐述了各项临床护理技术、实践知识及技能的重点内容和注意事项，要求护理人员不仅要掌握各项临床护理的技术要点，而且要在工作中更加注重对患者的专业评估、病情观察、人文关怀和健康指导。然而长期以来，我国临床护士一直采用初级护士、初级护师、中级护师、主管护师、副主任护师及主任护师的职称等级进行评定，评定标准以学历、工作年限、论文发表等项目为主，且在临床实际工作中，多数不同职称、不同学历的护士从事相同的工作内容，岗位职责不够明确，在技能要求和培训内容等方面也基本无异。虽然《全国护理事业发展规划（2016—2020 年）》明确指出，要建立护士分层级管理制度，将护士分层管理与护士的薪酬分配，晋升晋级等有机结合；并建立以需求为导向，以岗位胜任力为核心的护士培训制度，切实提高护理专业素质和服务能力。但研究表明，目前，护士的等级管理缺少成熟可行的标准模式，尤其是各等级护士的实践技能缺乏统一的科学指标及评判标准，仍存在部分岗位配置不佳，无法满足岗位需求等问题。

随着我国医疗体制的改革，除了临床护理服务以外，社区卫生服务工作的重要性亦越来越凸显，成为保障人民健康和生命安全的重要部分。社区护士作为社区卫生服务的中坚力量，其技能和素质有助于推动基层卫生服务的落实。《全国护理事业发展规划（2016—2020 年）》明确指出，要拓展护理服务领域，加快社区护理发展，加强社区护士培训，使其在加快建设分级诊疗制度和推进家庭医生签约服务制度中，充分发挥作用。社区护理工作在服务对象、工作内容及护理方法等方面与医院临床护理工作差异较大。临床护理以具体的疾病护理为主，以身体的痊愈及康复为目的。而在社区，护理工作范围较大，需担负整个社区的护理工作，直接面向社区全体居民，参与该社区的健康档案管理、重点人群保健、康复护理、健康教育、传染病的预防和控制、家庭访视护理、居家护理、中医护理、临终关怀护理及患者入院前的院前急救护理等多方面的工作。因此，社区护士不仅要掌握基本的护理操作技能，还要求具有较强的人际交往、沟通技能，康复保健、健康教育计划，院前急救等多项实践技能，方能满足社区居民的需求。目前，我国社区护理工作逐步规范，对实践技能的要求也更加全面和细化。但有研究显示，我国社区护理人员普遍存在实践技能不足等问题。如夏利劲等人调查了浙江省嵊州市 50 名社区护士，其中 92% 的护理人员认为自身知识及实践技能不足。从社区卫生服务发展的长远目标和社区护理建设的现实需求来看，急需加强社区护士的实践技能水平。

（2）国外对社区护士实践技能的要求。

早在 20 世纪 80 年代，一些发达国家如美国、英国、澳大利亚、日本等开始关注临床护士的实践技能要求并制定了一系列的标准。如 1985 年，Reilly 等人通过研究将护理人员临床技能分为基础护理技能、一般治疗和诊断技能、特殊治疗和诊断技能三大类。同时，美国在临床中护士的等级评定根据其教育程度及工作经历将护理人员分为五个等级，即助理护士（certified nursing assistant，CNA）、执业职业护士（licensed practical/vocational nurse，LPN or LVN）、注册护士（registered nurse，RN）、开业护士（nurse practitioner，NP）和护理行政管理人员（nurse administrators，NA）。不同级别的护士有明确的职责要求，尤其对实践技能要求也各不相同，如助理护士不需要通过执照考试，只要接受几个月的护理操作技术培训，并通过红十字会的护理技能考试，取得证书即可上岗，在其实践技能要求中，掌握简单的如测量生命体征等技能即可。职业实践护士或执业护士则需要具备高中以上学历，经过正规院校一年至一年半的专业理论学习和临床实践技能培训，且须通过护士执照考试，其主要工作是在注册护士的指导下，为患者执行安全、有效的基本操作和护理，掌握发药、外伤护理等基本实践技能即可。注册护士必须完成 2～4 年的护理专业教育，需获得专科学历或护理学位且考取护士执照。注册护士是执行整体护理程序的实际操作者，要求具备诊疗技能、管理技能、良好的沟通技能、熟练使用和操作各种医疗器材及计算机等较高技术含量的护理技能等。而开业护士也称高级实践者，至少要取得研究生学历，有四年以上的临床经验，且经过某一领域两年的强化教育培训，其工作为指导监督下级护士工作，同时可从事医生一部分的工作，如体格评定、搜集病史以及开具处方，并进行医疗诊断，从事科学研究等，因此，开业护士要求掌握医疗诊断、管理以及科研等技能。护理行政管理人员承担了医院的各项护理管理工作，内容包括护理标准的制定、质量控制、协调组织全院护理工作等，因此要求掌握管理、组织协调、科研等更多综合及高级的实践技能。由于文化和经济水平的差异，国内外对于临床护士的实践技能的要求标准不一，但其最终的目的均强调护理人员的临床实践技能是护士从事临床护理工作，满足临床工作需要的最基本的护理技能。相比之下，国外对临床护士的实践技能要求更加明确，且不同等级的护士担任不同的工作职责，护理人才尽显其用。而我国各等级护士的工作内容尤其在实践技能方面，尚缺少系统的管理和研究。

与临床护理的发展相比，社区护理的形成和发展在发达国家和地区也有100 多年的历史，对社区护士的实践技能要求有着严格的规定。国际护士理事会（International Council of Nurses，ICN）及加拿大护士协会（Canadian Nurses Association，CNA）明确提出，社区护士不仅要有扎实的专科技能，还须掌握康复、预防保健、灾害护理及环境卫生管理等多方面的综合技能。英国对社区护士的要求一般为三年基础教育，毕业后必须再进行一年统一的社区护理实践技能培训后方能进入社区工作。同时将社区护士分为九个等级，其管理与临床护士一样，每个等级的护士工作内容及实践技能不同，且薪酬水平也不同。护士如要提高自己的等级，必须完成由英国护士助产士协会规定的理论和实践技能时，参加其组织的考试，根据考核结果明确其所在的等级。日本与韩国的社区护理分为公共卫生护理、居家护理和保健护理，因此要求社区护士要掌握诊疗处置、康复护理、心理护理、用药管理、预防保健、健康教育、康复诊疗、照护护理等技能后方能从事社区护理工作，且对社区护士的实践技能要求远远高于临床护理。

我国社区护理开展时间较晚，相比国外完善的社区护理服务体系，高标准的社区护理岗位要求，以及在实践技能方面的严格规定和成熟的管理体制而言，我国目前面临着建设高质量的社区护理服务团队的严峻任务。我国社区护士大多未接受过系统、全面的社区护理知识和实践技能培训，岗位准入门槛较低，上岗前缺少系统的知识及实践技能培训，以及缺乏统一的分级管理，且多数社区护士来自临床，以临床专科疾病护理为主，社区护理与临床护理的服务内容的差异性在具体实践中仍未引起重视，尚不能完全满足我国社区护理建设的现实需求。

2. 国内外护理人员实践技能的培养模式

（1）我国护理人员实践技能的培养模式。

目前，我国对在校护生的培养大部分仍采用传统的"三段式"课程分配模式，包括早期的基础专业课程及公共课程、中期的各门护理综合专业课程、后期集中到医院进行临床实习。虽然有的课程在专业学习期间会安排见习，但多数时间较短（一般为两周），对实践技能的培养并未发挥关键作用。由于护理专业课程较多，很多学生在课程结束后容易忘记，同时又与临床实践时间间隔较长，无法达到满意的理论与实践相结合。近年来，我国研究人员针对护生的实践技能培训内容及培训方式进行了一系列的研究。如我国研究者邓伟通过对各类护理技能临床重要性及执行频率进行调查，并运用德尔菲专家咨询法，构建了护理专业本科生核心护理技能体系，包括基础护理技能、基本重症及急救护理技能、专科护理技能、中医护理技能四个一级条目及 27 个二级条目、155 个三级条目，通过完善在校学生临床实践技能的培养内容，满足未来临床护理岗位的实践需求。常晓晓等人对护生的实践技能培养进行了相关研究，在临床中采用"医学模拟教学模式联合问题为导向教学法"，可以加强护生的实践操作技能的熟练程度，提高护生的实践技能成绩以及患者对护生的满意度。

对于临床护士，我国近年来开始关注临床专科护士的培养。临床专科护士（clinical nurse specialist，CNS）是具有某一专科领域的临床实践经验，经过一段时间的理论和实践技能培训，获得相应的专科护士资格证书，能够熟练运用所学的专业技术，为服务对象提供专业化护理服务的专家型临床注册护士。我国研究者根据不同的专科特点，对专科护士的临床实践技能培养内容进行了更加详细的划分。如急诊科和肿瘤科，由于其工作具有突发性、多变性和复杂性，不仅要求护士有综合全面的专业知识，同时要掌握更多精、准、稳的实践技能，如魏红侠等人明确了以"实践技能为核心"的肿瘤专科护士的培训内容，包括 PICC 维护技能、护理查房、患者健康教育、临终关怀技巧、化疗药物的配置等综合技能。

（2）国外护理人员实践技能的培养模式。

发达国家的护理学科起步早，发展快，且相对成熟，具有综合化和全面化的趋势，并注重理论与实践结合，已形成了较为成熟的临床实践技能培养模式。美国高等护理教育协会（American Association of Colleges of Nursing, AACN）在 1986 年颁布了美国高等护理教育标准，经历了多次的修改和完善后，2008 年确定了最新的培养标准，其中明确要求护理本科毕业生的培养应该具备 18 项临床护理实践技能，包含基础护理操作技能、专科护理技能和急救护理技能等方面的实践技能，并将该标准作为美国护理人员临床实践技能教学的框架，为各护理院校培养护理人才提供参考依据。发达国家在本科护生实践技能培养模式中，与我国最大的差别是实习的差异。国外一些院校为提高学生的实践技能，提倡早期接触临床，实验课、见习和实习课程安排较多。美国尤其重视护士的实践技能培养，如匹兹堡大学从学生入学第一年起就开始让他们接触临床实践，除在校期间的理论课和实践课以外，还根据课程目标安排临床实践，由浅入深，逐步增加学生的实践技能。波士顿的东北大学，在社区护理课程学习中注重培养"多学科技术"，社区护理实践的比例也高达 50%，在培养社区护士的实践技能方面起到了关键作用。

另外，澳大利亚、加拿大、日本等国家的实践课程的比重也比较大，理论课和实践课交叉进行，实习贯穿于整个课程中，按照学习单元进行，内容主要包括住院患者护理、精神护理、社区护理等，例如，学生在学习了社区护理以后，就去当地社区实习一个月。学习了精神病护理学以后，就去当地的精神病医院实习一个月。这种模式更有效地使专业知识与理论相结合，大大加强了护生实践技能的培养。有调查显示，有些国家在专业学习第一年的下半学期末会安排学生对患者进行直接护理。在此之前，学生必须掌握基本的实践技能，而情景模拟训练则成为培养学生实践技能的主要模式。在一些国家，必修的实践训练时间要求为 2300 小时，而情景模拟时间必须为其中一部分，如英国规定学生情景模拟时间可达 300 小时，甚至有些国家的情景模拟占临床实践教学的 15%。同时，国外注重社区护士的专门培养，分为家庭保健护士以及公共卫生护士等，如在培养家庭保健护士的过程中，学生首先要进行理论知识的学习和操作技能的培训，然后跟随老师进行真正的家庭访视，老师将一些适宜的家庭护理工作分配给学生进行独立操作，在这个过程中，老师全程参与并随时对其进行指导，在实践结束后由老师组织案例教学查房，通过小组讨论来促进每个学生的学习，增强并巩固学生的知识和实践技能。

对临床护士培养方面，国外近年开始兴起某一专业领域的临床护理专家，除了要求具备研究生以上学历并修满要求的学分，还需进一步的专科实践技能训练，将更多理论的和以研究为基础的实践技能运用于具体的护理岗位，向患者提供比一般护士水平更高的护理服务。相比较我国的专科护士而言，其培养内容更加广泛，不仅要具备专科护士所具备的专业实践技能，同时还要具备护理管理、制订护理计划、协调以及护理科研等技能。

综上所述，我国对护理人员的实践技能培养模式尚处于探索阶段，虽然研究人员对临床护士和社区护士的实践技能培养模式进行了一系列的研究，并取得了一定的成效，但在培养内容方面仍然仅关注基础的操作技能，较少关注综合技能，且尚未形成统一的培养模式，尤其我国尚未开展专门针对社区护士的培养，大部分采用统一的培养模式，缺乏完备的教育培训体系，仍存在诸多如实践技能缺乏、无法满足社区护士人才需求等问题。

3. 国内外社区护理模式与工作模式

（1）国外社区护理模式与工作模式。

国外社区护理模式主要包括以下四方面。

第一，纽曼"系统模式"。纽曼于1972年提出的系统理论认为，人是一个开放的整体，是由多方面组成的，包括生理、心理、社会文化、生长发育和精神信仰等。人与环境不断地相互作用，而健康是系统的各个组成部分相互和谐的稳定状态。而护理则是一门以减轻压力源对护理对象造成的危害，从而保持护理对象系统的健康稳定为任务的专业，它运用一定的护理措施协助护理对象获得并维持最佳的健康状态。

第二，"与社区为伙伴"模式。1986年，安德逊、麦克法林与赫尔登以纽曼的"系统模式"为基础，总结出了"与社区为伙伴"的概念框架。该模式的护理目标是使社区个人、家庭和群体获得并维持平衡与健康，主要对象是社区人群，护士的角色是控制并协调好压力源，尽量减少压力源对社区人群健康的影响。实行护理措施的重点在于充分运用护理程序的方法，减少潜在的或现存的社区健康系统的失衡性，运用三级预防的护理措施，增强社区对不良压力源的防范能力，从而减少其对社区人群健康的影响。

第三，"公共卫生护理概念"模式。该模式由怀特于1982年提出，它将公共卫生护理的概念与优先次序、护理程序及影响社区人群健康的因素结合起来，强调社区护士在为社区人群提供服务时必须首先了解影响个人或群体健康的因素。其次，社区护士在制订社区护理计划时应按照护理诊断的优先次序实行预防、促进和保护。最后，在实施护理措施时，应结合公共卫生护理常用的三种措施：教育、工程、强制。该模式要求社区护士应从公共卫生的角度，应用护理模式为社区人群服务。

第四，"以社区为焦点"模式。该模式是斯特诺普与兰开斯特在健康促进概念的基础上发展而来的，主要包括六个步骤。第一步，与个案建立"契约式的合作关系"，让护理对象了解社区护士的工作内容与目标，其中，第二至六步护理模式，这五个步骤基本相同；第二步，评估社区群体的人口学特征、自然环境和社会环境；第三步，确定社区压力源与压力反应以后做出护理诊断；第四步，在决策护理计划时应遵循三级预防的原则来制定护理措施；第五步，在将护理计划付诸行动的同时，需调动社区、个案的主动性和积极性，让其主动参与；第六步，完成评价。

不同国家社区护理工作模式内容。①社区护理很早就得到了美国社会的认可，约有 1/3 的护士从事社区护理工作，且主要是临床经验丰富的高年资护士。美国社区护理工作内容主要包括公共卫生护理和家庭护理。公共卫生护理包括所有的预防保健服务；家庭护理包括所有居家病人、临终病人的护理和对家属的指导。另外，社区护士还参与三级预防的实施。②英国是社区健康服务的发源地。随着社区卫生服务的发展，出现了全科医生、社会工作者、社区护士的专业分工，但社区服务工作主要由社区护士完成。为了培养独立的工作能力，社区护士需在接受三年护理专业教育的基础上再进行一年的社区护士实践技能培训。英国社区护理的工作内容包括家庭保健、心理卫生、残疾人照顾、健康教育等。在社区护士和其他医疗卫生人员的配合下，英国的社区健康服务的范围逐步扩大、服务内容逐渐增多，保证了医疗服务系统的有效性、安全性与专业。③日本的社会老龄化居世界前列，因此，重视老年保健是日本社区护理服务的显著特点，而大量的社区服务都由社区护士承担。在日本，社区护士的资格认定需满足两个条件：一是取得注册护士资格证；二是必须专修一年的社区护理专业课程并通过国家统一考试。日本社区护理包含了针对个人、家庭的居家护理和针对社区群体的公共卫生护理两个方面，二者组成了集预防、健康教育、康复、保健、基础医疗和照顾护理为一体的社区护理服务体系。总之，国外发达国家的社区护理起步早，均具有组织结构合理、严谨，工作内容多样，覆盖面广，社区护理人员职责明确、分工协作等特点，深得居民信任，值得我国借鉴。

（2）国内社区护理模式与工作模式。

我国尚未研究出适合本国国情的社区护理模式，通常都是借鉴和引入发达国家的社区护理理论。经过近几年实践模式的发展，主要有以下四种社区护理工作模式。

第一，"家庭病床"模式，形成于 20 世纪 50 年代，在国家政策的支持和推动下，于 20 世纪 90 年代末加快了发展的步伐。此模式通过社区家庭病床、门诊、街道老年学校及社区服务中心等形式为社区人群提供各种诊疗、理疗、康复指导、心理咨询和健康教育等服务。"家庭病床"模式作为社区卫生服务的一种重要形式，具有方便、廉价、优于住院环境等优势，为广大社区群众所接受。但其又面临管理不规范、服务队伍素质不高、药物不良反应发生率高等问题。

第二，"学院—社区"模式，源于美国，是集社区护理服务、护理教育和护理科研于一体的新型社区护理工作模式，其特点是将社区卫生服务与教育结合起来，为护理学创造研究环境。北京大学护理学院创建的北京西三旗社区护理服务中心在借鉴国外成功经验的基础上，建立了基本的工作体系，服务得到了居民的认可，同时完善了社区护理教学体系的建设。

第三，特殊人群的社区护理工作模式，主要针对老年人、妇女、儿童、慢性病患者和残疾人等特殊群体。政府为保障其医疗权益，已出台多项政策。对65岁及以上的老年人，社区卫生服务机构要每年提供一次健康体检、健康咨询指导和干预的服务，切实维护妇女和儿童的权益，做好妇女常见病、高危孕产妇的筛查和诊疗，以及儿童保健和计划免疫工作，安排专人、专项资金对慢性病患者和残疾人建立健康档案，及时根据病情变化调整治疗方案。

第四，社区卫生服务模式，在2006年国务院颁发的《关于发展城市社区卫生服务的指导意见》及其九个配套文件的政策推动下应运而生。作为新时期社区护理发展的一种重要形式，社区卫生服务为社区居民提供集预防、康复、保健、医疗、健康教育和计划生育于一体的服务，并且这些服务具有公益性质，不以营利为目的。陈琼英在对我国社区卫生服务体系建设28个重点联系城市的基线调查结果显示，我国已建成社区卫生服务中心2127个，规划建成率达74.68%，街道覆盖率为77.71%。尽管如此，我国社区卫生服务仍旧面临缺乏稳定的补偿机制、政策落实不够、财政支持不足等问题。

4. 国内社区护理服务及社区护理工作模式存在的问题

（1）社区护理服务存在的问题。

经过近几年的发展，我国的社区护理服务已有长足的发展，北京、上海、深圳、广州等大城市的社区护理服务开展较好，但仍存在各种问题：①李荣等的调查显示，深圳市居民对社区护理服务的认可度较低，仅18.7%的居民会主动选择到社区卫生服务中心看病，有76.8%的居民认为社区护士的工作就是打针和静脉输液；②吴欣娟等在对北京市的调查中发现，社区护士工作中，基础护理所花的时间占40.1%，而健康宣教仅占5.7%，说明目前社区护士的工作重心仍旧以基础护理为主；③杨桂香的研究则表明，社区护理服务主要为医疗护理，社区预防、健康教育、保健、康复等服务开展相对较少，无法体现社区护理服务"六位一体"的功能。

我国的社区护理服务仍以患者为中心，护理观念仍停留在以疾病为中心的院内服务，而不是以健康为中心的社区家庭护理。护士对自身素质的提高缺乏紧迫感，工作范围局限在家庭访视，工作项目局限在测血压、静脉输液、肌肉注射、送药、体检等。而在社区健康教育、咨询、行为干预、社区人群保健等方面参与很少。家庭护理工作和服务范畴存在局限性，缺少对家庭的全面评估和对潜在问题的关注，服务模式单一。它主要的服务对象仅为慢性疾病患者和老年人，对于健康人及亚健康状态的人群、孕产妇和儿童的服务较为欠缺。社区人群保健意识不成熟，主要体现在两个方面：①我国是一个人口大国，人口密度大，经济相对落后，大部分地区群众生活水平低，平均受教育程度比较低，人口的整体素质不高，防病及保健意识淡漠，卫生习惯较差。因此，社区护理还缺乏一定的社会认可和理解。②部分人群对护士的价值并不能真正理解，尤其对社区护士独立自主的护理服务持怀疑态度，不能理解社区护士促进人群身心疾病康复和维护人类身心健康的价值。

（2）社区护理工作模式存在的问题。

当前，我国社区护理工作模式主要存在三个方面的问题：①组织结构方面。缺乏规范的行政管理制度，尚无独立的社区护理管理体系。社区护理人才匮乏，普遍存在学历低、素质差的问题。社区卫生服务体系不完善，未形成与上级医院的良性合作与分工。②工作内容方面。我国社区护理的工作内容较局限，社区护士的工作重点依旧还是临床基础护理，而社区预防、保健、社区康复等工作开展较少。③工作方法方面。工作方法单一、不灵活，社区护士运用最多的还是针对个人的护理程序的工作方法，而针对家庭的居家护理、针对社区群体的社区健康教育的工作方法则使用得较少。

（3）我国社区护理工作模式的发展方向。

结合近几年国家政策导向，现有的社区卫生服务机构主要依托政府举办的一、二级医院和国有企事业单位所属医疗机构，再加上国外发达国家的成功经验，我国社区护理可以采用社区卫生服务模式下的实践操作模式，具体包括：具有科学的行政管理制度和社区护士准入标准的组织结构，预防、医疗、保健、康复、健康教育及计划生育"六位一体"的社区护理工作内容以及运用护理程序的社区护理工作方法。发展我国社区护理的对策包括四个方面：①更新传统观念，正确认识社区护理。转变观念是做好社区护理的保证，社区护理人员应从思想上根本转变以疾病为中心的工作模式，把人看成生理的、心理的、社会的整体，从而适应生物—心理—社会医学模式的要求，使服务功能从医疗护理服务向疾病预防、健康促进、维护护理的连续性、协调性、整体化、个性化服务转变。服务对象由患者转向整个群体，服务形式转向预防型为主，服务流程转变为系统的整体化护理。②建立合适的社区护理模式，增强社区护理职能。作为一个社区卫生服务中心，不能只停留在疾病的普查、预防接种等工作上，对社区居民健康的指导、促进作用也应加强。积极开展健康教育，指导居民形成健康的生活习惯。③对社区护理进行严格管理。社区护理具有高度的自主性和独立性，尤其是从医院进入社区走进家庭提供医疗服务时，一方面因条件简陋操作难度大。另一方面，护士可能会因忙碌、疏忽等造成意外。因此，要特别加强对社区护理的管理，不仅要求社区护士加强责任心，熟练掌握操作技巧，还要制定相应的质量规范，包括医疗、护理、药品等的质量管理，才能从根本上避免医疗事故、纠纷的发生。④寻求政策上的支持。争取提高社区护理人员的待遇，在家庭护理、健康教育及护理技术操作等项目上应有相应的法规、政策的保障，以激发社区护理人员的积极性、创造性。

（五）我国社区护士实践技能的发展对策

1. 加强社区护士实践技能的培训

我国各地区社区护士的实践技能普遍处于中等偏下水平，尤其是评判性思维能力及专业发展能力较为欠缺。随着现代医学模式的转变及分级诊疗的推进，社区卫生服务中心的功能不断拓展，社区护士承担的角色越来越多，这对其综合护理能力也提出了更高的要求，社区护士也将面临更大的挑战。由于我国社区护士学历教育体系不完善，开展系统、规范化的社区护士培训是提高社区护士能力、提升社区卫生服务质量的有效途径。《全国护理事业发展规划（2016—2020年）》明确提出："十三五"期间，要重点加强新入职护士、专科护士、社区护理护士、助产士等人员的培训，提升其护理服务能力和管理水平。因此，各地应重视社区护士培训，并根据当地社区护士的能力现状及社区护理工作需求制定有针对性的培训方案，使其了解社区护理新理论及进展，掌握护理科研及管理的基本方法，有效提高其实践技能。

2. 建立分层次规范化培训体系

目前，社区护士培训方式多为护士集体培训，由于社区护士层次参差不齐，集体授课培训忽略了不同层次护士的特点与需求，使培训内容及形式缺乏针对性，导致护士培训积极性不高、培训效果较差。不同层级的护士在社区承担的工作有所不同，所需的专业知识技能也有所偏差，因此，针对新护士，应开展规范化岗位培训，使新护士掌握社区护理基础知识及技能，了解社区护理工作的特点，使其能够胜任社区工作。而骨干护士的社区护理工作经验较丰富，基础知识和技能已掌握，应开展实践技能培训，使其评判性思维能力、专业发展能力、社区护理实践能力等各项实践技能均得到有效提高，同时可选择多样化的培训方式，如小组讨论、案例分析、家庭访视等，提高护士的培训参与度，加强培训效果，从而使其更好地开展社区护理工作。

3. 构建标准化社区护士实践技能的评价工具

目前，我国科学性和适用性较好的护士能力测评量表是刘明制定的《中国注册护士核心能力量表》，但由于社区护理和医院护理在服务对象、工作性质、工作内容等各方面均存在较大差别，该量表并不适用于我国社区护士实践技能的测评。针对社区护士的实践技能，我国学者也构建了多个测评工具，但均缺乏量表的信效度评价，且都未经过大样本的验证，因此，应根据我国社区护士的实践技能要求，构建科学性和适用性较好的社区护士实践技能测评工具，以有效评估社区护士实践技能现状，并提出针对性的措施来提升社区护士的各项实践技能。

二、社区护士实践技能评价指标体系的构建研究

迄今为止，国内外对社区卫生服务综合评价的范围、内容和指标体系尚未形成广泛共识。许多专家对此从不同角度提出了不同的评价范围，而社区护理的评价指标体系也同样处于探讨之中。国外有关护理评价体系的研究，其理论框架主要涉及以下两种：一种是 1969 年美国学者 Donabedian 提出的"结构—过程—结果"模式，认为评价可以从结构、过程、结果三个方面进行。它对目前世界各国的护理评价影响较大。这一模式在 20 世纪 80 年代和 90 年代初期成为各国建立护理质量与评价的主要理论基础。在同一时期，国外学者结合系统论对这一模式再次进行了探索，认为结构、过程和结果是构成一个完整系统的基本要素，缺少其中任何一个要素，其护理评价都不完整。另一种是 20 世纪 90 年代后期，国外学者将 Evans 和 Stoddard 的健康模式与 Donabedian 模式相结合，形成一个新的概念模式用于护理评价。该模式提出护士、服务对象、环境、健康和疾病、护理结果五个重要概念，解释了护士角色要求、服务对象特征和需求、护理和服务对象环境要求、健康教育管理、疾病管理以及最终护理效果。这一模式多用于美国社区和家庭护理质量标准和评价体系的建立。我国护理评价指标体系起步较晚，且以临床护理评价指标的研究者居多。

目前，国内针对社区护士能力评价指标的研究较少，其中较为全面的评价指标主要包括社区护士灾害应对能力评价指标体系、社区护士核心能力评价指标体系和社区护士实践能力评价指标体系三种。

（一）社区护士灾害应对能力评价指标体系

1. 国内外社区护士灾害应对能力的研究现状

世界卫生组织提出，任何能导致设施破坏、经济严重受损、人员伤亡、健康状况及卫生服务条件恶化的事件，当其规模超出事件发生社区的承受能力而不得不向社区外部寻求专门援助时，即可称为灾害。由此可见，社区自身的防御能力、自救能力和承受能力的强弱是判断灾害是否形成的重要因素。社区在社会发展、疾病预防等方面的地位突出，各级社区医疗服务机构的医护人员可通过组织有效防御、自救、互救、后期减灾等活动增强社区的减灾能力，社区护理人员更是减灾的核心力量。

（1）国外社区护士灾害应对能力的研究现状。近年来，美国已充分认识到社区护士灾害应对能力的作用，较深入地对如何发展和培训社区护士的灾害应对能力进行了系列研究，其研究的主要特点如下：

一是制定了公共卫生人员灾害应对核心标准。2005 年，美国哥伦比亚大学护理学院卫生政策中心在美国疾病预防控制中心的资助下，以生物恐怖和突发事件的应对为目标，制定出世界上第一个针对公共卫生工作人员在灾害应对方面应具备的能力标准。它主要包括清楚本人在突发事件处理中的作用和职责，以及超越本人职责事件的正确应对措施，熟悉突发事件应急指挥的工作流程及应急预案。除上述基本要求外，该标准还特别指出公共卫生人员必须清楚本人在应急处理的知识、技能和工作职权等方面的局限与不足，且知道如何弥补，能正确使用突发事件信息沟通设备并与相关机构、新闻媒体、公众进行有效沟通，能识别突发事件发生前的异常征兆，并能采取正确的应对举措。最后，该标准还要求公共卫生人员在灾害应对中不能拘泥于规章，鼓励采用创新而灵活的思维方式应对突发事件带来的各种挑战。

二是明确了社区护士综合应急能力标准。2007 年 10 月 29 日，美国公共卫生预备委员会（Public Health Preparedness Committee）进一步针对社区护士在灾害紧急应对中的任务发布了州护理主任协会意见书（Association of State and Territorial Directors of Nursing Position Paper，ASTDN），明确提出社区护士必须具备 12 种应急能力。除与哥伦比亚大学制定的公共卫生工作人员灾害应对能力相似的熟知公共卫生在灾难应对中的作用、突发事件应对机构指挥系统、当地突发事件应急预案，明确并履行自身在灾害应急处理中的职责，能正确使用各种仪器设备，明确自身在紧急救援中的局限，能进行有效的沟通、辨识灾害来临前的各种异常征兆外，还特别指出社区护士应持续参加继续教育课程，不断获取和更新灾害应对领域的前沿知识，积极参与灾害应急预案的编制和日常操练，并对演习进行科学的评估。

三是呈现按灾害应对阶段进行分段研究的趋势。除政府和相关研究机构制定出一定的标准外，不少专家更深入研讨了社区护士在灾害应对各阶段应该具备的各项能力。Polivka 等提出社区护士在灾害的预防、反应及恢复三个阶段应具备 24 种不同的应对能力，分别是准备阶段九种，主要聚焦于个人防备、理解与灾害相关的关键术语和概念，以及防备阶段的任务、熟悉卫生部门的应急预案、抗灾通信设备及社区护士在灾害阶段的职责等方面。反应阶段应具备的能力包括需求引导的评估、调查监督、救治分类、风险沟通和大批伤员转运分配技能等。恢复阶段则包括参加总结汇报、修订应急预案、努力协调灾害对居民心理健康和公共卫生产生的不良影响等七种能力。

四是强调以研究结果为导向开展继续教育。2008 年 2 月，社区保健护理教育者协会（Association of Community Health Nursing Educators，ACHNE）针对社区/公共卫生护理教育者的需求，发布了灾害防备教育任务的白皮书。Stanley 等在此研究基础上对社区护士灾害应对的教育课程进行了初步探索，提出对社区护士灾害应对能力的继续教育应涵盖包括集中经验学习和课堂讨论在内的至少 50 个学时的课程。在过去五年中，美国公共卫生保健人员接受灾害应对教育意识大幅度增强，注册护士也拥有了更多机会参加有关突发事件和灾害应对的课程学习，该做法值得我国灾害护理工作者借鉴。

（2）我国社区护士灾害应对能力的研究现状。目前，我国的灾害护理研究尚处于起步阶段，各方面的研究均较薄弱。对于灾害的分期常按灾害发生的进程划分为三个阶段。将灾害尚未发生前需进行灾害应对教育和培训的时期称为"防备期"，将灾害发生时及灾害发生后的短期内所进行的对灾害的紧急救护和救命的阶段称为"应急处置期"，之后的灾区重建阶段则称为"恢复重建期"。2003 年，延边大学护理学院在美国 Mercy Corps 的资助下，与美国霍普金斯大学（Johns Hopkins University）保健学院联合启动了"急救及灾害应对能力培训"国际培训项目，将吉林延边地区的 8 个县市视为大社区，对各级医院的医护人员进行了灾害应对相关培训。李春玉等指出，仅对医院内的医护人员进行相关灾害护理培训远远不够，还应重视社区卫生服务中心（站）及基层医疗机构医护人员的培训，只有这样才能使社区具有良好的防灾、救援护理能力，从而有效减轻灾害的不利影响，挽救更多的生命。但我国对社区护士在不同的救援时期应该承担的救援任务和职责缺乏统一的标准和一致的看法，针对灾害不同阶段社区护士应该具备的不同能力的研究也基本处于摸索阶段。

目前，我国对护理人员灾害应对能力研究较少，且研究重点大多集中在应急处置期，主要研究内容则大多局限于检伤分类、心肺复苏、气管插管、清创缝合等一些"灾害应急处置期"的现场急救技术及相关培训内容需求方面，极少涉及灾害尚未发生时护士在"防备期"的相关知识储备、相关教育培训以及"恢复重建期"的灾后卫生管理等方面的能力要求，且大多仅着眼于医院内培训，忽视了社区护理人员在"防备期"及"恢复重建期"这两个阶段在灾害应对工作中起到的至关重要作用，对于社区护士在"防备期"及"恢复重建期"应该具备的能力的研究尚处于空白阶段。

2. 社区护士灾害应对能力评价指标体系构建依据

（1）理论依据。社区护士灾害应对能力评价指标体系在参照国内外医护人员灾害应对能力、应急救援能力、创伤救治能力等评价研究的基础上，结合我国社区护士工作的具体情况，主要遵循以下四点：①以社区卫生服务机构在我国灾害应对工作中的作用为前提；②以社区护士在灾害应对工作中的职责为基础；③以探讨社区护士灾害应对能力为焦点；④以评价指标体系的科学性、适用性为目标。

（2）构建原则。灾害应对工作十分复杂，对其进行评价时涵盖的评价内容也较广泛，任何单项指标均无法全面体现一个社区护士灾害应对能力的水准，即便采用多指标综合评价，也会存在评价指标信息重叠、交叉的现象。

一是完整性原则。即依据社区护士在灾害应对工作中所承担的角色和职责，尽可能找出评价社区护士灾害应对能力的主要指标，使构建的评价指标体系能够全面体现社区护士应对灾害所需具备的各项能力。

二是科学性原则。即要求各项指标与评价目标相一致，并符合社区护士灾害应对工作的实际情况。在建立评价指标体系过程中，需充分注意指标的相关性、层次性问题，按照分类、分层次的方式来构建指标体系。同时必须注意，同一类同一层次指标间应该不相容，同一评价系统中指标不能重复，且具有可比性。本课题的研究对象是人，评价多采用定性指标，因此，本评价指标体系本着尽可能避免指标间相互关联的原则制定。

三是客观性原则。它是指在选取指标和制定指标标准时应该实事求是，注意掌握指标体系在结构和内涵上的客观正确性，每个指标如实反映所需评价的社区护士特征的客观本质。

四是可测性原则。即要求所设计的指标体系，其末级指标具有可测性，能使评价者知道如何去判断并易于给出评价意见。

五是简捷性原则。复杂的指标体系不仅会增加评价的难度，还会使评价的精确度降低。简捷性原则就是要求在满足完整性的前提下，尽可能减少指标的数量。这样既能避免繁杂、突出重点，使评价抓住关键，又能减少工作量，提高评价工作的可操作性。国内外研究表明，选择 6～8 项评价指标比较合适。

3. 社区护士灾害应对能力评价指标体系构建的内容

杨雅娜等学者将"社区护士灾害应对能力"的含义界定为：社区护士在灾害发生的三个阶段即预防准备期、应急处置期和恢复重建期发挥防灾、减灾、消灾作用需具备的特有的知识、技能和素质。在结合文献研究的基础上，经过三轮 Delphi 专家咨询后，结合层次分析法所构建的社区护士灾害应对能力评价指标体系共包括六个一级指标和 35 个二级指标，分别为：①知识储备，包括灾害基础知识、灾害医学知识、灾害相关社科知识、灾害应急预案知识。②危机评估能力，包括社区脆弱性分析能力、危机识别能力、救援需求引导能力、工作环境危险性评估能力。③应急处置能力，包括检伤分类能力、转运救护能力、现场急救技术、自我防护能力、急救物资使用能力、病情观察能力、快速反应能力、应变能力、护理决策能力、信息收集能力、信息沟通能力、急救文书书写能力。④心理应激能力，包括灾害认知态度、自我心理调适能力、寻求社会支持能力、心理干预能力。⑤灾后疫病预防能力，包括卫生宣教能力、预防接种能力、疫情报告能力。⑥个人素质，包括道德品质、身体素质、协作能力、人际沟通能力、工作角色认知、终身学习意识、获取知识能力、知识运用能力。

该项研究还根据社区护士灾害应对能力评价指标体系末级指标内涵编制社区护士灾害应对能力调查问卷,采用随机整群抽样法对重庆市主城区八家社区卫生服务中心的在职并从事社区护理工作超过五年的注册护士进行问卷调查,应用内部一致性系数、复测相关系数、因子分析等方法对评价指标体系进行信度和效度验证,通过单因素方差分析、T-检验等统计学方法初步探讨社区护士灾害应对能力的组间差异,结果显示,不同年龄、工作年限、学历层次、职称和科室的社区护士的灾害应对能力存在差异,且参加过灾害医学救援和接受过灾害护理继续教育培训的社区护士的灾害应对能力显著高于无救援经验或无培训经历的社区护士。

(二)社区护士核心能力评价指标体系

核心能力又被称作核心竞争力。最初应用于企业,21世纪初引入护理领域,引起护理管理者及研究者的关注。尤其是近几年来,伴随着我国社区护理事业的迅速发展,社区护士核心能力引起广泛关注。社区卫生服务是我国卫生服务领域发展的重点,社区护理是社区卫生服务事业重要组成部分,是我国21世纪护理发展的方向。社区护士承担着社区"六位一体"健康护理服务重要任务,这要求社区护士具备核心能力。社区护士的核心能力水平直接影响社区卫生服务质量,也直接关系到社区卫生事业的发展。

1. 国内外社区护士核心能力研究现状

(1)国外社区护士核心能力研究现状。

1998年,澳大利亚社区护士委员会首先制定了第一版"核心能力"标准,将其定义为"护士在提供基本健康保健时,能处理复杂问题并且熟练应用实践技能的能力",并指出社区护士"核心能力"范畴包括道德规范、健康促进、健康管理等方面。2003年,美国社区护士培训协会、美国护士协会以及美国公共卫生协会联合制定出社区护士"核心能力"的定义:社区护士核心能力是指社区护士应具备的一种综合素质,包括知识、技能、态度和实践等方面。2004年,英国卫生部依据社区护理专家的"能力标准"拟定出普通社区护士的"核心能力"标准,并将其定义为"安全且高效地完成实践工作应具备的技术和能力",现在已经成为英国社区护士注册考核的依据。英国护理界把社区护士的核心能力分为两部分,分别是基本能力与非基本能力,基本能力包括人际沟通能力、对不同人群平等对待、维护人身安全和健康、保障和维护居民安全四项能力。非基本能力包括医疗卫生需求的规划、健康评估、健康教育、健康促进、维护保健设施、社区实践、健康知识的传播、医疗保健管理共八项能力。2007年,加拿大社区护士协会和公共卫生署联合制定出社区护士的核心能力定义:"在工作领域中必须具备的最基本的知识、技能和态度",并且强调社区护士的"核心能力"不但可以提高护士职业水平,而且成为构建课程框架的依据。

（2）国内社区护士核心能力研究现状。

2003年，我国教育部办公厅和卫生部办公厅联合颁布的《三年制高等职业教育护理专业领域技能型紧缺人才培养指导方案》首次正式提出中国护士核心能力的概念：掌握规范的护理基本操作技术，实施整体护理的能力，对常见病、多发病病情和用药反应的观察能力，应急处理和配合抢救急危重症患者的能力，社区、老年护理等专业方向的护理能力。然而，方案并未对具体内容进行进一步的阐述。2006年，刘明等学者在国际护士学会构建的护士核心能力框架的基础上，通过质性研究方法构建出符合我国大陆背景的中国注册护士核心能力框架，并在此理论基础上制定了《中国注册护士核心能力量表》。近年来，我国对注册护士核心能力研究日益增多，包括内、外、妇、儿、急诊、ICU、手术室等，涉及学科较广，形成了不同专科领域的护士核心能力评价指标，但研究手段单一，研究深度不够，主要指标体系尚未达成共识，说明我国护士核心能力研究尚处于初级阶段。目前，国内关于社区护士核心能力的范畴没有统一，国内社区护理专家学者提出了不同看法。李春玉认为，社区护士需具备的能力包括人际交往能力和沟通能力、综合护理能力、独立判断及解决问题能力、预见能力、基本的组织与管理能力、收集和处理信息的能力、应对社区急性事件的能力、获取本专业新知识的能力、促进自身及专业发展的能力、自我防护能力等。刘纯燕等总结的社区护士应具备的能力包括综合分析能力、实践操作能力、人际沟通和协作能力、健康教育能力、计划管理能力、领导决策能力、科研与运用科技能力等。闫冬菊等总结社区护士除了应具备一般护士应具备的护理基本能力外，还应具备以下七种能力：人际交往、沟通能力、综合护理能力、独立判断和解决问题能力、预见能力、组织管理能力、调研和科研能力、自我防护能力。

2. 社区护士核心能力评价指标体系构建依据

（1）理论依据。

第一，核心能力理论。核心能力理论来源于能力理论，该理论源于亚当·斯密的企业分工理论，20世纪20年代马歇尔的企业内部成长论成为该理论的雏形。1990年，Prahalad和Hamel在《哈佛商业评论》上发表了划时代文章——《企业的核心能力》，标志着企业核心能力理论的明确提出。同时，他们还提出了辨别核心能力的三个准则：①价值性，即能创造独特的价值；②稀缺性，即独特性，不可模仿、不可替代的特质，为企业所特有的，没有被当前和潜在的竞争对手所拥有；③延展性，即可给企业衍生出新产品或新服务以满足客户的要求。因此，社区护士核心能力评价体系的构建应立足于社区护士必须拥有的、独特的、能创造出价值的及具备延展性的能力基础之上。

第二，角色理论的中心概念是角色。美国人类学家认为，角色是在任何特定场所合作为文化构成部分提供给行为者的一组规范，是在长期社会互动中完成的。角色理论认为，社会对不同的角色有不同的要求，因此，扮演不同角色所需的能力也会各异。社区护士的角色多种多样，在不同场合、不同情况、不同时间内扮演不同的角色，如照顾者、健康意识的唤醒者、管理者、协调者、研究者以及代言者。社区护士的工作范围与职责要求其灵活运用自己的知识和技能，完成各种角色所赋予的义务和责任。

第三，行为主义认为个体的能力、态度、价值观总是会通过一定的外显行为表现出来，而通过对行为的测量就可以预测个体的工作绩效。基于行为主义理论，当确定个体的行为指标是可以测量和观察时，则该行为指标可用来预测个体的绩效和能力水平。因此，通过评价社区护士行为指标的表现水平即可衡量其核心能力的强弱。

（2）构建原则。

第一，必要性原则。随着我国医疗卫生体制的改革，社区卫生服务已经成为保障百姓生命健康安全的重要部分，在疾病预防、治疗、康复等方面发挥越来越重要的作用。社区护士作为社区卫生服务的主体力量，应具备足够的能力来胜任社区日益繁重而复杂的护理工作。目前，我国社区护士虽有能力满足社区基本卫生服务，但要真正实现社区"六位一体"的服务宗旨还远远不够。因此，培养适应我国社区卫生服务发展需要的、具有核心竞争力的高素质护理人才势在必行。

第二，重要性原则。我国社区护理起步晚，现已步入发展的关键时期。对社区护士核心能力评价的研究对于社区卫生事业的发展具有重大意义，能为社区护士培养模式的构建、社区护理人才的选拔及社区护士绩效考核提供依据。此外，运用合理、规范的评价指标体系对社区护士的能力进行实时评价，还能有效监督和提高社区护士的能力水平，对合理使用和有效管理社区护士将起到积极作用。

第三，可行性原则。对核心能力及社区护理的研究国内外已有诸多文献报道，内容涉及核心能力理论、社区护士的角色、专科护士核心能力的评价标准、社区卫生服务绩效评价指标体系等的研究，为本课题的研究提供了丰富的基础资料。

3. 社区护士核心能力评价指标体系构建的内容

楼艳等学者在文献研究和半结构式访谈的基础上，应用专家函询法进行两轮指标筛选，采用 Excel 和 SPSS 进行数据录入和统计分析，通过层次分析法确立了一、二级指标权重系数，并通过计算专家的积极系数、权威系数和专家意见协调程度等统计指标，对指标的代表性和可信度进行检验，最终确立社区护士核心能力指标体系，该指标体系包括六个一级指标、22 个二级指标和 58 个三级指标，一级指标包括社区实践能力、人际交往能力、评判性思维能力、专业发展能力、法律与伦理实践能力以及管理能力。

社区护理是一项范围较广、所需知识面较宽的工作。社区护士肩负着社区的医疗保健、健康教育、康复指导等重要职责，但是，其最主要的核心工作任务和职能角色还是在社区实践中为居民提供直接的护理服务。研究结果显示，社区护理实践能力的权重评分为 0.3184，为一级指标权重之首。社区实践能力的二级指标权重评分依次为：疾病护理能力、健康促进能力、疾病预防能力、院前急救和灾害护理能力、康复指导能力及计划生育指导能力。社区护士不同于临床护士，他们在工作中面临的疾病种类繁多，这就要求其具备综合、全面的疾病照护能力，针对不同疾病提出不同的护理方案，以满足社区居民的健康需求。健康促进和疾病预防作为社区护理的两大特色是相辅相成的，社区护士掌握着服务对象健康状况的第一手资料，最了解社区居民的健康需求。因此，积极倡导社区人群共同参与制定和实施有针对性的健康促进计划，增强居民对疾病的自我管理，帮助其建立健康的生活方式是社区护士的一项重要工作任务。另外，社区工作中常会碰到一些急症和意外伤害，且我国目前正处于各类灾害和突发事件的高危时期，社区作为社会的一个重要团体，有责任承担防灾、减灾工作，社区护士作为基层医务工作人员，也应担当紧急救护的第一人。社区护士必须具备院前急救和灾害护理能力，在事故和灾害发生时能配合社区医生，采取紧急抢救措施，将社区居民的生命和财产损失降到最低。康复指导能力在二级指标中的权重评分较低，可能与我国社区康复开展时间不长，各方面的工作经验不足，人员素质参差不齐等有关。但是，医疗费用的上涨使越来越多的慢性病和活动受限患者转入社区，对社区康复护理的需求越来越高。因此，管理者还应充分认识到未来对康复护理人才的需求，重视社区护士康复指导能力的培养，社区护士也应注重康复知识的学习和技能的提高，以更好地解决服务对象的实际问题，提高其生活质量，使其尽早融入社会。

（三）社区护士实践技能评价指标体系

1. 社区护士实践技能评价指标体系的构建意义

我国社区护理开展较晚，面临着优化社区护理服务和建设强理论、高技能、厚基础的社区护理专业队伍两大严峻挑战。社区护士大多未接受过系统、全面的社区护理实践技能培训。同时，社区护士的准入门槛也比较低，一般选择对象为取得初级护士执业资格证书的人员，在通过理论考核后，由工作单位自行安排，对其进行短期的岗前培训，未设立统一的培训标准及考核制度。社区护理与临床护理的实践差异性仍未引起足够的重视。调查研究表明，我国社区护士的早期教育和后期实践技能培训体系尚不完善，约一半的人员未参加过系统正规的社区护理工作岗前培训，且目前大部分培训仍沿用临床技能培训的模式和内容。首先，我国社区护士多数为临床转岗人员，以临床专科疾病护理为主，知识结构比较单一，实践技能相对局限，难以适应社区护理综合素质的要求。其次，学历水平和职称较低，缺乏胜任社区护士岗位的综合技能，在角色及功能等方面未能得到全面的体现和发挥，这在一定程度上限制了我国社区护理的发展。因此，构建一套覆盖内容较为科学、全面且符合社区护理发展现状的社区护士实践技能评价指标体系，对社区护士实践技能培训内容的完善、高素质社区护理人才的培养以及社区整体护理服务质量的持续发展有着重要意义。

2. 社区护士实践技能评价指标体系的构建依据

（1）理论依据——角色的概念及基本要素。

"角色"是指个人在社会关系中处于特定的社会地位，并符合社会期待的一套行为模式，也是一定社会关系所决定的个体的特定地位、社会对个体的期待以及个体所扮演的行为模式的综合表现。

从角色含义及其构成的角度而言，角色包含下列六个基本要素。

第一，角色扮演者。社会上没有抽象的个人，只有承担着各种社会角色的个人。在这里，个人是角色的主体者、承担者和扮演者。也就是说，角色是以个人为对象，即指个人因其地位或身份而扮演的角色。有的学者认为社会学所称的角色观念（role concept），是以个人为对象，即指个人在其所占的地位而表演应做的角色，不是指一个团体、一种制度或一个组织的行动而言。现在，有人把角色这个名词用于社团或制度，是一种错误的观念。剑桥产业培训研究部前主任贝尔宾博士（Dr. Raymond Meredith Belbin）和他的同事们经过多年在澳洲和英国的研究与实践，提出了著名的贝尔宾团队角色理论，即一支结构合理的团队应该由八种人组成这样的角色。这是运用角色理论分析团队的一个新的视角，以强调其凝聚力。一个团队通常由不同的角色组成：实干者、协调者、推进者、信息者、创新者、监督者、凝聚者、完善者。在团队中，创新者可以不断地给团队未来的发展、管理以及信息技术方面带来创新。监督者对团队规则的维护、成员之间的正常交流以及管理的成效起到促进的作用。完善者可以使工作逐步完善。对八种不同的角色的研究表明：每一种角色的地位和作用各不相同，但他们的工作都推动着团队走向完美。

第二，社会关系。角色的本质在于人的社会性，是人的一切社会关系的总和。在现实社会生活中，每个人都处在复杂的社会关系之中。这种复杂的社会关系，既是个人扮演角色的重要载体，又是角色拥有一定地位、身份的内在根据。因此，社会关系已成为角色的关键要素。若离开社会关系的总和，就无法理解角色的本质。

第三，社会地位。社会地位是人们在社会关系中所处的位置。人的社会关系是多方面的，因而人的社会地位也是多方面的。每个人在这个系统中扮演一定的角色，便占有一定的地位，并赋予他一定的权利和义务，地位是权利和义务的集合体。

第四，权利与义务。一般说来，角色是成对存在的，即只有两个社会位置上的人相互关联时，他们之间才发生权利和义务的关系。例如，丈夫与妻子、父母与子女、舅父母与外甥或外甥女、教师与学生、干部与战士、管理者与工人、店主与顾客等，像这种成对存在的角色联系在现实生活中还有很多。当然，人们更多观察到的现象是，一个人完全有可能处于与他人的多种联系之中，即一个人可能担当多种角色。即使如此，他们之间也同样要发生权利和义务的关系。义务和权利是相互联系、相互依存的。履行义务是行使权利的前提，行使权利是履行义务的保证。因此，现实的社会要求每个公民在扮演不同角色时，在享有宪法和法律规定的权利的同时，必须履行宪法和法律规定的义务。一个人角色表现是否适当，将直接影响其角色与权利、义务得到认可的程度。

第五，社会期待。角色是社会对处于一定地位的人的行为规范要求。因此，任何一种社会角色实际上是一种社会所期待的行为模式，也是社会群体或组织的基础。帕森斯在《社会行动论》中提出，任何社会都存在着一整套"角色期待"，它规定了社会中每个成员彼此期待着要充当的社会角色。社会则通过奖励和分配系统对角色期待提供保护。社会的角色期待及其保护机制构成了社会价值观念体系，社会价值观念体系具有制约和强化每个社会成员行动的能力，在个人社会行动的选择中使角色期待得以实现。每一地位上的角色所产生的行为并不单纯是某个地位上的社会期待所实现的功能，而是与每一地位相关联的地位网络上的各种社会期待所实现的功能。

第六，行为模式。在长期的社会生活中，各种不同的社会角色往往会形成各自特有的行为模式。同时，处于一定社会地位的个人或群体在扮演角色时，按照一定的规范、权利、义务行事。例如，儿女要孝敬父母、教师要为人师表、医生要救死扶伤、干部要廉洁奉公等。因此，不同的角色在同样情境下面对同样的问题时，却采取不同的行为模式，从而引起一定差别甚至截然不同的反应。这正是凸显了角色行为模式研究的价值。

综上所述，角色的六个基本要素不是彼此截然分割的，而是相互联系、相互制约、相互促进的，有共时性和共在性，在时间和空间上是共同存在和共同发展的。理解和把握角色的要素，一定要牢记其主体性、社会性和规范性，这是极为重要的。

角色的特征主要包括以下八个方面。

第一，客观性。角色的客观性包括两层含义：一是指角色的产生和存在是客观的。任何一种社会角色的产生和存在，都是一种社会文化历史积淀的结果，是社会生产和生活发展需要的结果。人们既不能主观随意地制造本来就不存在的某种角色，也不能主观随意地抹杀本来就客观存在的某种角色。二是指角色的本质及其在社会活动过程中的地位和作用。另外，角色扮演的舞台也是客观的。社会是一个大舞台，家庭是一个小舞台，我们每个人都在大小舞台上扮演着一个或者两个甚至更多个角色。我们扮演的角色不以自己的意愿和意志所左右，它要求我们要适应整个大、小舞台剧情的变化，包括思想、观点和行为。

第二，职能性。有学者认为，角色是指个人在团体中所扮演的职务。从这个意义上说，角色乃是社会对个人职能的划分。角色的职能性，表明个人在社会活动中的地位，在社会关系中的位置，在人际交往中的身份。所有的角色都不是个人主观认定的，而是社会客观赋予的。不同的角色就有其不同的职能性。例如，一个服务员，必须具有热情、耐心、细致的服务态度，掌握一套熟练的服务技能以及丰富的业务知识。服务员的角色有别于汽车司机的角色，这是由双方不同的职能性所促成的。由于角色具有职能性，它具体体现在一定社会位置上个人的存在，具体体现个人一定社会关系和社会活动的内容。因此，角色的职能性是确定个人存在的重要标志。

第三，扮演性。角色的扮演性包括三个方面的内容：①对角色扮演的认知，即指个人要明确学习扮演与其地位有关的角色的意义、效能、情境、清晰度等。②角色扮演的方式，即指个人实际扮演一个角色的方式。例如，一个医生，在病房里表现出令人宽心的举止和说话的态度等。③角色扮演的技巧，即指个人有能力观察不同类型的角色期望，并根据自己的能力强弱，选择角色扮演的技巧，以实现角色期望。

第四，社会性。角色，就其本质而言，是具有社会性的。这是因为，任何一个角色都处于一定的社会关系之中，按照社会、群体和他人的期待扮演一定的角色，并且根据他们对自己角色的概念以及对他人角色的概念的理解而调节自己的行为。不言而喻，调节自己行为的目的，不是为了顺从他人，而是考虑到社会、群体和他人的期待。可以这么说，人们无法离开角色的社会性去认识角色的本质。

第五，多重性。每个人在社会系统中不可避免地处于多种地位之中，每一种地位又都有一个与之相关的角色。因此，每个人扮演的角色，绝不止一种角色，而是许多角色。如前所述，每个人都是一个多种角色的统一体或复合体。社会学称这种现象为复式角色。例如，一个社会工作者可能担当多种角色，如服务提供者、支持者、倡导者、管理者、沟通者、研究者、协调者、资源获取者、政策执行者等。

第六，相对固定性。社会角色通过社会位置具体表现出来。所谓社会位置，是指在团体结构或社会关系中的某种地位。每个角色都不是孤立存在的，都有其对应的角色位置。当个人进入某一位置后，其行为举止就要受社会、团体对此角色预先安排的规矩、准绳所制约。因而，角色位置就呈现出相对固定性。这种角色位置的相对固定性，犹如电影院里的座位，你应该凭票对号入座，而不能坐到其他位置上，至于你在自己的座位上怎样坐，那是你个人的事。

第七，更替性。由于社会的需要、工作的需要、生活的需要，许多人在扮演角色时并不总是固定在某种社会结构、位置上，而是随时在更替自己的角色。彼得·伯杰说："生活在现代社会意味着生活在一个万花筒的中心，角色随时在变。"

第八，复杂性。由于每个人的个性特点、文化素养、生活阅历以及处理问题的方式方法等均不相同，因此他们扮演的角色就会呈现出复杂性的特点。

角色的特征，决定了角色的本质。社会关系像是一张网，而个人是网中的一个结点，每一个结点就是一个角色。一个人在社会中从事的职业、活动愈广，发生的社会关系愈多，其社会身份、地位也愈多。个人角色的复杂性充分表明，现实生活中的人是一切社会关系的总和，每个人都具有由社会关系决定的各种身份、位置。一定的角色，表示了个人的具体社会存在形式，同时也意味着一套由社会具体状况决定，并被公众认可的行为模式。显然，角色的特征将个人社会身份、地位决定的行为固定化。社会存在决定了社会角色，是对个体、群体、社会交互作用的反映，社会生活的丰富性、复杂性、多变性，决定了角色扮演的艰巨性。因此，从本质上说，角色概念是对社会存在的反映，是对社会关系的反映，是对个体、群体和社会交互作用的反映。而这些反映又必然受社会的生产关系、经济关系、政治关系的制约。同时，角色的产生是一定社会文化历史积淀的结果。

20世纪30年代，美国社会心理学家G. H. 米德将"角色"从戏剧中引入到社会学领域，后经研究形成了"角色理论"。该理论强调角色是个人在长期的社会互动中完成的一组行为规范，是在特定的社会环境中依照相应的社会身份和社会地位并按照一定的社会期望，发挥其相应的功能。角色理论的研究领域包括角色行为、角色扮演及角色期望等内容。其中，角色扮演是角色理论的中心概念，是实现社会互动的基本条件。角色行为是个体在进行角色扮演时所表现出来的实际行为，其目标是实现角色权利和角色义务的部分或全部。角色期望是指个体所表现的行为符合他人的期待与要求。社区护士作为社区卫生服务机构中的角色扮演者，需明确自身的角色及功能，灵活运用自己的知识和技能，完成各种角色所赋予的义务和责任，并满足群体和组织的角色期望。

　　国内外许多学者都把角色理论看作社会学、社会心理学的重要组成部分。在美国社会学研究中，角色理论有一定的研究基础，并且建立了一定的体系框架，诸如"结构角色理论""过程角色理论"，有的学者对这两种角色理论的优缺点进行了评价，并且试图把两者统一起来，像美国社会学家乔纳森·H. 特纳在其撰写的《社会学理论的结构》中所阐明的观点，就是一个很好的例证。角色理论之所以有如此大的影响，是由理论本身的性质和特点所决定的。角色理论以其丰富的内涵、独特的解释问题的方法和广泛的适用性深得广大学者的关注，它不仅可以解释一般的社会生活现象，而且特别是在阐释社会行为、分析社会关系以及社会人格的研究等方面均有其独到之处。根据 A. B. 斯基的观点，社会心理学的结构包括如下五个方面：①社会心理学的基本理论；②群体：包括大群体的心理现象（如民族、阶级、社会情绪、时尚与大众传播等），小群体的社会心理现象（如人际关系、群体的心理气氛、角色、头领等）；③团体；④个性；⑤应用问题。

　　由此可见，角色理论是社会心理学的重要内容之一。在我国，彼得罗夫对角色理论的研究正受到社会学界与心理学界学者的热切关注。许多学者发表了有关角色理论的文章，有些学者在其撰写的社会学、社会心理学的专著中，以一节或一章的篇幅，专门论述了角色理论。所有这些，对于角色理论的研究做了有益的探讨。为推动角色理论的研究，促进角色理论的深层建设，我国有些学者自愿组织，联合攻关。例如，1986 年 7 月初由南开大学社会学系牵头组织的"社会角色和认知"协作组正式成立。该协作组的主要任务是研究人所具有的社会角色与他对客观世界、对自身的认知和态度之间的关系。这种研究，对于填补我国社会心理学中的空白，建立具有中国特色的社会心理学体系具有重要的理论意义。另外，对于理解当前存在的一些实际问题，更有效地开展宣传、教育工作，也具有应用价值。

　　第一，有助于分析社会结构及其特征。分析社会结构，少不了"身份"和"角色"这类概念。"身份"只不过是在一个群体内或社会中规定了的位置。正如拉尔夫·林顿指出的，你占有一个身份，就得扮演一个角色。事实上，任何一个人都占有一个以上的身份。这些身份有机地组合在一起能够揭示出一个社会结构的许多特征。例如，2019 年末，我国总人口数达 140005 万人，其中农村人口占 55162 万人，且近五年农村人口不断减少，但城镇人口逐年上升。这意味着我国城镇化比例在稳步提升，社会结构正由以农业为主的传统乡村型社会向以工业（第二产业）和服务业（第三产业）等非农产业为主的现代城市型社会转变。又如，家庭、村庄、集镇、都市、部落、民族、企业、学校、部队、政府以及各种团体，这些都是社会结构的单位。当社会学家在研究社会结构时，"身份"和"角色"成了这种研究的有力工具。以学校为例，我们可以把这所学校分解为各种身份的集合：学生、教师、教研组组长、教导主任、校长以及秘书和其他后勤人员等。然后，我们就可以描绘出一个具有各种身份的人，是如何被期待与其他身份的人进行交往的，进而我们将会描绘出由这些身份和角色所组成的有组织的网络，便是这所学校的社会结构。

第二，有助于解释和预测人们的社会行为。一个社会中对各种角色存有不同的期望，对这些不同期望的了解，就为我们预测某一特定的角色提供了基础。然而，对一个角色来说，不仅仅只有外部期望，还必须包括对外部期望的感受和角色自身的理解。简单地说，角色理论必须以这三个因素为基础，来解释和预测角色充当者的行为。

第三，有助于促进角色学习，提高扮演角色的自觉性。在现实生活中，我们每个人都在扮演与我们身份有关的角色。有的能自觉地扮演某种角色，有的能比较自觉地扮演某种角色，还有的则不能自觉地扮演某种角色。为了使我们每个人更好地适应社会，在社会规定的许可范围内，自主地选择角色身份，自觉地履行角色义务，满足社会期望，就必须进行角色理论学习。

角色理论的学习，主要是指两个方面的学习：一是学习角色的权利、义务与规范；二是学习角色的知觉、态度、情感，以及学习与其他角色的关系、沟通办法、协作方式等。前者是角色理论的"硬件"，后者是角色理论的"软件"。社会角色的学习是一种综合性的学习，要根据个人所占的社会位置来决定自己的角色规范，并在社会实践活动中不断锻炼、不断培养角色技能，从而成为一个合格的社会角色。但是，我们要看到，正像学习文化和科学知识是无止境的一样，社会角色理论的学习也是无止境的。因此，一个人在社会生活中往往担任着多种角色，随着生活环境的改变，每个人所担任的角色也在不断变化，需要不断提高自己的社会适应能力来适应这种改变。

第四，有助于人们重新寻找自己在改革中的角色位置。所谓重新寻找自己在改革中的角色位置，就是要重新认识自己在改革中的地位和作用：一是当前我国由于经济体制改革的深入发展，正在经历着剧烈的社会变迁，大大加快了社会流动的速度，因而使相当数量的社会成员发生了角色变化。二是改革在给全体人民带来巨大利益的同时，也带来了风险和挑战。改革的深化将引起社会各方面的利益关系更加深刻的调整。对不同的人来说，并不是每一项改革措施都能同时使所有的人得到好处。总是有得有失，得益有多有少，有先有后。有些改革措施，还要求人们牺牲暂时的、局部的利益，以换取整体的、长远的利益，而任何利益的获得又总是以义务和贡献为前提的。正是因为如此，才要求每个人重新寻找自己的角色位置，并对这一前所未有的伟大事业承担起自己应尽的责任。

（2）政策分析。研究人员对《新入职护士规范化培训大纲（试行）》《全国护理事业发展规划（2016—2020 年）》《国家基本公共卫生服务规范（第三版）》等相关资料进行了分析，为社区护士实践技能指标体系各级指标的拟定提供了参考依据。

（3）社区护士实践技能及角色功能现状调查。研究人员采用问卷调查的方法对某市 26 家社区卫生服务机构的 200 名在职社区护士进行了调查，调查结果显示，社区护士对自身承担的角色认知偏低，实践技能及角色功能发挥不充分，在未来的社区护理人才的培养与培训等方面，应重视实践技能在角色功能发挥中的重要作用，通过合理有效的培养及管理，提高社区护士的实践技能，使其形成良好的角色认知，充分发挥角色功能，在推动社区卫生服务事业的发展，提升社区护理服务质量等方面起到积极的作用。

基于"角色理论"，社区护士实践技能及其角色功能现状调查结果，参考刘珊珊等人汉化的社区护士角色问卷、刘可仪等人对重庆市社区护士角色功能的研究以及以国外社区护士的七大角色框架等相关研究，对社区护士的角色进行分析，进一步界定其角色及功能（见表 3 - 1）。

表 3 - 1　社区护士的角色及其功能

角色	主要功能
照护者	向患者提供直接的照顾，同时以家庭为单位提供所需的护理服务
康复保健者	向社区病、伤、残者提供有效、可行、经济的康复保健护理服务
健康教育者/咨询者	向社区居民提供生理、心理等方面的咨询服务，并实施科学全面的健康教育，普及疾病预防、保健知识，强化社区居民的防病意识，提高健康素养
健康管理者/组织者	对个人及群体的健康状况进行全面检测，分析、评估及预测危险因素，定期评价社区居民的健康状况，并定期组织社区老年人、慢性病患者等参加健康体检等活动
公共卫生防控者	对重大及慢性疾病进行预防、监控；对食品、药品、公共环境卫生进行监督管理以及卫生宣传、预防接种等
院前急救者	当社区居民突发危重疾病时，社区护士使患者尽早得到救治，分秒必争，提高抢救成功率
居民代言者	积极向上级主管部门反映居民卫生保健方面的需求及健康促进政策方面的建议和意见，促进社区健康水平
研究者	进行护理科研的研究和探讨，解决社区护理难题，提高工作水平，推动社区护理事业的发展

目前，社区护士的实践技能缺乏统一的评价标准。刘赟赟等学者结合社区护士实践技能现状，以"角色理论"为基础，分析目前社区护士的工作特点及所承担的多元角色功能，运用德尔菲法与层次分析法构建一套内容科学、覆盖较为全面且符合社区护理发展现状的社区护士实践技能评价指标体系。该指标共包含五个一级指标、24 个二级指标和 93 个三级指标，参与该指标体系构建的咨询专家权威性及代表性较好，咨询结果可靠。经信效度检验后得出 Cronbach's α 为 0.98，整体指标体系的 CVI 为 0.94，通过信效度检验，显示社区护士实践技能指标体系具有良好的信效度，可作为社区护士实践技能水平的测评工具，也为今后社区护理人才的选择、培训及考核等提供了一定的参考依据。

【参考文献】

[1] 李春玉. 社区护理学：第 4 版 [M]. 北京：人民卫生出版社，2017.

[2] 李春玉. 社区护理实践指南 [M]. 北京：中国协和医科大学出版社，2004.

[3] 孙晓，田梅梅，施雁. 国外社区护士教育培训系统对我国社区护士队伍建设的启示 [J]. 中国护理管理，2012，12（5）：47 – 51.

[4] 高峰，张步耸，刘巍. 浅析当前社区护理发展的现状及创新对策 [J]. 科技经济导刊，2018，26（12）：248.

[5] 陈奖国，杨明莹，李斗艳，等. 我国社区护理发展的现状及对策 [J]. 全科护理，2017，15（19）：2342 – 2344.

[6] 何婷婷，梁文娟，李荣. 基于《新入职护士培训大纲（试行）》的"2 + 1"专科护士培养模式探索 [J]. 护士进修杂志，2018，33（13）：1170 – 1176.

[7] 周春美，吴黎明，吴晓璐，等. 不同社区卫生服务机构护理人员培训需求及培训模式探讨 [J]. 中国全科医学，2013，16（25）：2277 – 2279.

[8] 郑杭生. 社会学概论新修 [M]. 北京：中国人民大学出版社，2003.

[9] 龚雪. 糖尿病专科护士首次认证评价指标体系的构建 [D]. 广州：暨南大学，2014.

[10] 吴从清. 角色论：个人与社会的互动 [M]. 杭州：浙江大学出版社，2010.

[11] Smith CA Maurer FA. Community Health Nursing Theory and Practice [M]. London：W. B. Saudertrs Company，1995：15 – 22.

[12] 马楠楠. 基于"三维质量结构"模式的社区产后家庭访视护理质量评价指标体系的构建与应用研究 [D]. 银川：宁夏医科大学，2016.

[13] 刘珊珊，林蓓蕾，张振香. 社区护士角色问卷的汉化与信效度评价 [J]. 重庆医学，2016，45（34）：4882 – 4885.

[14] 胡雁. 护理研究：第 4 版 [M]. 北京：人民卫生出版社，2013.

[15] Wilkes L, Cioffi J, Cummings, et al. Clients with Chronic Conditions：Community Nurse role in a Multidisciplinary Team [J]. J Clin Nurs，2014，23（5）：844 – 855.

[16] 李冬梅. 医学 PICC 护理质量评价指标体系研究 [D]. 上海：第二军医大学，2012.

［17］ 王淑良. 临床护理专家核心能力评价指标体系的构建研究［D］. 太原：山西医科大学，2016.

［18］ 任雁北. 心血管专科护士核心能力评价指标体系的构建［D］. 济南：山东大学，2016.

［19］ 李丽荣. 合作学习模式在临床护理技能培训中的效果评价［D］. 吉林：吉林大学，2008.

［20］ Bjork IT, Kirkevold M. From Simplicity to Complexity：Developing a Model of Practical Performance in Nursing［J］. J Clin Nurse，2000，9（04）：620－631.

［21］ 梁小芹. 护理本科毕业生核心护理技能体系的构建［D］. 北京：北京协和医学院，2010.

［22］ 邓伟. 护理专业本科生核心护理技能体系的构建及研究［D］. 杭州：浙江中医药大学，2016.

［23］ 涂姝婷. 重庆市社区卫生服务机构护理工作环境现状及影响因素研究［D］. 重庆：重庆医科大学，2018.

［24］ 谭小红，张敏敏，廖敏. 护士岗位绩效等级管理方法及效果研究［J］. 重庆医学，2017，46（11）：1568－1570.

［25］ National Institute for Clinical Excellence. Patient Experience in Adult NHS Services：Improving the Experience of Care for People Using Adult NHS Services［J］. NICE clinical guideline，2012，1（3）：138.

［26］ 杨艳. 基于岗位胜任力的临床护理人员能级管理研究［D］. 西安：第四军医大学，2015.

［27］ 夏力劲，屠翡翡. 英国社区护理体系对于提升我国社区护理水平的启示［J］. 临床医药文献电子杂志，2017，4（19）：3631－3632.

［28］ Sowan NA, Moffat, Sharon G. Creating a Mentoring Partnership Model：A University Department of Health Experience［J］. Family and Community Health，2004，27（04）：326－337.

［29］ Hutton Al, Veenema TG, Gebbie K. Review of the Inter－national Council of Nurses（ICN）Framework of Disaster Nursing Competencies［J］. Prehospital &Disaster Medicine，2016，31（6）：680－683.

［30］ Ren W, Liu Y, Qiu Y, et al. Development of General Practice Education and Training in China［J］. Chin Med J（Engl），2014，127（17）：3181－3184.

［31］ 魏小雪. 国际适用型本科护理人才培养目标体系的构建与课程设置的研究［D］. 广州：南方医科大学，2014.

［32］ 常晓晓. 医学模拟教学模式联合问题为导向教学法对心血管内科护生实践技能与理论知识考核成绩的影响［J］. 中国地方病防治杂志，2018，33（4）：467－469.

［33］ 王淑良. 临床护理专家核心能力评价指标体系的构建研究［D］. 太原：山西医科大学，2016.

［34］ 魏红侠，姚聪，姚晓侠. 以"技能实践为核心"的肿瘤专科护士培训模式的研究［J］. 护士进修杂志，2016，31（11）：995－997.

［35］陈琳. 国内外护理模式的文献计量学研究［D］. 太原：山西医科大学，2016.

［36］American Association of College of Nursing. The Essential of Baccalaueat for Professional Nursing Practice［J］. Journal of Advanced Nursing，1998，34（6）：724 – 725.

［37］陈燕. 社区实用护士手册［M］. 长沙：湖南科学技术出版社，2008.

［38］Watson R，Thompson DR. All Bathwater and No Body：Revisiting a National Curriculum and State Examination for Nursing［J］. Nursing Education Today，2005，25（3）：165 – 166.

［39］Jolvey B. Assuring the Health of the Public in the 21st Century：Advancing Healthy Population：The Pfizer Guide to Careers in Public Health［M］. New York：Pfizer Pharmaceuticals Group，2002：4.

［40］杨雅娜. 社区护士灾害应对能力评价指标体系的构建研究［D］. 重庆：第三军医大学，2010.

［41］郑昊. 社区护理评价指标体系的构建与应用研究［D］. 吉林：吉林大学，2008.

［42］何国平. 社区护士实践技能［M］. 长沙：中南大学出版社，2010.

［43］张丽娟，王翠翠，陈婷. 国内外社区护理队伍建设研究进展［J］. 护理学杂志，2014，29（7）：89 – 91.

［44］Jarrín OF，Pouladi FA，Madigan EA. International Priorities for Home Care Education，Research，Practice，and Management：Qualitative Content Analysis［J］. Nurse Educ Today，2019，73：83 – 87.

［45］陈春蓉，王玉芳，曹晶，等. 美国临床护理专家实践发展现状［J］. 解放军护理杂志，2016，33（10）：47 – 48 + 62.

［46］Rowan RK. Professional，Structural and Organizational Interventions in Primary Care for Reducing Medication Errors［J］. Br J Community Nurs，2019，24（2）：77 – 79.

第二节　社区产后家庭访视及访视护理质量评价指标

随着家庭结构和疾病谱的转变、医疗费用的增长以及计划生育基本国策的实施，适应生物—心理—医学模式的新型护理服务模式——社区护理应运而生，它体现了以疾病护理为中心向以人群健康为中心的转变，扩大了护理工作范畴，使护理服务从医院走向家庭和社区。与此同时，人们的生活水平不断提高，健康意识和观念不断转变，有越来越多的产妇关注自己产后健康问题，对于产后的健康教育和护理支持需求也逐步增高，社区产后家庭访视得到快速发展。

一、社区产后家庭访视及访视质量评价概述

（一）社区产后家庭访视及护理质量概念

家庭访视出现于 19 世纪后期，日本称其为"访问看护"，其发展与经济社会的步调相一致，家庭访视承担疾病预防、健康诊断、健康指导、功能锻炼等主要工作。20 世纪中叶，美国家庭访视早已被社区和医院广泛使用，在 1996 年，家庭访视从医嘱规定中取消，而变为护士常规工作的一部分。2006 年，国际访视护理权威杂志 *Home Health Care Nurse* 将家庭访视护理定义为"发生在家庭环境中的、访视人员与客户/家庭之间的互动过程，其功能是改善客户健康状况，并协助其更好地掌握社区卫生资源、增强自理能力"。国内外的实践与研究均证明家庭访视有利于疾病控制、预防复发、缓解症状和防范致畸、致残，改善服务对象的躯体、心理、社会功能，提高其生活质量及遵医行为，降低再入院率。产后家庭访视是家庭访视的重要组成部分，也是社区妇幼保健的一项重要工作，其主要指以卫生访视人员（医生/助产士/护士）在产妇产后六周（42 天）这一母婴生理特殊时期或更长的时间内，到家庭访视产妇、新生儿（婴儿）及其家庭成员，评估产妇和新生儿（婴儿）生理、心理、社会、经济等情况以及家庭关系和掌握基本产后保健与母婴喂养技能等情况，从而针对产妇和新生儿（婴儿）存在的健康问题，采取相应的医疗、保健或护理干预措施，促进产妇及新生儿（婴儿）健康的一项以家庭保健护理为主的综合服务。

社区产后家庭访视对产妇至关重要，如何使产后家庭访视护理工作更加规范化、科学化，是我国当前社区卫生服务机构发展的重中之重，因此，建立一套便于实际应用的护理质量评价指标体系是促进社区卫生服务质量提升的重要保障。美国医疗机构评审联合委员会（The Jiont Commission on Accreditation of Health Care Organization，JCAHO）指出，护理质量评价指标是用来评价和支持护理活动，量化测量工具，具有易观察、易获得、可靠性强的特性，包括护理质量与安全监测指标，可反映护理质量在一定时间和条件下的结构、过程、结果的概念及数值，是评价护理质量结果及分析改进护理质量的依据。国内外护理专家认为此概念最科学且采用得最频繁。美国护士协会（American Nursing Association，ANA）将具有高度护理特异性、指标数据在实际中可收集，且被广泛认为与护理质量密切相关作为筛选护理质量评价指标的基本点。我国学者同样认为，进行质量管理最基本和最重要的手段是指标及指标体系，它们随着管理科学的发展应运而生。指标需包含名称和数值两个部分，而护理质量评价指标的名称必须同时满足体现护理工作特点和能用数量特征表达这两个条件，

由此筛选得出的护理质量评价指标才能对护理质量的高低进行评价，并以此衡量护理工作。指标体系由很多不同来源和用途的指标有序集合而成，单一的指标只能反映评价内容的某个点或某个面，只有通过指标体系才能反映全貌。换言之，只有依托科学的护理质量评价指标体系才能对护理质量做出准确而全面的评判，并引领护理工作的发展方向。就社区产后家庭访视护理而言，目前社区还未建立较为统一、科学的产后家庭访视质量评价标准，因此，建立科学、系统的护理质量评价指标体系是社区产后家庭访视共同关注的问题。

（二）社区产后家庭访视及访视质量评价研究进展

1. 国内外社区产后家庭访视研究进展

（1）国外社区产后家庭访视现状。

国外针对产后社区家庭访视的研究起步较早，特别是在发达国家已形成较为成熟的产后家庭访视工作体系。美国家庭访视在 1996 年已被定为护理常规工作，成为一个相对独立的护理系统，有一套明确、科学、严密的程序，产妇和新生儿（婴儿）的家庭访视是其产后常规护理工作的重要组成部分。英国的产后家庭访视归属于健康访视范畴，只有健康访视护士才有权进行产后家庭访视工作。日本的产后家庭访视护理可追溯到 19 世纪末 20 世纪上叶，随着西方医学的引进和发展，护士从医院走向社会、家庭承担产褥期母婴护理工作，产后家庭访视为此应运而生。

第一，国外产后家庭访视人员的构成和素养要求。国外从事产后家庭访视的工作人员需具备丰富的专业知识及处理问题的能力，其主要为注册护士，但执行过程略有差异。如美国产后家庭访视主要是挑选经验丰富的社区护士，其具有本科及以上学历，均有母婴护士执照和母乳喂养教育执照，同时具备多年的临床护理经验，他们负责评估产妇和新生儿（婴儿）的身体与心理状况，为每个母亲和新生儿（婴儿）提供全方位的护理与健康指导。英国则要求必须是健康访视护士才可承担产后家庭访视的工作，他们必须具备母婴体格检查、识别母婴异常症状、母乳喂养指导、识别家庭暴力及虐童征象的能力。日本的产后家庭访视工作由医生和护士共同完成，医生需具备妇产科相关的知识和临床专业技能，可为产妇开具针对性的医嘱；访视护士则必须具备功能障碍评估、预后预测、实施康复计划和协调各方面的能力。加拿大的产后家庭访视实施主体为社区护士，澳大利亚的则为社区健康服务中心护士。国外的产后社区家庭访视护士扮演了七个重要角色：①产妇、新生儿（婴儿）的健康评估者；②医疗措施、护理常规和干预措施的执行者；③产妇家庭的健康咨询者；④健康教育者；⑤纠正不健康行为的建议者；⑥健康促进者；⑦健康和健康关系的管理者。

第二，国外产后家庭访视模式为综合家庭访视模式。在美国，社区护士应用奥马哈居家护理系统，评估产妇和新生儿的身体和心理状况，并提供全面的护理和健康指导。在此基础上，针对高风险家庭，美国还存在不同访视模式，如健康家庭帮助计划，是一个以证据为基础的预防计划，方式对象为准父母与不到三个月龄的新生儿，以及被确认为高危虐待儿童或忽视新生儿的父母，为其实施降低风险的综合性护理服务；家庭护士合作伙伴关系模式（the nurse-family partnership，NFP)，该模式是指护士以家庭伙伴的身份进行家庭访视，是由国家经费支持、护士引导、以证据为基础的家庭访视项目，针对低收入初产妇，实施主体为受过专门训练的注册护士，一个注册护士负责不超过 25 个家庭，在孕妇怀孕期间经常进行家庭访视，直到孩子出生后的第二个生日为止；亲子家庭项目模式（the parent-child home program，PCHP)，是一个以证据为基础的家庭访视模型，主要针对 2～3 岁贫困儿童，以及教育水平低/文盲、无家可归或单亲的父母，每周给予家庭访视，共两年时间，目的是提高儿童语言和读写能力，为成功入学做准备，加强儿童的社会性发展。

第三，国外产后家庭访视的工作内容涉及范围较广，如心理护理、知识咨询、技能指导、家庭（产妇）风险评估等。其主要的产后访视护理有对母婴进行体格检查、母乳喂养技巧、新生儿沐浴、新生儿抚触等操作。在美国，产后家庭访视非常普遍，一般是出院后 1～10 天内进行，其主要工作内容包括：①母亲和新生儿的体格检查；②评估产妇和新生儿的身体状况、精神心理状况以及家庭环境条件，列出现存问题和潜在问题；③健康教育和技能指导。在英国，规定产后访视护理有三大工作内容：①在尊重产妇的意愿和需求的情况下，访视人员与产妇共同制订健康计划；②全面评估母婴身体健康状况，详细解答产妇问题，询问产妇家庭、身心、社会及情感状况，并制订后续随访计划；③访视人员每次与产褥期母婴接触时，应对产妇进行健康指导，评估产妇身体健康状况、心理情感状态，识别产妇疾病征象和家庭暴力征象，评估新生儿喂养情况、亲子依恋关系、生长发育情况。日本的产后访视以《母子保健手册》为依据，对产妇与新生儿进行一体化管理，内容包括母婴的身体与心理方面的护理，其还可用于记录产妇妊娠、分娩、育儿状况与婴幼儿成长过程以及保健指导、健康检查结果等内容。在澳大利亚，产后访视重点关注母乳喂养、产后恢复与心理护理。

国外产后访视特别把产后抑郁作为重点关注的项目之一。据统计，国外大约 1/5 的产妇于产后第一年发生严重的抑郁，抑郁症的发生率为 15.1%～30.0%，低收入和少数民族女性发生产后抑郁的风险较高，产后抑郁的症状（如疲劳、认知障碍、失去兴趣和动机）不仅减弱产妇育儿能力，而且给新生儿成长带来负面影响。研究表明，以护士为主导的产后家庭访视有助于促进产妇和新生儿之间的互动，可显著减少产后抑郁症的发生，说明产后心理访视对降低产妇产后抑郁的发生率具有重要意义。

第四，产后家庭访视的信息管理。国外先进的妇幼保健管理系统隶属于国家医疗卫生体系的一体化信息管理系统。产后家庭访视被列入国家卫生信息化管理的范畴，与产后家庭访视相关的各级医务人员、产后访视护士和产后访视对象均有准入或确认机制，保证了产后家庭访视工作的合法性、真实性以及科学性。美国产后家庭访视工作采用与医疗救治一体化的网络，建有理想的健康家庭访视系统，如纽约健康家庭工作网，把产前、分娩、产后医疗保健及孩子入学前的家庭教育融为一体，提供综合家庭访视服务，建有数据系统，接受捐赠，用于支持健康家庭访视工作，其不仅综合了所有不同层级医疗卫生、心理、社会机构的家庭访视资源，也融合了政府、地方、社会力量和保险公司等的资金保障力量。澳大利亚使用全国统一的卫生信息管理系统和网络服务平台，产妇出院时，产妇及新生儿信息通过网络服务平台反馈给其归属的产后访视执行机构，并纳入全国范围内个人唯一的电子病例档案，提高了家庭访视的及时性和产后访视率。

第五，产后家庭访视在发展中也存在一些问题，例如，美国访视护理研究者警告，家庭照顾的压力和家庭设备不足，也可能使出院后并发症和再住院率增加，这和产后家庭访视护士的经验水平有直接关系，因此，对参加产后家庭访视的护士的挑选和培训是至关重要的；日本访视人员缺乏，应引起高度重视；这说明现在开展的社区服务中的产后家庭访视大部分仍处于经验型，还有待于科学化的管理。

（2）国内产后家庭访视的现状。

第一，推动我国产后家庭访视发展的主要因素包括两方面。

一是经济与社会的快速发展：产后家庭访视是社会经济发展到一定阶段的重要产物，并与经济社会发展程度呈正相关。在欧美国家，产后家庭访视在19世纪初得到快速发展；20世纪60年代我国产后家庭访视开始走入家庭，但由于经济落后，产后家庭访视一直没有形成规模。改革开放以来，我国的经济社会背景与欧美、日本产后家庭访视迅速发展时期的情形已基本相似。在这种情况下，社会分工更加精细，包括产后家庭访视在内的新兴职业不断诞生和发展，如月嫂、健康管理师等；另外，人们的收入水平的提高和对更高生活质量的追求，使护理进入家庭成为可能。

二是观念的变化：随着社会经济的发展，人们的思想观念也发生了深刻的变化，追求生活质量和生命健康正在成为大家的共识。对于发展较快的行业和人群，聘用自己的护理师提供卫生指导，已经成为迫切地需要。同时，普通市民也期望享受更温馨和人性化的卫生服务。有些医院开展了家庭"月子"服务，由专业护士进入服务对象家庭，提供孕产期保健、母乳喂养、新生儿教育等方面的指导，受到人们的欢迎，取得较好的经济效益和社会效益。

第二，我国产后家庭访视的主要内容：在我国，产后家庭访视与健康管理的主要工作包括产妇保健和新生儿保健两部分内容。对于产妇，应评估一般情况，如血压、乳房、恶露、子宫及伤口恢复情况；对母乳喂养困难、产后便秘、痔疮、会阴或腹部伤口等问题进行处理；识别产褥期并发症征象，如产褥感染、晚期产后出血等，并及时转诊处理。对于新生儿，产后家庭访视人员应询问新生儿一般情况、预防接种和先天性疾病筛查情况，重点了解新生儿喂养、睡眠、大小便、黄疸、脐部、口腔发育等情况，进行新生儿体格检查。观察居家环境，指导产妇进行新生儿护理和母乳喂养。

第三，我国产后家庭访视发展中存在的问题：

一是产后社区家庭访视人员的专业素质需进一步加强：①社区产后访视工作缺乏专业化团队。目前，卫生行政部门并未对产后家庭访视的人员做出明确要求或规定，通常由访视机构结合自身情况决定人选。因此，国内访视人员队伍参差不齐，但多由临床医生（妇产科医生）、助产士、护理人员、公共卫生人员组成。例如，深圳市要求访视人员进行上岗培训取得上岗证，但对专业、学历、工作经验等均没有统一的规定；上海市各区县根据自己的情况分派人员担任访视医生，这里可能有来自各个岗位的医务人员，对岗前培训的要求也各有不同。在农村，访视医生可能由村医生担任，学历结构不稳定，年龄层次也各有不同，整体收入低，这些对访视队伍的积极性、稳定性均造成不同程度的影响。②社区产后访视人员岗位培训不到位。产后家庭访视专员作为社区妇幼保健工作的具体执行者，是保证妇儿健康的核心力量。但有研究显示，产后社区家庭访视人员的年岗位培训率、接受岗位培训的年平均次数、年度理论和技术考核合格率均为零，产后访视人员的专业水平明显不足。李惠芝等的研究结果也表明，目前，妇幼专业人员数量匮乏，多由护理人员或其他专业人员承担妇幼保健工作，社区卫生服务工作缺乏全面、合理、有针对性的产后家庭访视岗位培训及相关考核制度，导致产后家庭访视人员的知识水平较低、服务质量较差，难以得到社区居民的信任。在经费投入方面，虽有产后社区家庭访视专项经费的支持，但经费投入不足的现状一直未得到解决，造成进行岗位培训所需的条件受限，这些因素均在一定程度上阻碍了产后社区家庭访视护理质量的提高。

二是产后社区家庭访视缺乏标准化、规范化的内容。目前，国内产后社区家庭访视的内容要求大同小异，主要包括询问和检查，并进行科学的宣教和指导，即"一看、二问、三听、四查、五指导"。虽有科学的理论作导向，但在实际访视中，由于访视人员业务素质不高、访视时间短、访视工作缺乏规范化管理，使访视内容与要求有所偏差，从而影响产后访视的服务质量，不能很好地将母婴保健工作落到实处。在对不同地区产后访视质量的调查中发现，对产后社区家庭访视内容落实较好的是产妇和新生儿一般情况的询问和母乳喂养的宣传，在查体中落实较好的是查看产妇伤口、检查新生儿脐部和测量新生儿体重，仅80%左右的产妇接受了子宫复旧和乳房的检查，仅80%左右的新生儿接受了心肺听诊检查。因此，产后社区家庭访视工作有待加强管理与实施。

三是产后访视的内容不能满足新时代产妇的需求。现行的产后社区家庭访视内容已无法满足新时期产妇的需求。新时期的产妇除了有对常规的产褥期保健知识的需求外，还有对心理健康、自身形体恢复、新生儿抚触及游泳锻炼、婴幼儿的预防保健等知识的需求，特别是产妇的心理健康方面，随着社会压力的不断增大，产妇心理问题也不断增多，对心理方面的需求也逐步增加。但有研究表明，产后社区家庭访视对产妇的心理关注较少（40.1%），对预防产后抑郁症的建议更少（9.9%），且产后访视内容中缺乏有效的产后心理保健及疏导方法。在产后保健知识宣教方面仍存在较大的不足。有研究显示，现今的访视人员主要能够向产妇及家属提供关于产妇营养和新生儿喂养的保健知识（近70%），而关于产妇产后康复训练和产后避孕知识的普及较少。王晓莉等对农村产后家庭访视情况调查发现，产后家庭访视人员能主动提供孕妇及儿童保健知识者仅占30%～50%，能解答产妇及家属一些疑惑者不超过25%，访视工作完全未落到实处者占3%～4%。目前，从全国范围来说，产后社区家庭访视率仍处于较低水平，在某些城市产后社区家庭访视率虽然比较高，但是产后访视内容相对较贫乏，且在保健知识宣教和解答孕产妇及家属疑惑方面的能力较低。因此，现行的传统产后访视服务模式已不能完全满足新时期产妇的需求，应不断更新和拓展。产后社区家庭访视的内容有待进一步规范改进，社区卫生服务机构需要加快产后访视人员对产褥期保健知识的更新。

四是产后社区家庭访视服务机构尚未统一。目前，访视机构主要有妇幼保健院（所）、社区卫生服务中心、镇卫生院，由这些机构安排相关医生或护士担任访视人员。现在还有些机构进行产后家庭访视服务，如"月子中心"，这些机构有些隶属于医院，有些为商业机构，在"月子中心"，有经过培训的工作人员进行家庭式的护理，但代价昂贵，一般市民难以接受。

五是产后访视质量和服务满意度较低。社区家庭访视健康管理服务的主要目的是满足产后妇女、新生儿的健康保健需求，居民的满意程度是护理质量评价的出发点和归宿点。有研究结果显示，产妇对产后社区家庭访视的时间、次数、内容的平均满意度最低，为73.20%。社区卫生服务机构进行产后家庭访视的次数多为一两次，访视次数的减少导致服务内容不能满足产妇及家属的需求，因而满意度较低。程忆文等的研究表明，增加产后访视的次数不仅可以降低新生儿红臀、脐炎等问题的发生率，也可以提高母乳喂养率和产妇护理新生儿的能力。因此，护理人员应增加产后家庭访视次数，及时给予产妇身心支持和健康指导，并协助其解决母婴常见问题，以保证围生期的母婴健康。

第四，产后社区家庭访视服务展望：

一是加强产后访视人才的培养，提高产后访视人员的业务素质。对于产褥期健康管理人员，我国《孕产妇健康管理服务规范》仅提及"取得相应的执业资格，并接受过孕产妇保健专业技术培训"，但未明确说明健康管理实施者准入资格，导致健康管理人员的学历、能力参差不齐，影响产褥期健康管理的质量。产后社区家庭访视是以综合保健和临床为一体的人际沟通和处理问题的过程，涉及妇产科、儿科和心理学等多学科领域，这就要求访视者具有解决各种问题的知识储备，同时还应具有较强的人际沟通能力。访视者可能成为产褥期母婴的第一位生活导师，其资质和素养直接影响到整个产后访视的质量。

目前，我国产后访视人员短缺，综合业务素质和能力不高，可通过四个方面培养产后访视人才：①医学院校开设妇幼保健护理专业，跟上国际化水平；②国家妇幼主管部门组织专家和管理人员制定符合现代医学模式和健康观的产后访视工作指导手册，明确和完善产后访视工作路径和方法，通过主管部门或妇幼保健机构举办岗前培训和继续教育培训班，使实施访视工作的人员在短期内达到基本胜任当前工作的目的；③鼓励产后访视工作人员积极参加在职继续教育，更新母婴心理、社会知识，掌握先进的保健方法，拓宽产后访视护理视野；④建立领导思想重视、管理措施到位、人事财务上体现的激励机制，有效吸引人才，稳定队伍建设，促进产后访视工作的开展。

二是加强完善生理、心理、社会产后访视评估与干预一体化服务模式。妇幼保健业务部门要积极完善产后访视服务体系，做好产后访视科学研究，在产后访视项目以生理为主的基础上加强心理、社会等评估内容，实现产后访视工作一体化、规范化、标准化、科学化。参考国外妇幼保健指导方针、母婴保健手册、奥马哈居家护理系统、产后访视标准、美国健康家庭模式，完善我国产后家庭访视评估体系和医疗护理技术规范，建立产后访视服务质量项目评价指标，运用护理程序科学设计产后访视记录单，规范访视者行为和产后访视信息记录与存档工作。加强产后访视人员医学心理学培训，将产后心理保健及疏导纳入常规社区产后访视内容，增加关于家属心理支持的健康教育项目，重视产后访视护士的文化品质、语言礼貌、交流技巧等促进信任的知识和技能培养，促进访视沟通。

三是整合现有资源，健全产前、分娩和产后保健卫生一体化工作平台。我国现有的卫生信息平台很多，但还没有统一的一体化卫生信息管理系统。因此，应建设一个从上到下的连接中央、省、市、区级至基层的综合医疗卫生保健信息与服务系统。这个系统，横向要贯穿政府相关的人口、财务、保险、卫生计生（妇幼）、民政等部门，明确体现政府各部门配合妇幼保健的工作机制；纵向要贯穿各级卫生主管部门、医疗机构、社区卫生服务部门、妇幼保健机构，整合信息资源，建立互享、互通、互用的综合管理平台。该平台应具有产科医院和社区服务中心双向转诊机制，产妇和新生儿出院信息可通过网络平台及时反馈给提供产后访视服务的社区卫生机构，使得社区产后访视人员及时掌握辖区内产妇情况，及时做好计划并开展产后访视工作。社区卫生机构对家庭访视中发现需要转诊的产妇或新生儿也可通过该管理系统及时转诊至上级医院，使得社区产后访视与医疗机构工作无缝衔接，产妇和新生儿得到及时转诊救治。

四是增加产后访视频率，提高访视质量。世界卫生组织建议产后访视时间为产后 24 小时（只针对院外分娩者）、产后三天、产后 7～14 天、产后六周。而我国《孕产妇健康管理规范》中规定产褥期健康管理时间为产妇出院后七天内进行一次家庭访视以及分娩后 42 天回分娩医院复查，在频率上与世界卫生组织建议的产后访视时间仍有差距。目前，我国基本普及了住院分娩，绝大多数产妇在分娩后 24 天能获得专业的帮助与指导，可不进行访视。但是，受传统文化的影响，我国产妇分娩后要"坐月子"，月子期间会由家人或月嫂等专人照顾。产后 30 天产妇出"月子"时，开始独立承担照护任务，其自我护理及新生儿照顾技能是否满足需求尚未可知。并且有研究表明，产后 30 天是产妇抑郁高发期。因此，建议产妇分娩后 30 天左右增加一次家庭访视，评估产妇的育儿效能及情绪状态，并提供专业性指导。

五是拓展产后访视的服务内容，提高服务的满意度：①积极推行母乳喂养，强化家庭母乳喂养的指导，在完成常规产后访视的基础上，帮助产妇分析影响母乳喂养的因素，有针对性地对产妇及其家属加以母乳喂养知识宣教和指导。对于产妇是乙型肝炎病毒携带者或乙肝患者，应指导其做好母婴阻断措施，告知其单纯 HBsAg 阳性产妇可母乳喂养，"大三阳""小三阳"且 HBV - DNA 阳性者尽量避免母乳喂养。通过强化家庭母乳喂养的指导，从而保障 0～6 个月新生儿的纯母乳喂养率达到 50%，改善新生儿营养状况，促进新生儿健康；②加强对产妇的心理护理，降低产后抑郁症的发生率，国外母婴保健指南均强调产褥期妇女心理护理的重要性，而我国产后访视服务侧重于母婴身体健康，对产妇的心理健康重视不足。2017 年，Yan 等的调查结果显示我国产后抑郁患病率高达 29.4%。我国多数产妇分娩后与家中长辈居住，由长辈照料。由于育儿理念的不合，加之缺乏有效沟通，与长辈居住的产妇更易患产后抑郁症。所以我国在产后访视中应该增加产后抑郁症的筛查与指导的相关内容，加强产后抑郁识别能力，降低产后抑郁症的发生率，从而提高产妇的生活质量。

随着社会经济的发展，人们生活水平的逐步提高，产妇及其家属对母婴护理的需求也不断增加。因此，产后家庭访视服务工作也应紧跟社会前进的步伐进行科学的调整，从而在整体管理上体现科学化、系统化、制度化、规范化，访视模式体现多样化，访视内容体现个体化，使这项工作更易被人们接受，实现更大的社会价值。

2. 社区产后家庭访视护理质量评价指标体系发展现状

（1）国外社区产后家庭访视质量评价指标体系发展现状。

目前，美国具备全球最先进的护理专业水平与管理水平，其拥有成熟的护理质量管理体系和丰富的实践经验。20 世纪 80 年代，美国医疗机构评审联合委员会就发起了对护理质量评价指标体系的系列研究，通过建立指标体系对护理质量进行测定、评价。进入 90 年代，护理质量评价指标的研究已成为热点问题，在此期间，其发展了用于评价护理质量的标准指标生成格式，进行针对急症医疗机构护理质量指标的研究和预实验，利用甄选的十个护理质量指标对护理结果进行监控。与此同时，通过多种研究方法，对专科护理质量评价指标的研究也进一步得到了加强。

进入 21 世纪，伴随着安全、高效护理质量的发起，美国护理质量指标的研究从急症护理机构扩展到以慢性病、老年病为主的社区、护士之家等非急症护理机构，并针对护理质量指标问题，展开了护理质量与护理指标关系的研究。国外护理质量指标体系的研究已相当深入，设立了专门机构，配备了专职人员，建立了相应的数据库，实现了计算机管理，达到了科学评定护理结果，持续改进护理质量的目的。而护理质量评价标准是规范护理行为的重要依据，它建立在实践的基础上，能够有效衡量护理质量的优劣，指导护士工作并反馈性指导实践，而建立护理质量评价标准是护理质量管理的关键环节，是有效提高护理质量的保证。

对护理质量评价的研究具有重要奠基意义的理论模式是美国著名学者医疗质量管理之父 Avedis Donabedian 于 20 世纪 60 年代提出的 SPO（Structure-Process-Outcome）模型，即结构—过程—结果三维质量理论模式，开辟了医疗护理服务应从结构、过程、结果三个维度进行质量评价的先河。该模式认为，护理质量可以从护理结构、护理过程和护理结果三方面进行评价。Donabedian 模式的提出和发展，为医疗保健服务质量评价提供了更为广泛的视野，改变了传统的应用于复杂医疗环境下照护质量的评价指标。在护理领域，各国护理学者不断积极探索，将该理论应用于临床照护服务项目的方案设计、评估等研究项目。日本、泰国、英国、澳大利亚等国家均基于该模式构建了护理质量指标。20 世纪 90 年代后期，国外有学者将健康模式与质量模式相结合，指出应从护士角色要求、服务对象特征和需求、护理和服务对象环境要求、健康教育管理、疾病管理以及最终护理效果方面进行质量评价，这一模式多用于美国社区和家庭护理质量标准和评价体系的建立。

（2）国内社区产后家庭访视护理质量评价指标体系发展现状及展望。

1989 年，我国《综合医院分级管理标准（试行草案）》中的护理质量指标是我国第一套也是唯一的全国性统一护理质量评价指标，对评价和提高医院护理质量具有重要意义。该指标是在功能制护理模式下提出的，因此更突出功能的特点，随着医学模式的转变，以及服务对象需求的变化，这些指标已经无法对临床护理工作做出准确的评价。随着《三级综合医院评审标准（2011 年版）》的实施，在以患者为中心的质量观影响下，护理质量评价指标体系的构建面临着传统与现代质量观的变革，全国各地的专家也纷纷进行探索，相继建立和完善护理质量评价指标体系。2014 年 6 月，四川省护理质量控制中心组织全省三级医院 40 多位护理专家，编写并出版了《四川省医院护理质量管理评价标准（试行）——2014 年版》，内容涵盖护理管理、护理服务、护理安全管理、分级护理、专科护理评价标准等，此标准的制定与下发，将用以指导和规范今后一段时期全省各级医疗机构的护理质量管理与质量持续改进工作。我国针对产后家庭访视质量评价的研究起步较晚。目前，我国社区产后家庭访视护理质量评价内容大部分只是具体的护理指标，偏重于对基础护理质量和终末质量的评价，不能及时全面地发现存在的护理问题，直接影响了社区产后家庭访视护理效果和质量。社区产后家庭访视没有完善的质量评价指标体系，缺乏统一的访视内容、方法的指导，缺乏规范化的产后家庭访视护理流程、记录模式、结果评价标准，这种不规范、无评价的状态，在一定程度阻碍了社区产后家庭访视护理工作质量的提高。

尽管社区产后家庭访视质量评价工作已广泛受到重视并且已经取得一定进步，但由于我国关于护理质量评价指标的研究起步较晚，在研究过程中还存在一些问题：①护理质量评价注重终末质量评价而环节质量指标的权重不够；②部分评价指标内容抽象，不利于实际测量；③评价内容偏重护理技能而忽略了患者满意度；④部分评价指标相对陈旧；⑤评价标准的条目、权重差异大。这些因素使护理质量评价工作不同程度地受到了制约，影响了护理质量的持续改进。因此，制定科学、完整、适合于临床应用的护理质量评价指标不仅有益于护理质量的管理，而且对医院的长远建设有着举足轻重的作用。

随着我国护理专业化的发展，人们对社区产后家庭访视护理需求的不断增加，构建科学、合理、能测量和评价社区产后家庭访视护理质量的评价指标体系已势在必行。实践证明，国外成熟的社区产后家庭访视质量服务指标体系不但降低了产妇产褥期感染、产后抑郁等及新生儿脐炎等母婴健康问题的发生率，对提高母乳喂养率也具有积极意义。然而，目前我国尚未形成专门的产后家庭访视护理质量评价指标体系，无完善的规章制度和专业化的服务管理体系，很难对居家护理服务过程进行追踪监督和控制。笔者建议：积极参照美国、日本等发达国家产后访视质量评价指标构建的思路，尽快构建适合我国国情的产后家庭访视护理质量指标评价体系。首先应该完善结构质量控制，建立健全产后的各项规章制度，如入户安全制度、访视制度、交接班制度（与患者或家属）、消毒隔离制度、考核评价制度等。建立"医院—社区护理机构—居家护理机构"为一体的服务管理体系，确保产后访视护理规范化、专业化运行。

第一，以理论为基础探索适合我国的产后家庭访视护理服务质量评价体系。关于产后家庭访视护理服务质量的评估，国内研究较少，且评价指标主要为不良事件发生率，内容并不全面，关于质量评价体系的研究尚不成熟，无法用于护理工作环节的管理，无法保证质量持续改进，不利于监督机制的建立与完善。质量三环节理论即医疗服务质量由结构质量、过程质量和结果质量构成。顾客感知服务质量模型包含差距模型和十个因素，即可靠性、响应性、能力、可接近性、礼貌、沟通、可信度、安全性、理解、有形性，产后家庭访视护理服务中，评价患者感知到的服务可为服务流程的进一步人性化建立提供依据。在产后家庭访视护理发展的过程中，可以质量三环节理论和顾客感知服务质量模型为指导，参考国外延续护理服务质量评价指标，通过文献回顾和专家咨询等科学方法，筛选延续护理服务质量评价指标，并将质量指标进行归类划分，最终形成一套较为完善的产后家庭访视护理服务模式质量评价体系。利用该质量评价体系，在开展产后访视服务的机构间进行实地调查，验证延续护理服务模式质量评价体系的信效度，提高延续护理质量评价体系的可推广性。

第二，加强社区产后家庭访视队伍建设，完善层级管理机制。目前，由于我国产后家庭访视人员多数是职称及学历较低的社区护士或临床护士，或者是缺乏专业医学知识的家庭成员照护者，对潜在护理问题的观察处理缺乏经验，从而降低了护理质量。要想改变产后家庭访视护理人才匮乏的现状，需要调动政府、医院和全社会的力量，为此建议：政府应出台相关政策，加大对产后家庭访视护理行业的扶持力度，同时，提高专业产后家庭访视护理人员的福利待遇，以调动他们的积极性。积极开展产后家庭访视护理人员技能培训，并出台相关培训补贴政策和管理办法。通过政策支持鼓励高学历护理人才加入居家护理行列，建立产后家庭访视护理人才的准入制度，培养与国际接轨的高水平居家护理人才，才能更好地保证产后家庭访视护理服务品质。应该建立和完善产后家庭访视护理层级管理模式，成立护理质量控制组织，定期进行产后家庭访视护理工作的监控与督导，及时了解和分析居家环境工作中的不足并进行反馈，以确保产后家庭访视护理服务的质量。

第三，以信息技术为支撑，建立产后家庭访视护理质量控制网络体系。伴随着医疗体制改革，产后家庭访视的服务需求逐渐增加。然而，我国社区护理起步较晚、发展速度缓慢、社区护士人力配置严重不足导致社区护理力量薄弱，对于提供高质量的产后家庭访视护理服务与国外仍有较大差距。虽然近年来产后家庭访视护理服务广泛开展，但不同的研究中，服务内容存在着较大差异。随着信息化的高速发展，网络数据化和信息化技术不断发展与进步，从事产后家庭访视护理应充分利用网络平台，建立以信息数据平台为技术支撑，以产妇满意为导向的新型产后家庭访视质量评价与管理模式。同时，借鉴国外基于最小数据集进行指标筛选、评估和监控。也可以通过开发和建立产后家庭访视护理质量评价软件和信息收集系统，比如传感网、云计算、智能数据处理等信息技术手段，构建指标数据库。通过分析产妇及新生儿个人的健康状况，制定合理的目标和服务规划，从而根据个人的护理问题实施个性化护理措施。还可以通过网络监控系统不断完善护理质量。其核心在于用先进的信息技术和管理方法，将产妇及新生儿、社区服务、医疗机构、医护人员等紧密联系起来，以便更好地服务于产妇及新生儿。

第四，构建产后家庭访视护理质量指标体系，应坚持循证护理管理理念。由于循证护理管理强调以国际公认的大样本随机对照实验和系统评价结果作为评价研究的依据，即以可信的、有价值的科学研究结果为证据，用实证对患者实施最佳的护理。同时要求每项护理决策都充分考虑患者的权利和利益，既要降低医疗成本，又要提高患者的服务质量，充分体现以患者为中心的理念。在循证护理理念的指导下，用正确的原则方法，在全面调研、论证和总结的基础上，提出科学、合理的方案，对产后家庭访视护理质量管理也产生了深远的影响。因此，构建居家护理质量指标评价体系，必须坚持循证护理作为正确的理念和方向。

（三）社区产后家庭访视护理质量管理的意义

1. 社区产后家庭访视对产妇健康的积极影响

无论是进行干预前后对照研究还是进行实验组与观察组对照研究，这些众多的临床研究都表明，社区产后家庭访视是产褥期产妇保健的重要组成部分，可以改善产妇产后的卫生习惯，明显降低产妇贫血、乳头皲裂、乳腺炎、母乳量不足、伤口愈合不良、晚期产后出血、产褥感染的发生率，有效地提高产妇的生活质量。社区产后家庭访视对产妇心理情绪的稳定也有着重要的作用，能协调产妇产后的精神心理状况，减少产后抑郁症的发生，进而促进新生儿的健康成长以及家庭和睦。

2. 社区产后家庭访视对新生儿健康的积极影响

新生儿是一个脆弱的生命体，其生理调节及适应能力不够成熟，较容易发生窒息、感染等危险，病死率较高，占新生儿病死总数的 $1/2 \sim 2/3$，尤以新生儿早期为高。社区产后家庭访视与健康管理可及早发现新生儿病情，控制病情，并及时安排就诊治疗，使得新生儿口腔黏膜感染、脐部感染、黄疸、红臀、湿疹等发病率均明显降低，保障了新生儿（婴儿）的健康成长。

3. 社区产后家庭访视有利于提高新生儿母乳喂养率

母乳是新生儿尤其是六个月以下新生儿最适宜的食品。母乳喂养是喂养新生儿最自然、最科学、最安全有效的方法，社区产后访视与健康管理明显地提高了母乳喂养率。张岩等对 203 名产妇进行研究组与观察组的对照研究，结果显示，接受社区产后家庭访视的研究组产后纯母乳喂养率明显高于观察组。

4. 社区产后家庭访视有利于产褥期保健知识的普及

社区产后家庭访视可以提高社区居民对母婴保健知识的知晓率，提高居民的母婴保健知识，提高产妇自我护理的正确率，更利于产妇采用正确的方式方法喂养哺育新生儿，降低自身与新生儿患病风险。章丽妹等对 282 名从初产妇接受产后访视的结果表明，社区产后家庭访视的实施提高了产妇对产褥期卫生、母乳喂养、添加辅食、脐部护理、预防接种的知晓率，提高了产妇及新生儿的健康保障。

5. 社区产后家庭访视的社会效益

社区产后家庭访视有利于减轻产妇及家庭的负担，在进行社区产后家庭访视时，常见的有关产妇、新生儿的问题均可由访视人员上门给予讲解，使产妇及新生儿在家中直接得到全方位的优质服务，减少外出就诊的困难；另外，通过产后家庭访视的形式也可在一定程度上减轻产妇家庭的经济负担。而社区产后家庭访视同样体现护士的社会价值，访视护士运用正确的交流技巧，使产妇及其家人的关系变得融洽，在用知识和技术为产妇及新生儿提供高质量专业性保健护理服务的同时，也赢得家属的尊重和信任，从而体现自身的价值和社会地位。此外，访视护士通过社区产后家庭访视工作，还能及时了解产妇对社区卫生服务机构开展相关工作的意见和建议，及时采取有效的措施进行沟通、补救和改进，拉近了居民与社区卫生服务机构的距离，从而提高了居民对社区卫生服务机构的满意度，也提高了社区卫生服务机构的社会效益。

二、社区产后家庭访视管理及访视护理质量评价指标体系构建研究

（一）社区产后家庭访视管理

1. 社区产后家庭访视内容

社区产后家庭访视是妇幼保健工作的重要内容之一，是产前、产时保健服务的延续。社区产后家庭访视对早期诊断、治疗预防产妇及新生儿常见病，保障母婴的健康起到积极的作用。据国内有关研究报道显示，产褥期是孕产妇死

亡的高发时期，其死亡率达8.4‰，新生儿在新生儿早期（出生七天内）死亡的比例占2/3。因此，定期对产妇和新生儿进行健康检查，宣传科学的育儿知识，指导产妇做好产褥期护理、新生儿喂养、疾病预防，早期发现异常和疾病，并及时处理和转诊，有利于降低新生儿患病率和死亡率，促进新生儿（婴儿）的健康成长，并有利于产妇康复，可使产妇平安度过产褥期。

社区产后家庭访视的对象是辖区内居住的产妇和新生儿，因此社区产后家庭访视的内容包括产妇访视和新生儿访视两个方面（见图3-1）。产后家庭访视：①社区卫生服务机构在接到"孕产期服务记录"，得知产妇和新生儿出院后，要求七天内到产妇家中进行产褥期的保健服务；②做好产褥期保健，加强母乳喂养和新生儿护理指导，促使产妇顺利康复、新生儿健康成长；③卫生访视人员在与产妇及其家属进行沟通取得信任，通过观察、询问和检查了解新生儿和产妇的情况，进行评估分类和处理指导。

（1）不同对象社区产后家庭访视内容。

第一，产妇访视一般情况评估：①分娩和手术情况，有无产程异常、难产及产后出血；手术产的手术指征、麻醉方法、手术方式、腹部刀口及抗生素的应用；②休息和睡眠；③饮食：营养物质是否充足，能否满足哺乳需要，有无偏食等；④大小便：有无尿潴留、尿失禁、尿瘘，大便是否通畅等；⑤全身感觉及精神心理状态：情绪是否稳定，有无敏感、忧郁、多疑、多虑、多思等神经精神表现。

体格检查：①测血压、呼吸、脉搏以及体温，通过生命体征的测量，进一步发现产褥感染、产后出血、心力衰竭、亚急性心内膜炎等产褥期并发症。②重点检查产妇乳房情况，有无红肿、硬结，乳头有无皲裂，乳房是否充盈，泌乳是否通畅以及乳汁分泌量；检查子宫的宫底高度、子宫硬度及有无压痛，评估子宫缩复情况；观察恶露的情况，恶露的性状、分泌量及有无恶臭，排出有无异常；检查会阴或腹部伤口愈合情况，有无红肿、渗血、渗液、化脓，是否有压痛。

评估分类和处理指导：对康复正常的产妇和一般异常（存在母乳喂养问题的，有产后便秘、褥疮，以及会阴伤口问题等）的产妇要进行产褥期保健指导（包括产褥卫生、母乳喂养、营养、心理、丈夫及家庭参与）和对相关问题进行处理，发现有产后感染、产后出血、子宫复旧不佳、妊娠并发症未恢复，以及有产后抑郁等心理问题的孕妇，需转至上级医院治疗。

指导产褥期卫生，防止产后并发症，推广产后保健操：①产妇产褥期护理和生活指导，产褥期应禁止性生活，指导产妇进行产后康复训练等；②计划生育指导，指导产妇避孕方法，进行健康教育；③宣传母乳喂养的好处，指导科学喂养；④提醒产妇产后42天复查；⑤原有妊娠并发症者，需对有关疾病进行复查、指导和处理，如妊娠期高血压疾病产妇血压升高，指导其产后严密观

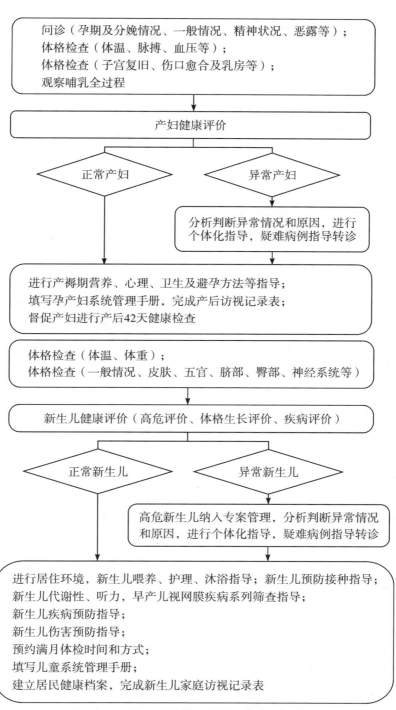

图3-1　产妇、新生儿（婴儿）家庭访视内容

察及治疗，直至完全恢复正常；心脏病产妇在产前或产时、产后曾发生心力衰竭的，应指导其定期到心血管内科随诊；肝炎或肝功能不良的产妇，应积极治疗。

第二，新生儿访视。一般情况评估：①新生儿分娩史，有无胎儿窘迫、产程异常、难产、产伤及窒息，出生时体重，疫苗接种情况等；②精神有无烦躁、嗜睡、易激惹；③喂养后能否安睡2～3小时；④哭声是否响亮，有无沙哑；⑤喂养情况：新生儿吸吮能力，是否母乳喂养，每日喂乳量及喂乳次数，喂乳时有无呕吐；⑥大小便的颜色、性状、量以及次数；⑦听力筛查情况，有无进行听力筛查，无则要督促其父母带其到医院进行听力筛查；⑧若第一次筛查未通过，则要指导其父母带其于产后42天回医院复查。

体格检查：①测体温、称体重，了解其生长情况。②全身检查：头颅、前囟、皮肤、五官、心肺腹部、脐部、臀部、四肢、外生殖器。③重点检查：呼吸是否平顺，有无呼吸急促或暂停；面色是否红润、青紫或苍白，口周有无发绀。③皮肤色泽、弹性及厚度，有无黄疸，如有，了解其出现时间及消退情况；前囟大小，是否平软，或是饱满、凹陷；脐带是否脱落，脐部有无红肿，有无渗血、渗液、流脓；臀部有无红肿、皮肤破损，有无皮疹。

评估分类和处理指导：对发育正常的新生儿或有一般异常问题（鹅口疮、红臀、生理性黄疸、有喂养问题和脐部问题）者，可以进行新生儿保健指导（喂养、护理、沐浴、预防接种）和对相关问题进行处理，30天后转社区卫生服务机构儿童保健门诊继续随访。对早产儿和有先天性疾病如听力、视力筛查发现问题者，苯丙酮尿症、甲状腺功能减退以及有病理性黄疸症状者都应转至上一级医院儿科进行进一步的诊断和治疗。

指导新生儿护理及新生儿计划免疫程序，推广科学的育儿知识：①询问母乳喂养情况，宣传母乳喂养的好处，同时指导母乳喂养的正确方法，对哺乳过程中存在的问题进行示教指导；②向产妇及家人传授新生儿沐浴、抚触、按摩的方法；③指导新生儿家庭护理和常见疾病的预防，提醒家长对新生儿进行预防接种，告知预防接种的时间，指导科学育儿。

（2）不同阶段社区产后家庭访视内容。

在访视时间安排上，国内对社区产后家庭访视的时间和次数有明确的规定，一般情况下要求产后访视三次，分别为产妇出院后三天、产后14天、产后28天，但各省市具体执行情况不同，访视时间和访视次数存在差异。社区产后家庭访视的内容较多，每一次访视都应有不同的侧重点，这样既能保证产后访视内容的全面性，又能减轻产后家庭访视人员的工作量同时还不影响产后家庭访视的服务质量。

第一次产后家庭访视内容，主要是对产妇和新生儿一般情况的评估以及身体检查。产妇的检查主要包括伤口情况、子宫收缩情况及恶露情况，新生儿的检查主要包括其反应、心肺、黄疸情况及大小便情况。产后家庭访视人员需要评估产妇及新生儿的身体、精神状况以及家庭环境条件，列出现存的以及可能存在的健康问题。

第二次产后家庭访视内容，主要是关注产后的哺乳情况，并根据具体问题给出合理的建议，指导新生儿沐浴、抚触等操作方法。

第三次产后家庭访视内容，主要是进行预防接种的健康教育以及根据产妇的具体情况协助其做好产假结束后的育婴安排。首先要了解产妇的工作性质、工作单位及距离家庭远近和单位的哺乳制度，以便制订出适合产妇个人的哺乳计划。若单位距离家庭较远则可事先将母乳挤出储存好由他人代喂，访视人员需要提示产妇准备吸奶器及储奶用具，指导产妇熟练掌握吸（挤）、储奶的过程，还要指导家属掌握如何解冻母乳及正确喂食方法。产后家庭访视人员要提醒产妇在非工作时间一定要坚持哺乳。

2. 社区产后家庭访视流程

社区产后家庭访视包括产后访视前的计划、准备，访视中的具体工作和访视后的工作，具体流程见图3-2。

（1）家庭访视前准备。

第一，确定社区产后家庭访视对象。卫生访视人员从多渠道获取出生信息，提前整理访视名单，从而确定访视对象。随着科技的发展，现在孕产妇的信息多通过网络系统传递。凡是在母婴保健机构住院分娩的常住或流动的产妇，医院均在其分娩后24小时内将产妇及其家属姓名、产后休养地址、联系方式、新生儿基本情况等信息，通过医院出生信息系统上传至社区城乡居民健康档案管理系统，社区产后家庭访视人员可接收属于自己管辖范围内的信息，确定访视对象。

第二，确定社区产后家庭访视目的。明确社区产后家庭访视是社区卫生工作的重要组成部分，其目的是通过产后访视了解产妇的生理、心理、社会支持情况及新生儿的健康状况，为产妇及家属提供及时有效的卫生保健指导，减少母婴患病的机会，提高母婴生活质量，保证母婴健康。同时做好产后保健服务，建立起医院与每个家庭之间的医疗衔接服务，避免在医疗改革中导致医院与家庭服务脱节，提高产妇和新生儿的健康水平。

第三，社区产后家庭访视人员要求和访视物品准备。社区产后家庭访视人员必须为专业培训合格，持证上岗的妇幼保健人员。访视时需携带产妇及新生儿信息档案、体温计、血压计、听诊器、一次性PE手套、经皮测胆红素仪、新生儿称重设备、软尺、2%碘酒、75%乙醇、消毒棉签等。访视人员提前准

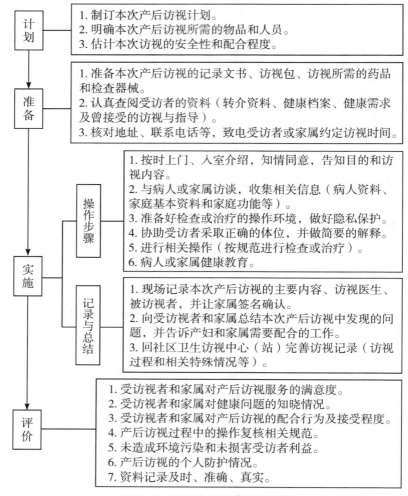

图 3-2 社区产后家庭访视流程

备访视物品，且临走前应清点核对。

第四，联络被访家庭。原则上需要提前与受访者预约具体访视时间，社区产后家庭访视人员提前电话核实访视时间、地点并询问近期母婴情况，提前做好随访准备，同时告知访视人员的人数、姓名、大致访视时间。

第五，家庭访视线路安排。原则上应该提前 1～2 天安排家庭访视路线，确认地址，准备简单的地图。社区产后家庭访视人员应在访视机构留下访问目的、出发时间、预计回归时间、被访家庭地址、访视线路及联络方式。

（2）社区产后家庭访视中的工作。

第一，确定关系。按门铃或敲门，进行自我介绍，说明社区产后家庭访视人员姓名、所属单位、来访目的，与产妇及时沟通，建立信任、友好、合作的关系。

第二，评估和检查。生活环境的评估：产妇和新生儿居住的房间要安静、舒适、清洁，空气流通，室温、湿度要适宜。新生儿和产妇检查：进入产妇家庭后，在接触母婴之前要先洗手，后检查。检查的顺序为先新生儿，后产妇，要尊重每一位访视对象，检查要仔细，评估母婴生理、心理状况，提供健康教育指导，如发现异常情况，及时予以处理或指导。

（3）访视后的工作。

第一，消毒及物品的补充：访视后要进行手消毒，对温度计等物品进行消毒，并补充消耗的访视用品。

第二，记录和总结：规范填写产后产妇访视记录表、新生儿家庭访视记录表，及时将相关信息归入居民健康档案，做好信息统计上报工作。

第三，修改护理计划：根据收集的家庭资料和新出现的问题，修改并完善护理计划。若访视对象的健康问题已解决，即可停止访视。

第四，协调合作：与其他社区工作人员交流访视对象的情况，商讨解决办法，如个案讨论、汇报等。若现有资源不能解决访视家庭的问题，而且该问题在该社区医护人员的职权范围内无法解决时，应与其他服务机构、医师、设备供应商取得联系，对访视对象做出转诊或提供帮助。

3. 社区产后家庭访视常见护理问题评估

产后访视是妇幼保健的一项重要工作，主要是以卫生访视人员（医生/助产士/护士）在产妇产后六周（42 天）这一母婴生理特殊时期或更长的时间内，前往社区产后家庭，访视产妇、新生儿及家庭成员，评估产妇和新生儿的生理、心理、社会、经济情况和家庭关系，以及产妇和家属是否掌握基本产后保健与母婴喂养技能，针对其存在的健康问题采取医疗、保健或护理干预措施，促进产妇及新生儿健康的一项以家庭保健护理为主的综合服务。社区产后访视工作的落实情况直接关系到产妇康复、新生儿健康成长和母乳喂养的成功。目前，产后母婴住院日短，20 世纪 50 年代，美国推荐正常生产无并发症的母婴产后平均住院六天，以后住院时间逐渐缩短，1970 年减少至 3.9 天，1992 年减少至 2.1 天，1995 年加利福尼亚正常产后平均住院天数为 1.1 天。目前，美国妇产科医师学会（ACOG）和美国儿科学会推荐正常生产无特殊情况 48 小时母婴出院。由于人种、先天体质及后天生活习惯和国情习俗的不同，并考虑到安全性和有效性，我国实行正常生产 48 小时出院。

因此，产妇在短暂的住院期间掌握的各项自护及护理新生儿知识不能满足需要，回家后依然会面临诸多问题。产后家庭访视无疑是产妇及家属解决母婴问题的重要举措。社区产后家庭访视常见问题大致包括两类：产妇常见健康问题和新生儿常见健康问题。

（1）产妇常见的健康问题评估。产妇存在的主要问题有产褥感染、恶露异常、伤口愈合差、子宫复旧不良、产后抑郁、乳汁不足、乳腺炎或乳头皲裂等。

第一，产褥期感染。产褥期是指从胎盘娩出至产妇除乳腺外全身器官恢复或接近正常未孕状态的一段时期，规定为六周。产褥感染是指产妇在分娩时及产褥期由于生理结构功能变化容易诱使各种病原菌侵袭生殖道，从而引发全身或局部感染。调查数据显示，产褥感染妇女体温普遍在 37.8℃ 以上，多数患者伴有子宫压痛、异常恶露，严重时细菌可经血液、淋巴系统传播，最终导致脓毒血症或败血症。产褥感染发病率为 1.0%～7.2%，若未得到有效控制，将引发全身炎症反应及多器官功能障碍，甚至导致产妇死亡，产褥感染是导致产妇死亡的重大病因之一。产褥病率是指分娩 24 小时以后的十日内，每日用口表测量体温四次，每次间隔 4 小时，其中有两次或两次以上体温大于或等于38℃。产褥感染与产褥病率的含义不同，但产褥感染是造成产褥病率的主要原因。产妇由于抵抗力差，易发生产褥期感染，若不及时治疗，易发展成败血症，可能危及产妇生命。

产褥期感染病因评估：①内源性感染，指病原体来自产妇本人。正常生育年龄的妇女和妊娠期妇女其阴道内有大量的细菌寄生，但大多不致病；分娩后由于机体抵抗力下降和（或）病原体数量、毒力增加时，非致病微生物转化为致病微生物引起感染。研究表明，内源性感染更严重。因孕妇生殖道内的病原体不仅可以导致产褥感染，还能通过胎盘、胎膜、羊水间接感染胎儿，在妊娠早期或中期，则可导致流产、先兆流产、胎儿畸形、胎死宫内、异位妊娠等异常妊娠情况，若发生于妊娠晚期，则可导致胎膜早破、早产、胎儿窘迫、新生儿感染等。因此，访视人员应注意询问产妇有无宫颈炎、阴道炎等局部症状。②外源性感染，指由外界的病原菌进入产道引起的感染，病原体可通过消毒不严格或被污染的用具、衣物、各种手术器械、敷料及临产前性生活等途径侵入机体。外源性感染常常还与医护人员无菌操作不严格、产后陪伴家属的不洁护理和接触有关，这也是极易疏忽的感染因素，应引起产妇和访视人员的高度重视。

与分娩相关的诱因：产妇在分娩过程中体力消耗较大，若产程延长或滞产，则使机体进一步消耗，产妇会出现体质虚弱及抵抗力下降，减弱产妇生殖道和全身防御能力，病原体易于入侵与繁殖。①胎膜早破。完整的胎膜可有效屏障病原体的入侵，胎膜破裂时间长，易引起阴道内病原体上行感染，进入宫腔并进一步入侵输卵管、盆腔引起感染，合并阴道炎者病原微生物上行感染的风险增加。②产前贫血。产妇产前出现贫血，会导致产妇的抵抗力明显下降，进而导致感染率明显升高；产程中宫内仪器使用次数过多、时间过长或者使用不当，如胎儿头皮采血、宫内胎儿心电监护等，将阴道及宫颈的病原体直接带入宫腔而感染。研究显示，宫内监护超过 8 小时者，产褥感染发病率可达71%。

剖宫产手术导致的产褥感染：术后患者的子宫收缩、子宫复旧异常，增加了阴道内菌群逆行性感染的风险。剖宫产术中的出血过多，术后血红蛋白较低，或者合并有前置胎盘等高危因素等，均可以导致患者机体在外来病毒或者菌群持续暴露，产妇产后宫颈炎、子宫内膜炎或者输卵管炎等的发生可显著上升。产褥感染的诱因还包括各种产科手术操作（臀牵引、胎头吸引术、产钳助产等）、产前产后出血、产道损伤、胎盘残留、宫腔填塞纱布、产道异物等。因此，产后访视时访视人员应注意询问有无以上与分娩相关的诱因，进而对产褥感染进行判断。产褥期不良处理：产后产妇卧具不洁，床上用品更换不及时，探视者未注意自身清洁与产妇同床坐或卧。会阴部清洗不当，产后过早产生性行为等均可能引起产褥感染的发生。

产褥期感染的临床表现：发热、腹痛和异常恶露是产褥感染的三大主要症状，但患者发病后由于感染发生的部位、程度、扩散范围不同，因此引起的临床表现也不一样。产后家庭访视人员应注意询问，产妇产后是否出现持续性发热，局部红肿、压痛、异常恶露，若出现，则应考虑发生产褥感染，并详细询问病史，认真对其进行全身及局部体检，注意有无引起感染的诱因，排除产褥感染的其他因素或切口感染等。

根据感染发生的部位将产褥期感染分为以下几种类型：①急性外阴炎、阴道炎、宫颈炎。分娩时会阴部损伤或手术导致感染，葡萄球菌和大肠杆菌是主要致病菌。会阴裂伤或会阴切开创口感染是外阴部感染最常见部位，主要表现为会阴局部灼热、疼痛、坐位时困难。检查可见局部创口红肿、硬结、脓性分泌物流出、压痛明显，甚至创口裂开，伴有低热。阴道裂伤及挫伤感染表现为黏膜充血、溃疡、脓性分泌物增多，感染部位较深时，可引起阴道旁结缔组织炎。宫颈裂伤感染症状多不明显，但若向内部蔓延，可引起盆腔结缔组织炎，产妇可有轻度发热、畏寒、脉速等全身表现。②急性子宫内膜炎、子宫肌炎。病原体经胎盘剥离面侵入，扩散到子宫蜕膜层称为子宫内膜炎，侵及子宫肌层称为子宫肌炎，两者常伴发。若为子宫内膜炎，可表现为子宫内膜充血、坏死，阴道内有大量脓性分泌物且伴有臭味。若为子宫肌炎，可表现为腹痛，恶露增多呈脓性，子宫压痛明显，尤其是宫底部，子宫复旧不良，产妇可出现高热、寒战、头痛、心率加快、白细胞明显增多等全身感染征象。③急性盆腔结缔组织炎、急性输卵管炎。多继发于宫颈深度裂伤或子宫内膜炎，病原体通过淋巴道或血行侵及宫旁组织，并延及输卵管及其系膜。产妇表现为高热、寒战、脉速、头痛等全身症状，下腹明显压痛、反跳痛、肌紧张及肛门坠胀感，宫旁一侧或两侧结缔组织增厚，可触及炎性包块，子宫复旧差，严重者侵及整个盆腔形成"冰冻骨盆"。淋球菌沿生殖道黏膜上行感染，达输卵管与盆腔，形成脓肿后，高热不退。④急性盆腔腹膜炎、弥漫性腹膜炎。炎症进一步扩散至子宫浆膜层形成盆腔腹膜炎，继而发展成弥漫性腹膜炎。全身中毒症状明显，如高热、恶心、呕吐、腹胀等，检查腹部压痛、反跳痛、肌紧张。腹膜面分泌大量渗出液，纤维蛋白覆盖引起肠粘连，可以在直肠子宫陷凹形成局限性脓肿，若脓肿波及肠管与膀胱，可有腹泻、里急后重和排尿困难。⑤血栓性静脉炎。盆腔内栓塞静脉炎常侵及子宫静脉、卵巢静脉、髂内静脉、髂总静脉及阴道静脉，类杆菌和厌氧性链球菌为常见病原体，这类细菌分泌肝素酶分解肝素，促成凝血。病变单侧居多，产后 1～2 周多见，产妇表现为寒战、高热，并反复发作持续数周。其临床表现随静脉血栓形成的部位不同而有所不同，下肢血栓静脉炎，病变多在股静脉、腘静脉及大隐静脉，表现为弛张热，下肢持续性疼痛，局部静脉压痛或触及硬索状，使血液回流受阻，引起下肢水肿，皮肤发白，称"股白肿"。小腿深静脉血栓时可出现腓肠肌及足底部疼痛和压痛。小腿浅静脉炎症时，可出现水肿和压痛。⑥脓毒血症及败血症。感染血栓脱落进入血液循环可引起脓毒血症，随后可并发感染性休克和迁移性脓肿（肺脓肿、左肾脓肿）。若病原体大量进入血液循环并繁殖可形成败血症，表现为持续高热、寒战、脉细数、血压下降、呼吸急促、尿量减少等，全身中毒症状明显，可危及生命。

第二，产后恶露异常。产后随子宫蜕膜的脱落，含有血液、坏死的蜕膜组织经阴道排出。恶露有血腥味，但无臭味，持续 4～6 周，总量为 250～500mL，产后六周恶露未净或伴有不规则子宫出血，为恶露异常。近年来，随着人们生活节奏的不断加快，人们所面临的压力也不断增大，同时人们的生活方式也在不断变化，以及剖宫产率的增加，产后恶露不绝患者也呈现出增多趋势。血性恶露持续时间影响着子宫复旧，血性恶露时间过长不仅造成产褥期感染，如子宫内膜炎、阴道炎、会阴伤口愈合不良，而且影响产妇的心情、饮食和运动，从而影响产后恢复。在产后访视和产后 42 天门诊中，因产后血性恶露淋漓不尽而就诊的产妇不断增多，产后三周仍有血性恶露的产妇约占 63.8%。

恶露的类型：正常恶露根据颜色、内容物及时间不同分为三种：①血性恶露，其颜色鲜红，出现在产后最初 3～4 日，内容物包含蜕膜碎片、上皮细胞、红细胞、白细胞及偶有的胎粪、胎脂和胎毛。血性恶露的时间过长，表示子宫复旧不良。②浆液恶露，色淡红似浆液。显微镜下见较多坏死蜕膜组织、宫腔渗出液、宫颈黏液，少量红细胞及白细胞，且有细菌。浆液恶露常发生于产后

4～14 日，浆液逐渐减少，白细胞增多，变为白色恶露。③白色恶露，黏稠，色泽较白，产后 14 日出现，随后恶露便逐渐停止，成分包含有大量白细胞、细菌，一些蜕膜碎片、上皮细胞、脂肪、宫颈黏液和胆固醇等。白色恶露约持续三周干净。此外，正常恶露有血腥味，无臭味，总量可达 250～500mL。一般而言，产后 2～3 周子宫颈便完全闭合，届时恶露便将停止。如果产后 3～4 周恶露仍然持续，那么有待进一步检查原因。

异常恶露的原因评估：①子宫后位。后位子宫可能导致血性及浆液性恶露时间延长。产后由于涨奶，乳腺不能受挤压；或剖宫产产妇刀口疼痛，因此大多数产妇采取仰卧位的姿势睡眠。由于产后的子宫韧带松弛，长时间的仰卧容易使子宫因为重力的关系而后倾甚至后屈。后位的子宫体静脉回流阻力增大，进而使远端的毛细血管内压增大，组织水肿，蜕膜剥脱后内膜基底层残留的腺体上皮增生缓慢，血性分泌物增多，导致血性及浆液性恶露不净。②子宫颈内、外口未扩张或粘连。大部分剖宫产术前宫口未开，经阴道分娩时子宫颈高度扩张，如同时患有慢性宫颈炎或产时有人工破膜、机械扩张宫颈等操作，颈管内膜受到损伤，产后宫颈管逐渐闭合，创面因炎症的原因产生粘连，颈管狭窄或闭锁，从而造成血性及浆液性恶露排出不畅，这种情况更多见于有引产、流产史的产妇。③蜕膜或者胎盘组织的残留。可能是因为妊娠月份较大，胎盘粘连，剥离困难，或是由于妊娠年龄较大，或是产妇子宫畸形，也可能是由于在剖宫产手术操作过程中，操作者技术不够熟练，进而致使妊娠组织物没有完全被清除干净，因而造成部分组织物残留在宫腔内。在此种情况下，除了有血性及浆液性恶露不净这一症状，出血量也有异常，例如，有的时候出血量会较多，有的时候却又很少。此外，恶露内夹带有血块，并且产妇还会伴有阵阵腹痛。但绝大多数在产褥期内因为出血以及感染已经被发现，并及时处理，延至产褥期结束后这一情况的产妇极少。④剖宫产刀口血肿。剖宫产时先露位置较低，分娩困难，容易造成子宫切口撕裂延伸，或者缝合技术不恰当，止血不彻底，造成阴道流血不净，且易并发产褥期感染。⑤宫腔感染。目前，胎盘早剥，阴道检查次数过多，产妇贫血，产妇的产程较长，羊膜与阴道有炎症反应存在，羊水出现污染均是导致宫腔感染的独立危险因素。也可因产后、人流后盆浴，或卫生巾不洁，或产后、人流后过早性交等造成。宫腔内的感染病原菌主要以专性厌氧菌和兼性厌氧菌为主，此时恶露有臭味，腹部有压痛，并伴有发热，查血象可见白细胞总数升高。⑥宫缩乏力。可因产后未能很好休息，或平时身体虚弱多病，或生产或者剖宫产手术时间过长，使宫缩乏力，恶露不绝。

当存在子宫复旧不全或者宫腔内残留有胎盘、大量胎膜或感染等情况时，会出现恶露量增多，恶露性质也可能出现改变，血性恶露持续时间会延长，并且出现臭味、血象升高伴有发热等临床症状。产后恶露情况是间接反映子宫复旧状态的指标。产后家庭访视人员在访视过程中要注意询问产妇在分娩中有无宫腔内操作，胎盘、胎膜是否完整。如有持续的血性恶露，需排除有无滋养细胞肿瘤或合并宫颈瘤等疾病的可能。恶露不绝时提醒产妇注意，易发生晚期产后出血，甚至大出血休克，危及产妇生命。

第三，产后尿失禁。尿失禁（urinary incontinence，UI）是指任何情况下不自主的尿液流出。而产后尿失禁指女性患者在妊娠或分娩后出现的尿失禁，主要为压力性尿失禁，即当患者腹压增加，如打喷嚏或咳嗽等时，出现无法控制的尿液溢出。研究发现，产后六周尿失禁患病率为 15.53%，其中，以压力性尿失禁最常见，占 73.03%，严重影响患者的身心健康和生活质量。大量研究发现，产后早期患尿失禁能够增加尿失禁长期持续存在的风险，因此，对产后尿失禁进行早诊早治尤为重要。因产后尿失禁的高发病率和目前在治疗上还没有较好的方法，若长期受到尿失禁的影响，会导致女性患者的生活质量降低、自尊心伤害、抑郁、影响性生活等问题。多项研究表明，产后尿失禁已严重影响产后妇女的生活质量和身心健康。

导致产后尿失禁的主要因素：①自身因素。研究发现，儿时遗尿，成人后至少一次膀胱炎以及妊娠前有盆、腹腔手术史的高危人群，其产后尿失禁的发生率明显高于普通人群，并且在产后 4～12 周以后尿失禁仍占有很高比例。妊娠期存在尿失禁，产后尿失禁发生率为 61%，尿失禁出现在早孕时更高达 80%。因此，女性妊娠时出现尿失禁在一定程度上预示其产后尿失禁的发生，并可持续在以后的长期生活中。还有研究发现，妊娠尿失禁与产后尿失禁一样，是产后 5 年持续存在尿失禁的危险因素。认为其原因是这些女性原来可能存在潜在的盆底功能障碍，在分娩过程中进一步影响了盆底肌肉及神经功能，而导致产后尿失禁的发生。反复的盆底、尿道括约肌及周围结缔组织的损伤、支撑力的下降，是产后尿失禁发病的重要原因，分娩次数的增加是产后尿失禁发病的高风险因素，亦得到了学术界的公认。产妇随着年龄增长，膀胱发生生理性脱垂现象，影响产后尿失禁的发生。②分娩因素。妊娠和分娩是导致尿失禁患病率增加的重要因素。研究发现，妊娠时因雌激素、孕激素等的影响以及重力作用，使女性盆底组织松弛、盆底解剖结构移位，导致膀胱颈及尿道下移，加上子宫的压迫作用，膀胱内压力和尿道内压力增大；分娩时导致的盆底组织结构和功能的损伤等都可能是妊娠尿失禁和分娩尿失禁患病率增加的重要原因。不同的分娩方式对尿失禁的发生率也有影响。研究发现，阴道分娩的产妇中，产后六周尿失禁的患病率为 20.89%，剖宫产为 6.85%，产钳助产则为 33%。由此可知，阴道顺产、产钳助产、胎儿负压吸引均比剖宫产后尿失禁的发病率高。也有研究表明，选择性剖宫产减少了阴道分娩对盆底肌肉、神经和筋膜的损伤性改变，避免对盆底软组织的不可逆性损伤，相比阴道顺产和难产，产后压力性尿失禁的发生率较低。③其他因素。孕期体重指数的增加，胎儿体重增加，产后盆底肌力承受力度不断加大，肌纤维长度受牵拉不断增加，当压力超过一定界限时，肌纤维内部结构发生改变，肌纤维断裂，盆腔肌肉出现不可逆性损伤，从而会导致尿失禁的发生。也有学者认为，母乳喂养与产后尿失禁的发生有一定的关系。支持母乳喂养能降低产后尿失禁的发生的学者认为，尿道黏膜和尿道平滑肌上广泛存在着雌激素受体，雌激素可以改善膀胱尿道血液供应，能增加尿道黏膜及黏膜下组织的厚度，增加尿道阻力，而母乳喂养能在一定程度上调节产妇的雌激素水平。因此，母乳喂养对妊娠期间的激素水平变化及子宫增大引起的盆底牵拉性损伤在一定程度上具有一定的修复作用，能从根本上改善尿道支撑组织的高活动性，从而降低产后尿失禁的发生。

第四，产后子宫复旧不良。胎盘娩出后的子宫逐渐恢复至非孕状态的过程称子宫复旧，主要变化为宫体肌纤维缩复和子宫内膜再生，直至产后 42 天左右，子宫恢复到非孕期正常大小。正常分娩后，机体下丘脑—垂体—卵巢轴的反馈机制逐渐恢复，当子宫体肌纤维不能按时缩复、子宫内膜再生困难或其他因素导致机体子宫在产后六周仍未恢复至非孕状态，称为产后子宫复旧不良。妇科检查子宫较同期产褥期子宫大而软，可有轻度压痛。B 超显示子宫偏大或子宫腔积液，或子宫腔异常回声。随着进行人工流产、引产以及剖宫产的患者数量逐渐增多，子宫复旧不良的发生率也在持续上升，子宫复旧不良对产妇和新生儿都会造成不良的影响。而产后子宫复旧受多种多样因素的影响，其中主要受以下两种因素影响。

不同的分娩方式：有研究显示，剖宫产产妇术后子宫下降速度慢于自然分娩者，恶露持续时间较自然分娩者长，同一时间内子宫明显大于经自然分娩产妇的子宫，说明剖宫产术后子宫复旧较自然分娩者慢，剖宫产对子宫复旧有一定的影响。

分析原因，主要有以下几点：①宫缩前发动手术，宫口未开影响术后胎膜、血液等组织物的排出。②胎盘娩出后，胎盘附着处血窦开放，同时相对于顺产，剖宫产手术切口破坏了子宫肌纤维，使子宫缺乏整体性，阻碍了子宫缩复作用，传导到子宫下段，破坏了分娩后子宫收缩的对称性和极性，增加了分娩后宫腔的出血量。产后出血增多又进一步抑制子宫收缩。③术中用纱布反复擦宫腔，在去除蜕膜的同时损伤子宫内膜基底层，影响子宫复旧。④术后感染，剖宫产手术前有胎膜早破、羊水污染、产程延长、多次阴道检查、术中出血多或贫血等都会容易导致宫腔内感染，易发生切口感染，影响子宫复旧，导致恶露不止。在切口感染的状态下可导致肠线溶解脱落，血窦重新开放，除了引起恶露淋漓不尽之外，还可能会出现阴道大量流血。剖宫产术中切口方式、切口位置、切口大小、缝合切口的方法的选择均能影响子宫切口部位的愈合。手术操作不当或止血不良，可能形成局部血肿或局部感染组织坏死，后释放的炎症因子作用于子宫下段切口部位导致该部位组织缺血缺氧，持续一段时间后，引起体内酸中毒及炎性介质的释放，导致炎症反应，影响子宫组织的恢复。⑤自身因素，产妇在手术后因为术口疼痛而休息不足，长期卧床导致活动不足，饮食有所限制，哺乳时间缩短，导致不能刺激子宫收缩。⑥精神因素可影响下丘脑及垂体功能，从而减少或抑制催乳素的分泌，使泌乳量减少，母乳喂养率降低。新生儿对乳头的吸吮可促进子宫收缩，减少产后出血。另外，由于剖宫产产妇焦虑和恐惧明显高于阴道产产妇，致使产妇中枢神经系统发生功能性和内分泌紊乱，影响子宫收缩和复旧。

综上所述，剖宫产术后产妇子宫形态、子宫内膜及子宫颈管的变化与正常产褥期变化基本一样，但复旧过程较自然分娩者缓慢。

喂养方式：有研究表明，采取纯母乳喂养组子宫复旧的时间明显短于非母乳喂养组，证实了母乳喂养有利于子宫的复旧。其机制可能在于当新生儿对产妇的乳头进行吸吮，会对乳头、乳晕上分布密集的感觉末梢进行刺激，刺激被传入到产妇的大脑皮质，从而对其神经垂体释放大量的缩宫素，促使子宫肌肉加强收缩，对子宫复旧起到促进作用。但是在实际生活中，出于多种因素，人们往往会忽视母乳喂养对子宫复旧的作用，如剖宫产术后子宫复旧易造成产后大出血、产妇贫血、产褥感染、产妇贫血，进而影响乳汁分泌而导致母乳喂养时间缩短或停止母乳喂养改人工喂养；部分剖宫产产妇术后早期伤口的疼痛、身心疲惫而未能及时开乳而导致乳腺管的开通不畅，影响乳汁分泌而最终停止母乳喂养；部分年轻产妇更是因为美容，产后拒绝母乳喂养，或者因为疾病而不能喂养。因此，在产后访视工作中应耐心向她们宣教产后（特别是剖宫产）母乳喂养的益处。

第五，产后便秘是产妇产后最常见的症状之一，它是指产后或产褥期饮食正常，大便干涩数日不解，或排便时干燥、疼痛、难以解出。产后便秘可影响子宫复旧收缩，导致阴道流血量增多，甚至并发肛肠疾病及子宫脱垂，加重了产妇产后的身心负担。产后便秘的原因主要有以下几个方面。

生理因素：妊娠晚期因子宫压迫和腹压增高，下肢静脉回流受阻，易发生直肠和肛周静脉曲张，容易患痔疮。一方面，在分娩时，胎头下降会压迫局部和影响腹压的使用，均会造成肛周静脉以及直肠末端淤血，发生水肿，使产妇出现强烈的肛门不适感，引起排便困难；另一方面，妊娠引起的产后内分泌紊乱及腹壁、肛周、盆底肌肉松弛等原因，会减弱肠的蠕动，引起粪便排出无力。

活动量：因剖宫产产妇在手术后初期要禁止饮食和恢复手术所造成的伤

口，或自然分娩的产妇产程中消耗太多的体力，在生产后需要调养休息等原因均可导致卧床时间延长，活动量降低，从而致使胃肠蠕动变慢。

疼痛：产后子宫复旧产生收缩痛，剖宫产术后腹部伤口疼痛，会阴裂伤或侧切伤口在活动时易受牵拉而加剧疼痛等，都会影响产妇正常排便。

精神心理因素：产后产妇因局部疼痛、乏累、角色适应不良和担心排便用力可能引起伤口裂开甚至出血增多等诸多因素易导致焦虑、烦躁、抑郁等不良精神情绪产生。不良负性情绪会导致植物神经功能紊乱，易诱发或加重便秘的发生。

麻醉药物的作用：无痛分娩的产妇或者进行剖宫产手术的产妇需采用腰硬联合麻醉，交感神经节前纤维的传导会受到限制，降低了肛提肌和肛门内外括约肌以及胃肠平滑肌的张力，从而使肠蠕动减慢，影响便意的产生。

饮食结构：孕期饮食营养过剩，造成孕妇肥胖和胎儿过重，增加分娩难度，延长分娩时间，造成肛周、会阴水肿充血而致便秘；在产妇休养恢复期间，部分产妇因担心进食寒凉的食物影响恢复效果，不吃水果和蔬菜，而是大量的进补营养品，易造成肠蠕动缓慢。

体液流失：产妇在生产时使用较多的气力，大量排汗，津液丢失；分娩或剖宫产手术时失血或产道损伤裂口、切口部位流血，在生产以后血性恶露导致的失血，均导致产妇生产后失血过多而造成血气不足；产后早期，机体又以皮肤大量排汗和肾脏频繁排尿的形式将体内潴留的大量多余的组织间液排出，而使机体津液短时过多流失，易导致肠道失润，大便干结。

其他因素：美国艾奥瓦大学的一项研究显示，补充过铁剂及有过便秘史的孕产妇患便秘的概率更高；产褥感染致高热汗出，造成津液流失进而也可导致便秘发生。

第六，产后伤口疼痛。产后伤口包括会阴切开伤口及剖宫产术腹部伤口。伤口疼痛虽是一种正常的痛觉反应，但不论何种分娩方式，有伤口时，都可伴有不同程度的疼痛。产后伤口疼痛限制了患者早期下床活动，影响患者睡眠和胃肠道功能恢复；还通过兴奋交感神经，抑制产妇泌乳素生成释放，减少了乳汁分泌，进而降低了母乳喂养率；延缓了子宫复原时间，增加出血量；导致产妇产生焦虑、紧张等不良情绪，降低了社会支持；影响患者的舒适度和满意度。因此，正确评估伤口疼痛，采取有效的护理措施是不可忽视的护理问题。

产妇出现伤口的疼痛的因素主要包含三个方面：①切口疼痛。手术中不可避免地会切伤局部组织，切口处会释放大量的炎性物质，这种物质会进一步加重患者疼痛感。如果没有得到有效控制，会损伤产妇的神经末梢，加重疼痛感。切口疼痛是患者术后的主要疼痛。②子宫收缩。剖宫产术后催产素和前列腺素的释放增加，常规使用缩宫素止血，使子宫收缩剧烈，子宫组织缺血缺氧，产生疼痛。③情绪因素。产妇可能出现的恐惧、不安的情绪，会加重产妇疼痛感。

第七，产后抑郁症。随着心身医学和围生期医学的发展，产妇的心理保健已成为围生期保健工作不可忽视的重要组成部分及社会关注的热点。分娩是妇女一生中的特殊时期，部分产妇在经历妊娠、分娩等压力事件后，会出现特殊的心理变化，而产后抑郁则是其表现之一。据世界卫生组织统计，产后是产妇死亡率和发病率最高的时期，世界卫生组织的目标之一就是促进孕产妇健康状况和减少发病率。

产后抑郁症是一种常见的心理并发症，往往发生在产后 12 个月内。同未孕时相比，妇女患精神疾患的危险程度，在产后的第一个月，可增加 20 多倍。直至分娩后的第二年，危险度仍持续在三倍以上的水平。

产后抑郁症的发病率及危害：产后抑郁症是指在产褥期发生的抑郁症状，是产褥期非精神病性精神综合征中最常见的一种类型，于 1968 年由 Pitt 首次提出。流行病学研究显示：西方发达国家产后抑郁症的发生率为 7%～40%，亚洲国家的发生率为 3.5%～63.3%。我国报道的发生率为 1.1%～52.1%，平均为 14.7%，与目前国际上公认的发生率 10%～15% 基本一致。

产后抑郁不仅对产妇的自身健康、婚姻以及家庭社会关系有影响，而且还对哺乳及母婴关系产生危害，严重者会引起产妇杀婴和自杀等行为，严重危害妇女儿童健康。许多学者对母亲患产后抑郁的 1～2 岁新生儿（婴儿）研究发现，早期产后抑郁与对新生儿（婴儿）的不良认知及情感障碍有关。产后抑郁可导致产妇体内去甲肾上腺素分泌减少及其他内分泌激素的改变，使宫缩变弱，是增加产后出血的一个可能性因素。患有产后抑郁的妇女会发生短期记忆力变差、注意力下降、思维变慢。另外，产后抑郁症还可使泌乳启动时间延迟，泌乳量少，新生儿（婴儿）生理性体重下降幅度大，持续时间长，恢复慢，使产后四个月纯母乳喂养率低，产妇抑郁时间越长，新生儿（婴儿）的危害性就越大。

产后抑郁症的病因评估：产后抑郁症的病因比较复杂，一般认为是多方面的，总的来说，主要有生物学因素、心理因素和社会因素三方面。

生物学因素：①内分泌因素及神经因素。在妊娠、分娩的过程中，产妇体内内分泌环境发生了很大变化，在分娩后 24 小时内，体内激素水平发生明显变化，该变化是产后抑郁症发生的关键生物学基础之一。产妇分娩后胎儿胎盘娩出，血液中雌激素、孕激素水平降低，雌激素对 5 - 羟色胺（5 - HT）的刺激作用减退，中枢神经系统的活性亦受到抑制。当雌激素水平低于脑组织所需最低水平时，产后抑郁的易感性明显增加。当然，激素与产后抑郁症的关系尚无定论，还有待进一步的研究证实。研究发现，胎盘分泌促肾上腺皮质激素释放激素（CRH）是正反馈，因此，孕后期 CRH 水平持续增高，患者表现愉快；一旦产后胎盘撤离，可引起产妇体内 CRH 的骤降，导致下丘脑—垂体—肾上腺（HPA）轴功能异常，机体不能有效应对外界环境的变化，患者出现产后抑郁。产妇因经历妊娠和分娩的过程，长期处于身心疲惫、精神紧张的状态，易引起神经系统功能的降低，从而导致内分泌功能紊乱。怀孕期间的焦虑情绪也会对内分泌和血液成分产生变化，进而对胎儿的发育产生不利影响。②遗传因素。这是精神障碍的潜在因素。有精神病家族史的产妇，其产后抑郁症的发生率亦特别高，这提示可能在这些家族中存在抑郁症的易感因子，这样的产妇更易受外界因素的影响而发病。相关研究表明，有产后抑郁症史的产妇如再次怀孕复发产后抑郁症的危险性会增加30%～40%。③躯体因素。研究证实，容易引起心理失衡的情况，如产时产后的并发症、分娩过程出现难产、滞产、早产等，其产后抑郁也较容易发生。一般认为，有躯体疾病或残疾的产妇易发生产后抑郁，尤其是感染、发热对产后抑郁的促发有一定影响。不同分娩结局的产妇所接受的心理应激源不同，因而产生的生理、心理反应也有所不同。还有中枢神经机能的易损性，情绪及运动信息处理调节系统（如多巴胺）的影响，可能与产后抑郁的发生有关。

心理因素：①个性特征。妇女的心理动力学是生育过程中最重要的因素，产妇个性特征、既往有情感障碍史、经期前紧张综合征、抑郁症等精神病家族史、产前焦虑抑郁，都是产后抑郁的高危因素，其中最主要的是产妇的个性特征。产后抑郁多见于以自我为中心、心理不成熟、过度敏感、情绪不稳定、好强求全、偏执、社交能力不佳、与人相处不融洽、性格过于内向等个性特点的女性中。偏执性格的人敏感多疑、心胸狭隘，符合上述特征。另外，年龄偏小或偏大的初产妇，容易产后抑郁，尤其是年龄偏小的妇女，由于生活阅历浅，还没有从过去的孩子角色中脱离出来，对承担母亲的角色不适应。②心理退化现象。研究发现，妇女在孕产期均有心理变化，如感情脆弱、依赖性强等变化，故孕产期各种刺激都可能引起心理异常。心理分析专家认为，妇女在怀孕期和产后第一个月均有暂时性的"心理退化"现象，即她们的行为变得更原始或更具孩子气。分娩对女性来说是一种伴随不安的期待体验。尤其在我国较多产妇缺乏对分娩过程的认知，过于担忧因分娩带来疼痛，从而产生紧张恐惧心理。产褥期妇女处于情感脆弱阶段，特别是产后一周情绪变化尤为明显，心理处于严重不平稳状态。也就是说，由于产妇对新生儿（婴儿）的期待，对即将成为母亲角色的不适应，照料新生儿（婴儿）的一切事物都需从头学起等现实，对产妇造成心理压力，导致情绪紊乱、抑郁、焦虑、人际关系敏感，形成心理障碍。

社会因素：①孕期应激压力事件。孕期发生不良生活事件越多，患产后抑郁症的可能性越大。研究表明，生活事件所带来的压力，特别是发生在孕期或产后六个月内的一些重大生活事件，是产后抑郁较强的预测因子之一，抑郁发生的概率增加到六倍以上。研究表明，产后抑郁症患者的病前人格缺陷极易引发产后负性生活事件，而负性生活事件又可引起抑郁焦虑等负性情绪体验，进而引发产后抑郁症。不同类型的生活事件对产后抑郁的影响不同，两者间的因果关系取决于生活事件的严重程度。如果孕妇暴露于极端的应激源，其患产后抑郁的可能性才会增加，而普通的日常琐事则不会。也有学者认为，产前的慢性压力源，如婚姻失败、工作压力、财政负担、育儿压力等与产后抑郁密切相关，是发病的危险因素。家庭关怀中亲密度和合作度是影响产妇产后抑郁的独立危险因素，家庭关系差的产妇，获得社会的支持度相对较低，特别是来自丈夫和长辈的帮助，是产后抑郁症发生的危险因素。有学者应用艾氏产后抑郁量表（EPDS），对产妇进行回顾性研究，发现夫妻关系不融洽是导致产妇抑郁最重要的危险因素；家人对产妇的关怀和帮助少，是导致产妇患病的次要因素；收入不稳定也是重要的危险因素。在日本，产后抑郁症发病率仅为31%，这与其家庭的支持和保护性环境有关。②角色变化。角色的突然变化，在产后抑郁症的发生上起了一定的作用。角色的突然转换考验产妇的心理适应能力和承受能力，产妇的心理会因此发生变化。特别是产后一周，产妇情感变化明显，心理处于严重的不稳定状态，产妇没有做好母亲角色的准备，无法适应角色转变，对新生儿的啼哭、生病及其他生理现象不知所措，经常处于担心、焦虑和恐慌中。而周围的人却强烈期待其母性行为，并且以往对孕妇的情感，也大部分转向了新生儿，这点对未成熟的女性而言是难以忍受的；早产、流产、死产及胎儿畸形等不良妊娠结局是产后抑郁症发生的诱发因素之一。研究表明，新生儿畸形是产后抑郁第二大危险因素，其产后抑郁发生率是非畸形组的28.39倍。在我国广大农村，传统的封建意识根深蒂固，对生女孩的产妇来说，心理压力更大，是引起产后抑郁症的危险因素。③产后抑郁症还与产妇的年龄、职业、民族、文化程度、产妇成长过程中所经历的不幸事件、孕产后的母乳喂养、产褥期保健服务的质量等因素有关。

产后抑郁症的临床表现：产后抑郁症多在产后两周发病，产后4～6周症状明显。临床表现与一般抑郁症状相同，主要特征为：产妇常表现为疲劳、注意力不集中、失眠、头昏乏力、情感基调低沉、灰暗，还有轻度的心情不佳、心烦意乱、苦恼、忧伤到悲观、绝望；无法体验生活乐趣，对事物缺乏兴趣，表现为厌食睡眠障碍、易疲倦、性欲减退，还可能伴有一些躯体症状，如头昏头痛、恶心、胃部灼烧、便秘、呼吸心率加快、泌乳减少等；精力丧失，人际关系困难，出现社会退缩行为；自我评价低，有无用感、罪恶感，担心自己不能照顾新生儿，或担心新生儿会受伤等；精神运动迟滞是抑郁的典型症状之一；产妇症状常有昼重夜轻的节律变化；产妇表现的自杀观念和行为严重者可有伤害新生儿或自我伤害的行为，是抑郁症最危险的症状。

产后抑郁症的诊断标准：目前尚无统一的诊断标准，多依据各种症状自评量表，如症状自评量表（Self-reporting Inventory），又名 90 项症状清单（SCL-90），抑郁自评量表（Self-rating Depression Scale，SDS），爱丁堡产后抑郁量表（Edinburgh Postnatal Depression Scale，EPDS）等，由患者自行填写量表，以相应的评分结果来判定。当前比较明确的标准是 1994 年美国精神病学会在《精神疾病的诊断与统计手册》一书中制定的产褥期抑郁症的诊断标准，其内容如下。

在产后四周内发病，产后两周内出现下列症状中的五条或五条以上，但至少有一条为情绪抑郁或缺乏兴趣和愉悦：情绪抑郁；对全部或大多数活动明显的缺乏兴趣或愉悦；体重显著下降或增加；失眠或睡眠过度；精神运动性兴奋或阻滞；疲劳或乏力；遇事皆感毫无意义或自责感；思维力减退或注意力涣散；反复出现死亡的想法。

第八，常见的乳房问题。乳胀、乳头扁平或凹陷、母乳不足、乳头皲裂、乳腺管阻塞、乳腺炎是常见的产妇乳房问题。新生儿出生后如果开奶过迟、乳头含接差或者未充分有效的母乳喂养是发生产妇乳胀的主要原因；喂养姿势如果不正确，即使早吸吮，频繁吸吮，也可能因为血液、体液以及乳房乳汁的堆积造成奶胀。产妇的精神因素、健康因素以及家族因素、分娩方式等都可能是造成乳汁不足的原因。产妇哺乳姿势不正确，新生儿未将乳头及大部分乳晕含吮在口内，且固定于一侧的哺乳时间过长易导致乳头皲裂。另外，乳头内陷或畸形，导致新生儿不能很好地含接，也会造成乳头皲裂。继发性的乳汁淤积、不完全吸空乳房、不规律性经常哺乳及乳房局部受压是造成乳腺管阻塞的主要原因；初产妇的乳汁中含有较多的脱落上皮细胞，更容易引起乳腺管的阻塞，使乳汁淤积加重。产褥期急性乳腺炎是产褥期的常见病，它常继发于乳头皲裂、乳房过度充盈；另外，因产妇哺乳经验不足，导致乳汁淤积或乳腺管阻塞，使细菌入侵繁殖生长，也是引起急性乳腺炎的原因。

第九，产妇产褥期不良行为。产褥期异常健康情况与产妇不良行为习惯有直接关系，其中包括以下几个方面。不良饮食行为主要有每天进食大量鸡蛋、小米粥、红糖水，不吃水果和蔬菜，不吃肉、不吃盐等，这可以引起营养不良、贫血、电解质紊乱、伤口愈合不良和痔疮等。不良卫生行为包括不晒太阳、不通风、不洗头、不洗澡、不下床活动、不刷牙、不做产后操，而且在农村产褥期妇女中发生率较高，这些行为使产妇发生感染性疾病的危险增加。研究显示，传统习俗和来自长辈的传统观念是不良行为的主要影响因素。

（2）新生儿常见健康问题评估。产褥期困扰产妇及家属在新生儿（婴儿）

方面的健康问题主要有喂养问题、脐炎、黄疸、红臀等。

第一，新生儿母乳喂养问题的评估。

母乳喂养的分类，以 1992 年中华人民共和国卫生部妇幼卫生司主编的《母乳喂养培训材料》为依据，可分为三类：①纯母乳喂养，指除母乳外，不添加任何液体或固体食物；②人工喂养，指完全用其他乳类或代乳品喂养，不用母乳喂养；③混合喂养，指喂母乳的同时，加用其他乳类或代乳品。母乳可以供给新生儿全面的养分，母乳中的成分根据胎龄、日龄动态变化，以匹配新生儿不断变化的生长需求，母乳内的活性成分对新生儿消化、免疫、代谢功能的成熟发挥着重要的作用，是新生儿最理想的食物来源。

2017 年世界卫生组织（WHO）发布的《准则：在提供产妇和新生儿服务的机构保护、促进和支持母乳哺育之建议》中强调：婴幼儿在六个月内推荐纯母乳喂养，母乳喂养可持续到新生儿两岁，母乳是婴幼儿目前公认的最佳食物。但是，全球母乳喂养现状不容乐观，WHO 数据显示，全球六月龄内纯母乳喂养率不超过 40%。在许多国家，不到 1/4 的 6～23 月龄的母乳喂养儿童达到了与年龄相符的喂养频率标准。联合国儿童基金会营养调查报告（2010—2015 年）显示，中国初始母乳喂养率为 41%，0～6 月龄纯母乳喂养率仅为 28%，且地区差异性大，北京为 39.2%，上海为 28.1%～41.1%，重庆为 22.4%，而平均母乳喂养持续时间仅为 7～9 个月。近两年，国内多个省市的大样本调查数据提示六个月纯母乳喂养率有所提升，达到 30%～40%。WHO "全球营养目标 2025" 提出，在 2025 年前，6 月龄纯母乳喂养率需达到 50%。"全球婴儿和儿童喂养战略" 指出，对母乳喂养的保护、支持和促进已成为全球首要婴幼儿营养发展任务。中国国务院 "国民营养计划（2017—2030 年）" 及《中国儿童发展纲要（2011—2020 年）》均提出 "0～6 个月婴儿纯母乳喂养率达到 50% 以上" 的发展目标。因此，目前我国在提升母乳喂养率的问题上任务仍较为艰巨。母乳喂养仍存在诸多问题，主要包括以下几个方面。

一是母乳喂养知识与技能缺乏。由于母乳喂养宣传工作缺乏深度和广度，产妇对母乳喂养了解不深入，不明白如何处理母乳喂养过程中遇到的问题，喂养信心不足，对奶量主观判断有误，自觉奶量不足，怕新生儿吃不饱，人为添加奶粉，引起纯母乳喂养率下降。另外，产妇对母乳喂养的方法认识仍存在许多不足，有些产妇很希望对自己的新生儿进行母乳喂养，但由于产后没有及时开奶、没有进行按需哺乳、两侧乳房没有交替哺喂、哺乳后未及时排空乳房、自己的生活方式不当或营养方面等喂养知识的缺乏，最终导致母乳喂养失败。

二是分娩方式问题。李沛霖、苏淑阁、唐仁红已经证实剖宫产是影响我国母乳喂养低于国际水平的主要因素之一。国外学者研究表明，剖宫产与自然生产母亲相比，因剖宫产后疼痛或身体不适而不愿母乳喂养，并且剖宫产母亲早期与新生儿接触有限，无效哺乳增多，乳房开始充血、疼痛并发生肿胀，导致母乳喂养率较低。有研究指出，剖宫产对早期母乳喂养行为和长期母乳喂养有不利影响。剖宫产本身不是一个负面因素，而是那些在产后立即出现喂养困难的新生儿对纯母乳喂养有长期问题。产妇在手术前后实施禁食和禁水，导致营养过少，乳汁分泌异常，加上新生儿吸吮刺激子宫收缩，腹痛加重，使产妇对母乳喂养有紧张情绪。并且，术后异常出血可抑制母乳的形成。剖宫产不仅从心理因素和开奶时间上影响母乳喂养，同时由于其多采用硬膜外麻醉，影响了产妇与新生儿的早接触、早吸吮，从而导致纯母乳喂养效果不佳。

三是社会心理问题。产妇产后因激素水平的改变，加之新生儿喂养、产后康复、角色转变带来的多重压力，易发生产后抑郁。若出现产后抑郁，对乳汁的分泌影响更为显著。产妇分娩后情绪较为敏感，容易出现紧张、焦虑和烦躁等情绪问题，SIPSMA 等学者的研究认为，产妇若患有产褥期抑郁症，会使中枢神经系统及内分泌腺的调节发生紊乱，因而导致乳汁分泌量减少。另外，因产妇照顾新生儿（婴儿）以及哺乳，易造成身体和心理疲惫，以及家庭、社会的支持不够都会导致乳汁分泌量减少。尤其是丈夫对产妇的影响最大，丈夫在下一代的繁育和抚养过程中扮演着必不可少的角色，在家庭中，其与产妇和新生儿的接触最为密切。那么丈夫的支持在初期母乳喂养以及母乳喂养的持续时间上起着决定作用，是母乳喂养支持的主要来源。澳大利亚对 699 个家庭的随机对照研究显示，在新生儿出生后的随访中给予父亲母乳喂养教育材料并提供咨询服务，可增加纯母乳喂养率 6% 左右。另外是新生儿（外）祖母的支持。2016 年，Joel 研究团队的一项系统评价发现，（外）祖母的支持是新生儿纯母乳喂养过程的重要影响因素，（外）祖母母乳喂养的积极态度会使母乳喂养率增加 12% 左右，相反，（外）祖母的消极观点可以使母乳喂养的可能性降低 70%。

四是产妇乳房问题。当产妇的乳头凹陷或扁平时，它通常会阻止使新生儿有效吸吮和刺激乳头，使母乳喂养变得困难。乳头凹陷或乳头皲裂会造成乳房摩擦和抽吸损伤时的疼痛感，疼痛感使产妇感到焦虑，从而放弃母乳喂养；研究发现，产妇自觉泌乳不好、自觉无奶是影响母乳喂养的重要因素。产妇自觉乳汁分泌不足，担忧纯母乳喂养无法满足新生儿的生长发育而添加代乳品，从而减少了吸吮乳房的时间和次数，使母乳分泌逐渐减少；研究表明，大约 2/3 的产妇会经历中度以上的乳房胀痛，严重的乳房胀痛会导致乳房变硬、疼痛、新生儿含接困难、乳汁排出受阻，甚至发生乳腺炎，乳房肿胀是停止母乳喂养的重要的影响因素；新生儿的含接姿势不对，吸吮时牵拉乳头，用嘴摩擦乳房的皮肤，产妇感觉疼痛，乳头基部周围有皲裂或裂口，从而对哺乳产生畏惧，导致母乳喂养失败。

五是其他问题。现如今，围生保健系统只提供产后一个月内三次访视和产后 42 天的检查，难以满足家庭对母婴保健的全方位、多层次的要求，加上社区产后家庭访视频次过少及访视时间安排的不合理，往往无法让母婴在最需要的时候得到访视和指导。一旦产妇及家属遇到哺乳相关问题而得不到及时的支持与帮助时，纯母乳喂养中断的情况就容易发生。此外，还包括访视中部分访视人员对母乳喂养的相关知识掌握不熟练，不能很好解决产妇及家属的实际问题等。

第二，新生儿脐炎，是指细菌从脐残端侵入并繁殖所引起的急性炎症。金黄色葡萄球菌是最常见的病原菌，其次为大肠埃希菌、铜绿假单胞菌、溶血链球菌等。其主要原因是宫腔内、院内细菌感染或者是对脐部护理不当。轻度脐炎是新生儿出生 2～3 天出现脐轮与皮肤轻度红肿，可伴有少量浆液脓性分泌物。重症脐炎是新生儿脐部与脐周明显红肿发硬，脓性分泌物较多，常有臭味，有时半夜发热。慢性脐炎常形成肉芽肿，表现为一小的樱红色肿物，表面可有脓性溢液，可经久不愈。病情危重者可形成败血症，并有全身中毒症状，可伴发热、吃奶差、精神不好、烦躁不安等。

新生儿从医院回到家中，多数脐带尚未脱落。在医院时，脐带由医院医护人员护理，出院后，完全要由产妇及家属护理，部分产妇及家属因缺乏护理脐带相关技能，有时出现以下情况：使用非医用棉签消毒；沐浴后仅对脐部表面做了消毒处理，忽视脐窝底部的消毒；脐带未脱落时将小儿全身放入水中洗澡，使脐带接触水；消毒手法不当，部分家长用棉签来回擦拭脐带而非由内向外擦拭；给小儿的脐带涂紫药水，因为紫药水促使皮肤表面凝结成保护膜而起收敛作用，刺激性大，痂下会容易感染；尿布使用不当导致尿液及粪便污染脐部，新生儿内衣置在尿不湿里面，内衣被尿液浸透，脐窝就处于潮湿的环境中，部分家属把尿不湿外面向里面卷进，由于尿不湿外层不透气，故不利于脐带干枯；产妇及家属害怕新生儿受凉，给新生儿包裹过厚的衣物，使新生儿出汗过多使脐部潮湿引起细菌繁殖。以上错误的脐带护理方法均会使脐带感染的机会增加，严重的会引发败血症，危及生命。

第三，新生儿黄疸。又称新生儿胆红素血症，是新生儿期最常见的表现之一，是新生儿时期血清胆红素浓度（主要是未结合胆红素）增高而引起的皮肤、黏膜、巩膜等黄染的现象。新生儿黄疸是产后新生儿常见的症状，但为了适应医疗模式的转变，合理利用医疗卫生资源，目前我国分娩后产妇和新生儿住院时间在逐渐缩短，致使大多新生儿黄疸均在家中发生，只能借助产后访视跟踪新生儿黄疸的情况，而随着对产后访视工作的逐渐开展和重视，产后访视率也逐渐提高。

新生儿黄疸可引起新生儿神经系统等障碍，导致远期并发症的发生。流行病学研究显示，新生儿黄疸的发病率可达 345/10 万～566/10 万，特别是在具有溶血高危因素的人群中，新生儿黄疸的发病率更高。由于新生儿肝细胞形成胆红素的能力低，而排泄胆红素的能力差导致胆汁淤积，从而使胆红素在体内积聚引起血清中胆红素含量增高，新生儿表现出皮肤、黏膜、巩膜等黄染。由于新生儿红细胞寿命短、数量代偿性增多以及破坏过快，致使新生儿每日胆红素生成为成人的两倍以上；同时因新生儿肝功能尚未成熟，使肝细胞内摄取胆红素所必需的 Y 蛋白和 Z 蛋白含量过低，尿苷二磷酸葡萄糖醛酸基转移酶含量极低且活力不足；再加上新生儿肠道内正常菌群尚未建立，肝肠循环特殊，不能将进入肠道内的胆红素转化为尿胆原和粪胆原，加重了肝脏负担，特别是早产和难产儿，极易出现黄疸，尤其当新生儿处于饥饿、缺氧、胎粪排出延迟、脱水、酸中毒、头颅血肿或颅内出血等状态时，黄疸加重。

新生儿黄疸可分为生理性黄疸和病理性黄疸两大类。生理性黄疸是一种正常的生理现象，一般情况良好，足月儿出生后 2～3 天出现黄疸，出生 4～5 天达高峰，5～7 天消退，最迟不超过两周；早产儿黄疸多于生后3～5 天出现，5～7 天达到高峰，7～9 天消退，最长可延迟到 3～4 周。新生儿黄疸每日血清胆红素升高 $<85\mu mol/L$（5mg/L）或每小时 $<0.85\mu mol/L$（0.5mg/L）。研究表明，50%～60%的足月儿和 80%的早产儿均出现生理性黄疸，在此期间，新生儿吃奶和睡眠均良好。病理性黄疸一般在新生儿出生后 24 小时内即出现，黄疸程度重，出生两周后仍持续不退或退而复现，常伴有溢奶、嗜睡、抽搐、发烧、大便发白等症状，使其患有其他疾病的临床表现，包括新生儿肝炎、败血症和其他感染、溶血性疾病、先天性胆道闭锁、母乳性黄疸、头颅血肿及其他皮下出血等。生理性黄疸一般为轻中度，病理性黄疸往往为重度。若对两者进行肉眼判断，其最简便的方法为自然光线下观察，若仅有面部黄染，则为轻度；若进而有躯干的黄染，则为中度；若四肢和手脚心出现黄染，即为重度。在观察躯干部和四肢时，应注意先用手指按压皮肤后抬起，再观察黄染是否存在。若存在，判断为病理性黄疸。

第四，新生儿红臀。又称为新生儿尿布皮炎，是指新生儿尿布覆盖位置如臀部、肛周以及会阴部等皮肤出现发红、散在丘疹或疱疹，是新生儿科最常见的一种皮肤损伤，其主要表现为尿布接触部位发生边缘清楚的鲜红色斑，严重时可发生丘疹、水泡、糜烂，如有细菌感染可发生脓疱，损害往往与覆盖部位一致。有学者将红臀分为：新生儿皮肤潮红为轻度；皮肤出现局部潮红现象，且伴有皮疹为重 I 度；皮疹溃破、脱皮为重 II 度；皮肤局部出现较大面积的表皮脱落或糜烂现象，有时可继发感染为重 III 度。新生儿红臀的危害大，严重危害患儿的健康，降低了患儿的舒适度。新生儿红臀的发病率高，国内外报道发病率为 16%～35%。

新生儿红臀由多种因素引起，下身处于封闭环境是目前导致新生儿红臀最常见的原因，新生儿出生后家长常常习惯用纸尿裤或棉布围包，这样就会给新生儿下半身营造一个小的封闭的环境。加上新生儿大小便尚无规律，若在平时护理过程中不注意及时更换尿布，尿液中的尿素被粪便中的细菌分解产生氨，长时间刺激婴幼儿局部皮肤可导致皮肤脱水、潮红、糜烂等。此外，Folster-Holst R 还指出，尿布的压力和摩擦会增加皮肤炎症的风险。此外，新生儿红臀与其臀部特点有密切关系，由于新生儿皮肤细嫩，表面干燥，表皮的角化层很薄，易于脱落，表皮与真皮之间基底膜的结缔组织弹力纤维发育不良，基底膜细嫩而疏松，造成婴幼儿皮肤的屏障功能差，如果不小心受到不良刺激，极易造成皮肤损伤。不同的喂养方式也会影响新生儿红臀的发生。冯丽琪等调查显示，母乳加配方奶混合喂养的婴幼儿较单纯配方奶喂养的婴幼儿大便次数多且粪便较稀，患红臀的机会大。陈跃文等研究显示，纯母乳喂养婴幼儿粪便与尿液 pH 值分别为 6.0 和 6.4，无红臀发生；而配方奶和母乳混合喂养的婴幼儿粪便与尿液 pH 值分别为 5.4 和 5.7，臀红发生率明显增加新生儿红臀，严重影响了其舒适度，易致婴儿哭闹、烦躁不安，不仅增加了新生儿的痛苦，亦加重了其家属的心理负担。

第五，新生儿意外伤害。儿童意外伤害是 21 世纪全球重要的公共健康问题之一，降低儿童意外伤害已成为儿童健康保健领域的主要目标。WHO《世界儿童伤害预防报告》指出，全球每天有超过 2000 个家庭因意外伤害承受着失去孩子的痛苦。2014 年，我国 0～5 岁儿童意外伤害发生率为 25.3%。新生儿意外伤害是对新生儿生命安全和健康有严重威胁的一种危险因素，这是出于各种原因造成的新生儿客观损伤。新生儿时期是小儿刚刚脱离母亲，开始独立生存的最初阶段，机体内发生一系列重大变化，而新生儿生理调节功能不成熟，对外界环境的适应能力差，加强新生儿意外伤害的预防和护理是保障新生儿正常发育和预防疾病的重要环节。新生儿意外伤害主要包括窒息、脱水、外伤、烫伤等，其中，新生儿窒息是引起伤残和死亡的主要原因。

窒息：窒息是新生儿较常见的事故，多发生于严冬季节。如新生儿包被包裹过严，床上的大毛巾等物品不慎盖在新生儿脸上，或因母亲与新生儿同床，熟睡后误将身体或被子捂住新生儿的脸部导致窒息等。另外，新生儿消化系统的解剖生理特点是胃呈水平位，幽门括约肌发育较好，而食管下端贲门括约肌发育不成熟，控制能力差，造成胃食管食物反流，新生儿吃奶时一次吸入量过多和吸入空气更容易导致溢奶，若家长未能及时发现，新生儿将奶液或奶块呛入气管引起窒息。

脱水：新生儿体温中枢发育不完善，调节能力差。皮下脂肪薄，体表面积相对较大，容易散热，产热主要靠棕色脂肪的代谢。体温易随外界温度变化而变化。若新生儿包裹过多，尤其在炎热的夏季，就会因温度过高而大量出汗。面色苍白、高热、抽搐、昏迷。情况特别严重时，可因呼吸衰竭而死亡。

外伤：新生儿皮肤较嫩，给新生儿洗澡、更换尿布时若产妇及家属操作不当，易导致新生儿的皮肤损伤；或者可能因为新生儿指甲长自己将面部皮肤抓伤；或者因新生儿家中养小狗、小猫之类的宠物，它们有时会抓伤或咬伤新生儿；或者家长在看护过程中的疏忽或警觉性缺乏，致使新生儿发生意外摔伤。

烫伤：新生儿烫伤是新生儿意外伤害的主要原因之一，以冬、春季为主，农村患儿居多。新生儿皮肤薄，皮下脂肪少，组织含水量高，体温调节中枢功能不完善，新生儿对外界刺激的反应能力差，表皮防护功能较成人差，容易损伤。产妇或家属给新生儿洗澡时，因水温过高也是导致烫伤的主要原因之一。冬季温室过低时，产妇及家属为了给新生儿保暖，常使用热水瓶或热水袋，但由于使用此类物品时未对其进行安全检查，导致热源直接接触婴儿皮肤造成烫伤。

社区产后家庭访视中存在的产妇及新生儿常见健康问题的评估为护理措施的实施和健康教育奠定了基础。因此，社区产后家庭访视常见问题的评估应当引起社区卫生服务机构的管理人员及访视人员的重视。

4. 社区产后家庭访视常见问题管理

（1）产妇常见问题与健康管理。

第一，日常生活问题与指导。

适宜的环境：保持居住环境适宜的温度和湿度，室内温度保持在22℃～24℃，相对湿度保持在50%～60%。勤开窗有利于室内空气清新，使产妇得到良好的休息，也有利于新生儿的成长。

清洁卫生：产妇出汗多，应勤换内衣裤及被褥，每天温水擦浴。访视人员应指导产妇每日擦洗外阴，勤换会阴垫，保持外阴的清洁和干燥，预防感染。如伤口出现肿胀疼痛，可用50%硫酸镁湿热敷；若伤口感染或愈合欠佳，可自产后7～10天用高锰酸钾溶液坐浴。母乳喂养时，访视人员应指导产妇在第一次哺乳前，将乳房、乳头用热肥皂水及清水洗干净，以后每次哺乳前均用温开水擦洗乳房及乳头，哺乳后亦擦洗乳房及乳头。保持乳房、乳头清洁，预防乳腺炎及新生儿感染的发生。

休息与睡眠：产褥期产妇充分的休息和睡眠可以减少疲劳、促进组织修复、增强体力。妊娠和分娩给产妇带来的身体变化和体力消耗，需要六周左右的时间方能完全复原。对患有某些并发症的产妇，足够的休息和睡眠，对治疗和控制病情发展更为重要。产妇在产褥期需要哺喂、照顾新生儿，加上自己的生活料理容易造成睡眠不足和休息不够，影响精神和体力的恢复。若过早地负重和疲劳过度会引起腰背和关节酸痛，甚至因盆底肌肉托力恢复欠佳而致子宫脱垂，直肠膀胱、阴道壁膨出等终身疾患，疲劳会影响食欲，从而影响乳汁分泌。产妇的精神忧虑和负担，亦可使泌乳量减少。因此，访视人员应嘱咐产妇学会与新生儿同步休息，每天保证 8 小时睡眠，生活要有规律，白天亦应多卧床休息，才有助于病情好转，使体力尽快恢复，为今后的生活和工作打下好的基础。

第二，产褥期产妇的营养与饮食指导。

分娩过程中，产妇需消耗大量的热能，产后还要保证乳汁的质量，因此，产褥期妇女的营养与饮食至关重要，合理补充营养和平衡膳食还可以促进和加速创口的修复和机体的恢复。产褥期产妇的饮食原则如下。

高蛋白、低脂肪，保证热量：产后妇女身体虚弱、活动减少、食欲不佳并有组织受损，所以此时的饮食应以高蛋白、低脂肪为主，可以每天喝一斤牛奶，吃 2～3 个鸡蛋，多吃点瘦肉、鱼肉、黄豆等。这些食物中蛋白质含量丰富，且脂肪含量相对较少，可避免因摄入脂肪过多而引起产后生育性肥胖。另外，在烹调方法上多采用蒸、炖、煮、急火快炒的烹调方法，最大限度减少营养成分的损失，减少油的摄入量，尽量避免煎、炸的烹调方法，煎、炸的食物比较油腻且营养成分损失较多。

主食种类多样化：不同食物所含的营养成分和量不同，不可挑食或单一地选择喜爱的食物，每天补充的营养要丰富，进食的种类要有荤有素，做到既能满足机体的需要又对身体的康复有益。人体骨骼主要由钙元素构成，在产褥期，胎儿对母体的骨钙有较大的需求，进而降低了产妇的骨密度，产妇日均消耗的钙量为 1200～2400mg，日均乳汁流失的钙量为 200～300mg，而奶类及其制品、豆类、鱼类含丰富的钙质，可保证产妇钙的补充，还可预防骨质疏松、新生儿佝偻病；动物内脏含有丰富的铁质，可预防贫血等。膳食除了种类要多样化外，还要具有良好的感官性状，所以产妇的饮食应以清淡为主，做到色、香、味、形俱佳，能够引起产妇的食欲并易于消化和吸收。

少食多餐，不宜节食：根据产褥期妇女的生理状况、日常生活规律以及新生儿的生活规律，需要制定出一套合理的营养与膳食制度的进餐方式。合理地安排一天进餐的次数，两餐之间的间隔进食的数量与质量是非常重要的，一般混合食物在胃内停留消化的时间为 4～5 小时，所以两餐之间的间隔以 4～6 小时较为合适。

吃适量的水果：传统观念的"做月子"认为吃水果会"倒牙"是不正确的，食用适量的水果不仅能增加营养、帮助消化，还可以提供丰富的维生素、矿物质和纤维素，以弥补体内的缺乏，防止便秘，可以吃一些香蕉、橘子、葡萄、火龙果等，但是一些寒性的水果如梨、柿子、猕猴桃、苹果等在产后 3～4 天里不要吃，以后在吃的时候可用温开水烫食，产褥期妇女每天保证 150g 左右的水果为宜，而且最好是在两餐之间食用，西瓜是消暑降温的佳品，故产妇不宜食用。

第三，活动与产后健身操。

产后访视护士应指导产妇在产褥期内进行适量的活动，根据产妇的具体情况循序渐进地进行产后保健操，可促进腹壁、盆底肌肉张力的恢复，促进胃肠道活动，增加食欲和防止便秘。但尽量避免重体力劳动或蹲位活动，以防子宫脱垂。根据产妇情况，遵循活动量由小到大、由弱到强循序渐进的原则进行练习。一般在产后 24 小时开始，每 1～2 天增加一节，每节做 8～16 次。步骤如下：①仰卧，深吸气，收腹部，然后呼气；②仰卧，两臂直放于身旁，进行缩肛与放松动作；③仰卧，两臂直放于身旁，双腿轮流上举与并举，与身体呈直角；④仰卧，髋与腿放松，分开稍曲，脚底放在床上，尽力抬高臀部与背部；⑤仰卧起坐；⑥跪姿，双膝分开，肩肘垂直，双手平放于床上，腰部进行左右旋转动作；⑦全身运动，跪姿，双臂支撑在床上，左右腿交替向背后高举。

第四，产妇常见乳房问题的指导。

乳胀：指导产妇产后尽早开奶，按需哺乳，增加哺乳次数，每次哺乳完后挤出多余的乳汁，注意哺乳前湿热敷 3～5 分钟，并按摩乳房。

乳头凹陷或扁平：指导产妇做乳头伸展和牵拉练习（见图 3 - 3），具体操作方法如下：将两拇指平行放在乳头两侧，慢慢地由乳头向两侧外方拉开，牵拉乳晕皮肤及皮下组织，使乳头向外突出，重复多次。随后，将两拇指分开放在乳头上、下侧，由乳头向上、下纵行拉开，此练习每日两次，乳头向外凸出后，用拇、食、中三个手指置乳头根部向外牵拉和转动；哺乳前先对乳房湿热敷 3～5 分钟然后按摩，可刺激排乳反射，挤出一些乳汁使乳头变软，后捻转乳头，产生立乳反射；喂哺时注意掌握正确的方法及姿势，新生儿（婴儿）饥饿时吸吮力强，应先吸扁平或凹陷明显的一侧乳头，乳头及大部分乳晕易吸出。两次哺乳间隙采用佩戴乳头罩等方法可以起到纠正乳头扁平和内陷的作用。

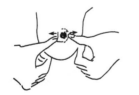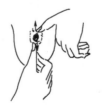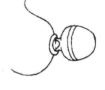

图 3 - 3　乳头伸展、牵拉练习

泌乳不足：告知产妇应保持心情愉悦，树立信心。家人应充分关心产妇，经常与产妇进行沟通，帮助其调整心态，舒缓压力，愉悦心情，树立母乳喂养的自信心；尽早开奶，频繁吸吮。分娩后应尽早开奶，坚持让新生儿频繁吸吮（24 小时内至少十次）；吸吮时将乳头和乳晕的大部分同时放入新生儿口中，让新生儿吸吮时能充分挤压乳晕下的乳窦，使乳汁排出，又能有效刺激乳头上的神经末梢，促进泌乳反射，使乳汁越吸越多；合理营养，多喝汤水，如鸡汤、鲜鱼汤、猪蹄汤等，每餐都应保证有带汤水的食物；生活规律，保证睡眠。尽量做到生活有规律，每天保证有八小时以上的睡眠时间，避免过度疲劳；必要时可以用中药辅助催奶。及时向产妇家属宣教母乳喂养的优点，勿过早添加奶粉。

乳头皲裂：指导产妇，若乳头皲裂程度较轻可继续哺乳，哺乳前湿热敷3～5分钟，挤出少许乳汁，使乳晕变软，以利于新生儿含吮乳头和大部分乳晕。哺乳后挤出少许乳汁在乳头和乳晕上，短暂暴露和干燥，加强护理。若皲裂严重，应告知产妇停止哺乳，可挤出或用吸乳器将乳汁吸出后喂给新生儿。

乳腺管阻塞：指导产妇积极使用物理治疗方法进行热敷、按摩乳房，疏通乳腺管道，使乳汁分泌通畅。告知产妇按摩乳房时应取少许润肤油并用掌根轻揉胸部，双手拇指和食指分开环抱乳房基底部多方向活动乳房，然后一手于乳房下方托住乳房，另一手用食指、中指、无名指以及小指摩揉，顺着乳腺管方向由乳根至乳头梳式按摩乳房，两侧乳房交替进行，最后双手托住乳房，顺时针方向螺旋式按摩乳房，拇指和食指放在距乳头根部2cm处，两指相对向胸内壁挤压，反复挤压松弛，依次挤压所有乳窦，每天一次，每次15～20分钟，连续三天。

乳腺炎：轻度乳腺炎在哺乳前湿热敷乳房3～5分钟，并按摩乳房，轻轻拍打和抖动乳房，哺乳时先喂患侧乳房，因饥饿新生儿吸吮力较强，利于吸通乳腺管。每次哺乳时应充分吸空乳汁，同时增加哺乳次数，每次哺乳至少20分。哺乳后充分休息，饮食宜清淡。若病情严重时，需药物及手术治疗。

第五，指导产妇进行盆底肌功能锻炼。

产后盆底康复是指综合运用有关康复治疗技术，恢复、改善或重建女性在妊娠和分娩过程受到不同程度损伤的盆底有关功能，预防和治疗盆底功能障碍相关疾病。产后妇女处于特殊的生理时期，其盆底功能障碍性疾病防治不适宜采取药物及手术等干预手段。目前，适宜社区产妇盆底恢复的方法为盆底肌功能锻炼法（即Kegel锻炼），Kegel锻炼法可加强盆底肌肉力量，改善尿道、肛门括约肌的功能，主要应用于产后常规康复、预防治疗压力性尿失禁和轻度盆腔脏器脱垂、改善性生活质量。该方法不受时间、地点及体位的限制，简便易行，是盆底康复的首选方法和主要方法，其对压力性尿失禁治疗有效率达50%～75%，被我国和欧美压力性尿失禁指南推荐为一线治疗。该法没有统一的操作方法，其要点是正确缩放肌群和坚持锻炼强度。

建议：在专人指导下，做收缩肛门、阴道的动作找到正确的盆底肌群，每次收紧不少于三秒后放松，连续15～30分钟，每日2～3次，或每日150～200

次，逐渐增加强度并加入走路、爬楼梯等腹压增加的内容，6～8周为一疗程。产妇在分娩的过程中，常常由于伤口疼痛、恶露、疲劳等原因不愿意坚持进行盆底肌锻炼，自然分娩的初产妇上述症状更加明显。因此，社区访视人员应在上门家访时监督检查产妇是否坚持进行盆底肌锻炼，并且正确指导产妇进行盆底肌锻炼时应遵循由易到难的标准，首先进行简单的、次数少、时间短的锻炼，渐渐地增加锻炼时间和强度。另外，指导产妇在锻炼期间保持良好的作息和身体素质，指导产妇家属监督其进行锻炼。只有产妇及其家属意识到盆底肌锻炼的重要性，才能够提高产妇对盆底肌锻炼的依从性，进而减少产妇盆底引起的疾患。

第六，产妇产后抑郁的预防与干预。

产后抑郁严重影响产妇产后生理机能的恢复和心理调适，同时也给婴幼儿的成长带来不利影响，甚至可能会给家庭关系、婚姻生活乃至社会带来消极影响，因此，对产后抑郁症应给予充分的重视。社会角色的转换、异常妊娠分娩、不良的分娩结局等是产后抑郁的高危因素，匮乏的社会支持会导致产后抑郁的出现，而做好预防工作，是降低产后抑郁发病率的重要举措，也是社区护理工作者的主要责任之一。

积极与产妇及其家属进行沟通交流：首先，社区产后家庭访视人员应积极与产妇及其家属进行沟通交流，针对其提出的问题进行耐心解答，沟通过程中应注意语言的交流技巧；针对出现的问题及时调整干预计划。为产妇及家属提供母婴健康教育，讲授人际关系与抑郁的关系，促进患者主动寻求社会和家庭的支持；产后饮食、运动等指导，产褥期常见症状的处理；新生儿脐带护理、臀部护理、更换尿布等指导，树立育儿信心，同时鼓励丈夫积极参与新生儿的照顾工作，增加夫妻间的交流时间。为帮助产妇形成有益于健康的行为，使产妇适应角色转换，尽快进入母亲角色，应鼓励产妇在身体允许的条件下，不仅要生活自理，还应尽力照顾新生儿。其次，鼓励产妇及家属通过家庭日记和微信互动的方式消除家庭成员之间的隔阂，增进相互理解，同时通过积极有效的沟通方式，如耐心倾听、适当沉默等，充分调动家属参与的积极性，增进家庭成员的亲密度，从而避免消极的沟通方式，如威胁要求、批评指责等，正确对待存在的问题，既不回避也不夸大，形成相互促进的良性循环，对孕产妇的自我效能感起到积极的促进作用。社区访视人员应及时评估产妇的生理、心理状况，通过与产妇的认真交谈以及对其的细心观察，分析其流露的各种心理状态，针对不同的问题实施护理，帮助其克服焦虑、抑郁情绪。

积极构建产妇的社会支持体系：目前，提高产妇的社会支持网络可作为预防产后抑郁的一个重要手段。产妇产后处于情感脆弱期，依赖性强，对外界的刺激较为敏感，虽然身体虚弱但还要照顾新生儿，因此，从家庭到社会都要支持和关爱产妇，通过心理干预、情感支持、信息支持等方法提高产妇的社会支持满意度。首先，产妇的社会支持来源主要是家庭成员，产妇的家属，尤其是产妇的丈夫更应该多关心、支持产妇，注意夫妻关系的维系，多帮助产妇照顾新生儿，减轻产妇的负担。此外，产妇的核心家庭成员外的父母、兄弟姐妹等同样也可给产妇提供力所能及的帮助，如精神安慰、经济支持、照顾新生儿等，减轻产妇照顾新生儿的生理和心理上的压力。其次，应通过工会、妇联等部门关心、慰问产褥期的职工，保障足够的休假与哺乳时间。最后，应该多增加产妇自身的应对技巧，当产妇产后有长期沮丧、自疑、失眠、受挫等情绪时应该引起注意，需求专业人士的建议，空闲时间可阅读有关产褥知识的书籍，经常给自己积极的心理暗示等。也可做一些力所能及的活动，如产后恢复体操、瑜伽等。另有研究认为，支持性心理干预，帮助产妇树立自尊和自信，学会利用社会支持系统，对于减少产后抑郁，安全度过产褥期也有重要意义。产后家庭访视人员应该增加对产妇的支持，经常关心产妇，提供相关的育婴康复知识，及时解答产妇的疑问等，帮助产妇减轻产后压力，预防产后抑郁的发生。

努力提高社区访视人员的服务技能：研究发现，目前我国产后家庭访视人员普遍缺乏对产后抑郁的认知，访视过程中对早期识别产后抑郁的能力不足，不能对产妇实施针对性干预，从而错过产后抑郁的最佳治疗时间。因此，社区访视人员必须提高自身的专业技能，才能准确回答产妇的咨询内容和科学地指导产妇。社区医疗机构积极应开展全面、科学、系统的培训等多种学习方式，使培训丰富多彩，如专家讲座、日常授课、科室业务学习、情景教学、录制微课、制作精品课程、小组讨论、发放宣传册或书籍，借助网络平台发布学习内容等，将文字、图片、视频等融入学习内容中，充分发挥网络学习的优势；培训内容要全、细、精，针对薄弱环节如评估、诊断、治疗，可采取针对性措施，如专题讲解、集中培训、重点强化，可以分阶段考核培训效果；提高访视人员对产后抑郁的认知是长期、渐进的过程，可根据妇幼保健人员层次，分批次培训，逐步推进，确保全员参加；鼓励或奖励妇幼保健人员提升学历、晋升职称、积极参加培训、参与相关研究、取得相关资格证等。

综上所述，社区访视人员应该增加对产妇的支持，尽量为产妇创造一个整洁、舒适、安全、安静的环境。做好产后生活护理及新生儿护理指导。使产妇睡眠充足，不致过度劳累。为产妇及家属提供相关的育婴康复知识，及时解答产妇的疑问等，帮助产妇减轻产后压力，预防产后抑郁的发生。应做好产妇心理疏导，嘱咐家属多关心体贴产妇，让其得到家属更多的关爱，使其心情愉快舒畅，减少产后抑郁症的发生。

第七，产后便秘的健康指导。①饮食指导：指导产妇饮食粗细荤素搭配恰当，鼓励产妇多饮水及汤汁，多吃蔬菜等含纤维素丰富的食物。纤维素有亲水性能吸收水分，使食物残渣膨胀并形成润滑凝胶，使粪便在肠内易于推进，从而促进排便。适当增加脂肪高的食物，植物油能直接润肠，且分解产物脂肪酸有刺激肠蠕动的作用，忌食辛辣刺激性食物。②鼓励产妇养成良好的排便习惯，保持乐观的精神状态：定时大便，根据胃—结肠反射作用，早餐后一小时左右为最佳排便时间。不要因为怕伤口疼痛或其他原因人为控制排便，违反人体生理规律。鼓励患者在身体状况允许的条件下去卫生间排便。对子宫复旧引起严重疼痛的产妇，可进行中西医治疗，以减少疼痛，使产妇增强排便信心。③产后运动训练。腹部按摩：每天按摩腹部2～3次，每次15～20分钟，按摩时双手食指、中指、无名指重叠在腹部，按肠行走方向，由升结肠向横结肠、降结肠至乙状结肠做顺时针环行按摩，刺激肠蠕动，促进排便。也可用食指按压天枢穴（脐旁2寸）下1cm，刺激肠道。产妇也可根据自身需求佐以按摩油辅助干预，以利于解除疲劳，有助于体力恢复；提肛运动。指导产妇做腹式呼吸运动，吸气时鼓腹并放松肛门会阴，呼气时收腹并缩紧肛门会阴。气呼尽后略停，再进行下次呼吸，如此反复6～8次，从而调节腹臂肌、膈肌、肠壁肌、肛提肌等参与排便的肌群功能，促进粪便排出。养成良好的生活习惯，生活起居有规律。

第八，产后计划生育和复查指导。

告知产妇产后六周内禁止性生活，六周后带新生儿一起去分娩医院进行产后体检，落实避孕措施，哺乳产妇以工具避孕为宜，忌用含雌激素的避孕药，并及时了解全身和生殖器恢复情况及新生儿的生长发育情况。

（2）新生儿常见问题与健康管理。

第一，新生儿母乳喂养方法的指导。

一是哺乳时间：指导产妇以按需哺乳为原则，产后一周内，是泌乳的过程，哺乳次数应频繁，每1～3小时哺乳一次，开始每次吸吮时间3～5分钟，以后逐渐延长，但一般不超过15～20分钟，以免使乳头浸泽、皲裂而导致乳腺炎。

二是哺乳方法：①哺乳前的指导：在母乳喂养前，先给新生儿换清洁尿布，避免在哺乳时或哺乳后给新生儿换尿布，否则容易造成新生儿（婴儿）溢奶；每次喂奶前产妇应用香皂洗净双手，用温热毛巾清洁乳房和乳头；乳房过胀应先挤掉少许乳汁，待乳晕发软时开始哺喂（母乳过多时采用）。②哺乳时的指导：产妇应采用正确的哺乳姿势和新生儿含接乳头的方式，不当的哺乳姿势和新生儿含接乳头方式可能会导致新生儿无法摄入足够的母乳，引起乳头疼痛，甚至损伤乳房组织。正确的乳头含接方式见图3-4，正确的哺乳姿势见图3-5。

含接方式 ⟶

乳头含接要点：
（1）宝宝开始用力吮吸后，应将其小嘴轻轻往外拉约5cm，目的是将乳腺管拉直，有利于顺利哺乳。
（2）妈妈能听到宝宝吞咽的声音，并感受宝宝慢而深地吮吸。
（3）整个哺乳过程中妈妈没有感到乳头疼痛。

1. 刺激
妈妈用乳头轻碰宝宝嘴唇，让宝宝嘴张开，寻找乳头。

2. 含乳
宝宝含住妈妈大部分乳头。

3. 吮吸
哺乳时乳头应深入宝宝口中、抵至宝宝上颚。宝宝面部应接触乳房。

4. 离乳
妈妈用手指将小嘴轻轻往外拉，结束时宝宝松开乳头，表现有平和满足感。

图 3 - 4　正确的乳头含接方式和含接要点

哺乳方式 ⟶

哺乳要点：
（1）宝宝的头和身体呈一条直线。
（2）宝宝面向母亲并整个身体靠近母亲。
（3）宝宝的脸贴向母亲的乳房。
（4）宝宝的下巴触及乳房。

摇篮式
妈妈取坐位，将宝宝放在枕上，用臂弯支持宝宝的头部和背部，将宝宝斜卧在妈妈怀里吸乳。

斜椅式
如果是新生儿，妈妈应托着宝宝的头、颈肩部及臀部。

橄榄球式
妈妈取坐位，妈妈乳房同侧手托住宝宝头颈部，肘部夹着宝宝身体，另一只手托住乳房。

侧躺式
妈妈取侧卧，将卧侧的胳膊放在枕下，另一侧手臂扶住宝宝。

图 3 - 5　正确的哺乳姿势及哺乳要点

　　三是哺乳期间的乳房护理。喂奶过后让乳头自然风干，乳头应该保持清洁和干燥，但不要用肥皂水或酒精清洁乳头，这样会使乳头表面的天然润滑物被洗掉，佩戴不含钢圈的合适棉质乳罩，每次哺乳应两侧交替进行，并挤空剩余乳汁，这样可以使乳汁分泌增加，还可预防乳腺管阻塞及两侧乳房大小不等。每次喂乳 10～15 分钟，吮不完的乳汁要吸净，以防乳汁潴留引起结块，从而预防乳腺炎的发生，而且乳房排空还有利于乳汁分泌。哺乳时不要让孩子过度牵拉乳头，每次哺乳后，用手轻轻托起乳房按摩 10 分钟。

　　四是新生儿溢乳的健康教育与指导。新生儿溢乳以喂乳后体位不当引起居多，应从四个方面进行预防和指导：①由于新生儿胃呈水平位，容量小，贲门括约肌不发达，幽门括约肌发育欠良好，易发生溢奶和吐奶，应帮助产妇正确认识这是新生儿正常生理现象，随着新生儿长大该现象会自然消失，不必治疗。②因新生儿胃的解剖结构特殊，嘱咐产妇要适量哺乳，以防喂哺过多引起溢乳反应。③指导产妇和家属协助新生儿保持正确卧位。指导产妇和家属利用垫子或者被子帮助新生儿保持侧卧位，能够避免新生儿呕吐时造成误吸和窒息的发生。可以自制侧卧垫子，根据新生儿的体型设置，专人专用，并且多更换和洗晒。④新生儿若出现频繁的呕吐，呈喷射状并且呕吐物量大，有绿色胆汁夹杂其中，体重持续下降等，常为病理性新生儿呕吐，应及时就医。

五是母乳喂养的优势宣传。

其一，对新生儿的益处：①母乳中含有充足的能量和营养素，可为孩子提供适量、合理的蛋白质、脂肪、乳糖、维生素、铁和其他矿物质、酶和水，而且母乳中这些营养素更容易被消化吸收。它可以为六个月以下的孩子提供所需要的全部营养，为6～12个月的孩子提供一半的营养，为12～24个月的孩子提供1/3的营养。②母乳中含有足够的水分，即使在非常干燥和炎热的气候下也可以满足孩子的需要。③母乳更卫生，且含有许多抗感染的物质，可以保护孩子免受包括腹泻、肺炎和中耳炎在内的多种感染性疾病的影响。④母乳喂养的孩子不易患糖尿病、心脏病、湿疹、哮喘、类风湿性关节炎和其他过敏性疾病，而且可以预防肥胖。⑤母乳喂养可增进孩子和母亲之间的情感联系，并给予孩子温暖和关爱。⑥母乳喂养可增强孩子大脑发育、视觉发育和视力，为学习做准备。母乳喂养的孩子已被证明具有较高的智商（IQ）、语言学习能力和数学/计算能力。

其二，对母亲的益处：①新生儿的反复吸吮使母亲的下垂体释放催产素，不但作用于乳房引起喷乳反射，同时也会引起子宫收缩，减少产后出血，促进子宫复旧。②母乳喂养会延迟产妇恢复月经时间，这种现象不仅可以达到自然避孕，保持一定的生育间隔，还可为母体保存铁质，使产妇患缺铁性贫血的风险降低。③母乳喂养还可减少产妇卵巢癌及乳腺癌的发生率。韩国一项研究结果显示，分娩两次及以上和母乳喂养持续13个月可使母亲乳腺癌风险降低50%，法国一项回顾性研究显示，2015年法国女性因哺乳时母乳喂养小于六个月导致新发乳腺癌1712例，新发卵巢癌411例。减少母乳喂养的障碍可能有助于改善14～21岁年轻母亲的产后心理健康。此外，纯母乳喂养可有效减少产妇产后肥胖的发生，对产后体重恢复具有积极作用，母乳喂养可降低女性2型糖尿病和类风湿性关节炎发生率。⑤哺乳时，母子之间的密切接触，母亲的体味及心跳使新生儿有安全感和满足感，有助于增进亲子关系，增强母子之间的亲密感，并且方便母亲对新生儿疾病的及时观察；⑥母乳喂养经济、方便，并且减少婴幼儿及母亲疾病的发生，可减少家庭在卫生保健方面的支出。美国一项研究表明，根据母乳喂养时间的长短，每个家庭可节省200～800美元不等。

第二，新生儿黄疸的健康指导。

产后一周和两周进行产后家庭访视服务，对产妇及家属进行健康宣教，指导其正确区分病理性黄疸和生理性黄疸，并判断黄疸的严重程度，告知产妇及家属大部分生理性黄疸可自然消退，对新生儿健康一般无影响，不需特殊处理，对于轻度黄疸的患儿及时进行阳光照射治疗及游泳抚触护理。研究发现，阳光照射治疗能使患儿体内的胆红素分解为水溶性的双吡咯物质，并经尿液和胆汁排出体外，从而有效控制高胆红素血症的发生。在进行阳光照射治疗时，应指导产妇及家属选取有阳光照射的地方，充分暴露新生儿的皮肤，让阳光进行直接照射，并且做好新生儿的保暖工作，可以将新生儿的身体分为不同部位，逐一暴露。在照射过程中将新生儿的眼睛蒙住，避免阳光刺激对眼睛造成损伤。每个部位照射时间控制在 20～30 分钟，每天两次。而游泳抚触护理能够增加新生儿的消化和排便，提高胆红素排泄速度，促进生理性黄疸消退。产后家庭访视人员应指导产妇对新生儿进行游泳护理，在吃奶后一小时，将新生儿放在特定的游泳圈与游泳池当中游泳，水温设置在 38℃ 以内，结合自主运动与游泳操两个部分，护理人员需要帮助患儿进行四肢伸展活动，游泳时间在 10min/次 到 15min/次，每天一次，在游泳后，喂食少量温开水。在新生儿进行游泳运动之后进行抚触护理，产妇或家属将双手涂抹上少量的新生儿润肤霜，对新生儿的全身皮肤进行抚触。对于黄疸指数比较高但在 12mg/dL 的新生儿做好各项护理工作，并且按照医生的叮嘱给予各项退黄药物治疗。少数黄疸加重可出现高胆红素血症，甚至引起胆红素脑病，导致新生儿神经损害和功能残疾，对社会和家庭造成极大危害。因此，产后访视人员应指导家属注意观察新生儿黄疸发生进展，若有黄疸出现过早、进展快、在 15 天时仍有黄疸或逐渐加深且新生儿出现精神状态不佳、嗜睡、频繁呕吐等症状，应尽早到医院检查和治疗，以免延误病情。

第三，新生儿脐部护理指导。

脐带被切断后便形成了创面，需要指导产妇及其家属正确掌握脐部护理方法，预防交叉感染，保持脐部清洁、干燥。有研究指出，目前很多发达国家采用脐部自然干燥法，擦洗以后不给予脐带包扎和覆盖，使脐部暴露在清洁、干燥的包被里，这样既可以减少家属操作的麻烦，又可以减少医疗用品的浪费，并能降低费用。脐部被排泄物污染时要尽快处理和消毒，防止脐部感染。护理脐部时应注意无菌操作原则，污染的双手及纱布不可触及脐带残端。不能把新生儿的内衣放在尿不湿里面，因为尿不湿外层不透气，这样内衣被尿液浸透，脐窝就处于潮湿的环境中。给男婴换尿布时注意把阴茎向下放置，否则尿液向上喷，弄湿脐部，不利于脐带的干燥和违背无菌原理，家属不能把爽身粉等异物沾在脐窝里面。每天进行脐部护理以减少脐部感染的机会，消毒范围要到位，不要反复擦拭脐带，以降低新生儿脐炎的发生率。陈丽娟的改良式护理预防新生儿脐炎有一定效果，她提出喂奶前后和换尿布前后应该嘱咐母亲或者家属洗手，用洗手液和流动自来水冲洗，及时更换尿布，不要遮盖脐部。在脐带脱落之前，洗澡时要注意避免脐带沾到水，也可以用脐贴，脐带周围要保持清洁干燥；在脐带脱落之后，脐窝内若有潮湿或有少量渗液时，用酒精棉签擦拭脐窝，使其保持干燥。新生儿出院时，脐带已处于干燥状态，正确的消毒方法是用棉签蘸 75% 的酒精，由脐根部向外环形擦拭，每日 1～2 次，切勿反复擦拭脐带，以降低新生儿脐炎的发生率。及时更换内衣、勤换尿布，勿使尿布遮盖脐部以免脐部受尿液污染，指导家长不要给新生儿穿过多的衣物，新生儿出汗过多也易滋生细菌感染脐炎。指导家长保证新生儿身体的清洁，洗澡时室温 28℃～30℃，水温 38℃～40℃，用流动水，预防新生儿受凉，避免污水污染脐部。洗澡后用无菌棉签擦干脐部后再用 2% 碘伏消毒脐部及脐周。新生儿脐部若有轻度炎症，先用 3% 过氧化氢彻底清洗脐部的分泌物，然后再用 2% 的碘伏消毒，每天两次，一般 2～3 天后脐部炎症消退。另外，指导产妇尽可能早开奶，让新生儿能够尽早吃到含有丰富免疫因子和物质的初乳，使新生儿的抗病能力增强，从而使脐炎的发生率降低。

第四，新生儿红臀的护理和指导。

保持臀部清洁干燥是预防新生儿红臀的关键。为了避免新生儿臀部皮肤长时间受到大小便刺激，应该每隔 2～3 小时就要及时更换尿布。在更换患儿尿布时，需要用温水洗干净臀部及外阴部，也可以用不含酒精的湿纸巾，目的是避免酒精刺激皮肤。清洗皮肤后要等皮肤干燥后再包裹新的尿布。如使用非一次性尿布，应确保清洗干净，以减少对皮肤的刺激。每次护理时可用生茶油均匀涂于新生儿臀部，蒙婉妮通过将新生儿分别用生茶油均匀涂臀部患处进行护理和一般保持臀部清洁干燥的常规护理进行比较，结果显示，采用生茶油涂臀部的新生儿红臀发生率降至 12%，而一般护理的新生儿红臀发生率为 36%。

指导产妇及家属保持新生儿体位舒适，注意翻身，定时更换体位，减轻局部皮肤受压，改善血液循环。保持床铺整洁干燥、舒适，床上无皱褶、硬物和碎屑，及时更换脏、湿衣服，衣服应选用柔软纯棉布料，以减少对新生儿皮肤的机械性刺激。

指导新生儿家属正确挑选尿布，新生儿的尿布要选择质地柔软的面料，尿布的吸水性要好，避免使用尿不湿、深色面料的尿布，以免加重红臀。向家属示范正确的清洗方式，减少对新生儿臀部的摩擦刺激。科学地安排更换尿布的时间，减少排泄物对新生儿皮肤的刺激，使红臀的发生得到有效控制。

指导家属为新生儿沐浴，清洗眼部、口腔、脐部、臀部皮肤等，并于现场进行护理方法、技术的讲解与示范，指导其选用无刺激性的沐浴液或新生儿肥皂，沐浴后尽量对新生儿给予全身按摩，臀部皮肤要保持清洁干燥沐浴后可适当涂爽身粉或局部涂润肤液等保护臀部皮肤，可采用5%鞣酸软膏（鞣酸＋凡士林）预防新生儿红臀。鞣酸具有收敛作用，一方面可保护皮肤黏膜，另一方面可抑制皮肤的过多分泌，减轻汗液、皮脂及有害物质对皮肤的刺激。凡士林滑润，无刺激性，不能渗透皮肤，对皮肤起保护软化作用其黏着性有利于药物的持久作用，外用能在皮肤表面形成一层保护膜，阻断大小便中所含的有害物质的侵害。两者协同作用可有效地防止新生儿红臀的发生。每次新生儿大便后最好用温水为其清洗臀部皮肤，动作要轻柔，以免因擦拭过度而对其臀部皮肤造成刺激。此外，叮嘱家属注意室内通风，室内温度应保持在22℃～24℃，湿度保持在50%～60%，注意手部卫生与清洁，告知其若新生儿出现异常，应及时到医院就诊，以免延误病情。

产后访视人员应强化产妇及家属预防新生儿红臀的意识，对产妇及家属进行健康教育，增强其对疾病知识的了解，消除紧张情绪，叮嘱家长随时注意新生儿臀部皮肤的变化，若有异常尽早处理，以降低新生儿红臀的发病风险。倡导母乳喂养，加强母乳喂养知识宣传，尽早进行母乳喂养，提升母乳喂养率。母乳是婴幼儿最理想的食物品，不仅能为新生儿提供首次被动免疫，还能直接提升身体免疫力。而且母乳吸收好，产生的排泄物对臀部刺激小，能有效降低新生儿红臀的发病风险。但在喂养过程中要合理安排母亲的饮食，以均衡饮食为主，严禁辛辣食物，改善母乳质量。有研究表明，减少乳汁中的脂肪含量，可有效降低新生儿生理性腹泻，减少红臀的发生，从而减轻患儿的痛苦。

第五，新生儿意外伤害预防。新生儿没有自我保护的能力，易遭受意外的伤害，每个家庭都应采取有效的预防措施。

新生儿脱水的预防：新生儿的体温调节中枢不健全，对外界环境适应力差。若把新生儿包裹得太严实，可能出现脱水，尤其在炎热的夏季，这时可给新生儿穿上上衣，放在睡袋里，既不用担心弄散包被，又有利于新生儿活动。另外，还要注意保持周围环境空气温度的基本稳定，室温最好控制在22℃～25℃，开窗开门通风透气，保持空气新鲜，但要避免新生儿直接受风。初为人母人父，往往不知道新生儿穿多少衣服合适，在这里，笔者提供两种方法：一是摸鼻尖，二是摸四肢，只要鼻尖和四肢摸上去不凉就表明穿着合适。

新生儿窒息的预防：产妇在给新生儿哺乳时，注意将其抱在怀中进行哺乳，不宜躺着哺乳。在喂养时，每次喂乳后，应把新生儿竖着抱起，轻轻拍后背，待新生儿打嗝排出吞进的空气后再轻轻放下，以减少溢乳情况的发生。哺乳后将新生儿放于床上时，应将床头抬高，让新生儿取上体抬高右侧卧位，可有效防止溢乳后窒息的发生。夜间睡眠时，建议将新生儿放于有护栏的小床睡，以免产妇或家属与新生儿同床时，因产妇或家属处于深度睡眠未注意睡姿，易压迫新生儿导致其窒息甚至死亡。产妇及家属给新生儿包裹衣物时避免过于严实，要注意要将其口鼻暴露于空气中，保持新生儿呼吸通畅。告知产妇及家属抱起新生儿时，一手托住新生儿后背及头颈，一手托住双足及臀部，双手同时抱起。不可抬高双足及下肢倒立抱起，此方法容易使新生儿胃内容物倒流，引起误吸。沐浴时保持新生儿头高臀低位，洗头时注意遮挡新生儿口鼻及双耳，注意观察新生儿呼吸及面色情况，防止窒息的发生。

防止外伤：新生儿的皮肤较嫩，穿内衣裤应选择柔软棉质的布料，以防材质过硬新生儿的皮肤被划破而导致新生儿出现红臀。为了防止新生儿把面部皮肤抓伤，可给新生儿戴上手套，但要注意松紧程度合适，过紧可能会影响手指的血液循环，造成局部组织坏死，落下终身残疾。建议家中不要饲养小动物，以免其有时会抓伤或咬伤新生儿，或是把某些疾病传染给新生儿。

防止烫伤：注意室内放置的热水瓶应远离新生儿，以免热水意外倒出使其烫伤新生儿。在冬季给新生儿保暖使用热水袋或其他保温用具时，要确保无液体漏出，放于新生儿包被外侧，切忌直接接触新生儿的皮肤。给新生儿沐浴时，首先要试一试水温，39℃左右最好，若在夏天，36℃的水即可。对人工喂养的新生儿，奶的温度一定要适当，以有温热感为宜。

第六，促进亲子交流：新生儿沐浴和抚触可有效地促进亲子交流。

新生儿沐浴的指导。①沐浴的目的：沐浴是新生儿清洁皮肤最简单有效的方法之一，具有促进新生儿新陈代谢和生长发育，增强抵抗力，同时可观察全身皮肤，及时发现异常情况；还可以通过水的压力、温度等来锻炼身体，促进新生儿的生长发育，并促进母子间的感情。②沐浴时间：为避免新生儿发生溢乳导致窒息，沐浴一般应在喂奶前或喂奶后1～1.5小时后进行，也可以根据实际情况选择一天内气温较高时段或者晚睡前。③沐浴前准备。环境准备：应选择安全、适宜操作的沐浴环境，浴室或是房间应紧闭门窗避免新生儿受凉，室内温度26℃～28℃为宜。冬天可在与新生儿保持安全距离处，放置电热器或电暖器，以提高室内温度。除了注意紧闭门窗以免宝宝受凉外，还要注意电器用品的安全性，避免新生儿有触电的危险。此外，还要注意避免地板湿滑，防止出现意外摔伤。另外，有条件者，在为新生儿沐浴开始时选择一些胎教音乐，音量不超过60dB。物品准备：包括浴盆、毛巾（大小各一条，洗头、洗身分开）、水温计、鞣酸软膏或新生儿护臀霜、新生儿爽身粉、新生儿沐浴露、新生儿润肤露、新生儿洗发精、新生儿润肤油、75%酒精、卫生消毒棉签、尿布、清洁衣裤。浴盆刷洗干净，打水七分满，按先放冷水再放热水的顺序，水温调节至38℃～40℃为宜，以水温计测试为佳，也可用手腕试水温。水温不可过高或过低，防止新生儿烫伤或着凉。产妇或家属准备：指导其在给新生儿沐浴前应保持衣帽整洁，将指甲剪短，取下手表、戒指、手镯，用肥皂洗净双手，且双手温暖，应与新生儿进行交流，充满爱心。一方面，建议产妇或家属在新生儿沐浴时播放缓和的音乐，优美悦耳的音乐环境具有可以改善神经系统、心血管系统、内分泌系统和消化系统的功能。另一方面，音乐声波的频率和声压会引起心理上的反应，良好的音乐能提高大脑皮层的兴奋性，可以改善情绪，振奋精神。通过音乐营造轻松愉快的氛围，减少周围陌生环境及操作带来的刺激，使新生儿应激行为减少，行为状态更稳定。④沐浴方法：洗浴室应按顺序备好浴巾、衣服、尿布、包被等；浴盆内备好热水，水温在37℃～39℃，用于降温时水温低于体温1℃，备水时水温稍高2℃～3℃；将新生儿尿布换干净，观察新生儿哭声、活力、皮肤颜色、脐带等情况，脱掉衣服；以左前臂托住新生儿背部，左掌托住头颈部，拇指与中指分别将新生儿双耳廓折向前按住，防止水流入造成内耳感染，左臂及腋下夹住新生儿臀部及下肢，将头移至浴盆边；用小毛巾或棉球擦洗新生儿双眼，方向由内向外；接着擦洗面部，注意擦洗耳后皮肤褶皱处；用棉签清洁鼻孔；洗发液清洗头部后，用清水洗净；左手握住新生儿左肩及腋窝处，使头颈部枕于操作者前臂；用右手握住新生儿左腿靠近腹股沟处，轻放新生儿于水中；保持左手的握持，用右手抹沐浴液按顺序洗颈下、胸、腹、腋下、上肢、手、会阴、下肢，边洗边冲净浴液；将新生儿从水中按放入水中的方法抱出，迅速用大毛巾包裹全身并将水分吸干；脐带未脱落者，用碘伏消毒，范围包括脐带残端及脐周；在颈下、腋下、腹股沟处撒新生儿爽身粉，女婴注意遮盖会阴部；臀部擦护臀霜或鞣酸软膏；穿尿片（反折，不要碰到肚脐）、衣服；用细棉签清理新生儿耳孔的水，以防中耳炎。

新生儿沐浴注意事项：夏天，在新生儿洗完澡后用手抹上一层薄薄的爽身粉或棉花蘸上少许爽身粉，轻柔地涂在新生儿的身上，避免直接将爽身粉撒在新生儿身体上，导致爽身粉进入新生儿的眼睛或鼻孔中。注意新生儿的会阴部不可撒爽身粉，皮肤的皱褶处最好不用爽身粉，可涂上少许新生儿润肤油，以防皮肤糜烂。冬季，可使用新生儿润肤露滋润宝宝肌肤，以减低表面摩擦。不必每次洗澡都用香皂或浴液。气候干燥时，洗后可在新生儿面部及手足等处涂以润肤露，以防皲裂。臀部可涂护臀霜以防红臀发生。手法一定要轻柔、迅速，时间不宜过长，一般不超过2～3分钟，时间过长新生儿容易疲劳且容易着凉。14天以内的新生儿脐带潮湿，不宜将新生儿直接放入浴盆中浸泡，而是用温毛巾擦洗腋部及腹股沟处，注意不要将脐部弄湿，以免被脏水污染。在沐浴过程中，应注意保暖、新生儿的安全，并注意观察新生儿的反应及全身皮肤有无红肿、皮疹、脓点、糜烂等。此外，在新生儿沐浴过程中，家属应通过语言或非语言的方式与新生儿进行情感交流，充分表达对新生儿的爱与关怀。

新生儿抚触的指导：抚触者用双手有技巧地对新生儿皮肤各部位进行有序

地抚摸，在产后家庭访视中积极运用抚触，有以下几点益处：①促进胃液的释放，加快新生儿奶量摄入及体重增长；②有利于胆红素的排泄，减轻新生儿生理性黄疸；促进呼吸循环功能；③促进新生儿神经系统的发育；④增加和改善新生儿的睡眠；⑤促进新生儿（婴儿）血液循环及皮肤的新陈代谢；⑥促进新生儿免疫系统的完善，提高免疫力；⑦促进母子感情交流。

抚触前的准备：润肤油、毛巾、尿布、衣服等。

抚触手法指导：①头面部：两拇指指腹从新生儿眉间向两侧推；两拇指从下颌部中央两侧以上滑行，让上下唇形成微笑状；一手托头，用另一手的指腹从前额发际抚向脑后，最后，食、中指分别在耳后乳突部轻压一下；换手同法抚触另半部。②胸部：两手分别在新生儿胸部的外下方（两侧肋下缘）向对侧上方交叉推进至两侧肩部，在胸部划一个大交叉，避开新生儿的乳腺。③腹部：食中指一次从新生儿的右下腹至上腹向下腹移动，呈顺时针方向划半圈，避开新生儿的脐部和膀胱。④四肢：两手交替抓住新生儿的一侧上肢从上臂至手腕轻轻滑行，然后在滑行的过程中从近端向远端分段轻轻挤捏。对侧及双下肢方法相同。⑤手和足：用拇指指腹从新生儿掌面/脚跟向手指/脚趾方向推进，并抚触每个手指/脚趾。⑥背部：以脊椎为中分线，双手指分别平行放在新生儿脊椎两侧，往相反方向重复移动双手；从背部上端开始逐步向下渐至臀部，最后由头顶沿脊椎摸至骶部、臀部。

新生儿抚触的注意事项：①抚触应选择在新生儿两次哺乳之间，新生儿状态为清醒、不倦、不饥饿、不烦躁，不哭闹、沐浴后、午睡醒后或晚上睡前较好。以每日 2~3 次，每次 10~15 分钟为宜。②抚触时保持环境安静，保持适宜的房间温度（室温 26℃~28℃），光线柔和，可以播放音乐，注意与新生儿进行语言和目光的交流。③抚触最好在新生儿沐浴后或穿衣服时进行，抚触时房间需保持温暖；④抚触前需温暖双手，将润肤液倒在掌心，先轻轻按摩，随后逐渐增加力度，以便新生儿适应。⑤抚触之前，要将双手指甲修平，并将首饰摘下；⑥抚触过程中应注意观察新生儿的反应，如果出现哭闹、肌张力提高、兴奋性增加、肤色改变，应暂停抚触，反应持续一分钟以上应停止抚触。

产后家庭访视根据产妇及新生儿健康状况和实际问题，有针对性地进行护理指导和健康教育，每一次随访都询问和观察上次访视出现的问题是否得到解决或好转，必要时实行转诊。通过护理人员及时且连续性的访视，可以进一步提高产妇自护能力和对新生儿护理的能力。护理人员通过产后家庭访视可以及时发现产妇存在的错误观念、新生儿存在的健康问题，并给予相应处理和正确指导，这不仅有利于产妇的康复和促进新生儿正常生长发育，而且融洽了医患关系。社区产后访视人员及时上门服务解决了产妇出院后遇到的新生儿脐带渗液、出血，新生儿黄疸消退延迟，母乳喂养出现困难，产妇腹部及外阴伤口愈合不良、恶露淋漓不尽等问题，同时按符合产妇个人情况的护理计划，提供整体护理，而且社区产后家庭访视护理管理有助于消除和减少影响出院产妇及新生儿健康的危险因素，提高产妇及新生儿的生活质量，减少医疗经费开支，为社区卫生服务机构的自身发展创造良好的社会环境。

（二）社区产后家庭访视护理质量评价指标体系构建研究

护理质量评价是一个系统工程，是对护理质量进行判断，表明质量差异，区分优劣等级。护理质量评价作为护理质量控制的手段之一，不仅可以衡量当前护理工作进展状况，明确护理水平，寻找差距原因，促进质量持续改进，还可以通过分析评价结果，提高患者满意度和护理人员对自身工作的认同感，促进护理专业自身的发展。护理质量评价指标作为评价护理质量的主要工具，能客观、科学地揭示现存护理质量水平和潜在的护理问题，决定着护理行为的调整和护理效果的评价，从而准确预测未来护理质量发展趋势，对护理工作发挥着关键的导向性作用。统一、规范的护理质量指标不仅可以帮助判断护理质量的优劣，更重要的是可以帮助鉴别护理服务过程中存在的差距和问题，从而有的放矢地加以改进护理措施，促进护理质量的不断提高。

社区产后访视护理质量评价是提高产后访视工作质量的一种重要手段。目前，我国社区产后家庭访视护理服务尚处于初级阶段，虽然社区产后家庭护理服务对促进产妇及新生儿的健康产生了积极作用，极大地受到了产妇及家属的认可，但是社区产后家庭访视护理服务标准、管理制度、服务流程、质量监控体系等还很不成熟，很难对社区产后家庭访视护理服务过程进行追踪监督和控制，从而影响护理质量。目前我国针对社区产后家庭访视护理质量评价的研究较少，较为全面的研究主要有马楠楠、刘国莲等学者的《基于"三维质量结构"模式的社区产后家庭访视护理质量评价指标体系的构建与应用研究》。以下向大家详细介绍该项研究的方法、思路及内容，为今后对社区产后家庭访视质量管理方法的研究提供一定参考依据。

1. 基于"三维质量结构"模式的社区产后家庭访视护理质量评价指标体系研究

（1）社区产后家庭访视护理质量评标体系构建意义。

社区产后家庭访视护理服务是孕产妇系统保健管理工作的重要内容之一，可以将住院分娩服务延续至社区，有利于产妇康复和新生儿健康成长。随着我国社区卫生服务的不断发展，社区产后家庭访视护理服务日益受到人们的重视。但目前我国社区产后家庭访视护理服务现状并不乐观，缺乏较为完善的质量评价指标体系，没有统一的访视内容和方法，这在一定程度上阻碍了服务质量的提升。国外有关护理质量评价标准和评价体系的研究中，对世界各国影响较大的是美国著名学者 Avedis Donabedian 提出的"三维质量结构"模式，该模式因其覆盖内容全面，被广泛应用于质量评价指标体系的构建，并已成为护理领域的研究热点之一。因此，马楠楠等人的研究就是以"三维质量结构模式"为理论基础，构建了一套较为完善的、适合我国社区产后家庭访视护理工作特点的质量评价指标体系，对社区产后家庭访视护理质量评价提供具有实用性和可操作性的评估工具，对促进社区产后家庭访视护理质量的持续提高具有重要意义。

（2）社区产后家庭访视护理质量评标体系构建依据。

第一，"三维质量结构"模式，是在 1966 年，由美国著名学者 Avedis Donabedian 在一篇题为"Evaluating the Quality of Medical Care"的文章中首次提出，文中指出评价照护服务质量应该包括三个方面，即结构（structure）、过程（process）和结果（outcome）。1969 年，Avedis Donabedian 正式提出从结构、过程、结果三个层次对质量评价途径进行分类，并在之后的多篇文章中对每个层次所包含的内容进行了解释，主要内容如下：

结构质量，是护理质量的基本保证，是构成护理质量的基本要素，主要是指医疗支持环境，即照护环境的属性，包括组织构架、设备和人力资源配备情况等。①人员：人是医疗护理质量要素中的首要因素。人员素质对医疗护理质量起着决定性的作用，包括人员的职业道德、业务技术水平，机构与人员组织配置的合理程度。如人员编制、性别、年龄、能力、资历、知识结构等。②设备：设备的完好和先进程度是医疗护理质量的保证基础，因此，医用物资设备供应要及时、齐全、优质才能更好地保证服务质量。③规章制度：医疗护理质量管理必须以规章制度为准则，即医疗护理工作必须严格地执行各级各类规章制度，按章办事。没有规章制度，医疗护理质量就无法形成；有了规章制度而不去执行，医疗护理质量同样不能保证。④环境：包括建筑设施的美观、舒适、实用，环境的整洁、美化、宁静等。

过程质量。过程描述的是如何将结构属性运用到实践中，即患者接受的直接或间接医疗照护及其他补充性活动。通常以照护服务人员为取向，描述的是如何将结构属性运用到实践中，即照护服务人员为服务对象提供的直接或间接照护服务活动及其他补充性活动。护理过程质量主要由四个要素组成：①护理服务：护理服务是护理人员以无形的方式提供给患者的可以解决患者问题和满足患者需求的一种或一系列行为，具体评价指标包括护理人员的服务意识，护理评估、健康教育、护理措施等的落实情况；②护理管理：护理管理是促使护理人员提高护理工作质量的保证，具体评价指标包括病区管理、急救物品管理、消毒隔离管理、护理文书管理以及护士长管理工作等；③护理技术：护理技术是指护理人员掌握护理理论、护理技能和专科护理技术的水平，它是护理过程质量的根本，包括基础护理技术和专科护理技术两个方面；④护理安全：

护理安全一般是指患者在接受护理的全过程中，不发生法律和法定规章制度允许范围以外的心理、机体结构或功能上的损害、障碍、缺陷或死亡。护理安全是影响护理过程质量的一个重要因素。

结果质量，是患者感受到护理活动的最终效果，是护理活动和服务效果的综合反映，是评价结果，即整个护理过程所产生的结局变化。评价指标包括主观和客观两方面。主观指标：①护士、患者或家属满意度；②患者健康问题生活质量，主要是患者生活自理能力；③患者焦虑、抑郁等不良情绪的改善。客观指标：①患者再入院率；②患者自身及健康照护活动所产生的费用；③病死率或并发症发生率。在质量评价中，结果性指标反映的是患者健康结果或感受，但其核心意义和作用是指向产生此结果的结构性或过程性因素，从根源上解决质量缺陷，而非仅仅奖优惩劣。

第二，文献依据。科研小组成员对 PubMed、CNKI、万方、维普等国内外数据库进行检索，查阅关于社区产后家庭访视护理的相关文献，对文献检索获得的资料进行分析、整理。科研小组成员还重点研读了《国家基本公共卫生服务规范（2011 年版）》和《新生儿访视技术规范》（卫办妇社发〔2012〕49 号）等相关政策文件，为社区产后家庭访视护理质量评价指标体系中二级指标和三级指标的拟定积累了大量资料。

第三，社区产后家庭访视护理现状调查。该研究是 2011 年国家自然科学基金项目《宁夏社区访视护理现状与访视护理质量评价体系构建的研究》（编号：81160241）的子课题，前期已经对社区产后家庭访视护理现状进行了调查，为社区产后家庭访视护理质量评价指标体系中二级指标和三级指标的拟定和完善提供了相关资料。

第四，社区产后家庭访视护理现状的质性研究。研究人员前期采用质性研究中的半结构式访谈法，以银川市四个社区卫生服务机构的十名熟悉社区产后家庭访视护理工作的医护人员作为访谈对象，经过访谈，了解了社区产后家庭访视护理的主要内容、访视流程和现存问题等，为修改完善社区产后家庭访视护理质量评价指标体系中的二级指标和三级指标提供了相关理论依据。

第五，拟定评价指标体系的原则。

目标一致性原则。要求社区产后家庭访视护理质量评价指标体系中的各级指标务必全面、完整、充分、贴切地体现被评对象所要达到的目标，不能与研究目标相矛盾、违背和脱节。这就要求我们在制定评价指标体系时，必须紧紧以社区产后家庭访视护理质量评价为切入点进行各级指标的拟定。

目标导向性原则。社区产后家庭访视护理质量评价的目的不是单纯评出优劣，更重要的是引导社区产后家庭访视护理质量管理向正确的方向和目标发展，使社区产后家庭访视护理工作更加规范化。因此，构建的社区产后家庭访视护理质量评价指标体系必须起到一定的导向和监控作用。

科学性原则，即客观性原则。社区产后家庭访视护理质量评价指标体系结构的确定，同一层次和不同层次指标间从属关系的确定等要有一定的科学依据。指标的拟定和取舍需从实际出发，应符合国内社区产后家庭访视护理工作的实际水平，不能主观臆断。指标及其相应评价标准都要规范化，应根据质量管理的需要，适时调整。

可操作性原则。评价指标体系中的各项指标必须具有实施的可行性，即每项指标都可以进行实际观察、测定或测验，根据被评者达标的情况，可以得出明确结论。在这一原则的指导下，本研究在选取社区产后家庭访视护理质量评价指标时，应选取数据易于收集的指标，同时采用适当的方法收集指标数据。

整体完备性原则。一个评价指标体系所反映的广度和深度，应包含或覆盖评价对象的全部本质属性，通过有限的评价指标反映无限多的特性，从而确保评价的相对全面性。本研究从社区产后家庭访视护理质量评价的整体性角度出发，在考察、筛选涵盖结构质量、过程质量、结果质量为基本内容的指标时，使其既能在一定程度上有代表性地反映被评价对象的全局，又能从不同角度表现被评价对象的特点。

相互独立化原则。相互独立化原则要求社区产后家庭访视护理质量评价指标体系中同一层次的各项指标之间相互独立，不相互包容，不相互重叠，不存在因果关系。

2. 社区产后家庭访视护理质量评价指标体系构建的方法及内容

该研究以"三维质量结构"模式为理论基础，参考大量社区产后家庭访视相关文献，以前期社区产后家庭访视护理服务现状调查和质性研究为基础，并结合相关政策文件，遵循指标拟定的各项原则，结合我国社区产后家庭访视护理的工作特点以及发展现状，首先采用文献分析法及德尔菲专家咨询法最终确立了各项指标，包括一级指标三项、二级指标 15 项和三级指标 103 项。随即运用层次分析法确定各项指标的权重，该分析方法由美国运筹学家 T. L. Saaty 教授在 20 世纪 70 年代中期正式提出，它是一种定性与定量相结合、系统化、层次化的多目标决策方法，这一方法的核心是将决策者的主观判断用数量形式表达出来，使之条理化、科学化，从而为决策者提供定量形式的决策依据，其基本原理是排序原理，即将各中方案（或措施）排出优劣次序，作为决策依据。层次分析法在处理复杂的决策问题上具有实用性、简便性、灵活性和有效性等优点。该研究采用层次分析法确定了评价指标体系中各级指标的权重和组合权重，可避免由于专家的主观判断导致权重与实际情况相矛盾的现象发生，提高了决策的有效性。

为使社区产后家庭访视护理质量评价内容更全面，评价结果更科学，研究者通过实证研究，将定量和定性的方法相结合，以调查问卷的形式进行实地调查和考评构建的指标体系在结构质量、过程质量和结果质量三个方面内容。在评价方法上，该研究的定量评价主要用于结构质量和结果质量中对社区产后家庭访视护理的工作量进行标准量化，以评价社区产后家庭访视护理服务的效率、效益及覆盖程度；定性评价贯穿于社区产后家庭访视护理服务的结构、过程及结果。在三要素均衡的基础上建立的指标体系既能客观评价服务质量，也能促进服务质量的持续改进，使社区产后家庭访视护理质量评价内容更加全面，评价结果更加科学。在评价指标的灵敏性和可操作性上，研究结果显示，通过对 18 个社区卫生服务机构进行产后家庭访视护理质量评价，最终的综合评分（分值范围为 0～100 分）最高为 84.13 分，最低为 65.45 分，分值跨度18.68 分，综合评分的分值跨度较大，说明入选指标反应较为灵敏，能够较好地衡量社区产后家庭访视护理质量的优劣，定量区分各社区卫生服务机构之间服务质量的差距。在指导意义上，该研究构建的社区产后家庭访视护理质量评价指标体系不仅仅是一个评价工具，也可以作为社区产后家庭访视护理人员的工作标准和工作目标，其最终目的更是以结果为依据，明确护理过程中的薄弱环节，为促进社区产后家庭访视护理服务质量、管理效能和社区护理整体服务质量的不断提高提供一定指导作用。

目前，我国社区产后家庭访视护理质量评价体系仍处于初级发展阶段，现有的质量评估工具并未通过大样本研究验证其适用性及广泛性。因此，我国社区产后家庭访视护理质量评估工具的研制应借鉴国外经验并立足我国社区医疗现状，合理地将理论与实际相结合，研制具有特色且适宜的社区产后家庭访视护理质量评估工具，从而实现社区产后家庭护理质量管理标准化、服务流程规范化，降低不良事件发生率，真正提高社区产后家庭访视护理质量。

【参考文献】

[1] 章丽妹. 产后访视及健康指导对产妇的影响 [J]. 世界最新医学信息文摘，2018，18 (81)：287-288.

[2] 陈雅玲. 产后访视护理对产褥期产妇和新生儿的影响 [J]. 实用临床护理学电子杂志，2018，3 (29)：144-149.

[3] 赵秋利. 社区护理学 [M]. 北京：人民卫生出版社. 2010.

[4] Achenbach T M, Edelbrock C, Howell CT. Empirically based assessment of the behavioral/emotional problems of 2 and 3 year-old children [J]. J Abnorm Child Psychol, 1987, 15 (4)：629-650.

[5] Riichiro N. Family therapy in Japan context and development [J]. Intern Congress Series, 2006, 1287 (3)：150-153.

[6] 尹雪梅. 日本访视护理与康复 [J]. 国外医学护理分册，1999，18 (11)：503.

[7] 梁晓晖. 美国社区医院的产后护理访视 [J]. 国外医学护理分册，1999，18 (11)：497.

［8］陈楚. 高血压患者家庭访视方案的构建及实证研究［D］. 福州：福建医科大学，2014.

［9］Mirmolaei ST, Valizadeh MA, Mahmoodi M, et al. Comparison of Effects of Home Visits and Routine Postpartum Care on the Healthy Behaviors of Iranian Low-risk Mothers［J］. Int J PrevMed, 2014, 5（5）: 61−68.

［10］Franklin A. Nursing Leader's Responsibility for Patient Quality, Safety, and Satisfaction. Current Review and Analysis［J］. Nurse leader, 2009（6）: 34−43.

［11］Joint Commission on Accreditation of Healthcare Organizations. Hospital Critical Access Hospital National Patient Safety Goals［S］. 2007, http: //www. jcaho. org.

［12］徐佳宁，温贤秀. 护理质量评价指标的研究进展［J］. 实用医院临床杂志，2015，12（2）: 134−136.

［13］叶文琴，朱建英. 现代医院护理管理学［M］. 上海：复旦大学出版社，2004.

［14］田园. 护理质量评价指标体系的构建研究［D］. 杭州：浙江大学，2017.

［15］田策，彭辉，李亚敏，等. 国外产后保健指南简述及对我国产后护理工作的启示［J］. 中华护理教育，2019，16（3）: 237−240.

［16］葛一音. 国内外家庭护理现状及分析［J］. 护士进修杂志，2011，26（18）: 1704−1705.

［17］陆江，玉莲，胡晓霞，等. 澳大利亚妇幼卫生现状与发展趋势［J］. 中国妇幼保健，2000（15）: 33−34.

［18］Martin KS, Scheet NJ. The Omaha System: Applications for Com-munity Health Nursing［J］. Philadelphia: WB Saunders, 1992, 26（1）: 50−51.

［19］Schuyler Center for Analysis and Advocacy. Universal Prenatal/postpartum Care and Home Visitation: The Plan for an Ideal System in New York State［EB/OL］.［2016−02−13］. http: //hagedorn-foundation. org/downloads/Home_Visitation_White_Paper_4−09. pdf.

［20］National Institute for Health and Clinical Excellence. Postna-tal Care up to 8 Weeks After Birth［EB/OL］.［2018−09−15］. http: //www. nice. org. uk/guidance/cg37.

［21］American Nurses Association. Nursing-sensitive Quality Indicatiors for Acute Care Settings and ANA'S Safety and Quality of Care Initiative［EB/OL］.［2013−01−08］. http: //www. nursing woald. org.

［22］American Nurses Association. National Database of Nursing Quality Indicators: Transforming Data into Quality Care［EB/OL］.［2013−01−08］. http: //www. nursing woald. org.

［23］Langemo DDK, Anderon J, Volden CM, et al. Nursing Quality Outcome Indicators: The North Darkota Study［J］. Nurs Adm, 2002, 32（2）: 98.

［24］Giorgio L D, Filippini M, Masiero G. Is Higher Nursing Home Quality More Costly?［J］. European Journal of Health Economics Hepac Health Economics in Prevention & Care, 2015, 17（2）: 1−16.

［25］Molu N G, Ozkan B, Icel S. Quality of Life for Chronic Psychiatric Illnesses and Home Care［J］. Pakistan Journal of Medical Sciences, 2016, 32（2）: 511.

［26］Donabedian A. The quality of care, how can it be assessed?［J］. JAMA, 1988, 260（12）: 1743−1748.

［27］Rademakers J, Delnoij D, De DB. Structure, Process or Outcome: Which Contributes Most to Patients' Overall Assessment of Healthcare Quality?［J］. Bmj Quality & Safety, 2011,

20 (4)：326 – 331.

[28] Donabedian A. Evaluating the Quality of Medical Care [J]. The Milbank Quarterly, 2005, 44 (4)：691 – 729.

[29] Booth BJ, Snowdon T. A Quality Framework for Australian General Practice [J]. Australian Family Physician, 2007, 36 (1 – 2)：8.

[30] Nakazawa Y, Kato M, Yoshida S, et al. Population-based Quality Indicators for Palliative Care Programs for Cancer Patients in Japan：A Delphi Study [J]. Journal of Pain & Symptom Management, 2015, 51 (4)：652 – 661.

[31] Kajonius PJ, Ali K. Structure and Process Quality as Predictors of Satisfaction with Elderly Care [J]. Health & Social Care in the Community, 2015, 24 (06)：699 – 707.

[32] Drenkard KN. Sustaining Magnet：Keeping the Forces Alive [J]. Nurs Adm Q, 2005, 29 (3)：214 – 222.

[33] Kramer M, Schmalenberg CE. Best Quality Patient Care：a Historical Perspective on Magnet Hospitals [J]. Nurs Adm Q, 2005, 29 (3)：275 – 287.

[34] 方海云, 陈红, 谢文, 等. 对护理质量与安全评价指标体系的评价 [J]. 中国护理管理, 2005, 6 (2)：26 – 27.

[35] 李冰. 新形势下护理质量指标筛选与应用 [J]. 护理实践与研究, 2014, 11 (3)：18 – 20.

[36] 温贤秀. 四川省医院护理质量管理评价标准 [M]. 成都：西南交通大学出版社, 2014.

[37] 侯庆中, 王晨虹. 正常产后48h母婴出院联合家庭访视的可行性研究 [J]. 中国妇幼保健, 2012, 27 (10)：1456 – 1458.

[38] 简伟研, 周宇奇, 吴志军, 等. 护理敏感质量指标的发展和应用 [J]. 中国护理管理, 2016, 16 (7)：865 – 869.

[39] 侯小妮, 刘华平, 刘绍金, 等. 综合医院护理质量评价指标体系初步研究 [J]. 中国护理管理, 2010, 10 (2)：50 – 53.

[40] 施雁. 护理质量指标的相关概念与应用 [J]. 上海护理, 2015, 15 (2)：91 – 94.

[41] 叶文琴, 朱建英. 现代医院护理管理学 [M]. 上海：复旦大学出版社, 2004.

[42] 张华芳, 黄丽华. 护理质量敏感性指标的研究进展 [J]. 中华护理杂志, 2014, 49 (8)：991 – 993.

[43] 施雁. 护理质量管理实效性研究 [J]. 中华护理杂志, 2006, 41 (5)：443 – 444.

[44] 居俏艳, 黄丽华. 急诊护理质量敏感性指标的研究进展 [J]. 护理与康复, 2016, 15 (12)：1142 – 1144.

[45] 刘敏杰, 张兰凤, 刘谆谆, 等. 采用结构—过程—结果三维质量评价模式实施延续护理的实践 [J]. 中华护理杂志, 2015, 50 (1)：74 – 78.

[46] 王丹, 吴柳, 张小冯, 等. 结构—过程—结果三维质量评价模式应用在 COPD 患者延续护理中的效果 [J]. 中华现代护理杂志, 2016, 22 (2)：156 – 159.

[47] 曹花蕊, 郑秋莹, 韦福祥, 等. 管理者服务质量承诺影响顾客感知服务质量的路径模型 [J]. 物流技术, 2012, 31 (12)：211 – 213.

[48] 陈璐, 陈湘玉, 沈小芳, 等. 居家护理服务模式的构建 [J]. 中国护理管理, 2014, 2 (14)：295 – 297.

［49］Pam H. The National Database of Nursing Quality Indication（NDNQI）: Linking Nurse Staffing with Patient Outcomes［J］. Arizona Nurse, 2011, 9（6）: 48.

［50］汪杜丹，成守珍，李佳梅. 护理质量评价指标的研究进展［J］. 中国护理管理，2012，15（9）: 40 – 43.

［51］查丽玲，王建宁，江榕. 江西省三级甲等医院 ICU 护理安全管理指标体系的构建［J］. 护理学杂志，2013，28（17）: 10 – 12.

［52］Lindgren M, Andersson IS. The Karen Instruments for Measuring Quality of Nursing Care: Construct Validity and Internal Consistency［J］. Int J Qual Health Care, 2011, 23（3）: 292 – 301.

［53］许红梅，王凤，陈晓琳，等. 应用层次分析法构建重症监护质量评价指标［J］. 护理学杂志，2012，27（19）: 56 – 58.

［54］张莉，周颖清. 社区护理质量评价核心指标的研究［J］. 中华护理杂志，2010，45（4）: 360 – 361.

［55］冯志仙，黄丽华，章梅云，等. 护理质量敏感性指标的构建及应用［J］. 中国护理管理，2014，14（5）: 450 – 455.

［56］American Nurses Association. National Database of Nursing Quality Indicators: Transforming Date into Quality Care［S］. 2005.

［57］Trossman S. Show Us the Data! NDNQI Helps Nurses Link Their Careto Quality［J］. Am Nurse, 2006, 38（6）: 1, 6.

［58］朱世琼，吴芳玉，艾艳. 胸外科患者术后疼痛护理质量评价［J］. 实用医院临床杂志，2009，1（6）: 98 – 99.

［59］王红. 专科护理质量指标评价在胸腰段脊髓损伤围术期患者中的应用［J］. 护理学杂志，2013，28（8）: 27 – 28.

［60］符泽美，王爱丽，李丽娟. 剖宫产术后产褥感染的高危因素和病原菌分析［J］. 海南医学，2017，28（24）: 4081 – 4083.

［61］乔永茜. 胎膜早破对分娩方式的影响及与产褥感染的关系［J］. 中国城乡企业卫生，2018，33（11）: 134 – 136.

［62］叶林，王德珠，罗萍，等. 生殖道支原体属感染产妇剖宫产术后发生产褥感染及影响因素分析［J］. 中华医院感染学杂志，2018，28（21）: 3319 – 3322.

［63］陈怡，李丹军，杨幼林，等. 产妇产褥感染早期血清炎症相关因子筛选研究［J］. 中华医院感染学杂志，2016，26（10）: 2342 – 2344.

［64］刘丽学，云海霞，王菲，等. 影响剖宫产术后并发产褥感染的相关危险因素分析［J］. 现代生物医学进展，2016，16（3）: 515 – 518.

［65］熊芳. 产妇产褥期感染相关情况分析［J］. 实用妇产科杂志，2016，32（6）: 462 – 464.

［66］任苗，陈磊，刘丛丛，等. 剖宫产术后产褥感染的病原体及影响因素［J］. 中国生育健康杂志，2018，29（1）: 65 – 67.

［67］刘录勤，李洁. 血培养联合血清降钙素原、C 反应蛋白检测对重症产褥感染患者诊断准确率的影响［J］. 实用临床医药杂志，2018，22（15）: 116 – 117.

［68］肖菊. 瘢痕子宫孕妇产褥感染的相关因素和细菌学分析［J］. 国际检验医学杂志，2018，39（8）: 963 – 965.

[69] 刘伟靓，姚丽，曹士红，等. 产褥期感染相关危险因素的评估 [J]. 郑州大学学报：医学版，2017，52（2）：205－208.

[70] 陈双东，赵富清，刘清秀. 剖宫产术后发生产褥感染的影响因素分析 [J]. 中国妇幼健康研究，2018，29（5）：550－553.

[71] 张霞. 产后血性及浆液性恶露的时间延长及影响因素的临床分析和对策 [D]. 泰安：泰山医学院，2015.

[72] 朱玉平，程芳. 生物反馈联合电刺激盆底肌训练与常规盆底肌训练对产后尿失禁患者盆底康复临床效果比较研究 [J]. 山西医药杂志，2017，46（9）：1053－1055.

[73] 石薇，牛晓宇，陈悦悦，等. 成都地区产后早期尿失禁的危险因素分析 [J]. 四川大学学报（医学版），2019，50（4）：598－603.

[74] 丁莉，丁艳，毕海婷，等. 普里西特干预模式对女性尿失禁患者性功能的影响研究 [J]. 中华护理杂志，2016，51（8）：1004－1008.

[75] ZHU L, LI L, LANG JH, et al. Prevalence and Risk Factors for Peri and Postpartum Urinary Incontinence in Primiparous Women in China：A Prospective Longitudinal Study [J]. Int Urogynecol J, 2012, 23（5）：563－572.

[76] LEROY LDA S, L CIO A, LOPED MH. Risk Factors for Prostpartum Urinary Incontinence [J]. Rev Esc Enferm USP, 2016, 50（2）：200－207.

[77] WESNES SL, HANNESTAD Y, RORTVEIT, Delivery Parameters, Neonatal Parameters and Incidence of Urinary Incontinence Six Months Postpartum：A Cohort Study [J]. Acta Obstetgynecol Scand, 2017, 96（10）：1214－1222.

[78] 谢幸，苟文丽. 妇产科学 [M]. 北京：人民卫生出版社，2014.

[79] 彭玉勃. 基于"治未病"理论的中医护理干预预防产后便秘的研究 [D]. 长春：吉林大学，2018.

[80] 刘丽. 美研究发现：孕妇补充铁剂易导致产后便秘 [J]. 中国社区医师，2008，2（02）：1－2.

[81] 言利珊. 剖宫产术后疼痛护理及研究进展 [J]. 内蒙古中医药，2013，32（19）：161－162.

[82] 李兰兰，冯莺. 剖宫产术后镇痛对产妇泌乳影响的研究进展 [J]. 护理学报，2014，21（22）：21－24.

[83] 彭宗秀. 产后疼痛原因分析及护理对策 [J]. 中华现代妇产科学杂志，2005，29（1）：32－33.

[84] 安力彬，陆虹. 妇产科护理学（第6版）[M]. 北京：北京大学出版社，2018.

[85] 沐婷玉，李玉红. 产后抑郁网络干预研究进展 [J]. 中国全科医学，2018，21（14）：1761－1764.

[86] Mauhey S, Phillips J, White T, et al. Routine Psychosocial Assessment of Women in the Antenatal Period：Frequency of Risk Fae Tot's and Implications for Clinical Services [J]. Arch Women Ment Health, 2004, 7（1）：223.

[87] World Health Organization, United Nation's Children's Fund. Breastfeeding Advocacy Initiative：for the Best Start in Life [EB/OL]. [2018－03－27].

[88] World Health Organization. Fact Sheet on Infant and Young Child Feeding [EB/OL]. (2018－02－16) [2018－03－27].

［89］United Nations International Children's Emergency Fund. The State of the World's Children 2016 statistical tables［EB/OL］.［2018－04－12］.

［90］World Health Organization, United Nation's Children's Fund. Global Strategy for Infant and Young Child Feeding［EB/OL］.［2018－03－25］.

［91］李沛霖, 刘鸿雁. 中国儿童母乳喂养持续时间及影响因素分析——基于生存分析方法的研究［J］. 人口与发展, 2017, 23（2）：100－112.

［92］苏淑阁, 曲文君, 倪波, 等. 大连 6 月龄婴儿母乳喂养状况及其影响因素分析［J］. 中国公共卫生, 2017, 33（5）：792－795.

［93］唐仁红. 母乳喂养影响因素分析［D］. 南昌：南昌大学, 2019.

［94］Zhang F, Cheng J, Yan S, et al. Early Feeding Behaviors and Breastfeeding Outcomes After Cesarean Section［J］. Breastfeeding Medicine：the Official Journal of the Academy of Breastfeeding Medicine, 2019,（4）：10－14.

［95］余梦婷, 樊丹凤, 杜亚平. 父亲母乳喂养健康教育重要性、必要性及可行性分析［J］. 中国公共卫生, 2019, 35（11）：1588－1592.

［96］孙思, 万宏伟, 朱毓, 等. 母乳喂养现状及影响因素研究进展［J］. 中华现代护理杂志, 2015, 21（3）：361－364.

［97］Negin J, Coffman J, Vizintin P, et al. The Influence of Grandmothers on Breastfeeding Rates：A Systematic Review［J］. BMC Pregnancy and Childbirth, 2016, 16（1）：91.

［98］邱丽倩, 马袁英, 吴巍巍, 等. 浙江省城镇婴儿喂养方式和幼儿健康情况［J］. 中国妇幼保健, 2014, 29（9）：1353－1356.

［99］王卫平, 毛萌, 李延玉, 等. 儿科学［M］. 8 版. 北京：人民卫生出版社, 2013.

［100］王桂兰, 彭红, 张铭鹰. 以 PDCA 为导向降低新生儿（婴儿）红臀发生率的效果分析［J］. 中国全科医学, 2014, 17（35）：4269－4271.

［101］陈庆玲. 新生儿臀红的护理研究进展［J］. 当代护士（下旬刊）, 2019, 26（5）：16－19.

［102］Folster-Holst R 1. Differential Diagnoses of Diaper Dermatitis［J］. Pediatr Dermatol, 2018, 18（10）：1111.

［103］冯丽琪, 江瑜茵, 李小薇, 等. 影响新生儿红臀发生因素的探讨［J］. 中国实用护理杂志, 2004, 20（3A）：3－4.

［104］陈跃文, 孟碧华, 郑及微. 新生儿红臀及其相关因素［J］. 中华护理杂志, 1994, 29（6）：326－327.

［105］Jean C, Bianca L. Child Home Injury Prevention：Understanding the Context of Unintentional Injuries to Preschool Children［J］. International Journal of Injury Control and Safety Promotion , 2009, 16（3）：159－167.

［106］Geneva. World Report on Child Injury Prevention：Summary［M］. World Health Organization, 2008.

［107］宋健, 周宇香. 中国儿童的意外伤害——兼论母亲特征及其照护的作用［J］. 人口研究, 2016, 40（5）：20－32.

［108］刘忆宁, 梁慧敏, 张燕. 天津市城区孕妇对婴幼儿家庭意外伤害防护认知及社区护理对策［J］. 天津护理, 2019, 27（5）：517－521.

［109］肖丽宏. 新生儿沐浴烫伤 1 例护理风险分析及对策［J］. 基层医学论坛, 2017,

21（3）：327.

[110] 周英凤. 社区护理学［J］. 护士进修杂志，2018，33（1）：1-2.

[111] 孙秀娟，王宏. 浅谈产褥期妇女的饮食指导加心理干预［J］. 中国冶金工业医学杂志，2017，34（05）：611-612.

[112] 周芸. 临床营养学［M］. 4版，北京：人民卫生出版社，2018.

[113] 赵彩霞，陆金美，朱春云，等. 无缝隙护理干预对乳头凹陷初产妇母乳喂养的影响［J］. 护理学报，2018，25（09）：53-56.

[114] 张珂，胡青，谢臻蔚. 女性盆底康复的方法及技术［J］. 实用妇产科杂志，2017，33（07）：482-485.

[115] 李环，龙腾飞，李丹彦，等. 产后盆底康复流程第三部分——产后盆底康复措施及实施方案［J］. 中国实用妇科与产科杂志，2015，31（06）：522-529.

[116] 刘娟，葛环，李环，等. 产后盆底康复流程第二部分：康复评估——病史收集、盆底组织损伤及盆底功能评估［J］. 中国实用妇科与产科杂志，2015，31（05）：426-432.

[117] 马乐，刘娟，李环，等. 产后盆底康复流程第一部分——产后盆底康复意义及基本原则［J］. 中国实用妇科与产科杂志，2015，31（04）：314-321.

[118] 王培红，梁静，程湘玮，等. 基于时机理论的持续性护理预防产后抑郁症研究［J］. 护理学杂志，2019，34（05）：11-14.

[119] 周海燕，蒋红梅. 针对性护理干预对产后抑郁症的影响［J］. 重庆医学，2016，45（35）：5030-5032.

[120] 李密密. 石河子市妇幼保健人员对产后抑郁的认知现状及影响因素研究［D］. 石河子：石河子大学，2017.

[121] 何滢，张梦婷，都芳. "全面二胎"政策下产后便秘的护理措施综述［J］. 教育教学论坛，2019（07）：260-261.

[122] 彭玉勃. 基于"治未病"理论的中医护理干预预防产后便秘的研究［D］. 长春：吉林大学，2018.

[123] 中华儿童预防医学会儿童保健分会. 婴幼儿喂养与营养指南［J］. 中国妇幼健康研究，2019，30（04）：392-417.

[124] 王芳，刘曼华，陈建荣，等. 早期护理干预对母婴同室新生儿呕吐的预防作用［J］. 护理管理杂志，2015，15（11）：803-804.

[125] 许丽艳，张志蓉. 对产妇及家属实施新生儿呕吐正确处理教育的效果分析［J］. 当代护士（下旬刊），2017（07）：71-73.

[126] Lawrence RA. Peer support: Making a Difference in Breastfeeding Duration［J］. CMAJ: Canadian Medical Association journal，2002，166（01）：42-43.

[127] Jeong SH, An YS, Choi JY, et al. Risk Reduction of Breast Cancer by Childbirth, Breast feeding, and Their Interaction in Korean Women: Heterogeneous Effects Across Menopausal Status, Hormone Receptor Status, and Pathological Subtypes［J］. Journal of Preventive Medicine & Public Health，2017，50（06）：401-410.

[128] Shield KD, Dossus L, Fournier A, et al. The Impact of Historical Breastfeeding Practices on the Incidence of Cancer in France in 2015［J］. Cmicer Causes & Control，2018，29（Supl 2）：1，8.

[129] Simsma HL, Ruiz E, Jones Ks, et al. Effect of Breastfeeding on Postpartum Depressive

Symptoms Among Adolescent and Young Adult Mothers [J]. The Journal of Maternal-Fetal & Neonatal Medicine, 2017, 31 (11): 1442－1447.

[130] Ball TM, Bennett DM. The Economic Impact of Breastfeeding [J]. Pediatric Clinics of North America, 2001, 48 (01): 253－262.

[131] 李富荣, 孙立霞. 日光透照对新生儿黄疸与母乳喂养的影响 [J]. 中国妇幼保健, 2016, 31 (05): 983－985.

[132] 麦合欢, 麦玉森, 秦华. 产后访视服务对新生儿黄疸治疗的必要性 [J]. 中外医学研究, 2018, 16 (34): 182－183.

[133] 赵婉月, 金锋. 新生儿黄疸社区产后访视护理的干预措施研究 [J]. 实用临床护理学电子杂志, 2019, 4 (12): 154＋157.

[134] 郑丽娜. 居家护理预防新生儿脐炎的研究进展 [J]. 当代护士 (上旬刊), 2016 (09): 13－15.

[135] 汪如平. 自然干燥法与消毒包扎法在新生儿脐部护理中的应用比较 [J]. 当代临床医刊, 2015, 28 (01): 1220－1221.

[136] 张学梅. 二次断脐在新生儿脐带护理中的应用 [J]. 中国民族民间医药, 2012, (02): 112.

[137] 谢燕芬. 新生儿脐炎的原因分析及护理对策 [J]. 齐齐哈尔医学院学报, 2012, 33 (12): 1666－1667.

[138] 陈丽娟. 改良式护理预防新生儿脐炎的临床效果观察 [J]. 中国现代药物应用, 2015, 9 (04): 152－153.

[139] 吴莎莉, 文辉, 严肸. 规范化管理在新生儿红臀护理中的应用效果观察 [J]. 护理研究, 2015, 29 (04): 1534－1535.

[140] 葛军, 濮学荔. 新生儿红臀的预防和护理现状 [J]. 医药前沿, 2014, 4 (23): 283－283.

[141] 范锦秀, 刘翠菊. 乳母饮食与新生儿臀红关系的临床观察 [J]. 护理研究 (上旬版), 2016, 30 (05): 1659－1660.

[142] 王庆捷. 抚触联合沐浴对新生儿感染率的影响 [J]. 齐齐哈尔医学院学报, 2014, 35 (05): 733－734.

[143] 郭阿芹. 不同时段沐浴对睡眠不好新生儿夜间睡眠的作用 [J]. 福建医药杂志, 2013, 35 (06): 156－157.

[144] 李玉亭. 提高新生儿沐浴舒适度的研究进展 [J]. 全科护理, 2018, 16 (28): 3483－3486.

[145] 张鲁豫, 李媛, 谭琳琳, 等. 应用德尔菲法建立新农合定点医疗机构评价指标体系 [J]. 中国卫生事业管理, 2012, 29 (07): 514－516.

[146] Kane R A, Kane R L, Illston L H, et al. Perspectives on Home Care Quality [J]. Health Care Financing Review, 1994, 16 (01): 69－89.

[147] Campbell S M, Roland M O, Buetow S A. Defining Quality of Care [J]. Social Science & Medicine, 2000, 51 (11): 1611－1625.

[148] 李冬梅. 医学 PICC 护理质量评价指标体系研究 [D]. 上海: 第二军医大学, 2012.

[149] 冯雪, 刘国莲, 马楠楠. 社区产后家庭访视护理质量评价指标体系的实证研究 [J]. 中国全科医学, 2017, 20 (10): 1162－1167.

[150] 马楠楠, 程雪涛, 刘国莲, 等. 基于三维质量结构模式的社区产后家庭访视护理质量评价指标体系构建研究 [J]. 中国全科医学, 2016, 19 (19): 2246－2251.

[151] 汪欢，喻姣花，冯闰，等. 临床护理质量评价研究进展 [J]. 护理研究，2014，28（2A）：390-392.

第三节　社区常见慢性病护理管理及评价指标

一、社区高血压患者护理管理及评价指标

（一）社区高血压的流行趋势

1. 我国高血压人群流行状况

（1）我国高血压患病率及发病率。

中国高血压调查数据显示，2012—2015 年，我国 18 岁及以上居民高血压患病率为 27.9%，高血压人群患病率随年龄增加而显著增高。2015 年《中国居民营养与慢性病状况报告》显示，我国 60 岁以上（含 60 岁）的老年人群中，高血压患病率为 58.9%。但青年高血压也值得关注，据 2012—2015 年全国调查，18～24 岁、25～34 岁、35～44 岁的青年高血压患病率分别为 4.0%、6.1%、15.0%。男性高于女性、北方高南方低的现象仍存在，但目前差异正在转变，呈现出大中型城市高血压患病率较高的特点，如北京、天津和上海居民的高血压患病率分别为 35.9%、34.5% 和 29.1%。农村居民的高血压患病率增长速度较城市快。2012—2015 年，全国调查结果显示，农村患病率为 23.4%，首次超越了城市（23.1%）。不同民族间比较，藏族、满族和蒙古族高血压的患病率较汉族高，而回族、苗族、壮族、布依族高血压的患病率均低于汉族。高血压发病率的研究相对较少，一项研究对我国 10525 名 40 岁以上的非高血压患者进行了平均 8.2 年的随访（时间为 1991—2000 年），结果发现，男性和女性的累计高血压发病率分别为 28.9% 和 26.9%，发病率随着年龄的增长而增加。

（2）我国高血压患者的知晓率、治疗率和控制率。

高血压患者的知晓率、治疗率和控制率是反映高血压防治状况的重要评价指标。2015 年调查显示，18 岁以上人群高血压的知晓率、治疗率和控制率分别为 51.6%、45.8% 和 16.8%，较 1991 年和 2002 年明显增高。2004—2009 年，中国慢性病前瞻性研究结果显示，高血压控制率较 2002 年低。以人口学特征为基础进行比较发现，知晓率、治疗率和控制率均为女性高于男性；城市高血压治疗率显著高于农村；与我国北方地区相比，南方地区居民高血压患者的知晓率、治疗率和控制率较高；不同民族比较，少数民族居民高血压治疗率

和控制率低于汉族。

（3）社区人群高血压发病危险因素。

社区高血压发病危险因素包括遗传因素、年龄以及多种不良生活方式等多方面。人群中普遍存在危险因素的聚集现象，随着高血压危险因素聚集的数目和严重程度逐步增加，社区高血压患者的血压水平呈现升高趋势，高血压患病风险增大。常见的危险因素主要包括：①高钠、低钾膳食，它是我国人群重要的高血压发病危险因素。相关研究发现，研究人群 24 小时尿钠排泄量中位数增加 2.3g（100mmol/d），收缩压（SBP）/舒张压（DBP）中位数平均升高 5～7/2～4mmHg。现况调查发现，2012 年我国 18 岁及以上居民的平均盐摄入量为 10.5g，虽低于 1992 年的 12.9g 和 2002 年的 12.0g，但较推荐的盐摄入量水平依然高 75.0%，且我国人群普遍对钠敏感。②超重和肥胖，显著增加全球人群死亡的风险，同时其是高血压患病的重要危险因素。近年来，我国人群中超重和肥胖的比例明显增加，35～64 岁中年人群超重率为 38.8%，肥胖率为 20.2%。其中，女性高于男性，城市人群高于农村，北方居民高于南方。据我国成年人超重和肥胖与高血压发病关系的随访研究结果发现，随着体质指数的增加，超重组和肥胖组的高血压发病风险是体重正常组的 1.16～1.28 倍。这说明超重和肥胖与高血压患病率关联最显著。内脏型肥胖与高血压的关系较为密切，随着内脏脂肪指数的增加，高血压患病风险增加。此外，内脏型肥胖与代谢综合征密切相关，可导致糖、脂代谢异常；③过量饮酒：过量饮酒包括危险饮酒（男性 41～60g，女性 21～40g）和有害饮酒（男性 60g 以上，女性 40g 以上）。我国饮酒人数众多，18 岁以上居民饮酒者中有害饮酒率为 9.3%。限制饮酒与血压下降显著相关，酒精摄入量平均减少 67%，SBP 下降 3.31mmHg，DBP 下降 2.04mmHg。目前尚欠缺有关少量饮酒有利于心血管疾病发生的相关证据。而相关研究表明，即使对于少量饮酒的人而言，减少酒精摄入量也能够改善心血管健康，减少心血管疾病的发病风险；④长期精神紧张：长期精神紧张是高血压患病的危险因素，精神紧张可激活交感神经，从而使血压升高。一项包括 13 个横断面研究和八个前瞻性研究的荟萃分析，把精神紧张定义为焦虑、担忧、心理压力紧张、愤怒、恐慌或恐惧等，结果显示，精神紧张者发生高血压的风险是正常人群的 1.18 倍和 1.55 倍；⑤其他危险因素：除了以上高血压发病危险因素外，其他危险因素还包括年龄、高血压家族史、缺乏体力活动、糖尿病史、血脂异常等。近年来大气污染尤其备受关注。研究显示，暴露于 PM2.5、PM10、SO_2 和 O_3 等污染物中，高血压的发生风险和心血管疾病的死亡率均增加。

2. 社区高血压与心血管风险

（1）血压与心血管风险的关系。

血压水平与心脑血管病的发病和死亡风险之间存在密切因果关系：①对全球 61 种人群（约 100 万人，年龄在 40～89 岁）的前瞻性观察研究中发现，基线血压从 115/75mmHg 到 185/115mmHg，平均随访 12 年，结果发现诊室 SBP 或 DBP 与脑卒中、冠心病事件、心血管病死亡的风险呈连续、独立、直接的正相关关系。SBP 每升高 20mmHg 或 DBP 每升高 10mmHg，心、脑血管病发生的风险倍增。②包括中国 13 种人群在内的亚太队列研究发现，诊室血压水平与脑卒中、冠心病事件密切相关，而且亚洲人群血压升高与脑卒中、冠心病事件的关系比澳大利亚与新西兰人群更强，SBP 每升高 10mmHg，亚洲人群的脑卒中与致死性心肌梗死发生风险分别增加 53% 与 31%，而澳大利亚与新西兰人群分别增加 24% 与 21%。③血压水平与心力衰竭发生存在一定因果关系。临床随访资料显示，随着血压水平升高，心力衰竭发生率递增，心力衰竭和脑卒中是与血压水平变化关联最密切的两种并发症。④长期高血压—左心室肥厚—心力衰竭构成一条重要的事件链。高血压主要导致射血分数保留的心力衰竭，如果合并冠心病心肌梗死，也可以发生射血分数减低的心力衰竭。⑤高血压是心房颤动发生的重要原因。高血压—心房颤动—脑栓塞构成一条重要的易被忽视的事件链。长期临床队列随访发现，随着诊室血压水平升高，终末期肾病的发生率也明显增加。重度高血压患者，终末期肾病的发生率是正常血压者的 11 倍以上，即使血压在正常高值水平也达 1.9 倍。

诊室血压水平与上述并发症和心血管疾病之间的关系，在动态血压或家庭血压监测的研究中也得到了证实。24 小时动态血压水平、夜间血压水平和清晨血压水平，与心脑血管病风险的关联甚至更密切、更显著。近年来部分研究显示，反映血压水平波动程度的长时血压变异（BPV）也可能与心血管风险相关联。

（2）我国高血压人群心血管风险的特点。

据国人群监测数据显示，心脑血管疾病死亡人数占总死亡人数的 40% 以上，脑卒中的年发病率为 250/10 万，冠心病事件的年发病率为 50/10 万，脑卒中发病率是冠心病事件发病率的五倍左右。近年来，尽管冠心病发病率存在上升趋势，但脑卒中发病率与冠心病事件发病率的差异仍然非常明显。在临床治疗试验中，脑卒中/心肌梗死的发病比值，在我国高血压人群中为（5～8）：1，而在西方高血压人群为 1：1。因此，脑卒中仍是我国高血压人群最主要的心血管风险，预防脑卒中是我国治疗高血压的重要目标。

（二）社区高血压患者管理内容

1. 社区高血压管理基本要求

依托家庭医生制度建设，基层医疗卫生机构成立由家庭医生、社区护士、公共卫生医师（含助理公共卫生医师）等组成的高血压管理团队。在机构主要负责人的领导下，通过签约服务的方式，按照相关要求，为辖区内高血压患者提供规范性服务，并获得相应报酬。其中，团队中的家庭医生为经国家统一考核合格的医务人员。

2. 基层高血压管理流程

基层医疗卫生机构应承担原发性高血压的诊断、治疗及长期随访管理工作，及时筛查、识别不适合在基层诊治的高血压患者并及时转诊。管理目标是降压达标，降低并发症发生风险（见图3-6）。

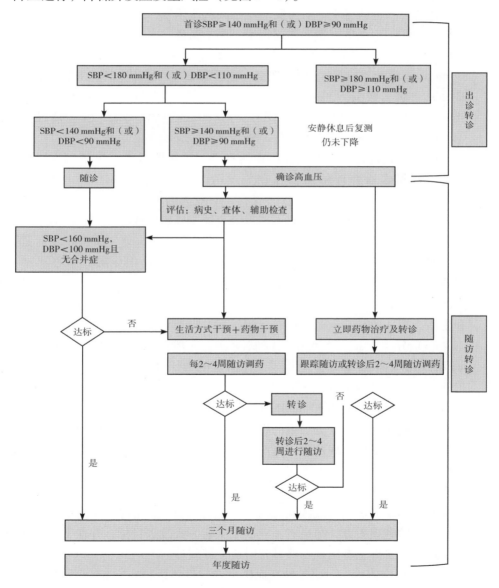

图3-6　基层高血压管理流程

209

3. 服务内容

（1）筛查。对辖区内 35 岁及以上常住居民，每年为其免费测量一次血压（非同日三次测量）。对第一次发现收缩压 ≥140 mmHg 和（或）舒张压 ≥90 mmHg 的居民在去除可能引起血压升高的因素后预约其复查，非同日三次测量血压均高于正常，可初步诊断为高血压。建议其转诊到有条件的上级医院确诊并取得治疗方案，两周内随访转诊结果，对已确诊的原发性高血压患者纳入高血压患者健康管理。对可疑继发性高血压患者，及时转诊。如有以下六项指标中的任一项高危因素，建议每半年至少测量一次血压，并接受医务人员的生活方式指导：①血压高值，收缩压 130～139 mmHg 和（或）舒张压 85～89 mmHg；②超重或肥胖、腹型肥胖：超重 28kg/m^2 > BMI ≥24kg/m^2；肥胖 BMI ≥28kg/m^2，男士腰围 ≥90cm（2.7 尺），女士腰围 ≥85cm（2.6 尺）为腹型肥胖；③高血压家族史（一、二级亲属）；④长期膳食高盐；⑤长期过量饮酒（每日饮白酒 ≥100mL）；⑥年龄 ≥55 岁。

（2）随访评估。对原发性高血压患者，每年要提供至少四次面对面的随访。①测量血压并评估是否存在危急情况，如出现收缩压 ≥180 mmHg 和（或）舒张压 ≥110 mmHg；意识改变、剧烈头痛或头晕、恶心呕吐、视力模糊、眼痛、心悸、胸闷、喘憋不能平卧及处于妊娠期或哺乳期，同时血压高于正常值等危急情况之一，或存在不能处理的其他疾病时，须在处理后紧急转诊。对于紧急转诊者，乡镇卫生院、村卫生室、社区卫生服务中心（站）应在两周内主动随访转诊情况。②若不需紧急转诊，询问上次随访到此次随访期间的症状。③测量体重、心率，计算体质指数（BMI）。④询问患者疾病情况和生活方式，包括心脑血管疾病、糖尿病、吸烟、饮酒、运动、摄盐情况等。

（3）分类干预。①对血压控制满意（一般高血压患者血压降至 140/90 mmHg 以下；年龄 ≥65 岁老年高血压患者的血压降至 150/90 mmHg 以下。如果能耐受，可进一步降至 140/90 mmHg 以下；一般糖尿病或慢性肾脏病患者的血压目标可以在 140/90 mmHg 基础上再适当降低）、无药物不良反应、无新发并发症或原有并发症无加重的患者，需要预约下一次随访时间。②对第一次血压控制不满意或出现药物不良反应的患者，结合服药依从性，必要时增加现用药物剂量、更换或增加不同类的降压药物，两周内随访。③对连续两次出现血压控制不满意、药物不良反应难以控制及出现新的并发症或原有并发症加重的患者，建议转诊到上级医院，两周内主动随访转诊情况。④对所有患者进行有针对性的健康教育，与患者一起制定生活方式改进目标，并在下一次随访时评估进展，告诉患者出现哪些异常时应立即就诊。

（4）健康体检。对原发性高血压患者，每年进行一次较全面的健康检查，可与随访相结合。内容包括体温、脉搏、呼吸、血压、身高、体重、腰围、皮肤、浅表淋巴结、心脏、肺部、腹部等常规体格检查，并对口腔、视力、听力和运动功能等进行判断。具体内容参照《居民健康档案管理服务规范》健康体检表。

4. 社区高血压患者的转诊服务

需转诊人群主要包括起病急、症状重、怀疑继发性高血压以及多种药物无法控制的难治性高血压患者。妊娠和哺乳期女性高血压患者不建议在基层就诊。转诊后 2～4 周基层医务人员应主动随访，了解患者在上级医院的诊断结果或治疗效果，达标者进行常规随访并预约下次随访时间；如未能确诊或达标，仍建议在上级医院进一步治疗。

初诊转诊：①血压显著升高 ≥180/110 mmHg，经短期处理仍无法控制；②怀疑新出现心、脑、肾并发症或其他严重临床情况；③妊娠和哺乳期女性；④发病年龄 30 岁以下；⑤伴蛋白尿或血尿；⑥非利尿剂引起的低血钾；⑦阵发性血压升高，伴头痛、心慌、多汗；⑧双上肢收缩压差异 >20 mmHg；⑨因诊断需要到上级医院进一步检查。

随访转诊：①至少三种降压药物足量使用，血压仍未达标；②血压明显波动并难以控制；③怀疑与降压药物相关且难以处理的不良反应；④随访过程中发现严重临床疾患或心、脑、肾损害而难以处理。

下列严重情况建议急救车转诊：①意识丧失或模糊；②血压 ≥180/110 mmHg 伴剧烈头痛、呕吐，或突发言语障碍和（或）肢体瘫痪；③血压显著升高，伴持续性胸背部剧烈疼痛；④血压升高，伴下肢水肿、呼吸困难，或不能平卧；⑤胸闷、胸痛持续至少 10 分钟，伴有大汗，心电图示至少两个导联 ST 段抬高，应以最快速度转诊，考虑溶栓或行急诊冠状动脉介入治疗；⑥其他影响生命体征的严重情况，如意识淡漠伴血压过低或测不出、心率过慢或过快、突发全身严重过敏反应等。

5. 社区高血压患者的长期随访管理

（1）未达标患者随访频率：每 2～4 周随访一次，直到血压达标。随访内容包括：查体（血压、心率、心律），生活方式评估及建议，了解服药情况，调整治疗方案。

（2）已达标患者随访频率：每三个月随访一次。随访内容：有无再住院的新发合并症，查体（血压、心率、心律，超重或肥胖者应监测体重及腰围），生活方式评估及建议，了解服药情况，必要时调整治疗方案。

（3）年度评估内容：除上述每三个月随访事项外，还需再次测量体重、腰围，并进行必要的辅助检查，同初诊评估，即血常规、尿常规、生化（肌酐、尿酸、谷丙转氨酶、血钾、血糖、血脂）、心电图。有条件者可选做：动态血压监测、超声心动图、颈动脉超声、尿白蛋白/肌酐、X 线胸片、眼底检查等。

6. 高血压患者的远程管理

各地区可因地制宜，积极创造条件，逐步建立临床信息系统和包括高血压在内的慢性病管理信息系统。有条件的可进一步建立高血压及相关疾病远程管理平台，通过具备远程传输功能的电子血压计监测患者院外血压数据，使患者足不出户就可以得到医生的指导建议，实现患者院外血压的动态管理，进而达到改善患者治疗依从性的目的，进一步提升基层高血压管理的质量。

7. 社区高血压规范化管理要点

高血压的社区防治采取以健康教育和健康促进为前提，以降低高血压发病危险因素为目的的全人群社区干预，以在高危人群和高血压患者中降低血压水平，减少心脑血管并发症为目的的高血压患者管理。社区高血压的防治是由政府主导的、各级部门协调、高血压专家团队培训指导、相关媒体宣传教育、企业经济支持和参与、门诊社区具体实施共同完成。在各项管理措施中，及时筛查出高血压是防治的第一步。如无条件进行人群筛查，可建立"首诊测血压"机制及提供其他机会性测血压的条件。将高血压的管理融入全科医生的日常医疗工作中，建立以全科医生为主体的高血压分级诊治体系，并保持双向转诊通畅。有条件的地方应逐步建立网络化的信息管理系统，采用多种方式提高患者的防病知识和自我保健意识，并正确推广使用家庭血压测量技术。社区规范化的高血压管理方案可以提高患者的知晓率、治疗率和控制率。面对目前高血压控制率较低的问题，需要规范和合理化地使用降压药，以改善我国高血压常规药物治疗现状，从而提高高血压的控制率。

（1）高血压的筛查与登记。成人全科门诊针对首次就诊的患者和就诊的高血压患者应一律测量血压。新发现的高血压患者需登记列入管理范围。

（2）规范化的高血压检出。高血压人群主要是通过有计划地测量成人血压、机会性筛查和重点人群筛查等方式筛查高血压，以提高高血压知晓率。而对血压的测量主要依据《中国血压测量指南》。指南中阐释了血压计的标准及测量血压的具体操作规范及测量者注意事项等内容。血压测量主要采用诊室血压、动态血压以及家庭血压三种方法。目前，诊室血压是临床高血压诊断和分级的主要标准方法和依据；家庭血压便于患者自我长期监测，同时可避免白大衣效应，且可提高患者的治疗依从性。家庭测压的仪器有台式水银血压计、气压式血压计、自动或半自动式电子血压计。电子血压计包括指式、腕式、上臂式三种，因上臂式电子血压计操作简单方便，备受患者接受，应用较广泛；动态血压对于发现白大衣性高血压及隐蔽性高血压具有优势，且可监测血压短期、昼夜变化规律。任何一种血压检测方法所采用的血压计无论是水银柱血压计、电子血压计，还是动态血压计，都必须是标准的、经过检验和调试的。其中，规定气囊袖带应包裹 80% 的上臂，对于肥胖者、臂围大者及儿童则可根据此标准选择大小合适的袖带。标准的血压测量方法及正确的血压数值的读取是高血压检出的关键，是高血压分层分级诊断、评估、管理与治疗的关键。

根据高血压的定义，对血压进行水平分级；通过对高血压患者全面评估（内容包括家族史、既往史、体格检查、实验室检查及治疗情况等），寻找导致心血管系统疾病的危险因素、靶器官损害以及相关临床疾患，结合血压水平，对高血压进行危险分层，同时还需结合临床表现排除继发性高血压。其中，高血压的心血管危险分层包括低危、中危和高危。低危是指具备一级高血压水平，且无其他危险因素。中危是指二级高血压或一级高血压并伴 1～2 个危险因素。高危是指三级高血压，或者高血压一级或二级伴大于或等于三个危险因素，或者任何级别的高血压伴任何一项靶器官损害，或者任一级别高血压并存任何一项临床疾患。

（3）高血压长期随访的分级管理。根据基层卫生服务机构的条件和医师的情况，建议在基层高血压患者长期随访中，根据患者血压是否达标分为一、二级管理。随访的主要内容是血压水平、用药情况、不良反应，同时应关注心率、血脂、血糖等其他危险因素、靶器官损害和临床疾患等。分级管理可有效利用现有资源，重点管理未达标的高血压患者，提高血压控制率。

（4）规范化的药物治疗。高血压的药物治疗主要在遵守一定用药原则的情况下对药物种类、每类药物的作用特点、适应证、临床禁忌及不良反应做详细论述。同时，还可利用多种联合用药方案及方式，以供社区具体情况具体选择。降压药物主要包括钙拮抗剂、血管紧张素转换酶抑制剂（ACEI）、血管紧张素受体拮抗剂（ARB）、利尿药（噻嗪类）、β 受体阻滞剂（BB）五大类，我国还常用固定复方制剂。以较小剂量开始，逐渐增加单种药物剂量或联合用药，直至达到有效降压效果而使不良反应降到最小为原则，一般主张三个月左右血压达标。药物组合方案主要包括钙拮抗剂和 ACEI 或 ARB，ACEI 或 ARB 和小剂量利尿剂，钙拮抗剂（二氢吡啶类）和小剂量 BB，钙拮抗剂和小剂量利尿剂四种方案。同时强调药物组合是不同种类的药物组合。国家对基层社区用药做出明确规定，一定要遵循安全有效、价格合理、使用方便和可持续利用的原则，还指出无论选用何种药物，都以控制血压水平为第一要务。为防止靶器官的损害，要求 24 小时内血压控制在目标范围内，并提倡使用长效药物。因为中效或短效药服用次数较多，患者由于嫌麻烦可能导致服药率降低，影响降压效果。

（5）规范化的健康教育。根据不同场所，利用各种渠道开展健康教育活动，进行高血压防治知识宣传，以达到提高对高血压危险因素的认识，倡导健康的生活方式，提高易患人群与患者群对高血压防治知识与技能的掌握，以有效预防和控制高血压及其相关疾病，提高健康水平与生活质量。

（6）规范的信息化管理。利用电脑网络，根据居民健康档案建立规范化的高血压病历档案，还可以对患者的随访数据、工作量的统计以及考核指标的存取进行管理。社区高血压网络化管理为基层医生带来便利，有利于加快工作进度和质量的把控，是信息化管理的基础。

（7）规范化的双向转诊。在确保患者安全、有效治疗和减轻经济负担的情况下，按照双向转诊的三方面的条件确定是否转诊，最大限度地体现基层医生和专科医生的各自优势和协同作用。具体包括社区初诊和随诊高血压的转出条件及上级医院转回社区的条件。

（8）规范化的效果评估。在卫生行政主管部门的组织下，按照分级管理的要求，对高血压人群开展相关指标的年终考核评估。考核评估指标包括两个基本考核指标，并将高血压"三率"指标纳入规范化的效果评估体系。一是包括管理率、规范管理率和管理人群血压控制率在内的基本指标，二是包括高血压知晓率、治疗率、控制率在内的高血压人群防治的"三率"指标。

高血压社区规范化管理的优势在于：

一是具有科学性、系统性、可执行性、经济有效性及可持续发展性。以社区为单位对社区人群进行高血压防治，是政府主导的社区高血压专项防治。为保证高血压社区防治的规范化管理，政府做了以下几点：①将高血压的防治纳入当地医疗卫生服务政策中；②执行并推广高血压终生管理策略；③推行电子网格化管理；④建立并实施健全、有效的监督考核制度和资源与人事分配方面的卫生服务政策。目前，社区规范化管理作为高血压防治的核心策略，在高血压社区防控方面有效改善了"三高"（即患病率高、致残率高、死亡率高）与"三低"（即知晓率低、治疗率低、控制率低）的状况，形成具有科学性、系统性、可执行性、经济有效性及可持续发展性的高血压社区管理体系，使高血压的社区管理有据可依，便于操作与推广。

二是成为实践与研究的热点，也是慢性病社区规范化管理的切入点。规范化的高血压社区管理不仅成为政府引导下的医院、社区医师实践的热点，也成为医学院校心血管专家团队研究的热点。王文，对5万例患者进行一年以上规范化管理，高血压治疗前后控制率由基线的22%提高到71%，取得阶段成果，做到三满意：使患者、社区医生和当地政府都满意。仲四清，抽取2000名高血压患者进行规范化管理，开展两年的分层分级管理和健康教育后，高血压患者药物治疗率、非药物治疗率及两者均有的比率显著提高，由管理前的20.02%、5.01%和3.65%分别提高到管理后的85.04%、68.59%和60.23%。高血压规范化管理适宜技术的应用效果明显，尤其是在改善患者的危险因素方面效果显著。血压控制率由管理前的4.10%提高到管理后的61.03%，说明非药物治疗对高血压的控制是不可或缺的基础性治疗。规范化的高血压社区管理是慢性病防治的先行军、切入点，为下一步慢性病社区规范化管理提供依据。马文华提出，规范化慢性病的社区管理，能够有效促进多种慢性病的病情控制率，提高群众的满意度，提高居民自我防治疾病的意识。张保玉报道，2008—2012年对社区3080例高血压患者经规范化管理后，脑卒中发病率、死亡率均逐年下降。

高血压社区规范化管理的不足在于：

一是高血压非个体化的诊疗模式。血压的分布是连续的，在正常血压与高血压之间没有明显的界线。席翼在2000年国民体质监测中发现，受测人群进行一次性血压测量下高血压筛查率显示，体型变化、年龄与人体机能是影响高血压筛查的重要因素。1998年9月，宝安区政府对40岁以上人群进行高血压糖尿病筛查，采用问卷调查和对每个检查对象测血压两次，并测量身高、体重、腰臀围，筛查发现，将病例再进行问诊及测血压、年龄、体重、腰臀围等发现，高血压的患病与家族史呈正相关，同时与总胆固醇、甘油三酯、高密度脂蛋白胆固醇、血肌酐、血尿酸、尿微量白蛋白/尿肌酐比值、血糖、尿常规、尿微量白蛋白、心电图、B超等临床检查指标也密切相关。因此，以血压水平作为确定高血压的判定标准太单一，朱鼎良指出血压变异性可能是独立于血压水平的心血管事件的预测因素。血压水平升高虽是目前该病临床诊断的主要依据，但不一定是唯一和理想的诊断标准。影响高血压的相关危险因素是长期的不良生活方式造成的，故高血压又被称作不良生活方式疾病。也就是说，高血压病的形成不是一蹴而就的，在血压水平未发生改变之前，已经在日积月累中发生着机体的病理性改变。对高血压病的诊断采取有效的、整体性与个体化相结合的评价及诊断指标和方法，是当前需要探索的问题。而中医以体质辨识结合证候辩证为基础的个体化诊疗特点可以有效弥补这一不足。

二是忽视高血压前期的干预，且干预措施及非药物治疗匮乏。由于诊断高血压的依据较为单一，治疗上也是针对已经诊断为高血压疾病的患者进行有效管理的。而在高血压的形成期机体正在发生病理性变化，但是血压水平尚未达到异常，这类患者常常被忽视。除了在"全人群策略"防治高血压的背景下，仅接受高血压的健康知识宣教及改变不良生活方式外，对于功能性异常或者说亚健康状态的患者无药可施。目前，对于社区高血压患者的健康管理，对于血压异常人群，在分级管理的指导下，将不同层级的患者施以不同的随访间隔和干预措施，管理内容多以测量血压及药物治疗为主。对于高血压前期患者同样只是单纯的测量血压及健康教育，而忽略了对可能发展成为高血压人群的特殊化健康管理，且忽略了预防高血压前期机体变化。因为据统计，正常高值血压约40%～50%可发展为高血压疾病。高血压无症状人群都是高血压的隐症患者，而对这类患者的规范化管理正好往往容易被忽视。

三是以控制血压水平为第一要务，缺乏整体化防控管理优势；社区高血压治疗方面，目前多以药物治疗为主。而长期服药，不仅要承受药物的不良反应对身体的损害，同时还要承担沉重的经济负担。对已诊断为高血压的患者血管损害及其他系统的损害，目前无法进行有效的管理，缺乏未病先防、既病防变的"治未病"理念。而中医在我国的发展已有数千年历史，在治未病思想的指导下，它以独特的个体化诊疗方法和整体防治疾病的理念，开展了中医特色的健康教育，并实施灵活而适宜的非药物治疗。在诊断评估与管理方面，以博大的医学理论体系为背景，在系统化、科学化的中医体质证候判定及体质分型管理下，凭借丰富的中医药防治方法及适宜技术，正好可以弥补整体化防控的缺失，因此，中医规范化管理将在高血压社区防治方面具有广阔的空间及无限潜力。

（三）社区高血压患者的管理方式

1. 社区老年高血压患者的分级管理

分级管理是我国最为经典的社区高血压管理模式，分级管理主要是建立居民健康档案，对高血压患者进行分级并按危险因素进行危险分层，对不同级别、不同分层的患者采取不同的管理，定期进行随访和监测，给予规范化的综合干预方案。对一些血压较难控制或病情较复杂的患者则实行双向转诊。分级管理模式将高血压患者作为管理对象，重点管理中、高危患者，利用现有资源，有意识地区分干预措施，提升高血压治疗率、知晓率、控制率和患者服药依从性，从而有效控制高血压患者的血压水平。但该模式也存在管理的单向性、被动性（医生单方面向患者灌输医学知识，患者被动接受）等弊端。

（1）社区高血压分级管理的开展。

社区高血压的分级管理最先在上海、杭州、北京及广州等大城市开展。开展的流程大致都是先通过对社区居民进行普查、问卷、家访，查阅社区医院信息等获取社区人群的基本健康信息内容。在规范化测量血压的前提下，根据世界卫生组织分级标准筛选出高血压患者，对这类人群建立纸质或电子健康档案，再根据相关手册或指南的管理方法进行一、二、三级管理。

（2）社区高血压分级管理的效果。

第一，管理覆盖率升高。杭州市潮鸣街道刀茅巷社区、长庆街道水星阁两社区的管理率为92.3%；北京市朝阳区内三社区的高血压患者管理率为89.7%；山东潍坊社区高血压患者的分级管理率达89.53%。

第二，提高健康知识的知晓率、治疗率、控制率。王军秀等研究表明，高血压患者对相关健康知识的知晓率干预前为40.7%，干预后上升至78.6%。宋建华等研究显示，分级管理后高血压人群健康知识的知晓率上升。李元召、张文兵等的研究表明干预后患者高血压防治知识知晓率上升。

第三，依从性提高，生活方式有所改善。赵欣等研究的234名干预对象在接受干预后，生活方式有不同程度的改善。李元召等的研究发现，干预组患者干预后的不良生活习惯与对照组比较，差异有统计学意义。吴梅等的研究表明，干预后高盐高脂饮食、运动、遵医服药、血压与干预前比较，差异具有统计学意义（P<0.05）。饮酒、体质指数、腹围、三酰甘油有明显改善（P<0.05）。

第四，血压下降。赵欣、谷晓宁等研究发现，分级管理能够有效降低血压水平，血压的控制率逐步增高。袁丽华等对社区高血压患者通过连续五年的分级管理，血压水平有明显的下降，收缩压平均下降了15.02mmHg，舒张压平均下降了10.31mmHg，差异均有统计学意义（P<0.05）。

第五，并发症发生率和死亡率降低，生命质量提高。阮晓楠等研究发现，山东潍坊干预组的社区高血压患者脑卒中发病率为198.73/10万，死亡率77.28/10万；对照组的脑卒中发病率为222.23/10万，死亡率80.81/10万。罗钟利研究表明，上海浦东新区潍坊街道高血压并发脑卒中的概率由原来的274.69/10万下降至234.33/10万。沈妹、王军秀等的研究发现，心脑血管疾病并发症的发病率明显低于分级管理干预前。李华英等的研究结果发现，该模式干预后能够降低并发症。

第六，医疗费用减少。周学富等研究表明，分级管理后高血压的治疗成本减少58.12%。目前有关医疗成本的相关研究还很少，可能是因为医疗费用的研究过程中有很多混杂干扰因素，如药物的种类、血压的级别、医疗保障的不同等使组间的均衡性较差。

由此可以得出，分级管理能够有效地控制患者血压，增强患者对疾病的正确认识，改善不良的生活习惯，培养健康的生活方式，减少并发症的发生，降低医疗费用，提高高血压人群的生活质量。

（3）社区高血压分级管理的转入转出条件。随着分级医疗改革的推进，应逐步明确各级医疗机构高血压诊治的功能定位，全科医生是高血压防治的主力军，要将高血压的管理融入全科医生的日常医疗工作中，开通双向转诊通道，进一步提高高血压的控制率。

一是上级医院转回基层社区的条件：①高血压诊断已明确；②治疗方案已确定；③血压及伴随临床情况已控制稳定。

二是社区初诊高血压转出条件：①合并严重的临床情况或靶器官损害，需要进一步评估治疗；②多次测量血压水平达三级，需要进一步评估治疗；③怀疑继发性高血压患者；④妊娠期和哺乳期妇女；⑤高血压急症及亚急症；⑥因诊断需要到上级医院进一步检查。

三是社区随诊高血压转出条件：①采用两种以上降压药物规律治疗，血压仍不达标者；②血压控制平稳的患者，再度出现血压升高并难以控制者；③血压波动较大，临床处理有困难者；④随访过程中出现新的严重临床疾病或原有疾病加重；⑤患者服降压药后出现不能解释或难以处理的不良反应；⑥高血压伴发多重危险因素或靶器官损害而处理困难者。

2. 社区高血压患者自我管理

高血压自我管理模式指在社区医务人员协助下，个人承担一些预防性或治疗性的卫生保健活动，通过系列健康教育课程教给患者自我管理知识、技能、信心以及和医生交流的技巧，包括共同学习高血压相关知识、互相督促遵医服药、体育锻炼和合理膳食、互相交流经验等，使患者能积极主动地进行力所能及的高血压预防及治疗活动。该模式在减少医务人员工作量的同时，充分发挥了患者的主观能动性、自主参与性和自我控制能力，从而弥补了分级管理模式中医患间互动的不足，是分级管理模式的有效补充。但是，自我管理模式主要依靠非卫生专业人员实施干预，无法解决部分复杂高血压的治疗问题。

国外高血压自我管理干预工作开展得相对较早，Schulman Green 等学者总结出自我管理干预内容主要包括三大类：关注疾病需求、利用资源、在慢性病状态下生活。而我国高血压自我管理的干预工作开展较晚，目前尚处于探索阶段。曹建芬等对高血压患者实施整体化护理干预，即通过病情评估制定并实施整体化护理干预方案，包括饮食、认知、心理、运动及用药干预，结果显示，高血压患者的用药依从性、疾病认知、生活行为方式、心理水平评分均显著升高，表明对高血压患者实施整体化护理干预，有助于提升患者疾病的自我管理能力。林艳霞等对高血压患者在药物治疗的基础上进行规范性护理干预，包括建立健康档案，给予系统化的健康教育、心理护理，成立自我管理小组，指导患者填写自我管理手册，加强与患者家庭支持系统的沟通与协作及随访工作，护理干预后患者的血压得到控制，自我管理能力明显提高。彭登在常规护理的基础上对高血压患者实施个体化护理干预，即建立健康档案、定期随访，进行血压监测及制定个体化的饮食、运动方案，结果发现其可有效地改善患者的自我管理能力，血压和血脂水平的控制效果较为满意。

随着我国对高血压自我管理认识及研究的深入，新的高血压自我管理的干预模式不断出现。第一种为知信行模式，其是知识、态度、信念和行为的简称，是一种行为干预理论。它将人类行为的改变分为获取知识、转变态度及形成行为三个连续过程。汪清秀等将 80 例社区老年高血压患者按随机数字表法分为对照组和观察组，对照组按照社区高血压护理常规进行护理干预及健康指导，观察组实施知信行模式干预，持续干预一年后，观察组自我管理行为总分显著高于对照组，说明知信行模式对高血压自我管理行为具有积极作用。第二种是自我管理模式，指组建高血压自我管理小组，开展高血压自我管理课程，为小组成员制订健康生活方式规划。李永新等将 665 例高血压患者分为干预组和对照组，干预组采用高血压自我管理模式，对照组采取高血压三级管理模式，结果显示，证明自我管理模式有助于提高高血压患者相关知识的知晓率、健康行为形成率及血压控制率，能达到有效干预的效果。第三种是医院—社区一体化管理模式，即由三级医院专科医师与社区全科医师共同完成对高血压患者的规范化管理，专科医师负责对社区全科医师的专业知识与技能培训，全科医师通过制定健康档案定期实施电话访视、家庭访视，与患者及其家属维持长期联系，定期实施个体化全程监督。邹振宇等采用随机数字表法将社区高血压患者分为两组，观察组采用医院—社区一体化管理模式，对照组采用传统单一的社区管理模式，结果显示，观察组自我管理能力指标均明显高于对照组。可见，医院—社区一体化管理模式有助于稳定控制老年高血压患者血压水平，降低并发症发生风险，提高患者自我管理能力，值得临床推广应用。此外，林滢宇实施的健康信念模式以及雷志萍等提出的动机性访谈干预等均取得了良好的干预效果，一定程度上提高了高血压患者的自我管理能力。

3. 基于老年综合评估的社区老年高血压患者的健康管理

（1）老年综合评估概述。

人口老龄化是 21 世纪人类共同面临的重大挑战，构建养老、孝老、敬老的政策体系和社会环境，推进医养结合，加快老龄事业和产业发展是党和国家积极应对人口老龄化的重要战略安排。董碧蓉教授提出，共病是老年医学中非常重要的一个问题。老年人随着机体功能的衰退，脏器功能降低，免疫功能低下，会出现代谢平衡被破坏、认知功能下降和肢体活动障碍等方面的问题，因此，老年人两三种疾病同时存在、一体多病的情况十分常见，甚至一个脏器同时存在几种病变。而且越是高龄，合并的疾病就越多。而共病导致不良事件和死亡显著增加，且增加了医疗资源消耗，使医疗决策更加复杂和困难，临床干预效果减弱，并且随着老年患者功能进行性下降，其生活质量也逐步下降。老人在进入老年期后，由于机体组织结构相继出现退变，抵抗力下降，活动能力下降，各器官协同功能减弱，常会导致老年综合征的出现。所以老年医学的真正目的是医护人员需要从哪些方面对老年人进行有效管理。相关专家提出，老年医学应该管理两大类问题，一是高龄老人即 70 岁以上的老人，二是衰弱老人，这是老年医学的两大主要任务。但目前很多医生还只是在关注一种专科疾病，基本上不关注老年人的共病，不关注老人的功能或失能。由于过度专注专科疾病还有可能给老年患者带来医源性伤害，因此老年医学应该更多地关注老年人失能等方面的问题，如何与多种疾病"和谐相处"将是未来老年医学管理的一个重要理念，老年人慢性病管理好了，同样能够生活得精彩和长寿。

老年综合评估（comprehensive geriatric assessment，CGA）是老年医学科的

一个核心技术，其突破了专科、专病界限，体现的是以人为核心，从疾病、体能、认知、心理和社会等多层面对老年患者进行全面评估。老年综合评估不同于传统医学评估。传统医学评估是对患者的问诊查体、大量的化验检查、各种影像学检查，其主要用于疾病的诊断。老年综合评估除了传统医学评估中的主要内容外还有三个方面的内容，即躯体功能评估、情绪和心理评估、社会支持度评估。这三个方面的评估构成了老年综合评估体系。中国已经进入老龄化社会，现在门诊、急诊半数以上就诊的都是老年人。医护人员的观念需要转变，要真正了解服务于高龄老人和衰弱老人的老年医学的真谛。老年综合评估不应仅仅局限在老年医院、老年科、社区和养老院，还应突破专科、专病的界限，逐步向其他方面进行发展。

第一，老年综合征与老年综合评估的相关概念。

老年综合征（geriatric syndrome，GS）：指老年人因多种疾病或原因导致出现相同临床表现或问题的症候群。但目前对于老年综合征暂无标准定义，2007年，Inouye 等提出 GS 的定义，指常发生于老年人群中、由多种疾病或原因导致的、与老年人疾病发病情况或不良结局紧密相关的一个或一组症状的描述，这个概念正在逐步被老年医学领域所认同。2013 年亚太地区老年医学会指出常见的 GS 包括老年痴呆症、尿失禁、谵妄、跌倒、听力障碍、视力障碍等 12个类别。

老年综合评估（comprehensive geriatric assessment，CGA）。台湾学者将 CGA 称作"周全性的老年评估"，其基于生物—心理—社会医学模式综合评价老年人的健康状况和患病情况，具体包括对老年人的一般医学评估、躯体功能评估、精神心理评估、社会经济评估、环境评估和生活质量评估等。CGA 最早由英国学者 Marjory Warren 在 20 世纪 40 年代提出，主要是研究者通过对患者进行综合评估后采取个性化治疗措施，使大多数生活无法自理的患者自主下床活动，出院回归家庭后进行进一步治疗及护理。其采用综合多学科的方法评估老年人的躯体健康、功能状态、心理健康和社会/环境状况，并制订和启动以保护老年人健康和功能状态为目的的治疗计划，尽可能地提高老年人的生活质量。CGA 除了前期的评估，还强调评估后的处理措施，以维护老年人功能状态和提高老年人的生活质量为终极目标。老年综合评估突破了专科、专病局限，展现的是以人为核心，从疾病状态、躯体功能、认知、心理和社会等多方面对老年患者进行全面评估。基于老年综合评估的干预及护理计划，可以较大程度上改善患者功能和临床治疗结局。老年综合评估是老年医学的核心技术及手段，有利于发现老年患者现存及潜在的健康风险和功能障碍并及时采取措施加以预防，指导个性化管理和治疗。

CGA 与一般医学评估的区别：CGA 与传统的医疗评估相比，其最大的区别在于"两多"：首先是多维度评估，以功能状态为重点；其次是多学科团队合作实施。由于老年人机体功能发生改变，患病率增加，起病前潜伏期较长，发展缓慢，并且存在多种疾病共存的现象，且并发症的发生率、致残率、死亡率较高但是治愈率低。由于多种原因导致老年疾病的治愈率较低，最佳状态只能是功能达到最好的医疗和护理效果，因此，老年综合评估是评价老年人治疗效果的关键。

第二，老年综合评估要求。

老年综合评估的评估目的：①对老年人的健康状况做出全面、系统的评价，以便为老年人制订比较精准的健康干预计划提供充分的依据；②评估结果仅作为对老年人现有健康状况的综合评价，而非疾病的确切诊断；③为老年人提供定性的、定量的生活照料服务和医疗护理服务；④为老年人提供健康管理的主要内容和要求，提供入院、转介、出院以及制订老年人照顾计划的依据；⑤为老年人提供照顾服务中意外风险的概率和采取规避风险措施的依据；⑥为老年人提供选择不同类别或不同等级医疗服务机构或养老服务机构的依据。

老年综合评估的基本要求：①进入医疗服务机构诊治的老年人，一般均应接受老年综合评估服务；②评估服务应由具有认定资质的专业技术人员完成；③老年综合评估应遵循规定的程序和规范执行，评估结果须由评估员签字确认；④应使用老年医学、康复医学、护理学、临终关怀医学和养老服务行业的专业术语。

老年综合评估分类。①常规评估：对有老年综合评估服务需求的老年人进行全面、系统的老年综合评估，根据评估结果给予正确、有效的干预方案；②入院评估：指入院时给予患者的老年综合评估。评估者应事先向老年人和陪同人员解释评估的目的和要求，并取得老年人的合作。评估可以分阶段、分次进行，也可以由不同评估员完成。全面的评估应在一周内完成，所有健康资料由完成评估的评估员确认，并建立健康档案；③例行评估：主要回顾和总结老年人目前面临的主要健康问题，评估结束后应在健康档案中做阶段性小结。例行评估每年应不少于1次；④即时评估：指当老年人健康出现重大变化或危急状况时进行的评估。评估时应首先回顾老年人既往健康情况、目前出现的健康问题和严重程度，并说明已采取的处理措施和下一步照顾计划，如请医生会诊应在健康档案中同时记录会诊情况；⑤出院评估：指出院时给予患者的老年综合评估。评估者应对患者出、入院评估结果给予对比分析，既应对住院治疗效果做出评价，更应为患者做出合理、可行的出院计划。

（2）老年综合评估内容。

CGA主要评估内容是老年群体的健康问题，评估内容较为复杂，不仅有多种慢性疾病和老年综合征，还有复杂的心理和社会问题，也是顺应生物—心理—社会医学模式的主要体现。所以老年人群健康的评估需要从老年人群生理、心理和社会等方面进行综合评估。CGA 在国内外不同临床和机构中的研究内容不尽相同，但主要评估内容基本一致，包括一般医学评估、躯体功能评估、精神心理状态评估、社会支持评估和环境状况评估五个方面。

一般医学评估，即传统的医学诊断，包括以疾病为中心的医学诊断、脏器功能、老年综合征及用药评估。CGA 通过采集完整的病史、家族史、健康习惯和用药记录，进行疾病系统性回顾，并结合体格检查、影像学检查及实验室检查，对老年患者疾病状况、脏器功能进行较为全面的评估。老年综合征反映老年人常见问题，如衰弱、营养不良、记忆减退、视力和（或）听力下降、大小便失禁、便秘等，常被人们误以为是衰老的自然现象，其对老年人身心健康和生活质量有很大影响；其中衰弱和营养评估在住院、长期看护中得到广泛应用。在老年综合评估工作中，重点要对受试者进行患病情况和用药情况的全面而系统的评估，对老年患者用药情况进行详细记录，评估服药时间、途径和剂型是否正确，用药依从性如何，同时对多重用药进行管理，减少多重用药导致的不良相互作用。

躯体功能评估，主要从行动能力和活动限制两方面来评估老年人日常生活、娱乐、职业和社会角色扮演等方面，可以较真实地反映老年人自我照顾和独立生活的能力，主要包括日常生活能力评估与步态和跌倒风险评估两个方面。日常生活能力评估主要包括对基本日常生活活动能力（basic activity of daily living，BADL）和工具性日常生活能力（instrumental activity of daily living，IADL）的评估，反映老年受试者功能障碍和生活依赖程度，帮助患者家属和医护人员制定相应支持措施，最大限度提高老年人生活自理能力，提高老年人生活质量。在康复医学服务中，还需重点进行其他各种老年运动功能的评估、康复辅具和适老辅具适配的评估等。在视力和听力评估中，如可疑有视力、听力障碍者，应让患者到眼科或耳鼻喉科进行专业诊治。老年人失能等级的评定也可参照中华人民共和国民政行业标准《老年人能力评估标准》（MZ/T039 - 2013）进行。步态和跌倒风险评估：跌倒是老年人群致残和致死的主要危险因素之一，通常通过起立—行走试验（timed get up and go test）、Tinetti 步态与平衡量表和 Morse 量表评定步态、步速和下肢肌力，进而评估老年患者跌倒风险。有些躯体评估还包括吞咽功能、视力和听力情况。

精神心理状态评估，包括认知功能、攻击行为和抑郁症状三个维度的评估。老年人群认知功能减退十分常见，常表现为反应慢、注意力不集中、记忆力减退、语言障碍、谵妄和痴呆等症状。老年人轻度认知功能障碍和痴呆可通过认知功能评估进行初筛。在认知功能评估中，如用简易认知评估工具评估可疑有认知障碍者，应继续用简易智能评估量表或蒙特利尔认知评估量表进行评估，必要时让患者到神经科或痴呆科进行专业诊治。由于老年人群患有多种慢性疾病、老年综合征或功能障碍，经历了不良生活事件及社会家庭角色的转变，老年人容易发生心理失衡，产生孤独、失落、怀旧、不满、焦虑以及抑郁等心理问题。在抑郁症评估中，如可疑有抑郁情绪者，应继续用老年抑郁评定量表等进行评估，必要时让患者到精神科进行专业诊治。在攻击行为评估中，如可疑有问题者，应让患者到精神科进行会诊。

社会支持评估，主要包括社会适应能力、社会支持、社会交际网络、社会服务、经济状况、社会需求、自给能力、老年受虐或歧视等的评估。对于一些衰弱、日常生活依赖性较强的老年人，社会支持评估十分必要，由于自尊和不愿给家人添麻烦等心理而不愿意表达该方面需求，使得他们往往被忽视。通过询问老年人社会家庭支持情况、有无经济负担、有无日常需求和愿望，促进沟通，帮助老年人家属和看护人员更好地提供居家照顾和看护服务，以利于老年人身心健康朝向良好状态发展。

环境状况评估，主要针对老年人生活环境、空气饮水质量、居家安全性等方面进行评估。通过评估老年人居家环境的安全性，排除不利于健康和易导致意外的安全隐患。我国老年人群主要采取居家养老的方式，合理的居家养老环境能较好地预防老年人群跌倒和其他意外事件的发生，在人口老龄化的背景下，居家养老环境安全性评估得到越来越多的重视。

相关文献表明，部分版本的老年综合评估除了上述五大部分之外，还包括物质滥用（酒精、烟草、药物和保健品等）的评估、宗教信仰的评估、个人价值观和生前预嘱的评估等。

（3）CGA 的应用效果。

CGA 的开展形式主要有两种，一种是基于医疗机构的临床评估，另一种是基于社区老年人群的调查评估。医疗机构内进行的 CGA 率先在综合医院老年科开展，是一种针对入院老年患者运用设计的问卷和后期多学科会诊的全面评估，根据其中发现的临床相关问题并结合老人的实际情况，制订切实可行的防治计划，为老年人的健康提供全方位的服务。以社区为基础的 CGA 面向社区老年人群，采取问卷和体检相结合的调查方式进行综合评估，评估场所包括老人居住地、康复机构、疗养院、护理院、社区卫生服务机构等，常用于老年人群的健康调查和干预研究。

CGA 在急诊老年患者中的应用：研究表明，对于急诊老年患者，CGA 组比普通组更能促进健康结局的发生，并且能减少住院天数和再次急诊数；同时由于急诊有平均住院日的要求，很大一部分出院的老年患者无法达到功能恢复的状态，需要转诊到照料或者康复机构，在这种情况下，更需要对老年患者进行 CGA，根据评估结果安排出院计划及后续的医疗服务。

CGA 在住院老年患者中的应用：住院老年患者常收住在具有康复条件的老年医院、老年康复院和高级的老年护理院等机构，往往病情复杂，且伴有衰弱和心理问题，CGA 不仅可以促进住院老年患者的功能恢复，减少住院天数和降低再次住院概率，还可以显著降低住院老年患者的医疗花费。

CGA 在老年术前评估中的应用：CGA 还被推荐用于老年术前评估，研究表明，不良的 CGA 评估结果与发生不良住院事件、住院时间延长直接相关，术前 CGA 可有效预测老年患者术后生存期和不良住院事件发生率。

CGA 在老年长期看护中的应用：对在养老院、疗养院、康复医院等长期看护机构和居家看护的老年患者，不仅要评估他们的躯体功能状况和精神心理状况，还应对他们的社会支持、经济来源、生存环境和生活质量做出全面评价，以便为他们制定切实可行的照护服务措施。研究表明，长期看护中开展CGA 能更好地维持老年人群功能状态，并可推迟失能的发生。

CGA 在老年临终关怀中的应用：老年临终关怀主要是对生命末期患者实施的一种服务，了解老年患者生命支持治疗的选择倾向和对于死亡的态度，在尊重患者知情权和自主权的前提下，解除患者的痛苦，提高生命质量。

CGA 在老年慢性病的应用效果：①发现潜在问题，给予针对性护理措施。老年患者常存在多种生理、心理、经济及社会环境问题，这些因素共同影响患者的健康状况并增加临床医师的诊疗难度。通过 CGA 可以帮助临床医师发现老年患者潜在的多种问题，做到早期全面干预并有效地帮助老年患者维持或恢复自我生活照顾能力。屈海宏等在对 143 例老年冠心病患者的调查中发现，患有两种或两种以上老年综合征或老年问题的患者占 75.7%，其中，抑郁、睡眠障碍分别占 67.6%、66.2%，听力、视力障碍分别为 62.2%、60.8%。乔玉凤等对 206 例老年患者进行 CGA 调查发现，老年患者跌倒率为 42.23%，日常生活能力缺陷患者占 60%，抑郁、焦虑等发生率分别为 31.96%、25.81%。Lycke 等也证实，基于 CGA 的 uHearTM 可以有效地筛选老年癌症患者的听力障碍。因此，通过 CGA 能够尽早发现老年患者潜在的问题，给予针对性的干预措施，及时有效防治老年患者潜在问题，改善老年人的生活质量。牛萌等对425 名社区老年高血压患者进行调查的过程中发现，通过老年综合评估手册对社区老年高血压患者进行综合评估可发现患者个性化健康问题，有效提高老年高血压患者的血压控制率；②引入慢性病常规诊疗，提高患者治疗效果。将CGA 引入老年慢性病患者的常规治疗与护理中，能够极大地提高就医效果，改善患者的预后。王克志在 134 例老年高血压患者的常规护理中引入 CGA，同时根据评估结果实施科学干预措施，结果表明 CGA 可以促使治疗有效进行，更好地促进患者恢复健康。屈海宏等在临床护理中引入 CGA 护理模式，有效地降低了患者心脏疾病的发病率，患者入住 CCU 天数及平均总住院天数均减少。同时，梁世秀等对新入院 145 例老年慢性心力衰竭患者进行 CGA 评估干预的研究，结果也显示患者死亡率、再入院率及急诊就诊率显著降低；③预测风险及治疗效果，指导临床决策。一项探究老年高血压患者跌倒风险与 CGA 相互关系的横断面研究表明，CGA 评分与跌倒风险呈正相关，其中，日常活动缺陷、营养不良、认知障碍、多重用药等独立因素也能增加跌倒风险。Abete 等也指出 CGA 的应用提高了不良事件对高风险老年患者的识别。因此，对入院老年患者进行 CGA 可以有效预测老年患者的跌倒风险。在肿瘤领域中，研究表明，CGA 可以提供更重要和全面的信息来预测治疗风险及效果，从而帮助临床医生为老年癌症患者制定适合的治疗方案。Parks 等在一项试点性研究中对 47 例乳腺癌老年女性患者进行 CGA 联合半结构式访谈干预，结果表明，CGA 可以确定高龄、共病、多重用药、起立测试不佳等因素与患者进行非手术治疗的选择有关。此结果与 Kanesvaran 等的一项调查性研究相似。故将 CGA 应用于老年患者的评估中可以预测患者的治疗效果并提高临床医生对需手术治疗患者的识别；④改善患者生活质量，提高护理满意度。应用 CGA 及早发现患者潜在问题并实施个体化干预，不仅可以减少患者长期护理的负担和死亡率，还可以提高患者的认知和生活质量。陈丽方研究指出，基于 CGA 的护理协调计划极大地改善了老年慢性阻塞性肺病患者的呼吸症状，并提高患者生活质量及活动能力。黄凤梅研究也表明，CGA 在改善患者疾病症状及提高患者生活质量方面取得了良好效果。两项研究均表明患者护理满意度明显得到提高，故与传统临床评估相比，在慢性病诊疗中应用 CGA 可最大限度维持老年患者功能状态并改善其生活质量。

CGA 在高龄老年人中的应用现状：2016 年 8 月，在北京召开的全国卫生与健康大会上，习近平总书记对"健康中国"建设作出重要部署，要把人民健康放在优先发展的战略位置，加快推进健康中国建设。同年 10 月，中共中央国务院印发《"健康中国 2030"规划纲要》，明确以健康优先为核心理念，是对长期以来卫生健康事业发展得更为准确的定位，因为它更加关注人的全面发展和健康。习近平总书记提出："没有全民健康，就没有全面小康。"在国家决策层高度重视的背景下，人民的健康管理已上升为重要的国家战略。老年人是全民健康的重要组成部分，老年人的健康也是健康中国的重要任务。随着医疗技术水平的提高，老年人寿命延长的同时老年患者存活期也会延长。如果能够在寿命延长的同时推迟慢性病及并发症发生的时间，即需要加强老年人的健康管理，尤其需要关注 80 岁以上高龄老人的健康管理。高龄老年人的健康管理就是针对高龄老年人群的特点，早期发现健康问题及其风险，预防和干预疾病的发生与发展，提高生活质量，延长寿命。

健康管理的概念提出和实践最初出现在 20 世纪 70 年代的美国，当时美国社会人口老龄化加剧，慢性病的患病率持续升高，直接造成美国医疗费用的迅速增长，大部分的医疗费用都花费在慢性病的防治上。因此，传统以疾病诊治为核心的医疗模式难以应对，而以健康管理为核心的医疗模式随之产生。美国政府在 1990 年制订了人民健康管理计划，使美国的健康管理取得了显著的成就，并且随着 20 世纪 90 年代中期疾病管理在卫生保健市场的出现，整个美国社会已经普遍承认，健康管理对降低医疗成本有着明显作用。健康管理是指对个人或人群的危及健康的因素和疾病进行全面管理的过程，通过调动个人的能动性，以实现最大的健康效果。具体过程即根据个人的性别、年龄、生活方式、既往病史以及相关检查结果，进行饮食、运动、生活方式以及疾病治疗等方面的干预，保持健康状态，其包括健康调查、健康评价及健康干预三个环节。我国是从 21 世纪初开始关注健康管理，目前尚处于起步阶段，但是近年来发展较为迅速。2009 年，我国首次形成"健康管理概念与学科体系的中国专家初步共识"，即"健康管理是一种对个人或人群的健康危险因素进行全面检测、评估与有效干预的活动过程"。目前，国内健康管理开展较好的人群主要为离退休高龄老人。通常的管理方法包括健康检查、健康评估以及干预随访。通过调查个人健康信息、既往病史及家族史等情况，完成相关检查，建立健康档案。通过保健专家对现存的健康问题、疾病及其危险因素进行评估，制定出个性化的干预措施及医疗保健方案，确保疾病诊断正确、临床用药合理。朱连荣等通过对 218 例住院高龄老人进行健康评估、健康资料信息化管理以及随访追踪等，有效提高患者对自身疾病的认知程度，改善患者心理状态，提高患者生活质量，为寻找有效的老年健康管理模式进行积极探索。随着社会经济发展，老年人总体健康水平呈上升趋势，但研究发现，一些发达国家的老年人健康水平却呈下降趋势。如瑞典 2002 年的 77 岁老人实测躯体功能、肺活量、认知功能相比于 1992 年的同龄老人出现明显下降。日本老年健康研究发现阿尔茨海默病的患病率在日本正在增长。同样，我国 70 岁及以上的老年人群中，阿尔茨海默病患病率总体呈上升趋势，因此在高龄老人中健康及疾病问题更加普遍。高龄老人在衰老的健康管理的过程中常伴多种慢性病、老年综合征、不同程度的功能下降以及复杂的社会、心理问题，传统的医学评估主要针对老年人某些特定的健康问题，而对功能状态和社会心理方面的评估能力有限，因此需要一种综合评估方法来发现老年人全方面潜在的问题。

高龄老人是特殊老年人群，具有患病率高、多病共存、功能状态减退、心理健康问题等多种身心疾病共存等特点，但自身衰弱及社会支持的减弱导致其对自身健康管理能力下降，因此需要从多维度对高龄老人健康进行评估和管理。同时由于高龄老人的健康问题存在一定的特殊性，其中很大部分老人存在记忆功能及认知功能减退，而在以疾病为重点的常规医疗模式中，往往容易忽视老年人的生活能力、老年综合征、精神心理、社会支持及环境等问题。因此，在高龄老人的健康管理中引入老年综合健康评估，可以完善常规诊断，提高保健诊疗的全面性、系统性和准确性，提升高龄老人的健康水平及生活质量。

老年综合评估应用于高龄老人中的优势：

一是有助于高龄老人慢性病及共病的管理。慢性非传染性疾病简称慢性病，包括心脑血管疾病、糖尿病、慢性阻塞性肺疾病及肿瘤等。近年来已成为严重危害高龄老年人群健康的重要疾病。调查发现，上海 80 岁以上高龄老人的慢性病患病率为 97.7%，是全人群慢性病患病率的近十倍，89.5% 的高龄老年人患有两种以上疾病。高龄老人常常患有多种慢性疾病，在慢性病的长期影响下会产生诸如营养不良、抑郁、认知功能下降、失能等老年综合征，可加重原发疾病，并相互影响，导致相关医疗费用的增加。因此，我们不仅需要对高龄老人的慢性疾病进行治疗，同时还要及时发现其功能下降情况，进行早期干预。老年综合评估推荐的量表可充分评估共病，有利于掌握共病之间的相互影响，优先或重点控制主要慢性病。因此，在高龄老人健康管理中引入老年综合评估，能够系统地实施各项保健工作，使高龄老人健康管理达到更好的效果。

二是有助于高龄老人的合理用药。宋兴晔等调查显示，老年人用药 4～16 种，平均 9.8 种；用药种类在五种以上比例为 69.8%，十种以上为 25.5%。这些多种药物联合使用不仅会产生多种不良反应，而且不同药物之间相互作用可能会导致新的不良反应及事件产生。临床用药评估也是 CGA 的重要内容之一，但多重用药的具体诊断标准尚未达成统一。目前 CGA 推荐使用老年人不恰当用药 Beers 标准和我国老年人不恰当用药目录作为评估老年人群潜在不恰当用药的常用工具。通过对高龄老人用药情况进行详细记录，评估服药时间、频率及种类是否正确，用药依从性如何，治疗效果及有无不良反应，对高龄老人多重用药进行评估及管理，尽量减少不必要的用药和过量用药以减少多重用药导致的不良反应，避免或尽量减少"处方瀑布"（"处方瀑布"即医务人员将药物不良反应误认为是新的疾病症状，而开具新的药物来处理不良反应）发生，促进高龄老人合理用药，降低药品费用。

三是有助于高龄老人老年综合征的诊断与干预。老年综合征的评估是 CGA 的特色之一。老年综合征是指老年人由多种疾病或多种原因造成的同一种临床表现或问题的症候群。GS 与关注某种具体疾病的传统医学概念存在一定差异，其关注的是临床症状及症候群。老年综合征严重影响高龄老人的身心健康，可加重高龄老人原有基础疾病，增加死亡率，由此产生巨大的医疗费用。CGA 通过对高龄老人的一系列评估，有助于早期发现和高龄老人相关的老年综合征，提高高龄老人的生活质量和寿命。

四是有助于高龄老人日常生活能力以及跌倒风险的评估及干预。高龄患者跌倒风险极高，跌倒是老年人群致残和致死的主要危险因素之一。目前针对高龄老人的健康管理主要涉及慢性病的管理，而极少关注高龄老人的日常生活能力。日常生活能力评估与步态和跌倒风险评估也是 CGA 的重要评估内容，通过相关量表及功能的评估，发现高龄老人存在的功能性障碍和生活依赖程度，进而评价高龄老人的跌倒风险，制定避免跌倒防预措施减少其跌倒风险，尽可能保持高龄老人的日常生活能力，提高其生活质量。

五是有助于高龄老人社会支持及环境状况的改善。社会支持评估主要包括社会适应能力、社会支持、社会交际网络、社会服务、经济状况及社会需求等方面。由于高龄老人的独居和不愿给子女添麻烦等心理而不愿意表达该方面需求，使得老年人尤其是高龄老人的社会支持往往被忽视。通过 CGA 询问及分析高龄老人的社会家庭支持情况，帮助高龄老人家属和看护人员更好地提供居家照顾和看护服务。环境状况评估主要针对高龄老年人生活环境、空气饮水质量、居家安全性等方面进行评估。通过评估居家环境情况，排除易导致意外的安全隐患，预防高龄老人跌倒和其他意外事件的发生。对于一些衰弱及失能的高龄老人，社会及环境评估可以提高高龄老人健康管理工作的效果。

老年综合评估在合理用药中的应用：临床上，老年人因其自身特殊性，多重用药情况非常普遍。相关数据显示，65 岁以上老年人平均服用 2～9 种药物，其中服用五种以上药物者占 57%，用药超过十种者占 12%。多重用药除了增加直接的经济负担以外，还增加了老年人用药风险，甚至导致病情逐步加重，严重影响患者的生活质量。由于老年患者间的异质性及当前临床指南的适用性有一定局限性，老年人多重用药的临床管理复杂且面临巨大挑战。多重用药患者的用药管理是一个以患者为中心的结构化用药重整和优化过程，需要多学科医疗团队的广泛合作，运用标准化用药相关评估工具，建立可操作性较强的用药管理策略。目前，临床上应对不合理用药的重要方法是基于老年综合评估制定个体化的给药方案。与传统的专科诊治过程不同，CGA 主要针对的是患有多种慢性疾病、老年问题和（或）老年综合征，并伴有不同程度功能残障以及衰弱的老年患者，通过多学科团队全面评估其疾病、体能、认知、心理、社会和经济等多层面健康问题，制定最优化的治疗方案，从而最大程度提高或维持老年人的生活质量。

第一，以患者为中心的用药评估工作模式。

不同于专科疾病诊断模式，CGA 由多学科团队对老年患者的整体状况进行评估，评估内容包括既往病史、体格检查资料、现存不良症状、诉求解决的临床问题、躯体功能、认知和心理功能、社会/环境因素，了解患者合理用药的外部因素，以评估需要采取必要的安全措施。通过 CGA，从疾病、体能、认知、心理等多维度对老年人进行全面评估，结合患者预后及期望寿命确定最应优先治疗的疾病或症状，并制定药物、营养和康复等综合的最佳治疗方案，保证更精准的处方，以提高患者的疗效和生活质量。用药评估和重整是 CGA 的重要内容。获取患者完整的用药清单是优化治疗方案的基础。完整的用药清单不仅包括患者长期使用的药物，更应包含患者间歇性、按需临时所用的药品目录。这些药品包含处方药、非处方药、中药以及保健品，每个被列出的药物应有明确的剂量、用药频率、剂型、给药途径、用药疗程以及用药原因等信息。此外，还应与患者及其家属积极沟通，记录患者既往药物过敏史、不耐受药品以及药物不良反应等信息。

第二，识别潜在的不合理用药。

在获得患者完整用药清单的基础上，需要进一步鉴别患者潜在的不合理用药情况，主要判定依据是药物不良反应情况、用药指征不明确、所用药物的潜在危害大于其临床获益、药物疗效不佳或临床症状已改善。老年人药物不良反应具有非典型性和非特异性的特点，用药后出现神志不清、嗜睡、跌倒、消化不良和便秘等症状常被误认为老年患者出现了新的临床症状，从而，增加了辨识难度。因此，老年人在多重用药过程中出现新的症状时，首先应仔细核查老年患者所用的药物，排除药物不良反应的可能性，避免以新增药物治疗原有药物引起的不良反应而形成"处方瀑布"。由于老年患者的临床用药循证证据非常有限，因此需在综合考虑药物和患者等多种因素的基础上进行评判。其中，药物因素包括所用药品的数量、高警示药品、药物不良反应、潜在的相互作用等。患者因素包括年龄、预期寿命、认知功能、共病情况、依从性、治疗目标等。综合考虑这些因素不但有助于了解患者原先用药的依据、目的和用药疗程，更能确定因患者情况变化（衰老过程、疾病进展、新增的处方药等）而导致用药风险和获益的变化。

目前，评价患者用药适宜性的方法主要有两类：第一类是基于客观标准的明确方法，包括 Beers 标准、Improved Prescribing in the Elderly Tool（IPET）和 Screening Tool of Older Persons' Prescriptions（STOPP），评价过程无须过多的临床判断，直观显示患者精简用药后可能获得的受益；第二类是基于主观判断的模糊方法，如药物适应指数（medication appropriateness index，MAI），该方法是针对患者所用药物提出十个问题：①药物的适应证是否正确？②药物对病情的治疗是否有效？③药物剂量是否正确？④药物用法是否正确？⑤药物使用和给药途径是否适宜？⑥是否有临床意义的药物—药物相互作用？⑦是否有临床意义的药物—疾病相互作用？⑧是否存在重复用药？⑨药物治疗疗程是否适宜？⑩是否是最经济的药物？此方法以患者为中心，可以使精简处方的过程标准化，但要求具备扎实的专业知识和经验，更需要患者的配合和时间投入。

第三，药物治疗方案的精简和优化。

一旦确定患者所用药物存在潜在风险，应坚持以循序渐进的方式逐步减少患者所用的药物数量。优先停用适应证和疗效不确切的药物，有禁忌证、潜在相互作用的药物和昂贵药品等，对于患者有疑问或未确诊而采用的经验性用药，以及临床表现不典型的症状用药，或有效性循证依据不足的药物，可考虑停止用药。另外，需预估患者的生存周期，确定药物是否有较好的确切预期疗效（如晚期肿瘤患者可以停用他汀类药物），以及持续使用一段时间后不再有效的药物（比如服用二磷酸盐治疗骨质疏松已超过五年）应予以停用。在撤药过程中，需按照用药风险/获益的高低顺序进行撤药。一般的撤药先后顺序为：①危害最大和获益最小的药物；②撤药后发生戒断反应或导致疾病复发可能性最小的药物；③患者主观最想停用的药物。临床治疗过程中如果老年患者自主撤药的意愿较弱，这需要医务人员积极引导，加强沟通，共同讨论商定形成共识，沟通时应注意言辞和技巧，告知其服用的药物哪些是有益的，哪些疗效不佳或会引起不适症状，消除其用药疑惑和担心，激发患者自我管理药品的意愿，参与优化治疗方案的过程，提高患者用药的依从性，这也是成功精简用药的关键。另外，CGA 可以使诊断更为全面和准确，避免患者出现用药不足现象。如有些医生认为疼痛是老年人衰老过程中的生理表现，未积极采取镇痛治疗，一定程度上影响了患者的生活质量。

第四，用药依从性的评估。

依从性对老年人慢性疾病的治疗至关重要，但老年人用药依从性不容乐观。Fischer 等报道，22% 的患者未服用医生开具的药物，28% 的患者未服用医生新开具的药物，依从性差排名靠前的药物分别为降糖药（31.4%）、降压药（28.4%）和降脂药（28.2%）。依从性差会干扰诊断和制定用药方案，导致多重用药和慢性疾病恶化。影响患者用药依从性的因素很多，主要包括社会经济因素（经济负担等）、疾病因素（疾病种类等）、患者因素（年龄、性别、日常活动能力、认知功能等）、治疗因素（药物种类和耐受性等）和卫生系统因素（医患关系、交流沟通）等。

CGA 评估不仅可以对患者的依从性情况进行评估，而且能更精准地知晓患者依从性差的原因，采取相应的解决措施：①对于社会经济条件差的老年患者，建议结合自身经济状况使用高性价比的仿制药，使其从经济上可以承受并能持续使用；②对于认知功能障碍患者，应借助简单清晰的字体、色彩鲜明的标签帮助患者管理药品，并采取辅助手段，如使用药丸盒、时钟提醒等方法；③对于视觉功能障碍患者，应通过清晰简洁的图标和颜色标签，避免复杂的文本信息来提高其依从性；④对于日常活动能力障碍患者，应选用易打开的药品包装或在看护者的照顾下服用药物；⑤对于吞咽功能障碍患者，避免使用缓控释制剂，对黏膜造成损害的药物，选用可鼻饲的替代药物。

第五，治疗方案的随访和用药教育。

对于减少用药的进程，一般采用逐渐减量直至撤药的办法，可以防止患者停药后的戒断反应，及时发现停药引起的病情反复，更能提高患者撤药的舒适度和信心。但影响撤药速度和频度的因素较多，需结合患者的实际状况进行个体化调整。通过药师的积极宣教，让患者了解和记录撤药后可能会产生的不良戒断反应及其应对措施，同时宣讲正确生活方式的相关知识（高血压患者应限盐、控油，限制热量摄入，注重营养均衡和体重控制）等，增加撤药信心，尊重其选择权和用药权，鼓励对撤药过程进行记录，以便与医务人员进行交流，也能减少用药错误。

（4）老年综合评估工具。

随着世界老龄人口的持续增加，全球已步入老龄化社会，人口老龄化给家庭、社会带来无形的压力，特别是高龄、"独居"、患病老年人的服务需求迅速增长，老年人寿命延长但"寿而不康"，人口老龄化已经成为人类需要共同面对的社会问题。我国目前已处于世界老龄化程度最高国家之首。老年人随着年龄的不断增长会出现抑郁症、衰弱综合征、离退休综合征、空巢综合征、高楼住宅综合征等心理和精神问题。因此，常规医学评估和单一的干预措施对于老年患者来说，已不能满足其健康需求。

国外 CGA 量表的研究进展：①OARS 量表。由美国杜克大学老年与人类发展研究中心于 1975 年制定，此量表包含五个维度，共计 105 个问题。五个维度分别为社会资源、经济资源、心理健康、生理健康、日常生活能力。105个问题中，72 个问题由老年人自己填写，19 个问题由老年人的照护者回答，14 个问题由访谈者记录。各分量表填写完成后，调查员将五个维度得分进行汇总。每个维度采用 6 分制，其判断标准为 5～10 分，说明综合健康状况良好，11～14 分说明综合健康状况一般，大于 15 分者说明综合健康状况较差。该量表的信效度相对较高，Cronbach's α 系数为 0.662～0.865，效标关联效度为0.67～0.89，但劣势在于 OARS 量表由于受多种影响并不能应用于所有国家。目前，OARS 量表已经被翻译为 14 种语言，在全世界广泛应用。②CARE 量表。CARE 量表包含四个维度共 1500 个条目，包含了老年人心理状况、生理状况、营养状态、社会状况、经济状况等五大方面的问题。其中，CARE 量表包括核心 – CARE 量表和简洁 – CARE 量表，包含了抑郁症、活动障碍、主观记忆、睡眠等六个方面，主要评估老年人的认知功能，得分越高者代表其认知功能越差。CARE 量表的临床诊断灵敏度为 0.87，特异度为 0.79，不同种族和文化背景的人群所得到的结果大致一致。其适用于各类老年人评估、卫生经济评估。③PGCMAI 量表。费城老年中心 MP Lawton 开发编制了 PGCMAI 量表，PGCMAI 量表共有三个版本，其中第一版分为八个维度，包括日常生活能力、个人适应能力、生理健康、社会状况、环境、时间利用度、活动性、认知功能。该量表三个版本的条目数分别为 147、68、24，每个量表都有自己的优劣势。④SF – 36HRQL 量表。SF – 36HRQL 量表（SF – 36Health – Related Quality of Life Measure）主要运用于临床实践和研究、健康政策评估、人口学调查、功能状况评估等方面。国内外研究表明，SF – 36HRQL 量表适用于老年人健康相关生活质量评估。该量表共包含八个维度，36 个评估条目，总分为 100 分，而分数越高表示其功能越好。SF – 36HRQL 量表有助于社会工作者或健康照护者整体全面地了解老年人健康状况，从而采取有效措施。

国内 CGA 量表的研究进展：目前，国内对于 CGA 量表的研究相对还是比较少的，而在医院或者社区对老年人进行综合评估时主要采用翻译、改编的国外量表或者利用多种单项测量工具的多个维度进行综合评价。

而国内基于 CGA 的评估结果进行相关干预的研究较多，其所用的评估量表大多借鉴 OARS 多维度功能评估量表或综合各种单项测量工具。如李清等人在对老年糖尿病患者进行老年综合评估过程中采用多个单项测量工具的综合应用，其主要使用的是老年人日常生活能力评估量表、简易智能精神状态检查量表、Tinetti 评价工具等。邢宁宁等人在对老年高血压合并焦虑状态患者进行老年综合评估的过程中使用了焦虑自评量表、生存质量调查表、营养评定量表、Morse 量表等。安妮娜等在对再发性高血压患者进行老年综合评估的过程中使用了 NRS2002 营养风险筛查量表、老年人认知功能筛查量表、慢性病患者服药依从性调查量表。程娅楠等人通过德尔菲专家咨询法编制了老年慢性阻塞性肺疾病患者综合评估问卷并进行实践应用，结果发现运用老年综合评估护理模式能够有效改善患者应对方式及能力，优化就诊满意度，在一定程度上提高健康状况和肺功能。刘赟赟等依据老年综合评估对社区老年高血压患者进行家庭访视护理，结果发现基于 CGA 的社区家庭访视护理干预可帮助患者有效控制血压并改善其生活质量。于子凯等将老年综合评估应用于心脏康复及老年瓣膜病的评估过程中，结果发现 CGA 可作为经导管主动脉瓣置换术患者心脏康复的指导基础，有助于患者的活动能力的提升，可调节患者的情绪状况，预防患者认知功能下降，改善患者虚弱程度，并可作为心脏康复的效果评价指标。

因此，建立符合我国国情，适用于我国医院、社区、家庭等各个方面的 CGA 评估量表，以满足老年人照护需求为前提，不断优化照护质量，提高工作效率，是目前所面临的关键问题。目前，由我国学者研制的 CGA 评估量表包括：①中国老年人健康综合功能评价量表。胡秀英等人根据目前我国国情及文化，应用文献研究法、专家评议法和 Delphi 法，于 2012 年研制了适合我国文化的中国老年人健康综合功能评价量表。此量表包括三大维度、七项指标，共计 67 个条目，具体内容包括生活功能健康状态、精神心理健康状态、社会状况等方面。通过对 267 例老年高血压患者进行实证研究，检验该量表的信效度及可行性。结果显示，该量表总的 Cronbach's α 系数为 0.909，维度相关系数基本均大于 0.5，因子分析的累计贡献率为 76.88%，具有较好的信度、效度和反应度，有较好的可信度和临床可行性。②《中国健康老年人标准（2013）》中建议随着年龄的不断增长，应关注老年人的心理及社会状况，因此需引入自我评价和参与社会活动等指标。研制的评估工具主要包括老年人相关危险因素控制目标、简易智能量表、老年人抑郁量表等。葛亮等基于《中国健康老年人标准（2013）》设计问卷调查表，对老年人的健康状况及患慢性病状况进行了评估。但此项研究的劣势在于仍以评估老年人日常生活能力为主体，缺乏对社会环境因素的评估。③老年人健康功能多维度评定量表。茅范贞等以国外 CGA 量表中文版为基础，通过 Delphi 法构建了条目数较少且符合我国国情文化的老年人健康功能多维度评定量表。该量表包含六个维度（社会关系资源、日常生活能力、身体健康状况、精神健康、状况经济资源和认知功能）共 30 个条目。通过实证研究发现，该量表的 Cronbach's α 系数为 0.992，验证性因子分析结果显示，比较拟合指数（CFI）、规范拟合指数（NFI）、增值拟合指数（IFI）均大于 0.9，近似误差均方根（RMSEA）小于 0.08，具有良好的信度与效度。④上海市老年人综合健康功能评估表。该量表基于 OARS 量表，将其翻译并结合上海老年人健康状况编制而成，主要包括多维功能评价问卷和服务评价问卷，主要从躯体健康、精神健康、日常活动能力、经济状况和社会资源状况五个方面评价老年人的健康功能状况，傅东波等报道该量表具有可接受的信度。⑤WHO 生活质量测量量表老年人板块。2005 年，我国学者基于 WHO 生活质量测定量表（The World Health Organization Quality of Life，WHOQOL）编制了该量表，其主要评估老年人生活质量，简称 WHOQOL - OLD，共六个方面 33 个条目。WHOQOL - OLD 虽然专门用于评定老年人的生活质量，但使用较烦琐，目前对此量表信、效度检验的相关研究报道相对较少。⑥社区老年人群健康综合评估工具。2016 年，刘淼等人通过文献回顾法和专家咨询法，结合我国国情研制了社区老年人健康综合评估量表。并选择北京市城区、城乡接合部和农村三类不同经济水平的社区老年人为研究对象，对量表进行信度和效度检验。量表的分半信度系数为 0.706，Cronbach's α 系数为 0.652，各维度 IX 系数为 0.579～0.974，内容效度各条目相关系数均大于 0.5，KMO 值为 0.614，Bartlett 球形检验 P < 0.001，具有较好的信度和效度。⑦重庆市老年健康综合评估量表。2016 年，谢世麒等人通过文献回顾、专家咨询、质性访谈等方法，研制了一份适用于医院、社区及养老机构的老年

健康综合评估量表，评估内容包含躯体功能、生活自理能力、精神心理状况和社会功能四个维度，共 37 个条目。量表总分重测信度为 0.959，Cronbach's α 系数为 0.952；内容效度指标为 0.95；各条目与所属维度的相关系数为 0.479～0.890，各维度与校标量表的相关系数为 0.613～0.825，具有较好的信效度。

随着我国老龄化进程的不断增加，面对"银发浪潮"的到来，国外对 CGA 进行了深入的研究，并制定了针对性的评估及评价工具，将其应用在各级医疗机构的老年健康管理中。近年来，CGA 在我国虽发展较快，但我国对 CGA 量表的研究和应用较少。到目前为止，我国部分学者虽已经研制了适用于不同医疗服务机构的综合评估量表，但我国老年人综合评估量表还存在以下几点不足：①由于疾病的特点，各种老年慢性病评估内容也不同，目前尚无针对社区老年高血压和老年糖尿病的老年综合评估量表；②暂时还缺乏适合于我国社区居家老年人的 CGA 量表；③许多老年人都存在营养不良或营养不良风险，但我国学者研制的很多 CGA 量表对营养状况评估的重视度较低。营养评估应该作为老年人综合评估的一部分。从我国的国情来看，机构护理不是未来主要发展方向，将来老人照护的主体和主要模式应该是社区和家庭。因此，积极开展 CGA 在我国社区老年慢性病患者健康管理中的干预研究及细化 CGA 量表，仍是 CGA 进一步研究的重点。

4. 社区老年高血压患者综合评估指标体系的构建研究.

从社区老年高血压患者管理现状和社区护理发展现状出发，为护理计划的制订及实施提供参考依据，为社区老年高血压患者提供健康管理主要内容，从而逐步完善社区老年高血压患者管理流程。牛萌、刘国莲等学者采用德尔菲专家咨询法及层次分析法相结合的方法，于 2020 年构建了社区老年高血压患者综合评估指标体系，包含五项一级指标、17 项二级指标、63 项三级指标。具体内容如表 3-2、表 3-3 所示。

表 3-2　社区老年高血压患者综合评估指标体系一级指标、二级指标

一级指标	二级指标
社区老年高血压患者身体状况评估	社区老年高血压患者常见疾病状况评估
	社区老年高血压患者躯体功能评估
	社区老年高血压患者老年综合征评估
	社区老年高血压患者认知功能评估
社区老年高血压患者精神心理状况评估	社区老年高血压患者情绪与情感评估
	社区老年高血压患者压力状况评估

续表 3 - 2

一级指标	二级指标
社区老年高血压患者知识、信念、行为状况评估	社区老年高血压患者知识状况评估
	社区老年高血压患者信念状况评估
	社区老年高血压患者行为状况评估
社区老年高血压患者家庭状况评估	社区老年高血压患者家庭结构评估
	社区老年高血压患者家庭功能评估
	社区老年高血压患者家庭资源评估
	社区老年高血压患者家庭养老功能评估
	社区老年高血压患者居家安全评估
社区老年高血压患者社会状况评估	社区老年高血压患者社会支持状况评估
	社区老年高血压患者经济状况评估
	社区老年高血压患者社会资源评估

表 3 - 3　社区老年高血压患者综合评估指标体系三级指标

序号	三级指标
1	Ⅰ-1-1 血压水平分级：①收缩压 140～159mmHg 和（或）舒张压 90～99mmHg（1 级高血压）；②收缩压 160～179mmHg 和（或）舒张压 100～109mmHg（二级高血压）；③收缩压≥180mmHg 和（或）舒张压≥110mmHg（三级高血压）；④收缩压≥140mmHg 和（或）舒张压＜90mmHg（单纯收缩期高血压）
2	Ⅰ-1-2 心血管水平分级：①无危险因素及病史者合并一级高血压为低危，合并二级高血压为中危，合并三级高血压为高危；②1～2 个其他危险因素合并一级高血压为中危，合并二级高血压为中危/高危，合并三级高血压为很高危；③≥3 个其他危险因素或靶器官损害者合并 1～2 级高血压为高危，合并三级高血压为很高危；④临床并发症或合并糖尿病者合并 1～3 级高血压均为很高危
3	Ⅰ-1-3 患者现病史：评估患者患高血压的时间、发病的诱因和急缓程度、高血压发病时的主要症状、发病后的伴随症状等
4	Ⅰ-1-4 患者既往史：①评估患者的病史，手术史，外伤史的名称、时间、诊疗，护理经过及转归等；②过敏史；③急慢性传染病史等
5	Ⅰ-1-5 合并其他慢性疾病状况：评估患者是否合并糖尿病、冠心病、痛风、甲状腺疾病、低通气阻塞性综合征、心力衰竭、脑血管病、外周血管病、支气管哮喘、血脂异常等疾病

续表 3-3

序号	三级指标
6	Ⅰ-2-1 日常生活能力评估：评估患者的大小便、洗漱、如厕、购物能力、家务能力、理财能力、选择交通工具出行等能力的状况，使用老年人日常生活能力评估量表进行评估
7	Ⅰ-2-2 运动功能评估：评估患者的肌力、肌张力、关节活动度、步态及平衡状况等
8	Ⅰ-2-3 视力评估：评估患者是否存在视力下降、眼底病变、青光眼、白内障等，采用视觉功能简易评估法进行评估
9	Ⅰ-2-4 听力评估：评估患者的听力有无减退、耳鸣、耳聋等，采用听力简易评估法进行评估
10	Ⅰ-2-5 躯体感觉评估：评估患者的痛觉、触觉、温度觉、位置觉、体表图形觉、皮肤定位觉、两点辨别觉等
11	Ⅰ-2-6 疲乏状况评估：评估患者疲乏发生时间及程度、出现的症状体征、对自身的影响等
12	Ⅰ-3-1 跌倒风险评估：评估患者的跌倒史、服药情况、相关病史等，使用跌倒风险评估工具进行评估
13	Ⅰ-3-2 排尿状况评估：①未发生尿失禁患者评估是否存在尿频、尿急、尿痛等情况；②发生尿失禁患者评估遗尿的量，尿失禁的次数、原因、症状、严重程度及对日常生活的影响等
14	Ⅰ-3-3 慢性疼痛评估：评估患者疼痛的部位、原因、性质、频率、发作时间、加重或缓解疼痛的因素、疼痛对生活的影响等，建议使用功能疼痛量表评估患者的疼痛程度
15	Ⅰ-3-4 压疮状况评估：①压疮危险因素评估，包括引起压疮的局部性危险因素和全身性危险因素，采用 Bardan 量表评分法进行评估；②已发生压疮患者评估压疮的发生部位、压疮的分期、日常的护理措施等
16	Ⅰ-3-5 便秘状况评估：评估患者每天排便的次数、量及性状；影响排便习惯的因素；是否服用导致便秘的药物；是否存在引起便秘的肠道疾病、腹腔或盆腔疾病；排便时下腹部或肛门括约肌是否存在憋胀、疼痛及里急后重感等
17	Ⅰ-3-6 骨质疏松风险评估：评估患者有无脆性骨折史、是否出现驼背的现象，并结合骨密度检查结果评估患者骨质疏松情况，建议使用一分钟风险测试问卷进行评估

续表 3 - 3

序号	三级指标
18	Ⅰ-3-7 营养状况评估：评估患者的体质指数、年龄、近期体重变化等，使用 NRS2002 营养风险筛查量表评估患者的营养状况
19	Ⅰ-3-8 睡眠状况评估：①一般状况评估。评估患者睡眠时间长短、睡眠时间的规律性等。②影响因素评估。评估导致患者出现睡眠障碍的家庭因素、躯体疾病因素、睡眠环境因素、睡眠习惯因素等
20	Ⅱ-1-1 注意力评估：评估患者的无意注意、有意注意、有意后注意等
21	Ⅱ-1-2 记忆力评估：评估患者的感觉记忆、短时记忆和长时记忆
22	Ⅱ-1-3 计算力评估：评估患者对数字进行准确计算的能力
23	Ⅱ-1-4 定向力评估：评估患者的时间定向力、人物定向力、地点定向力等
24	Ⅱ-1-5 回忆力评估：评估患者对词语、事件的回忆能力等
25	Ⅱ-2-1 抑郁状态评估：评估患者是否存在抑郁的家族史、是否合并老年痴呆等，是否存在神经系统疾病、患者的抑郁情绪、生活空虚感、社会活动兴趣等，建议使用简易老年人抑郁量表进行评估
26	Ⅱ-2-2 焦虑状况评估：评估引起患者焦虑的原因、类型、心理症状、躯体症状、行为表现等，建议使用焦虑自评量表进行评估
27	Ⅱ-3-1 压力源：评估引起患者产生压力的生活事件，如身体状况、疾病状态、缺乏家庭照护、恐惧等
28	Ⅱ-3-2 压力反应：评估压力是否造成患者失眠多梦、注意力分散、恐惧抑郁、缺乏自信、血压升高等身体、情绪、认知和行为等方面的反应
29	Ⅱ-3-3 压力应对方式：评估患者患有高血压后通过何种方式来缓解内心的焦虑、愤怒、悲哀等情绪（如主动寻求社会支持、主动解决问题、回避问题等）
30	Ⅲ-1-1 高血压诊断标准：评估患者对老年高血压诊断标准的了解程度
31	Ⅲ-1-2 老年高血压病因及临床表现：评估患者对引起高血压的原因、发病特点、疾病发展趋势的了解程度等
32	Ⅲ-1-3 高血压危险因素：评估患者对引起高血压及血压控制不良危险因素的了解程度，如评估患者是否了解肥胖与血压的控制情况有密切的关系；高血压疾病是否具有家族遗传倾向等
33	Ⅲ-1-4 高血压自我保健知识：评估患者对自我保健知识的掌握程度，如患者是否掌握测量血压的正确方法；是否了解老年高血压是一种终身性疾病，需要长期服药治疗等

序号	三级指标
34	Ⅲ-1-5 居家安全用药管理：评估患者居家药物管理的合理性，患者的药物不良反应，是否存在多重用药等
35	Ⅲ-2-1 信息获取能力：评估患者是否通过互联网、广播、电视等途径了解老年高血压的预防知识，是否关注社区高血压防治知识相关宣传等
36	Ⅲ-2-2 改善健康意愿：评估患者是否存在通过改变生活方式，如参加体育锻炼、戒烟限酒等控制血压水平的信念
37	Ⅲ-2-3 对高血压防治知识的认可度：评估患者如何辨别非官方发布的高血压防治消息的正确性
38	Ⅲ-3-1 生活方式：①评估患者每天锻炼的频率和时间、运动的强度、运动的方式、每周的运动总量。经常运动：≥30min/次，≥3 次/周；偶尔运动：≥30min/次，<3 次/周或 <30min，≥3 次/周；很少运动：<30min/次，<3 次/周）。②评估患者平均每天抽烟的量；烟龄；原来如果抽烟但现已戒烟者，何时戒烟，是否复抽（每天抽烟的量：<5 支；5～10 支；11～20 支；>20 支；戒烟时间，是否复抽、烟龄直接记录）。③评估患者每周饮酒的量及饮酒的品种（饮酒的量：从不；偶尔：每周≤3 次；经常：3 次<每周≤6 次；每天。饮酒的品种直接记录）。④评估患者饮食习惯：荤素均衡；嗜盐（每日食盐量 >6g）；嗜油（每日烹饪油使用量 >30g）；嗜糖（每日用糖量 >50g）
39	Ⅲ-3-2 健康愿望与需求：评估患者在医疗协助服务、个人生活、安全服务、心理慰藉、社会支持服务、家庭服务等方面是否存在需求
40	Ⅲ-3-3 学习主动性：①评估患者是否主动了解社区医护人员对老年高血压的管理方法；②评估患者翻阅社区卫生服务站健康宣传手册的主动性；③评估患者主动参加社区卫生服务站举办高血压健康知识讲座的积极性；③评估患者是否主动咨询社区卫生服务机构的医护人员，根据血压控制水平及时调整药物剂量并获取老年高血压保健相关知识
41	Ⅲ-3-4 治疗依从性：①评估患者服药依从性：如服用降压药的种类、剂量及时间；有无按时按量服药；是否出现自行停药现象及自行调整药物剂量等，建议使用服药依从性量表。②评估患者复诊依从性：如患者是否根据社区卫生服务中心（站）医护人员的要求定期监测血压状况；按时到社区卫生服务中心（站）进行健康体检等。③评估患者摄盐依从性：如患者是否根据社区医护人员的建议使用摄盐器具，每日是否限制食盐的摄入量等。
42	Ⅳ-1-1 家庭外部结构：即家庭的类型，包括联合家庭、核心家庭、主干家庭、残缺家庭、单亲家庭等

续表 3 - 3

序号	三级指标
43	Ⅳ-1-2 家庭内部结构：包括家庭角色、家庭权利、沟通类型、家庭价值观等
44	Ⅳ-2-1 评估患者的适应度：如患者遇到困难时，家人是否可以给予全方位的帮助
45	Ⅳ-2-2 评估患者的合作度：如家人与自己解决或分担问题的方式
46	Ⅳ-2-3 评估患者的成长度：如患者想参加新的活动时，家人的理解情况
47	Ⅳ-2-4 评估患者的情感度：如家人对自己表达感情的方法及对自己情绪的反应
48	Ⅳ-2-5 评估患者的亲密度：如患者对家人与自己共度时光方法的想法
49	Ⅳ-3-1 家庭内资源：评估家庭成员的健康防护、情感支持、信息教育、结构支持等
50	Ⅳ-3-2 家庭外资源：评估家庭成员的文化资源、教育资源、卫生服务资源等
51	Ⅳ-4-1 评估患者的养老模式：居家养老、机构养老、社区养老等
52	Ⅳ-4-2 评估患者的家庭养老需求：如是否需要社区医护人员提供基础护理、生活护理、健康保健和康复指导等
53	Ⅳ-5-1 家庭一般居室状况评估：包括白天居家的光线、居家温湿度；居家地面及地毯的平整程度和固定程度；居家家具摆放的合理性等
54	Ⅳ-5-2 居家厨房状况：包括居家天然气安置、电线的安装、插座放置的合理性、是否安装天然气警报器等
55	Ⅳ-5-3 居家浴室状况：包括居家浴室门锁是否为内外均可开；居家便器及浴盆的高度是否合理；是否有老年人专用扶手；盆底是否有防滑胶垫等
56	Ⅴ-1-1 主观支持状况评估：包括患者与邻居间的关系、关系密切且能给予支持的朋友的数量等
57	Ⅴ-1-2 客观支持状况评估：包括患者居住的方式、遇到问题时所接受的实际支持（如朋友或社会给予的经济、心理上的支持）、家人和朋友互动情况等
58	Ⅴ-1-3 社会支持利用度状况评估：包括参加社会集体活动的频率、每月家庭聚会次数、烦恼的倾诉方式、遇到问题时的求助方式等
59	Ⅴ-2-1 经济来源评估：评估患者的收入来源情况，如离退休金、社会补贴、家人供给等
60	Ⅴ-2-2 收支平衡状况评估：评估患者每月的经济来源是否满足自身开销，如医疗费用、基本生活费用、交通费用等方面的支出与经济来源是否成正比

续表 3 – 3

序号	三级指标
61	V – 3 – 1 社区资源评估：评估社区周围医疗卫生设施（如药店、社区卫生服务中心/站的数量及人员配置、医院的数量）、娱乐场所（如老年人活动场所、健身体育活动场地等）、社会志愿者服务、居家护理服务等
62	V – 3 – 2 政策资源评估：评估社区卫生服务机构是否实施家庭医生签约服务、是否实施分级诊疗制度等
63	V – 3 – 3 养老资源评估：评估居住地养老机构的数量、医养结合程度、家庭养老资源等

5. 基于家庭访视的社区高血压患者健康管理

随着医疗水平的提高，老龄化进程的加快，老年人患高血压的概率逐年上升。有研究显示，我国 65 岁以上的老年人群，49%～57% 患有高血压，且高血压患病率与老年人年龄呈正相关，80 岁以上的老年人群高血压患病率高达 90%。作为老年人最常见的慢性终身性疾病，高血压给老年人身心健康所带来的危害越来越引起人们的注意，高血压不仅是导致老年人心脑肾疾病的主要危险因素，疾病负担的第三位因素，更是导致其生活质量降低的重要因素之一。

由于老年高血压患者常多病共存，恢复慢，病程长，长期住院治疗对于大多数老年高血压患者并不现实，而社区作为老年人活动的主要场所，具有以患者为中心、综合性、连续性强等特点，这就决定了老年高血压患者管理的重心必将向社区转移。因此，如何提高老年高血压患者的生活质量，使其"病而不残，残而不废"是社区卫生服务工作的重中之重。家庭访视护理作为社区卫生服务的基本手段之一，有研究表明，不仅能够协助老年高血压患者有效控制血压，帮助其维持血压的稳定，还可减少患者的医疗费用，降低疾病负担，对患者个人、家庭及社会均有益处。

国外家庭访视护理出现较早，部分国家已形成了较为完善的社区老年高血压家庭访视护理服务体系，建立了机构规范独立运作模式，家庭访视服务内容多样化。如日本规定的老年高血压患者家庭访视护理以努力提高患者的生活质量为宗旨，访视内容不仅包括基础管理、日常生活能力评估、康复指导等基础护理服务，还将老年人精神支持及对家属的指导纳入服务内容。美国则建立了"医院—社区护理机构—家庭护理机构"无缝式连接模式，其家庭访视护理机构团队组成中除了社区医护人员外，还增加了心理治疗师、营养师、健康教育专员等，并明确规定了其家庭访视护理流程，首先是对患者居家环境的安全进行评估，其次对综合医疗护理问题进行评估，最后再根据评估结果确定社区老年高血压患者所需服务和访视频率，制定个体化家庭访视护理方案并进行方案的实施及效果评价。加拿大则建立了家庭医生协同执业式家庭访视模式，协同执业在一个由家庭医生、专科医生、药剂师、心理医生、社会学家、营养师等多种专业人士整合在一起的平台内进行，努力在平台内解决老年高血压患者出现的问题，实现了对患者全方位、无缝式衔接管理。

（1）老年综合评估在社区老年高血压患者家庭访视护理中的应用研究。

近年来，我国社区老年高血压患者的家庭访视护理虽然在提高患者服药依从性、遵医行为及生活质量等方面取得了一定的成效，但研究表明，大多数地区的社区家庭访视护理主要以社区老年高血压患者本人为主，很少从患者个人、家庭、社会等进行全方位的评估与干预。由于高血压的特殊性和复杂性，遗传、环境、健康的生活方式等对其发生发展有着重要的影响，加之老年人由于机体老化、器官功能衰退、免疫功能下降等原因，常导致其多病共存且症状体征不典型、生理机能减退、认知能力下降、行动不便、情绪低落且社会需求增多等，使得在社区老年高血压患者家庭访视护理中出现护理问题陈杂、原因不清、护理重点不明等现象，从而不能对其进行有效的护理干预。当前，我国基层服务机构所采用的常规家庭访视护理评估方法及单一的干预措施已不能满足社区老年高血压患者的健康需求。因此，陈红、刘国莲等学者通过 CGA 发现社区老年高血压患者及其家庭现存或潜在的健康问题，并基于 CGA 结果制定适用于社区老年高血压患者的家庭访视护理干预方案，探讨 CGA 及其针对性护理干预在社区老年高血压患者家庭访视护理中的应用效果，以期帮助和引导社区老年高血压患者在一般医疗、躯体功能、心理健康和社会功能等领域取得较好的效果，为完善和弥补我国目前关于社区老年高血压患者家庭访视护理中的不足提供理论依据。

陈红等学者借助社区健康体检日，在患者知情同意的前提下，邀请患者填写一般情况调查表及生存质量测定量表简表，与患者共同确定家庭访视时间。访视中，研究人员依据 CGA 手册内容，从社区老年高血压患者一般医疗、躯体功能、认知心理、社会、环境五个维度进行综合评估。待所有社区老年高血压患者评估结束后，及时归纳整理社区老年高血压患者个性及共性健康问题。

其中，家庭访视共包括四个方面：①集中访视（通过专题健康教育讲座增强社区老年高血压患者高血压相关知识，协助患者解决 CGA 共性健康问题）；②入户访视（进一步了解社区老年高血压患者健康状况，协助患者解决 CGA 个性健康问题，并为患者制订行为改变计划）；③电话访视（了解社区老年高血压患者近期健康状况，远程监督了解患者行为改变的执行情况，收集反馈信息）；④集中访视（评价 CGA 及干预在社区老年高血压患者家庭访视护理中的应用效果）。干预结束后，研究人员利用患者一般情况调查表、世界卫生组织生存质量测定量表简表、老年综合评估常用单项测量工具、血压值及体质指数对社区老年高血压患者进行评价。

第一，研究者结合研究内容自行设计一般资料调查表，用于调查研究对象人口学资料和临床基本资料，包括性别、年龄、民族、文化程度、婚姻状况、居住类型、个人月收入、高血压病程、家族史、合并其他慢性病情况等。

第二，世界卫生组织生存质量测定量表简表。该量表由中山医科大学方积乾等人翻译成中文版，用于测量个体与健康有关的生存质量，是一般人群健康调查的普适性量表。其中包含生理健康、心理健康、社会关系和环境四个领域，共 24 个条目和两条独立的条目。其中，前两个独立条目是受试者对自身生存质量和健康状况总的主观感受的评分，后 24 个条目分属四个领域。采用 Likert 5 级评分法，各维度得分为所属条目的分数相加平均后再乘以 4。该量表总的 Cronbach's α 系数为 0.835，具有较好的内部一致性。

第三，老年综合评估常用单项测量工具。

匹兹堡睡眠质量指数（pittsburgh sleep quality index，PSQI）：该量表由美国 Buysse 博士等人于 1989 年编制，共含 19 个自评条目，包括主观睡眠质量、入睡时间、睡眠时间、睡眠效率、睡眠障碍、催眠药物和日间功能七个成分，每个成分按 0～3 级计分，累计各成分得分，总分 0～21 分，得分越低表示睡眠质量越好，7 分以上为存在睡眠质量问题。该量表的重测信度为 0.99，Cronbach's α 系数为 0.85。

简易营养评定量表（mini nutritional assessment，MNA）：该表是国内外应用广泛的评定个体营养状况的工具，主要由六个部分构成，分别是近期饮食情况变化、体重（BMI）变化、活动能力、心理应激或急性疾病、神经精神疾病问题及小腿围。MNA 具体评分标准为：17 分以下（包含 17 分），提示营养不良；17～23.5 分，提示存在营养风险；24 分以上（包含 24 分），提示营养状况良好。其灵敏度和特异性分别为 81.7% 和 73.5%。

老年人生活自理能力评估量表：该量表摘自我国《国家基本公共卫生服务规范》中老年人的健康管理服务规范，是我国社区卫生服务工作中用于评估老年人生活自理能力的常用量表。评估内容包括进餐、梳洗、穿衣、如厕、活动五个条目。依据每个条目的重要程度及自理程度，将其得分权重分别设定为 0、1、3 或 5，5 或 7 分，累计各项子条目得分，得分 0～3 分为可自理，4～8 分为轻度依赖，9～18 分为中度依赖，19 分以上为中度依赖。

老年人跌倒风险评估量表：采用《老年人跌倒干预服务技术指南》中的老年人跌倒风险评估量表，评估社区老年高血压患者的跌倒风险因素。该量表包含跌倒史、运动、精神不稳定状态、感觉障碍、自控能力、睡眠状况、用药史、相关病史八个方面共 35 个条目。依据每个条目的重要程度将其得分权重分别设定为 1、2、3 分，累计各项子条目得分，得分 1～2 分为低危，3～9 分为中危，10 分以上为高危。该量表的 Cronbach's α 系数为 0.737。

简易精神状态量表（Short Portable Mental Status Questionaire，SPMSQ）：该量表由 Pfeiffer 于 1975 年编制，用于初步评估老年人的精神认知状态。量表共有十个问题，回答正确计 0 分，回答错误计 1 分，总 10 分，0～2 分提示认知功能完整，3～4 分为轻度认知障碍，5～7 分为中度认知障碍，≥8 分为中度认知障碍。我国学者覃芹丹等的研究表明该量表的内部一致性信度为 0.93。

老年抑郁量表（Geriatric Depression Scale，GDS）：该量表由 Brink 等人于 1982 年研制，是用来评估我国老年人抑郁状态的常用工具。量表共 30 个条目，每个条目要求填表者回答"是"或"否"。回答"是"计 1 分，回答"否"计 0 分，总分为 30 分，得分 0～10 分表示正常，即无抑郁症状态，11～20 分表示轻度抑郁状态，而 21～30 分则表示中重度抑郁状态。研究表明该量表的 Cronbach's α 系数为 0.94，重测相关系数为 0.85。

老年人居住环境安全评估要素量表：该量表用于评估老年人的居家环境中是否有妨碍其健康与不安全的因素，包括对老年人居家环境的一般居室、厨房、浴室及楼梯四个方面的评估。如居室光线温度是否适宜，地面是否平坦无障碍物，厨房地板有无防滑措施，浴室便器高低是否合适，楼梯有无扶手、台阶是否完好无损等。

家庭功能评估量表（adaptation，partnership，growth，affection and resolve，APGAR）：该表由 Smilk stein G 设计，用于评价家庭成员对家庭功能的主观满意度，包括适应度、合作度、成熟度、情感度及亲密度五个条目，量表的重测信度为 0.8～0.83。采用 Likert 3 级评分法，得分 0～3 分为家庭功能严重障碍，4～6 分为家庭功能中度障碍，7～10 分为家庭功能良好。

研究结果发现：①CGA 能够较全面地发现社区老年高血压患者及其家庭现存或潜在的健康问题；②基于 CGA 的家庭访视护理有助于社区医护人员针对性地解决或改善老年高血压患者现存或潜在的健康问题；③基于 CGA 的家庭访视护理可有效控制社区老年高血压患者的血压水平；④基于 CGA 的家庭访视护理能够改善社区老年高血压患者的生活质量。

（2）社区高血压患者家庭访视方案的构建研究。

《全国护理事业发展规划（2016—2020 年）》中指出，要积极应对人口老龄化，逐步建立以机构为支撑、社区为依托、居家为基础的老年护理服务体系，鼓励基层医疗卫生机构发展家庭病床和居家护理，为长期卧床患者、晚期姑息治疗患者、老年慢性病患者等人群提供护理服务，满足人民群众多样化、多层次健康需求。我国现阶段的卫生保健工作主要由城市和农村三级预防保健网完成。农村主要是县（医院）—乡（卫生院）—村（卫生室）；城市主要是市（医院）—区（医院）—地段或街道（医院、卫生服务中心）。同时，由医院内的医生、护士具体负责辖区内的预防保健工作，如疫苗接种、家庭访视、健康教育等。随着我国人口老龄化的发展，慢性病发病率的提高，人们对社区护理及家庭访视提出了更高的要求。目前的多项研究显示，高血压的家庭访视在服药依从性及生命质量上取得了一定的成效，但目前大多数研究主要针对患者本人进行干预，较少从个人、家庭、社区进行全方位的探讨与评估。而由于高血压的特殊性，遗传、健康的生活方式对发病起到重要的影响。因此，以家庭为中心的家庭访视显得十分必要。此外，目前的研究多采用自行设计的家庭访视表，访视评价也是采用各自的评价方法，缺乏统一规范的护理体系。国际护士会指出，如果没有自己的标准化语言，护理在医疗卫生保健系统中的作用就不会引起人们的注意，价值和重要性也不会得到认识和回报。标准化语言对研究的评估、描述、验证护理人员干预效果都有重要意义。

因此，福建医科大学的陈楚等人参照奥马哈系统、行为转变理论及知—信—行模式制定高血压家庭访视方案。方案分为三个部分：评估、干预及效果评价。其中，参照奥马哈系统的问题分类系统，从社会心理领域、生理领域和健康相关行为三个领域进行评估，各个方向从认知、行为、状况三方面进行量化评分，规定任何一方面分数 4 以下（包含 4 分）分即为存在问题，较以往的评估表可以更清楚地发现患者具体存在的问题，制定个性化的干预措施，帮助患者及家庭解决现存或潜在的问题。干预部分参照奥马哈系统的干预方式和方向，干预方式包括教育、指导和咨询、治疗及程序、个案管理、监测。其中教育、指导和咨询参照知—信—行模式，为患者进行相关知识的教育。干预方向选择奥马哈系统中相关的干预方向。干预模式上参照行为转变理论，改变传统一次性行为事件的干预模式，变成分阶段干预模式，根据行为改变者的需求提供有针对性的行为支持技术。效果的评价参照奥马哈系统的效果的问题评分，从认知、行为、状况三方面的五分制量表进行评价。此外，在效果问题评分方面，对具体的评分方案做了翔实的介绍，通过具体分数的定义，避免评估人员的主观判断，较为客观地反映患者的实际情况。最后，因量化了结果，可以较好地避免文字表达的繁缛，方便记录，也利于电子信息化的发展。社区高血压患者家庭访视的流程如图 3 - 7 所示。

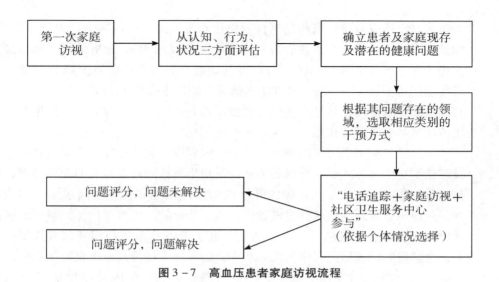

图 3 - 7　高血压患者家庭访视流程

　　本研究结果发现：①高血压患者家庭访视方案具有一定科学性、实用性及可操作性，适合高血压患者的家庭访视；②家庭访视方案可降低患者收缩压，提高患者的治疗行为依从性，有助于发现患者及家庭现存或潜在的问题，制定个性化的干预措施，帮助和引导患者在社会心理领域、生理领域、健康相关行为领域取得较好的效果。

6. 社区老年高血压患者契约管理模式

　　契约管理模式是指高血压患者与社区医务人员通过社区平台，双方采取自愿原则，以签订协议的形式明确高血压管理中医患之间的责任和义务，由医护人员根据患者病情制定相关的个性化管理方案，开展高血压防治干预，达到有效管理高血压的目的。契约管理模式能帮助医生和患者建立良好的关系，提高患者的依从性，对改善患者的不良生活习惯和用药习惯具有一定的积极作用。近年来，社区家庭医生签约服务工作的积极开展和不断完善，为高血压患者血压控制及健康管理提供了有效的契约管理模式。高血压患者与家庭医生服务团队签订服务协议，在固定契约关系下，由家庭医生服务团队为高血压患者提供长期、全面的健康管理服务。可有效改善高血压患者不良行为，增强对患者血压水平的控制程度，对于提高患者生活质量、改善预后具有十分重要的意义。

　　高血压是社区居民的常见病、多发病，通过血管病变危害心、脑、肾，已成为心脑血管病和肾病的重要危险因素，高发病率、高致残率和高死亡率越来越引起人们的普遍重视。高血压疾病的高患病率与低控制率现象警示，老年人群是重点防治的高危人群。有研究表明，服药依从性差是导致老年高血压患者血压控制率较低的主要原因。目前，治疗高血压的主要措施仍然是药物治疗，

90%的高血压患者通过服药控制自身血压水平，并且可以减少高血压并发症，如脑卒中、冠心病、充血性心力衰竭等。国外临床 Meta 分析结果显示，高血压患者舒张压每下降 5mmHg，可以使其缺血性心力衰竭的发生降低 21%。患者收缩压每下降 10mmHg，可以使其脑卒中的发生降低 33.3%。因此，通过提高高血压患者服药依从性对加强患者血压控制效果、延缓并发症的发生和提高生活质量具有重要的作用。

依从性是指患者遵照医嘱或配合治疗的程度，包括治疗、定期复查、用药及改变不良生活方式等，而服药依从性是指患者按照处方服药的配合程度，包括按量、按时、规律服药。国内外慢性病管理研究非常重视高血压服药依从性，高血压患者服药依从性是进行抗高血压治疗的一项重要指标。服药依从性评价方法主要有直接法、计算用药量、电子设备监测法和问卷调查法等。目前，大多数的护理研究者多采取问卷调查的方法来评价高血压服药依从性，问卷调查是一种比较实用、简单、经济的测量方法。国内外使用最广泛的是 Morisky－4（Morisky Medication Adherence Scale－4 item）药物依从性量表，信度为 0.61。近年来，国外开始应用 Morisky－8（Morisky Medication Adherence Scale－8 item）药物依从性量表来评测高血压患者服药依从性，其信度为 0.83，它是 2008 年 Morisky 等在 Morisky－4 的基础上，补充了另外四个条目，改进后，其具有更好的心理学测量的属性。目前，针对社区高血压患者服药依从性和血压控制，主要干预方法有健康教育、家庭干预、个体化干预、社区干预和自我管理等。健康教育可以使患者正确认识服药依从性的重要性和高血压发生的病因、临床表现、高血压危象的预防以及不遵医嘱服药带来的不良后果，对提高高血压患者知晓率、服药率、控制率至关重要。陶恒、杨燕等研究结果显示，健康教育可以让高血压患者正确认识服药依从性的重要性，提高患者依从性，使患者血压得到有效控制。

研究证实，及时进行有关疾病的健康教育是提高患者自我效能，提高服药依从性的重要措施，有助于高血压患者的血压控制，延缓和减少并发症发生，改善其生活质量。由于每个高血压患者的具体情况不同，而教育方式针对性不强或没有结合行为干预，实施健康教育后，未能明显提高患者依从性。家庭干预是护士通过上门访视、电话随访、发放高血压防治手册和定期组织高血压健康知识讲座，对老年高血压患者进行健康指导，提高患者服药依从性和血压控制效果，改善其生活质量。Bosworth 等研究结果显示，护士根据高血压患者自身情况，应用个体化干预措施，使患者血压控制明显提高。但是，个体化措施是复杂的、耗时费力的，且成本高，使得这些方法难以实施。社区干预是由社区医护人员对社区高血压患者进行综合干预，包括健康建档、设立家庭病床、开设护理门诊以及对患者饮食习惯、身体锻炼和高血压的认识等方面进行干预以提高患者依从性和控制率。社区干预通过防治结合，预防社区人群高血压的发生，利用社区医疗资源采取有效的干预措施提高高血压患者依从性，提高血压控制，减少并发症的发生。李霞等研究证实，通过社区干预，例如定期电话随访、发放高血压知识的宣传材料、饮食指导以及个性化指导用药等，能够使患者采取低盐健康均衡饮食、规律锻炼、戒烟和适量饮酒的人数增加，高血压知识知晓率、高血压控制率可有效提高，使患者错误的生活习惯得到纠正，对高血压的防治具有重要意义。新的医改已经将高血压纳入社区公共卫生服务范畴，成为基层医护工作者的重要工作内容之一。利用社区卫生服务平台做好高血压的防治和管理工作非常重要，能够帮助患者树立正确的健康理念，培养患者对高血压病的正确认识，减少和消除危险因素，提高患者依从性，采取健康的生活方式，提高高血压控制率。

为了进一步健全以全科团队为基础的社区卫生服务，全国各地的社区建立了家庭责任医生团队服务模式，服务对象以家庭为单位，按照自愿原则，与家庭责任医生团队签订服务协议。家庭责任医生签约服务模式的优势如下：①以团队组合为基础，形成一体化管理模式，防治结合。通过团队协作、技术力量互补，尽可能发挥团队各成员的作用，增强社区卫生服务技术力量。②家庭责任医生签约服务可以降低慢性疾病的发病率，控制患者病情的发展，降低并发症发生率，改善社区居民健康水平，从而降低医疗经费支出，减轻社会医疗负担。③提高医患和谐度，通过与居民建立契约合同，相对固定的服务关系使家庭医生更熟悉患者情况，有充足的时间与患者沟通，彼此间的信任度增强，形成了良好的互信，不仅使社区团队工作者与居民沟通更加通畅，而且惠民政策得到有效实施。④社区居民签订家庭责任医生免费的服务协议，可以享受更多的免费服务，提高社区居民受益度。⑤通过卫生信息化建设能实现健康档案动态管理和区域联网，使得家庭医生能够获得全面、连续的卫生信息，能更有效地开展全过程健康管理。开展家庭责任医生制服务是为了落实医改政策，进一步提高社区高血压患者的健康素养，正确认识疾病，加强患者治疗的依从性，提高社区高血压患者的生活质量。刘德奇研究结果显示，通过家庭医生制服务提高了居民的心理、生理功能以及治疗效果。裴宇慧等研究显示，实施家庭医生服务后，明显提高了老年高血压患者在高血压诊断标准、高危因素、高血压危害和预防等方面的相关知识知晓率，加强了患者自我管理能力。另外，患者对于自己当前的血压、身体锻炼量、食盐摄入量达标、自我控制情绪与实施干预前比较方面的了解明显提高。在降压药品比（7.24%与7.47%）变化幅度不明显的情况下实施家庭医生服务，明显改善了患者复诊情况和提高了老年高血压患者服药依从性。现阶段，家庭责任医生签约服务对高血压患者干预的研究资料缺乏，需要进一步深入探究。国外研究指出，护士与社区居民接触最为密切，不仅是社区居民获得卫生信息的中转人，而且能为高血压患者提供全面的社区护理。目前，家庭责任医生签约服务存在编制不足、全科医生数量不足和工作量大等重要问题，影响了签约服务的效果。如何最大限度发挥社区护士的作用引起了人们的关注，这对推动签约服务工作的开展具有重要意义。

7. 社区高血压患者的中医健康管理

（1）社区高血压患者中医健康管理概述。

无论是传统的还是现代的中医体质学说，体质的形成不外乎先天与后天两个方面。先天因素主要是指父母遗传及性别。后天因素主要包括饮食营养、劳动和运动、地理环境因素、心理因素、年龄与性别。对于个体体质水平的评估，主要从身体发育形态、功能、整体素质、心理过程和个性特性五个方面考虑。以社区人群为整体来看待体质，其具有个体差异性、群体趋同性、相对稳定性和动态可变性等特点。而中医体质是形成高血压的基础，因为高血压被称作不良生活方式疾病，影响高血压的相关危险因素也是先天遗传因素及长期的不良生活方式造成的，它的发病同样与饮食、肥胖、运动、性格情绪及先天遗传等危险因素密切相关。中医体质的形成与高血压的致病因素是一致的。高血压的影响因素，从也是体质类型的重要影响因素，从体质类型则可归纳出患者潜在的高血压影响因素。通过调理体质可以达到防治高血压的目的。故中医体质的辨识可以反映高血压人群、高血压前期人群及高危人群稳态下的机体整体状态，使高血压的诊断具有社区全人群预防与干预的意义，也利于高血压患者的整体全面评估。

中医体质辨识为"全人群策略"的高血压防控提供了主动干预的方法和途径，高血压的防治节点是危险因素。现代医学除了改善不良生活方式以外，目前尚无主动干预的方法。而中医可以通过体质辨识对引起高血压的危险因素进行主动调理干预，不仅可以对高血压人群及高血压正常高值人群进行有效防控，对于可能引起高血压不良生活方式的正常人群也可以及时进行预防性的调理。它突破了仅仅改善不良生活方式的被动状态，真正将"全人群策略"指导下的高血压社区防治落到实处。从体质角度针对全人群的主动性干预，其最重要的意义在于可以将危险因素控制在未发病期，体现未病先防的理念。

（2）社区高血压患者中医健康管理内容。

健康管理是指对个体及群体的健康危险因素进行全面管理的过程为。常规服务流程为：针对健康危险因素的检查监测—评价—干预—再监测—再评价—再干预的循环过程。也就是监测问题—认识问题—解决问题的过程。其中，对健康危险因素的干预是核心部分。根据《高血压中医健康管理技术规范（试行）》，高血压的中医健康管理有三个方面的内容，包括高血压的服务要求、高血压中医健康管理程序和高血压日常中医保健方法。

社区高血压的服务要求：高血压中医健康管理是由接受过高血压中医保健知识与技术培训的中医类别医师，在具备高血压中医健康管理所需的基本设备和条件的乡镇卫生院、社区卫生服务中心，开展高血压中医健康管理。这是在高血压中医管理的基础上联合中医保健治疗，并规定每年中医健康管理至少一次，中医相关随访至少一次。积极宣传健康理念，并及时建立居民健康档案。

社区高血压中医健康管理程序：对 35 岁及以上高血压患者通过望、闻、问、切四诊合参辨识高血压的中医证型，并根据血压控制是否稳定分为两部分进行个体化指导，并于两周后随诊。对于高血压控制良好者定期随诊、评估，在宣传教育的同时根据辨证分型给予饮食、养生保健方面的指导等个体化干预；对于血压控制不稳定者，在规范治疗的同时给予中医健康指导，根据中医辨证分型进行饮食、保健方法、四季养生等方面的指导，并根据规范化双向转诊制依实际情况必要时转诊。中医学的辨证论治的过程是能客观描述和评估健康状态的变化的过程，而不是局限于西医对疾病危险因素的简单评估。因此，中医在整体上对个人及人群的健康状态的把握，是真正意义上的健康管理。

社区高血压日常中医保健方法：将高血压从主症、次症和舌脉三个方面进行辨证分型，即阴虚阳亢证、气血两虚证、痰瘀互结证、肾精不足证、肾阳亏虚证、冲任失调证。并通过中医证候计分定量标准对证候进行诊断评估。依据高血压中医辨证分型，给予推荐代茶饮方、耳穴疗法、体穴按压等常用的中医针灸保健疗法和中医足浴疗法，并在规范中给予详细说明。根据中医"天人合一"及治未病理论指导季节更替养生，具体包括情志调摄、平衡饮食、运动调摄和顺应季节。

（3）社区高血压的中医药防治优势。

一是中医辨证论治体系是社区高血压个体化诊疗方案的典范。早在东汉时期，张仲景就提出"观其脉证，知犯何逆，随证治之"的观点，开创了"个体化诊疗"先河。高血压疾病是群体性疾病。中医的辨证论治、同病异治等思想极具灵活性、动态性和个体性。中医独特的辨证论治体系运用在诊病过程中是对高血压人群整体情况的个体把握，在辨病的基础上重视个体证候机理的判定，同时结合症状的偏颇，治疗上病证结合，兼顾佐症。在高血压社区的现代规范化管理采取群防群治的背景下，中医辨证论治体系是社区高血压个体化诊疗方案的典范。

二是基于整体优势之上的社区高血压个体化诊疗特点。社区高血压的管理是对同一种疾病以社区高血压人群为整体的个体化差异性管理，在社区干预过程中，是针对整体高血压人群的个体化干预。高血压人群所患的是同一种疾病，具有患病的整体趋同性。而高血压人群中不同的患病个体所患高血压的程度及个体的整体状况不同，又具有患病个体的差异性。中医体质辨识注重人体整体机能的调节，更注重个体体质之间的差异。病情或进或退，或急或缓，疾病是动态的、不断变化的，无论是社区高血压的管理或对疾病的干预，还是高血压人群的患病特点，都是在把握整体共性基础之上的个体性差异。中医体质辨识所具有的个体差异性、整体趋同性、相对稳定性、动态可辨性等特点，如同一把钥匙，为社区高血压个体化诊疗开启了一扇通往精准诊疗模式的希望之门。高血压属于社区群体性发病率较高的疾病，在整体疾病趋同性的条件下，个体体质辨识为切实体现个体化差异性诊疗疾病提供了保障。在社区管理中，中医高血压体质辨识体现了"因人制宜"、以"人"为本的个体化医学思想，同时，中医个体化诊疗是病体相结合前提下的体质个体化，是整体辨证下的精准医疗，也是中医作为宏观医学向精准化方向迈近了一步。无论是高血压的中医证候判定的过程，还是结合中医体质辨识诊治高血压的方法，都是基于整体疾病防治下的个体化诊疗，是个体化诊疗的工具和方法。同时，中医的因时、因地、因人制宜也是个体化思想的体现。

中医药防治的整体优势：①中医防治高血压辨证论治体系的整体性。《素问·四气调神大论》云："是故圣人不治已病治未病，不治已乱治未乱，此之谓也。"这体现中医个体化防病与治病的整体思想及治未病思想。中医的四季养生、四时养生、天人相应理论反映中医的自然与社会的整体思想。中医防治社区高血压的整体优势不仅体现在个体的整体防治，还体现在个体结合自然、社会的整体调适方面和以社区为单位的全人群整体防治方面。中医的整体辨证论治思想体系不仅是基于个体"人"的整体辨证，也是基于以社区高血压为整体的个体化辨证，同时还是基于"天人相应""三因制宜"思想下的整体辨证，与高血压的全人群防治是一致的。血压的升高是线性的过程，对于社区高血压的防治也是连续性的过程，不仅体现高血压人群由生到死的整体化社区管理，还体现以社区为单位的全人群的整体化防与治。而中医"未病先防，既病防变"的治未病思想，是对高血压个体及以社区为单位的全人群防治的最贴切的指导。②社区高血压中医"病—体—证"综合立体化判定的整体性。高血压是群体性疾病，高血压人群以血压水平升高为疾病的共同性，在社区，高血压防治目的是以有效控制血压水平为防治的整体目标。高血压中医诊断评估的传统思维常常病与证结合判定，病反映不同个体的差异人群所患疾病特点的共性，而在具体的诊断评估中，要结合个体差异进行个体化整体辨证。辨证反映同一种疾病不同个体疾病所处的病理阶段不同，所以病证结合判定疾病是整体病与个体证的综合判定。而对于高危人群、高血压前期及高血压的无症状人群，在辨证上出现无症可辨，则要结合体质辨识来弥补辨证的缺如。这种"病—证—体"综合诊断的模式是中医整体思想的完善与突破，是渗透"未病先防，既病防变"的整体性评估。

8. 社区高血压患者的信息化平台健康管理

随着信息化建设的推进，社区高血压管理有了质的飞跃。中共中央、国务院发布的《关于深化医药卫生体制改革的意见》，特别指出要大力推进医药卫生信息化建设。而在众多相关的卫生信息系统当中，作为记录居民健康信息的重要载体，即居民电子健康档案管理平台成为卫生信息化建设的核心内容。随着对电子病历系统研究的日益深入，西方发达国家纷纷开始致力于对电子档案管理的相关研究。我国的研究起步较晚，是伴随着卫生信息系统与社区卫生信息化的发展而逐步展开的，特别是在东部沿海的发达地区首先引起了卫生部门的高度关注，发展速度较快。医院信息系统的研究拉开了卫生信息化的序幕，随着社区卫生服务信息化及健康管理理念的引进，电子健康档案的建设逐渐应用于慢性病防治等公共卫生领域。电子健康档案在慢性病管理中能实现有效干预、责任目标管理和提高卫生资源综合利用的作用。高血压防治正逐渐从医院走向社区，社区医务人员已经逐渐成为基层卫生服务网络的中坚力量，贴近社区、贴近居民的优点使他们成为高血压防治不可缺少的一部分。

但随着社区高血压管理模式的不断发展，传统管理模式逐渐显现出一些问题和矛盾：①从管理层面来说，标准统一是电子健康档案互联互通的基础，但目前我国各地方和单位采用不同公司开发的软件，由于还没有可供使用的统一的规范和标准，再加上各地区的医疗个性化服务，形成了信息孤岛，为信息交换和共享带来很大的困难。②从服务提供方来说，一方面由于家庭医生制度尚不成熟，患者就诊时经常是不同医生接诊，另一方面由于医生诊疗量大、时间紧张等，很少有医生能做到仔细倾听患者主诉，与患者耐心交谈，为患者提供恰当的预防、保健、康复知识等内容。也很少会详细询问患者既往就诊情况，了解患者病情发展及治疗效果，医生与患者的人际关系始终处于陌生阶段，连续性关系尚未建立。③从关注人群来说，我们目前较多关注高血压患者群，而对健康人群或高危人群高血压自我健康管理较为薄弱。如果我们只关注疾病患者群，忽视各种健康危险因素对健康人群的损害，疾病患者将不断增加，现有医疗资料将更加不堪重负。④从信息化发展来说，基于电子信息化的社区高血压管理研究尚缺乏，从全国范围来看，这受限于信息化本身的发展，即使开发了信息化流程，有关实践经验总结也较为少见，成为推动社区高血压管理工作的阻碍，也是进一步推进社区卫生服务发展和促进基本公共卫生服务逐步均等化的基础挑战。目前，基于信息化建设的研究已经处于较为快速发展阶段，如何结合信息化总体建设，将高血压防治工作从传统防治模式推向基于社区的管理服务模式，是目前亟待研究的问题和方向。基于社区高血压管理的研究将有利于推动社区高血压管理工作逐步发展，有利于推进信息化技术在高血压防治领域的实践与探索，有利于促进公共卫生服务逐步均等化。

　　传统纸质健康档案只能存放在固定的区域，查阅和使用都十分不便，容易形成死档，信息的交流受时间和空间的限制，难以共享。随着计算机技术在卫生领域的应用，健康档案由纸质向电子化的发展已成必然趋势。电子健康档案是以电子化方式存储和管理的有关个人整个生命周期健康状态和医疗保健行为的信息记录，包括从出生开始的体检结果、计划免疫记录、既往病史、各种检验结果、治疗记录、药物过敏史、行为危险因素和参与健康教育活动的记录等。国际标准组织对电子健康档案进行定义，即数字化的个人健康信息的集合，能被多个经授权的医疗服务用户安全储存、传输和使用，它包含过去、现在和未来的医疗信息并能支持连续的、有效的、高质量的医疗活动。电子健康档案经过从以图像为基础的病历计算机存储发展到以数字化为特征的电子病历。

　　国外很多国家已从法律和政策上规定，非急诊病例必须首先到社区卫生服务中心进行就诊，经社区和家庭医生转诊后才能到医院治疗。社区卫生服务中心是这些国家卫生服务的重要力量，为实现有效的双向转诊、提供保健、康复等奠定基础，各国重视并建立了有效的居民健康档案。首先提出以问题为导向的病历记录，具有适合电子计算机处理、便于交流和资料补充等优点。日本出台《医用画像电子保存的共同规格》，成立由政府、产业、学术界组成的专门委员会，对电子病历系统进行开发。随着对电子病历系统化研究的日益深入，英国、加拿大、美国、澳大利亚和欧盟等西方发达国家纷纷成立专门的研究小组致力于对病历记录的研究。很多国家开始使用并评估全科医生数据系统和医生网络数据系统等电子健康档案系统。接着美国、澳大利亚等国又提出了卫生保健全面信息化的发展战略，将发展电子化健康档案作为卫生信息化发展的重要方向。英国卫生部分别建立了全科医生数据系统、医生网络软件系统和欧洲健康档案项目等。加拿大联邦政府注资成立非营利性机构，统一规划和协调全国范围内电子健康信息、兼容的标准、通信技术的开发和实施，制定了《加拿大电子健康记录蓝图》，目标是逐步实现全民覆盖。加拿大卫生信息通过投资加强建设系统中两个关键子系统即药物信息系统和诊断影像系统。加拿大整合了隐私和安全架构，展示了在远处医疗和公共卫生监督方面的应用意义。

　　我国电子健康档案的发展起步较晚，是伴随着近几年卫生信息化、社区卫生服务的发展及纸质档案的建立而展开的。区域卫生信息系统的核心任务就是为区域内的每个人实现可共享的信息。我国社区卫生服务试点建设始于 1996 年，1997 年制定针对医院管理系统的规范体系。此时，社区卫生服务开始借鉴医院管理系统进行信息化建设，至 2000 年随着社区卫生服务工作的深化，开始了电子信息档案信息系统的建设。2003 年底，卫生部信息化工作领导小组先后启动了医院基本数据集标准、公共卫生信息系统基本数据集标准体系和国家卫生信息标准基础框架三个课题。2005 年该小组又启动电子健康记录和社区卫生信息技术标准化研究等项目，开始认真研究和解决我国不同层次、不同业务领域的卫生信息标准化问题。2009 年，中共中央、国务院发布的《医药卫生体制改革近期重点实施方案（2009—2011 年）》规定，从 2000 年开始逐步在全国统一建立居民健康档案，并实施规范管理。2009 年，卫生部组织制定了《健康档案基本架构与数据标准（试行）》，并提供标准文本以供下载。国家数字卫生项目组率先应用该标准，创建了标准统一、数据共享的《个人电子健康档案系统》和《重大传染病专项电子健康档案系统》。基于社区卫生服务的《个人电子健康档案系统》能为每一位城乡居民建立涵盖个人基本信息、慢性病管理、传染病管理、妇女儿童保健等信息的非住院健康档案，有助于个人健康的管理和各级各类医疗卫生机构及相关健康服务机构的信息共享。2010 年，陈竺在全国卫生工作会议上明确要求尽快制定全国卫生信息化建设规划纲要，重点建设以居民电子健康档案为核心的区域卫生信息平台和以电子病历为基础的医院信息平台。

电子健康档案在慢性病管理中的作用：①信息动态互通，建立起临床医生与患者的责任关系。电子健康档案与医生工作站联动，能够检索出慢性病患者在社区长期反复就诊的全科医生，从而帮助管理者确定门诊环境健康管理的责任人，这种柔性匹配能更好地实现责任管理目标。通过社区居民与医生之间一对一签约，建立医患之间的信任，临床医生不只是为辖区居民看病开药，更可以在治疗过程中开展临床预防服务，定期对签约居民进行健康筛查和评估。②患者能主动管理，提高患者自我管理依从性。在对高血压患者管理过程中，医生更加清楚患者一般状况、可能治疗方案、预期结果、相关临床检查结果、检查或药物价格、质量等方面信息，而患者往往缺乏这方面信息，常处于被动之中，当发生冲突或分歧时，医患矛盾就会凸显。互联互通的信息，可以让患者直观了解自己血压及其他治疗情况，有利于提高患者依从性，降低医患矛盾。③为双向转诊提供平台，提高卫生资源综合利用。由于社区首诊制度仍处于探索阶段、居民对社区卫生服务中心医疗水平不信任、医疗保险政策支持不到位等原因，双向转诊制度仍未达到分流患者、提供连续服务、降低医疗费用、提高满意度的目的。居民电子健康档案为社区卫生服务中心与上级医疗机构实施双向转诊提供了平台，区域卫生资源相对整合，将有利于高血压管理水平提高；④数字化信息采集，提高社区高血压管理效果。社区卫生服务中心对全科医生的考核要求从围绕工作量的前端考核中调整出来，变成考核全科医生管理慢性病患者的数量和慢性病患者的过程系列指标的达标情况。患者的过程指标的达标情况与全科医生的工作贡献成正比。根据管理数量和过程指标的达标率来决定全科医生的个人收益水平，从而实现社会、医院、患者三者目标的统一。

社区高血压管理及信息化建设：国内社区高血压管理利用社区卫生服务平台，实施群体和个体的社区干预是高血压管理的途径和方向。社区高血压干预的根本目的是在社区人群中实施以健康教育和健康促进为主导，以高血压防治为重点的干预措施来提高整个人群的健康水平和生活质量。其主要目标是在一般人群中预防高血压的发生，在高危人群中降低血压水平，提高高血压患者的管理率、服药率和控制率，减少并发症的发生。我国的社区高血压管理方法主要有高血压的综合防治、分级管理模式、自我管理模式，以及规范化管理方法。

高血压的社区综合防治：中国科技部、卫计委正式启动《高血压综合防治研究》，主要是针对高血压患者进行联合降压治疗、调脂治疗和生活方式强化综合干预的研究。社区高血压的综合防治包括高血压的药物治疗、非药物治疗、自我管理治疗和家庭管理治疗等。其中，非药物治疗是指改变生活方式或不良习惯，控制高血压的危险因素。在高血压的控制方面，有学者提出均衡的膳食和适当运动同样可以达到药物治疗的效果。可见，高血压的非药物治疗至关重要，在药物治疗的同时，不可忽视非药物治疗的作用。卫计委制订了全国心脑血管病社区人群防治的一年规划，要求各省、市至少建立一个万人口以上的心脑血管病综合防治试点。上海市率先根据要求，各防治点社区开展 60 岁以上人群高血压普查，并对普查中发现的高血压患者，根据病情轻重，实施分级管理及危险因素的干预，以提高社区高血压患者的管理率和控制率，最终达到降低人群心脑血管病发病率和死亡率的目的。分级管理模式具体为：一级管理对象是中重度高血压患者，对他们进行药物降压治疗，每月随访测血压一次。二级管理对象是轻度高血压患者（不包括临界高血压患者），对他们在健康教育的基础上适当采取药物降压治疗措施，每个月测血压一次。三级管理对象是临界高血压患者，对他们以健康教育和非药物干预措施为主，改变不良的生活习惯。控制高血压的相关危险因素包括：少食盐，戒烟，限酒，参加适量的体育活动，每个月测血压一次。

二、社区糖尿病患者护理管理及护理模式构建

随着社会经济的发展，人们生活水平的提高以及疾病谱的转变，疾病防治的重点已从急性传染病防治向慢性病防控的方向转变。老龄化进程的加速发展，糖尿病的患病率迅速上升，现已成为继心脑血管疾病、肿瘤之后严重威胁居民健康的慢性非传染病之一，成为最严重的公共卫生问题之一。糖尿病致残、致死率相对较高，对患者的生活质量产生巨大影响。且糖尿病患者群庞

大，若都集中到综合医院治疗，势必造成"看病难"的问题。而如果由社区卫生服务机构来承担部分稳定期糖尿病患者的治疗，不但可以减轻综合医院门诊的压力，也可以减轻患者疾病负担，还可以明显提高血糖控制水平。因此，目前，社区护理管理成为糖尿病管理最主要的防治措施。党和国家也高度关注人民的基本卫生保健和社区护理的发展，先后颁发较多政策文件，促进我国社区护理的发展，可见，社区护理管理是未来医疗发展的趋势，如何更好地对慢性病患者进行社区护理管理，是我们当下要解决的实际问题。

（一）糖尿病概述

1. 糖尿病相关概念

糖尿病是由遗传和多种环境因素相互作用引起的胰岛素相对或绝对分泌不足而导致的临床综合征，是一种广泛流行的慢性非传染性疾病。世界卫生组织根据发病原因和分布人群的差异将糖尿病分为四种类型，分别是 1 型糖尿病、2 型糖尿病、妊娠期糖尿病和其他型糖尿病。①1 型糖尿病又称为胰岛素依赖性糖尿病，是一种与遗传先天因素有明显相关性的疾病，多发于青少年和儿童时期，只因产生胰岛素的 β 细胞被自体免疫系统破坏，最终使体内无法产生（足够）胰岛素，因此导致患者需依赖注射胰岛素维持血糖平衡的疾病。2 型糖尿病又称为非依赖性糖尿病，常见的易患者群为中老年人、肥胖症患者等。发病常伴有动脉异常、高血压和高血脂。②2 型糖尿病患者发病早期经良好的行为矫正，如合理饮食、适度运动、规律用药、避免饮酒、戒烟合并减少二手烟暴露等方式是可以控制病情发展，甚至获得治愈的。在临床上，较多的 2 型糖尿病患者通过注射胰岛素来控制血糖。③妊娠期糖尿病（gestational diabetes mellitus）发病于围生期孕妇，主要是由孕妇激素水平变化导致胰岛素抵抗所引起，孕中采取调整饮食与胰岛素注射相结合的方式治疗，通常在产后自愈。④发病原因有别于 1 型、2 型和妊娠期糖尿病的被称为其他型糖尿病，包括因胰脏功能失调、化学或者药物伤害、β 细胞基因缺陷等因素引起的糖尿病。而目前社区主要是针对 2 型糖尿病患者进行综合社区护理管理，本节我们主要探讨的对象是 2 型糖尿病。此外，糖尿病引起的常见慢性并发症包括心脏、血管、肾脏、神经、眼等组织器官病变，病情严重或应激时可发生糖尿病酮症酸中毒和糖尿病非酮症性高渗性昏迷等急性并发症。中华医学会糖尿病分会一项对糖尿病住院患者慢性并发症调查回顾分析报告显示，2 型糖尿病患者并发症患病率分别为糖尿病肾病 34.7%、高血压 34.2%、心血管病 17.1%、脑血管病 12.6%、下肢血管病 5.2%、糖尿病视网膜病变约 35.7%（其中约 8% 丧失视力）。而这些糖尿病并发症正是导致糖尿病患者死亡的重要因素，严重威胁到患者的生命健康。因此，有效控制血糖对糖尿病患者至关重要。

2. 糖尿病流行趋势

（1）全球糖尿病流行趋势。

近年来，全球糖尿病患病率呈快速上升趋势。国际糖尿病联盟（International Diabetes Federation，IDF）在第六版的 IDF 糖尿病地图中显示，2013 年全球糖尿病患者数量达到 3.8 亿，其中约 80% 的患者分布于中低收入国家。2015 年，全球 20～79 岁成年人的糖尿病患病率约为 8.8%（7.19%～11.36%），即全球有超过 4.15 亿的糖尿病患者。IDF 公布的第八版的全球糖尿病地图结果显示，全球糖尿病成人患者（20～79 岁）从 2000 年的 1.51 亿，到 2017 年已达到 4.25 亿，增加近两倍。预计到 2045 年，糖尿病患者可能达到 6.29 亿。

性别分布方面，2015 年，全球男性糖尿病患者（约 2.15 亿）超过女性（约 2.0 亿）。地区分布方面，以中、低收入国家为主（约 75% 的患者）；北美和加勒比海地区糖尿病患病率最高，约 12.9%（10.77%～14.51%），即每八个成年人中就有一名糖尿病患者。

（2）国内糖尿病流行趋势。

近 40 年来，我国居民糖尿病患病率迅速增长。1980 年，据全国 30 万人的流行病学调查资料显示，糖尿病患病率为 0.67%。1994—1995 年，据全国 19 省市 21 万人的糖尿病流行病学调查结果发现，25 岁以上人群的糖尿病患病率为 2.5%。2002 年开展的中国居民营养与健康状况调查结果发现，18 岁以上人群糖尿病患病率为 2.7%。2007—2008 年全国 14 省市开展了糖尿病流行病学调查，结果显示 20 岁以上人群糖尿病患病率为 9.7%。2010 年开展了中国慢性病及其危险因素监测暨糖尿病专题调查，其调查结果显示，参照 WHO 1999 年诊断标准，我国 18 岁以上人群糖尿病患病率为 9.7%。若以糖化血红蛋白（HbA1c）≥6.5% 作为诊断标准，则患病率为 11.6%。JAMA 杂志于 2017 年发表了中国糖尿病及糖尿病前期流行病学 2013 年调查结果：中国成人糖尿病总体患病率为 10.9%。其中，4% 为之前已诊断的糖尿病患者，6.9% 为新诊断的糖尿病患者。老年人、男性、城市居民、经济发达地区居民、超重和肥胖人群的糖尿病患病率更高。

性别分布上，中国男性糖尿病患病率（12.1%）高于女性（11.0%）；地区分布方面，城市患病率（14.3%）高于农村（10.3%），经济发达地区患病率最高（14.3%），其次是中等发达省份（10.5%），经济欠发达地区相对最低（9.9%）。

3. 糖尿病的危险因素

（1）遗传因素。2 型糖尿病是由遗传、环境、行为等多种危险因素交互作用引起的，普遍存在家族聚集性。大量流行病学资料表明，有糖尿病家族史者患病率明显高于无家族史者。假如父母一方患糖尿病，则其子女患病风险高达40%，假如父母双方均患病，其子女的发病风险可达60%。

（2）肥胖（或超重）。肥胖是 2 型糖尿病最重要的危险因素之一。研究发现，肥胖（或超重）者 2 型糖尿病患病率约是正常人群的 3～5 倍。主要原因是随着生活条件的改善，高热、高脂、低纤维素和过于精细的食物的摄入过多，同时体力活动却越来越少，导致糖尿病的发病率也不断升高。大部分文献报道，脂肪组织增加与胰岛素抵抗相关。关于肥胖与血糖的作用机制可能是：一方面，脂代谢紊乱，游离脂肪酸增多，形成"脂毒性"，使胰岛素的生物活性和效应降低，从而使血糖升高；另一方面，脂肪组织还具有分泌一些生物活性肽类因子的功能，当这些活性因子分泌打破平衡时，也可能导致胰岛素的抵抗。最后，肥胖者体内脂肪细胞体积增大的同时组织细胞上的胰岛素受体数量相对减少、活性减低导致胰岛素抵抗，也是导致糖尿病的重要原因。

（3）体力活动不足。许多研究发现，体力活动不足是糖尿病的危险因素，最爱活动的人与活动最少的人相比，2 型糖尿病的患病风险减少 2～6 倍。研究表明，体育锻炼可有效改善糖代谢和脂代谢。Manson 等对 21271 名美国男性医生跟踪五年，研究发现，运动锻炼频率越高，2 型糖尿病的发生相对危险度下降越明显，1 次/周者相对危险度为 0.77，2～4 次/周者相对危险度为 0.62，>5 次/周者相对危险度为 0.58，下降趋势显著（P = 0.0002）。Hamman 等报道 598 例女性和 318 例男性（30～55 岁），2 型糖尿病总发病率为 7.1%，中度运动者的发病率是不活动者的 1/3；所以体力活动不足是糖尿病发展的主要诱因。马林茂等采用多因素 Logistic 回归分析我国 11 省市的糖尿病调查结果，分析表明，职业性的体力活动和休闲活动的减少，均是糖尿病的危险因素。

（4）膳食因素。高能量饮食已被明确为 2 型糖尿病的重要危险因素。研究显示，非胰岛素依赖型糖尿病的发生率与膳食脂肪所提供的能量百分比呈正相关，与碳水化合物所提供能量的百分比呈负相关。含高饱和脂肪酸的膳食早已被证明可增高血清总胆固醇和低密度脂蛋白胆固醇水平，从而引起胰岛素抵抗作用。国内经典的大鼠 2 型糖尿病模型研究中，用高糖高脂饮食平均一个月诱发高脂血症和胰岛素抵抗，而在患高脂血症时，体内的游离脂肪酸、炎症因子与胰岛素抵抗的关系密不可分。这些流行病学研究均证明膳食脂肪的摄入，具有增高血脂水平、增加胰岛素抵抗的作用。

（5）吸烟、饮酒。大量研究表明，吸烟是发生糖尿病的重要危险因素，且危险度与吸烟量和吸烟时间呈正相关。吸烟能够导致生长激素、糖皮质激素和垂体加压素的分泌，使得血糖短暂性升高，同时也可使得外周组织急性（可恢复）的胰岛素抵抗。Rimm 等在美国的前瞻性队列研究发现，与不吸烟者相比，每日吸烟25支以上的人群糖尿病相对危险度为1.94（1.25～3.03），认为吸烟可能是一个独立的糖尿病危险因素；日本的一个八年前瞻性研究发现，每天吸烟16支以上的人群，糖尿病发病率是不吸烟人群的3.21～3.27倍，并且越早吸烟的人患糖尿病的危险性越高（如开始吸烟年龄≤18岁的人是不吸烟者的3.9倍）。但越来越多的研究显示，吸烟可能是一个协同因素，在广东省糖尿病流行病学调查协作组11742名糖尿病患者的研究中，与每日吸烟25支以下（含25支）的年龄50岁以下人群相比，年龄50岁以上的人如每日吸烟超过25支，其优势比OR值达3.91（1.95～7.83），明显高于年龄50岁以上的独立危险性（OR值为2.85，2.27～3.57），如每日吸烟25支以下（含25支）OR值则为2.78（2.20～3.50），与年龄50岁以上的独立危险性相当，对于年龄50岁以下人群，吸烟的危险作用则不显著。

关于饮酒与糖尿病患病风险的关系，Holbrook等的前瞻性研究表明，饮酒与糖尿病危险呈正相关。而Rimm和Perry等所报道的两项队列研究发现，中等量饮酒（30～50g/d）与不饮酒者或偶然饮酒者相比，相对危险度RR值均为0.6（0.4～0.9），表明中等适度饮酒对糖尿病具有保护作用，认为可能与饮酒增加胰岛素敏感性有关。Tsumura等在日本开展的队列研究则发现饮酒对2型糖尿病的影响不仅与饮酒量有关，还与BMI有一定的关系。在BMI超过22.1的人群中，中等量饮酒（29.1～50mL/d）有保护作用，OR为0.58（0.39～0.87）；偏瘦人群和大量饮酒（＞50mg/d），则增加糖尿病危险（RR为2.48）。种种研究表明，大量饮酒和吸烟相似，可能是糖尿病患者风险中一个可变的协同因素，与糖尿病家族史或年龄50岁以下（含50岁）而饮酒量相协同。

（6）高血压。美国糖尿病协会（DAD）指出，高血压是2型糖尿病的危险因素。张维忠的研究显示，高血压患者得糖尿病的风险是正常血压者的2.5倍。一方面，血管紧张素转换酶抑制剂（ACEI）对血糖的良好作用提示胰岛素与肾素—血管紧张素—醛固酮系统有联系，临床实验显示，阻断肾素—血管紧张素系统（RAS）能够减少2型糖尿病发生；另一方面，国内外许多研究均证实胰岛素抵抗与原发性高血压之间通过基因、信号转导和生物因子等多方面存在密切联系。

4. 糖尿病疾病的经济负担

糖尿病患者如果无法得到良好的血糖控制效果，加之患病时间长且难以治愈，容易引起血管病变、视网膜病变、肾病、足病以及全身多处感染在内的并发症，或者因胰岛素或降糖药使用不合理导致低血糖，甚至威胁生命安全。长时间的服用药物、住院治疗甚至是死亡，不仅给糖尿病患者和家庭带来了极大的压力，也对全球造成极大威胁。

（1）国外糖尿病疾病经济负担。研究显示，1994年全球有2%～3%的卫生保健支出用于糖尿病。从2006—2013年不到10年的时间里，全球糖尿病的医疗费用由2320亿美元快速上升到了5480亿美元，增长了不止1倍，人均费用已达到1437美元。2015年，全球成年糖尿病患者的费用支出高达1.31万亿美元，占全球生产总值的1.8%。2017年，因糖尿病所致的医疗费用为7270亿美元，与2015年相比增长了8%；据IDF预计，2045年将达到7760亿美元。

（2）国内糖尿病疾病经济负担。我国糖尿病疾病经济负担情况同样十分严峻，糖尿病医疗费用呈不断上涨趋势。1993年，糖尿病门诊和住院所造成的直接经济损失共22.16亿元；2002年，在我国城市地区，糖尿病患者花费的直接医疗费用为330.2亿元。2014年，我国糖尿病花费的医疗费用总量为803.30亿元。IDF统计数据显示，2017年我国糖尿病相关的医疗花费依然在上升，总计达610亿美元，位居世界第二，仅次于美国。预计到2030年，我国糖尿病患者的经济费用负担会达到4501亿元，医疗卫生费用的急剧增长给卫生系统的正常运行和经济社会发展带来沉重的负担。

（二）糖尿病的社区护理管理

1. 糖尿病社区护理管理的必要性

糖尿病是以代谢紊乱为主要表现、血管病变为主要结局的临床综合征，长期的高血糖可以引起多系统功能缺陷及衰竭，重症或应激时可发生糖尿病酮症酸中毒、糖尿病高渗性昏迷等急性代谢紊乱并发症而严重危及患者的生命。因此，只有全面控制糖尿病的多种危险因素，才能有效控制糖尿病的发展和并发症的发生。而长期、稳定、持续性的严格血糖控制，预防和减慢并发症的发生发展，降低致残率、致死率，现已经成为我们防治糖尿病的核心目标。尽管三级和二级医院的专科技术力量在糖尿病防治中发挥着主导作用，但作为一种多发性、慢性疾病，在疾病控制中，糖尿病患者个体、家庭和社区卫生服务机构的作用越来越受到重视，特别是现如今，社区卫生服务在我国蓬勃发展，社区医务人员已经逐渐成为基层卫生服务网络的中坚力量，贴近社区、贴近居民的优点使他们成为糖尿病防治不可缺少的一部分。糖尿病等慢性病是一个多因素长期影响的结果病变，除受遗传因素影响外，它与居民的生活方式和生活行为等多种因素息息相关，且需要进行有效的预防和终生的健康管理。而目前传统的医院临床治疗已无法满足糖尿病患者卫生保健的需求，也无法对糖尿病患者进行全程的健康管理。而社区慢性病管理可有效衔接预防和临床，糖尿病健康管理的主要工作就是通过对血糖的监测，对高危人群进行筛查和健康教育，对糖尿病患者群体进行健康管理和健康指导，并建立健全的健康档案，提高患者的主动性和依从性，从而提高患者的自我管理能力。由此可见，社区护理管理在糖尿病患者健康支持中承担较为重要的作用，开展社区糖尿病患者的健康管理是很有必要的。

2. 糖尿病社区护理管理的重要性

芬兰是最早探索慢性病的社区管理模式的国家。芬兰通过改变生活习惯、发挥基层社区卫生服务组织的预防作用，从源头上降低居民患病的危险因素。这种社区管理模式不仅可以改善人们的健康状况，提高其生命质量，还可以提高医疗资源的利用效率，得到了世界卫生组织的高度赞赏，并在各国得到广泛推广。近几年国内外该方面的研究越来越多，大多数研究表明，以社区为基础，对老年慢性病患者实行家庭护理，持续开展健康促进，有利于社区老年慢性病患者的康复，是预防和控制的最佳策略。糖尿病是一种慢性、终身性疾病，目前还没有办法完全治愈。糖尿病相关并发症的有效控制依赖于患者的自我管理。像其他在社区管理的慢性疾病一样，较少糖尿病患者能够做到完全遵医治疗，较少患者能够做到控制血糖的所有措施。糖尿病患者通常不完全了解自己的身体状况、缺少专业人员的帮助。在社区医护人员的协助下，糖尿病患者可进行有效的自我管理，可以将血糖、血压、血脂等相关指标控制在正常范围内，从而预防和延缓并发症的发生与发展，对糖尿病患者控制血糖、提高生活质量有重要意义。

除此以外，多数研究报道还显示，在社区对糖尿病患者进行强化管理，其干预效果比常规管理要好。IDF 的专家提出，除了继续探索治疗糖尿病的有效方法外，加强教育是各国尤其是发展中国家防治糖尿病的当务之急，有效的健康教育可以提高患者对配合治疗的认识和掌握疾病治疗及自我护理的方法，有效提高患者的自我管理的能力，在糖尿病的管理和控制中发挥重要作用。美国糖尿病协会（ADA）也认为糖尿病教育十分重要，即糖尿病自我管理教育倡导都应该按照标准对自身实施健康教育。美国糖尿病教育者协会（AADE）指出，生活行为改变是评价糖尿病健康教育效果的独特指标，健康管理的内容包括饮食、运动、药物、监测、解决问题、健康应对和降低风险。较多的研究表明，社区医生通过对患者生活方式的干预及防治可以降低并发症的发生及患者病死率。肖宁等通过对 304 例糖尿病患者进行社区健康管理，改善了人群对糖尿病的知晓率低、治疗率低、并发症高的不良情况，提高了治疗效果。赵铁云等通过对糖尿病患者进行社区系统管理，理想血糖控制达标率明显提高，可见糖尿病的社区护理管理非常重要。通过对糖尿病的常规治疗和全方位连续性的管理，使糖尿病的治疗从单一的药物方式走向集医疗保健、康复预防、健康教育为一体的综合模式，具有低投入、高疗效、可持续发展的特点。谭成清等以"能量平衡，有效运动，量化管理"为核心，采用以非药物治疗为主的综合干预手段。通过针对性的糖尿病健康教育，合理地控制饮食，简便有效的运动指导，规范的药物治疗以及正确的监测方法，使糖尿病患者的生存质量明显的提高。预防与控制慢性病是社区卫生服务的主要工作内容，开展健康教育活动改变居民不良的生活方式是非药物治疗非常重要的环节，包括减少食盐摄入量、戒烟、限酒、控制体质量、增加体力活动、减少膳食中脂肪的摄入和保持心理平衡等，良好的心理、精神状态和充足的睡眠对糖尿病患者有着非常重要的现实意义。由此可见，社区护理管理是今后糖尿病患者管理的重要手段，是慢性病管理的趋势。

3. 国内外糖尿病患者社区护理管理

（1）国外糖尿病患者社区护理管理现状。

美国是全球第三个糖尿病大国，未来 30 年内，美国糖尿病患者预计突破2900 万。美国糖尿病管理主要在社区进行，有数据显示，糖尿病或内分泌专科医师只能为 8% 的糖尿病患者提供健康保健，而 71% 的糖尿病患者服务是由社区医生提供的。美国糖尿病协会推荐使用糖尿病团队管理模式（详见图3 - 8），此模式包括三部分：第一部分是医生合作团队，由内科医师、助理医生、营养医生、护士及心理医生等组成的合作团队；第二部分是个体化的治疗联盟，有研究表明，医生、家庭成员、糖尿病患者之间组成的治疗联盟对糖尿病患者有积极的促进作用；第三部分是糖尿病患者自我管理教育，医患之间可以得到有效的交流，并达成一致的意见。糖尿病团队管理模式有利于患者相互交流、制订行动计划和分享经验。

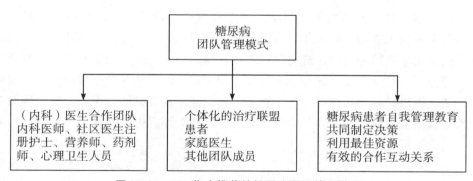

图 3 - 8　ADA 指南推荐的糖尿病团队管理模式

英国实施的是国家卫生服务体系（NHS），NHS 提供 92% 的医疗服务，8% 由私有卫生保健供给。NHS 的医疗体系有两个层级：第一层级以社区全科医生（GP）和社区护士为主，为社区居民提供基础医疗保障；第二层级以专科医生为主，负责接手 GP 转诊的患者、处理一些重大的意外事故及急诊者。为了应对日益增加的慢性病患者，NHS 通过初级卫生保健服务托管局与全科医生签订协议，由全科医生对居民进行疾病管理。对糖尿病患者，NHS 提供持续性糖尿病保健模式。具体包括四个层次（见图 3 – 9）。全科医师（GP）或诊疗团队负责糖尿病的基础管理和进一步管理，实施糖尿病诊断、一般治疗、强化治疗和管理教育；以护士顾问主导的专业糖尿病管理团队应对复杂问题、疾病管理和健康教育；紧急管理中心处理糖尿病的急症和复杂病例的处理。

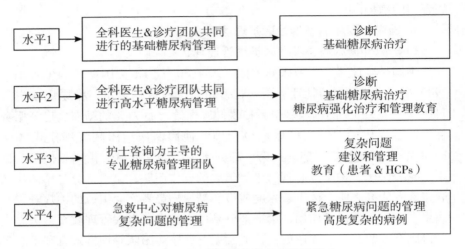

图 3 – 9　NHS 的持续性糖尿病保健模式

　　澳大利亚 87% 的人每年至少到全科医生处就诊一次，全科医疗提供大部分糖尿病患者的保健工作。只有经过全科医师转诊，患者方可接受专科诊疗，故通过全科医师对居民进行健康管理。澳大利亚的社区卫生服务中心服务范围更稳定，且具有独立的经费来源和管理模式。并且社区护理和医院治疗连接紧密，提供换药和胰岛素注射等服务。患者能够通过糖尿病中心的糖尿病教育护士获得最大程度的社会与家庭支持，降低对医疗卫生人员的依赖性，达到减轻社会经济负担的目的。

　　总之，国外对糖尿病管理起步较早，形成了较为完善的社区护理管理体系。总结美国、英国和澳大利亚对糖尿病的管理，其主要是通过基层卫生服务中心依靠全科医生进行，真正做到了分级诊疗，充分利用卫生资源，控制医疗费用的不合理增长，对有效控制患者血糖，减少并发症，合理支配医疗资源有重要意义。

　　（2）我国糖尿病患者社区管理现状。

　　糖尿病作为世界卫生组织定义的主要慢性病之一，一直是我国慢性病防治的重要工作内容，我国实施综合防治管理策略。2009 年起，我国全面深化医药体制改革，把基本医疗卫生制度作为公共产品向全民提供，基层医疗卫生机构成为提供基本公共卫生服务和基本医疗服务的主体。同年，糖尿病基层防治管理工作作为国家基本公共卫生服务管理项目在全国推广实施，提供的主要服务内容包括糖尿病筛查、糖尿病患者健康检查和随访。随访的内容包括血糖监测、血压监测、了解行为危险因素和治疗情况、健康教育、分类干预等。

2012年，卫生部等15个部门印发的《中国慢性病防治工作规划（2012—2015年）》（卫疾控发〔2012〕34号），糖尿病患者规范管理率达到40%，管理人群血糖控制率达到60%，其中的血糖控制率仅指空腹血糖低于7.0mmol/L。由于质控指标单一，大部分社区卫生服务机构糖尿病管理仅停留在空腹血糖这一环节，对糖尿病并发症的有效控制相对低下，具体指南要求相差甚远。如2012年完成的覆盖全国六个大区103所医院共25450例2型糖尿病患者的"中国2型糖尿病患者心血管病危险因素——血压、血脂、血糖的全国评估研究"（3B研究）结果显示，超过70%的已确诊的2型糖尿病患者同时患有高血压或血脂异常，或两者兼有。在这些患者中，有28.4%和36.1%分别达到了血压和总胆固醇的治疗目标，而只有5.6%达到了血糖、血压和血脂的三个目标。这表明我国2型糖尿病的治疗率、血糖控制和危险因素控制都不令人满意，亦提示了目前我国糖尿病相关并发症的流行风险。

2015年起，糖尿病作为国家分级诊疗首批试点疾病，依托家庭医生签约制度推动糖尿病患者的基层首诊、基本诊疗和防治管理。国务院办公厅印发《关于推进分级诊疗制度建设的指导意见》，逐步形成"基层首诊、双向转诊、急慢分治、上下联动"的分级诊疗模式。《意见》要求，以高血压、糖尿病、肿瘤、心脑血管疾病等慢性病为突破口，明确和落实各级各类医疗机构急慢病诊疗服务功能，提升基层能力。同年，糖尿病作为国家分级诊疗首批试点疾病，依托家庭医生签约制度，推动糖尿病患者的社区首诊、基本诊疗和防治管理，签约服务优先覆盖。糖尿病管理模式开始重视糖尿病并发症和危险因素的控制，但目前全国糖尿病管理模式多样化，尚缺乏有效的模式，且尚没有形成糖尿病转诊、上下分治的标准化节点。

2016年，随着医改工作的深入推进，我国转变基层医疗卫生服务模式，全面实行家庭医生签约服务制度。家庭医生团队为居民提供糖尿病基本医疗、公共卫生和约定的健康管理服务，签约服务优先覆盖糖尿病患者。同年，国务院印发《"健康中国2030"规划纲要》，国家实施慢性病综合防控策略，到2030年，实现全人群、全生命周期的慢性病健康管理，基本实现糖尿病患者管理干预全覆盖。同时要求建立专业公共卫生机构、综合和专科医院、基层医疗卫生机构"三位一体"的重大疾病防控机制，建立信息共享、互联互通机制，推进慢性病防、治、管整体融合发展，实现医防结合。

2017年，国务院办公厅颁布的《中国防治慢性病中长期规划（2017—2025年）》，提出社区糖尿病患者管理人数要达到4000万，规范管理率达到70%。同时还提出了糖尿病高危人群健康干预项目，基层糖尿病服务工作全面实施，逐步从基本医疗和患者管理走向预防、治疗、管理一体化的全程健康服务管理。由此可见，近几年我国政府针对糖尿病社区管理，颁发较多文件支持糖尿病社区管理，取得了较大的进步，但相比于国外还存在一定差距，有待进一步完善。借鉴国外的优点，结合我国现状，发展属于我国特色的糖尿病社区管理模式。

4. 国外糖尿病社区护理管理模式

目前，国外流行的社区糖尿病患者的管理模式有很多种，如团队管理模式、患者自我管理模式、社区—医院一体化管理模式、分级管理模式、分级分层管理模式等。这些模式都是以社区为基础对糖尿病患者进行疾病管理，通过健康教育提高患者对糖尿病疾病的认识，促进患者通过血糖的自我监测、规范的药物治疗、饮食治疗和体育锻炼，达到控制血糖稳定，预防并发症的发生，提高生命质量的目的。虽然针对社区糖尿病患者的管理模式建立依据相同，但管理侧重点和适用社区却各不相同。

（1）糖尿病分级管理模式。

糖尿病分级管理模式是一种根据患者血糖控制情况好坏而分组分别进行管理的模式。其具体做法是将糖尿病患者根据年血糖控制良好的时间差异分为两组。将全年有270天以上血糖控制情况良好（空腹血糖FBG≤7.0mmol/L或餐后2h血糖PBG≤11.1mmol/L）的患者划分为"血糖控制情况良好组"。将全年血糖控制情况良好时间少于270天的糖尿病患者划分为"血糖控制情况不良组"。分级管理模式对不同血糖控制情况的小组采取不同的干预方式，对"血糖控制情况良好组"每一个季度进行一次随访和干预，对"血糖控制情况不良组"每个月进行一次随访和干预。分级管理模式根据糖尿病患者血糖控制情况采取不同的干预频率，强化对血糖控制情况不佳的患者的指导和健康教育，促进合理饮食、适度运动、规律用药，减少不良行为方式，使血糖控制在合理范围之内。分级管理模式的实质是在个人化医学思想上的群组化管理，其优点是根据不同的病情，采取不同的干预方式和干预强度，提高了卫生资源的利用效率，在实现血糖控制目标的同时降低了总成本；其缺点是没有充分发挥社区优势，健康宣教效果不突出，患者参与的积极性未充分调动起来。

（2）糖尿病团队管理模式。

糖尿病团队管理理念于20世纪90年代由美国医学研究中心学者的Wagner引入用于慢性病疾病管理。Wagner提出，以团队模式对患者进行服务，不仅能增加服务患者的数量，还能有效提升服务质量，从而降低医疗成本。最早于

1984 年为降低糖尿病患儿由于住院治疗所造成的分离性焦虑，英国伯明翰儿童医院首次建立了糖尿病家庭护理团队。同年，美国政府推出团队管理的单病种管理方式用于糖尿病的管理。糖尿病团队管理是近些年兴起的一种新型的医学管理模式，指在各级政府支持下，各级卫生行政部门的组织协调下，在疾病预防控制机构、社区卫生服务机构和综合医院共同参与下，形成的一种糖尿病社区综合防治模式。具体指的是建立专门的健康管理团队对糖尿病患者进行健康管理。在国外，糖尿病的多学科管理团队成员通常包括初级保健医生、内分泌科专家（糖尿病专科医生）、执业护师（Nurse practitioner，NP）、注册护士（registered nurse，RN）、糖尿病教育者（certified diabetes educator，CDE）、药剂师、医师助理（physician assistant，PA）、注册营养师（registered dietitian，RD）、心理医生或心理咨询师、社会工作者等，他们发挥各自的专业所长，为患者提供科学的、全方位的糖尿病管理服务。团队成员都需要掌握糖尿病的专科知识，并在管理过程中积极分享经验、密切合作、及时沟通，才能更有效地管理患者。糖尿病团队管理由五部分组成，即根据全面的健康体检建立糖尿病管理档案、根据血糖以及并发症等情况分类管理、制定个性化治疗方案、定期随访与健康教育、评估管理效果。由专业的糖尿病管理团队为患者制定个性化的治疗目标、方案以及自我管理方案，还需要根据患者的病情随时调整治疗方案，从而达到良好的治疗效果。

在国外，通常由每个医疗中心建设一支多学科团队，成员包括初级保健医生（PCPS）、高级全科护士（NPs）、注册护士、护理管理者（RNCMs）、执业护士（LPNs）、临床药师、助理医生、注册营养师、心理咨询师、足疗师等专业人员。他们从各自专业角度出发，一起合作进行患者的治疗和护理。Anna Korzon 指出，团队中所有人都应该掌握糖尿病专科的知识，而且密切合作，但这种合作并不是指同时都出现在糖尿病患者身边，而是应共享糖尿病管理中的经验，进行及时沟通，以及必要时的会诊。他还提出，足疗师（足部保健专家）在整个团队中起到协调的作用，但全世界只有 20 个国家提供这种服务，其他国家，受过训练的护士或者医生只是在进行清创和护理伤口的工作。不同国家由于国情不同、服务对象不同等因素，为糖尿病患者进行健康教育的人群也不同。在日本，团队内的成员各尽其责（医生主要承担糖尿病知识的理论授课，护士负责讲解胰岛素的正确使用方法，营养师负责指导饮食的搭配与烹调，运动理疗师指导患者正确的运动方式，药剂师负责讲解降糖药物的用法及注意事项等），以此提高糖尿病管理团队的服务质量和效率。在美国，对糖尿病的管理已涉及儿童，这就要求多学科团队在进行健康教育时应顾及儿童发展的不同阶段的需求，强调护理的个性化，在团队成员的共同努力下提高患者的管理有效性。总之，国外经验显示，对糖尿病患者实施多学科团队模式的管理可有效提高患者的管理质量，延缓并发症的发生与恶化。

糖尿病团队管理模式的优点在于可以使患者在各个方面，包括饮食、运动、用药、监测血糖等方面均得到全面的指导。这种团队管理模式可以保证患者无论在何种情况下都可以找到合适的医务人员帮助解决问题或进行健康指导，能够正确指导患者用药，降低用药成本，减少患者住院时间，有效延缓并发症的发生。除此以外，团队管理模式能够很好地解决人力资源不足的问题。但在现实情况中，该模式也存在缺点，该模式对团队成员的专业性和协同性要求较高，不仅要求有各科医生、护士，还要求有专业的营养师参与。在实际操作过程中容易出现团队成员意见分歧的现象，同时该模式下的人力资源成本较高，因而在现实生活中使用对象有限，适合社区医务人员技术相对较高的国家。

（3）糖尿病医院—社区一体化管理模式。

医院—社区一体化管理模式是一种类似于"俱乐部式"的管理模式，患者在进入一体化管理模式之前需缴纳一定费用，综合医院与社区卫生服务中心以书面形式确定双方的职责与权利，明确分工，共同为患者提供医疗护理服务。综合医院负责病情的诊断、急重症处理，并对社区卫生服务中心进行技术指导；社区卫生服务中心主要负责对患者的定期随访、检测和基本卫生服务，患者在系统内定期接受检测和随访。医院—社区一体化管理模式注重对患者在临床上的治疗，忽视了对患者的健康教育和日常行为干预，缺乏行为矫正的患者通常容易出现对胰岛素治疗依赖的现象，增加卫生费用的支出。而该模式的优点在于能发挥不同医疗机构的优势，适用于长期血糖控制较差的患者。

西方国家早在 20 世纪 70 年代就对医院—社区一体化管理模式展开研究。英国实行全科医生（GP）服务制度，患者首先由 GP 诊治，GP 与二级医院间实行双向诊治制度，病情控制后再转回 GP 处。日本于 1992 年起实行门诊转诊制度，缩小医院的门诊规模，使诊所转向医院的单向通行改为医疗协作的双向通行。美国也提出要加强初级卫生保健工作与一级医院间的转诊联系。

（4）糖尿病分层分级管理模式。

糖尿病分层分级管理模式是在分级管理模式和医院—社区一体化管理模式的基础上形成的一种模式。该模式在综合医院和社区卫生服务机构之间增加二级医院，设置双向转诊机制，充分发挥二级医院糖尿病健康管理的作用。该模式增强了各机构对糖尿病患者健康管理的连续性，一方面减少了患者日常的检测项目，减轻了患者的经济负担，另一方面提高了患者对卫生资源的利用，优化了社会资源。但在现实情况中，该模式下社区卫生服务中心处于尴尬的地位，这是由于糖尿病患者对社区卫生服务中心的信任度不足，倾向于接受二级医院或者综合医院的诊疗和管理服务，社区卫生服务中心难以真正地发挥作用，健康宣教效果不佳，日常管理和行为干预不足的问题依旧突出。糖尿病分层分级管理模式的优点为既考虑了患者的日常管理，又能够保证患者管理的连续性，合理利用卫生资源，减少了患者的重复检查项目，降低了医疗费用，缺点为不能充分调动患者的积极性和参与性，不能充分利用现有社区资源，健康教育效果不明显，双向转诊流程现阶段还不够流畅，患者对社区卫生服务站不够信任等，但问题的重点集中在日常管理上。

（5）糖尿病自我管理模式。

糖尿病自我管理模式是一种主张在医患双方共同参与的前提下，糖尿病患者发挥主观能动性，对自身健康负责的管理模式。其具体是指在医务人员的指导下，糖尿病患者自己采取一定的措施来承担一部分治疗性和预防性工作的糖尿病健康管理模式。强调医、患双方的共同参与以及患者对自身健康的责任与潜能，特别适合需要终身管理、涉及生理—心理—社会多个方面问题的慢性疾病的日常管理。自我管理的理论基础源自心理学的心理行为治疗领域，即个体可以在改变行为、促进健康的过程中发挥重大作用。自我管理的实质是患者的健康教育，它通过系列健康教育课程教给患者自我管理所需的知识、技能以及和医生交流的技巧，帮助慢性病患者在医生的有效支持下，主要依靠自己解决慢性病给日常生活带来的各种躯体和情绪方面的问题。虽然受个体差异的影响，患者的自我管理水平参差不齐，但其自身的参与度较高，可实现大范围的参与。在这种模式下，医疗机构管理人员可实现对糖尿病患者的培训和管理，待患者掌握相关健康管理知识和技巧后进行自我管理。该模式在美国、欧洲、日本以及新西兰得到广泛的研究和推广。

自我管理模式在糖尿病患者中的应用实质是患者的健康教育问题。通过对患者的健康教育，发挥患者最大的自我管理潜能，激发患者主观能动性，使患者从被动接受治疗、护理转变为主动参与治疗、护理，控制血糖，增加保健意识，提高自控能力，调整生活方式，最终实现控制病情、提高生活质量的目的。其内容一般包括：①糖尿病患者自我管理相关知识，如饮食控制、药物治疗、运动治疗等；②糖尿病患者自我管理的态度和认识；③糖尿病患者自我管理行为，如饮食管理、规律锻炼、合理用药、自我监测血糖、低血糖的预防及处理、足部自我护理、配合医生进行随访和并发症的早期发现等。教育过程更侧重于患者的主动参与，在理解掌握相关知识、技能和增强管理疾病信心的同时，有针对性地制定个人目标和行动计划，并及时向教学团队反馈计划完成情况和分享解决问题的方法，使参与者共同受益。

评估内容：自我管理模式在糖尿病患者中应用效果的评估内容主要从患者自我管理知识水平、自我管理行为、生存质量、卫生资源利用状况等方面进行评价。

评估工具：评估工具主要包括糖尿病患者自我管理水平评估和生存质量评估两大部分。常用的糖尿病患者自我管理水平评估工具有：①糖尿病自我护理行为简表（the summary of diabetes self - care activities，SDSCA），由美国慢性病研究组的 Toobert 等在综合多个研究结果的基础上提出，有 11 个条目，根据患者过去一周的普通膳食、特殊膳食、锻炼、血糖监测、足部护理和吸烟六方面的行为状况来评价患者的自我管理水平。该量表具有较好的信度、效度，在国外应用较为广泛。但该量表仅限于评价糖尿病患者的行为，不能对患者自我管理知识和态度进行评价。②2 型糖尿病患者自我管理量表（2 - SCS），此量表有五个分量表，规律运动、控制饮食、遵医服药与血糖监测、足部护理、高低血糖的预防与处理。2 - SCS 量表采用李克特 5 级记分法，完全做到计 5 分，经常做到计 4 分，有时做到计 3 分，很少做到计 2 分，完全没做到计 1 分，采用得分指标进行评价。③美国密西根糖尿病研究和培训中心设计的糖尿病系列量表，包括糖尿病态度量表（diabetes attitude scale，DAS）、糖尿病管理评定量表（diabetes care profile，DCP）、糖尿病自我效能量表（diabetes empowerment scale，DES）、糖尿病知识测试量表（diabetes knowledge test，DKT）等。

常用的糖尿病患者生存质量评估既有普适性量表也有糖尿病专用量表。国外的普适性量表有健康状况问卷（short from 36 health survey questionnaire，SF - 36）、诺丁汉健康调查表（nottingham health profile，NHP）、WHOQOL、生命质量量表（the well-being questionnaire，WBQ）等；专用量表有糖尿病生命质量量表（diabetes specific quality of life scale）、Meadowas 等发表的糖尿病患者特异生命质量量表（diabetes health profile，DHP）。

糖尿病自我管理模式的优点是能有效提高糖尿病患者参与健康管理的积极性，在增加患者主动性的同时改善患者焦虑、抑郁心理，同时对健康管理人员和卫生资源在数量上的要求不高，管理成本低下，从长远来看具有较好的管理效益。该模式的缺点是对于患者自我管理的效果难以确定，有时容易出现负面效果，同时该模式下的权责问题也存在争议。虽然国外的糖尿病健康管理模式在健康风险评估技术的开发、干预方案的制定上较为成熟，但在糖尿病健康管理手段的应用以及现有卫生资源的整合方面有待提高。

（6）糖尿病全程管理模式。

全程管理理念最早是由美国提出的，20 世纪 80 年代末期，美国为了解决医疗费用上涨的问题，通过全程管理推出有效的举措，在降低医疗费用的同时，保证了患者在整个医疗过程中得到他们所需要的医疗服务。美国全程管理协会给全程管理下的定义为："全程管理"是通过倡导、交流、教育和明确各类医疗机构的服务内容，以保障患者自患病至康复全过程利益的过程。到 21世纪，在大多数全程管理系统中，护士充当了全程管理负责人，充当合作者、结合者、协调者的角色，确保以最少的资源满足患者的医疗需求。

全程管理可分为入院前、入院和出院后三个医疗服务阶段，因为护士具有良好的专业背景，并且与患者接触时间较长，是全程管理的最佳实施者。美国护士协会 NCM 给全程管理下的定义为："在改善卫生机构分散状态和提供重复服务的现状，保证有效医疗资源的实效性，达到较好成本效率的前提下，以动态、持续的方式向特定人群提供并协调各种医疗卫生服务，满足个体医疗卫生需求的过程。"全程管理的首要目的是使糖尿病患者最终实现有效自我管理（self-management），其实施过程包括三个方面：①健康教育中灌输成本效率理念并支持、鼓励患者遵守自我管理计划，克服自身惰性；②协调各方医疗卫生资源，如健康教育者、社区医师等照护力量；③评估糖尿病患者病程和相关并发症发生的危险因素。

全程管理模式在糖尿病患者中应用的效果评价由于全程管理的最终目的也是使患者做到自我管理，因此自我管理评价指标中如糖尿病患者自我管理水平评估量表和生存质量评估量表等皆可应用。同时一些医学指标如血压（BP）、糖化血红蛋白（HbAlc）、低密度脂蛋白（LDL）、胆固醇、成本效率分析等在研究中经常被应用。

全程管理在长期护理中取得较大的成功，毫无疑问，患者出院后的长期护理是全程管理的一个重要阶段。这时的绝大部分工作是以护理人员为主，医生医嘱和治疗计划支配着患者的护理。但全程管理更多强调的是医疗资源的整合与利用，最终的目的是增进患者的健康状况，改善患者自我管理的能力。由此，全程管理更多地强调医护人员方面的努力，而对患者方面自我管理的理念强调不够。

（7）糖尿病个案管理模式。

个案管理（case management），美国护理学会（ANA）将其定义为"一种灵活的、系统的、合作性的方法，提供给特定的人群并协调其医疗护理的服务"。美国个案管理协会（CMSA）则将个案管理定义为："个案管理包括评估、计划、实施、协调、监督和评价所选择的治疗和服务的合作性程序。"

5. 我国糖尿病社区护理管理模式

（1）以社区卫生服务中心为主体的规范化管理模式。

在我国，随着地段医院、乡镇卫生院过渡到社区卫生服务中心，中心的工作由原来的"医疗"为主转换为集预防、保健、医疗、康复、计划、生育等"六位一体"的综合服务模式，慢性病管理是重要工作之一。社区卫生服务中心根据上级疾控中心的要求对辖区内糖尿病患者进行筛查、登记，给予门诊药物治疗的同时综合考虑患者的生理、心理和社会因素，联合居委会等社会资源，形成医生和患者互相信任的管理模式，对提高社区糖尿病患者的血糖控制率有利。

规范化管理模式的具体内容如下：

第一，糖尿病管理专职人员。由公卫人员、社区护士等担任，负责筛查高危人群、检出糖尿病前期患者和糖尿病患者，并为筛出的糖尿病患者建立电子健康档案和糖尿病专病档案，根据患者危险分层进行分组、分层管理和随访，并给予健康教育和行为指导。

第二，预防保健科。负责上传下达糖尿病管理的政策和规范要求，协调解决管理过程中出现的各种问题；对糖尿病管理工作进行质量控制。

第三，联合社会资源。联合街道、居委会等，举办健康教育讲座和发放健康教育宣传资料等，提高健康教育覆盖面，促进糖尿病患者改变不良生活方式，进行有效的自我管理。

第四，服务内容。一是筛查。对工作中发现的 2 型糖尿病高危人群进行有针对性的健康教育，建议其每年至少测量一次空腹血糖，并接受医务人员的健康指导。

二是随访评估。社区卫生服务中心（站）对确诊的 2 型糖尿病患者，每年提供四次免费空腹血糖检测，至少进行四次面对面随访。随访的具体内容包括：①测量空腹血糖和血压，并评估是否存在危急情况，如出现血糖 ≥16.7mmol/L 或血糖 ≤3.9mmol/L；收缩压 ≥180mmHg 和/（或）舒张压 ≥110mmHg；意识或行为改变、呼气有烂苹果样丙酮味、心悸、出汗、食欲减退、恶心、呕吐、多饮、多尿、腹痛、有深大呼吸、皮肤潮红；持续性心动过速（心率超过 100 次/min）；体温超过 39℃或有其他的突发异常情况，如视力突然骤降、妊娠期及哺乳期血糖高于正常值等危险情况之一，或存在不能处理的其他疾病时，须在处理后紧急转诊。对于紧急转诊者，乡镇卫生院、村卫生室、社区卫生服务中心（站）应在两周内主动随访转诊情况。②若不需紧急转诊，询问上次随访到此次随访期间的症状。③测量体重，计算体质指数（BMI），检查足背动脉搏动。④询问患者疾病情况和生活方式，包括心脑血管疾病、吸烟、饮酒、运动、主食摄入情况等。⑤了解患者服药情况。

三是分类干预。对患者进行分类管理，具体内容为：①对血糖控制满意（空腹血糖值 <7.0mmol/L），无药物不良反应、无新发并发症或原有并发症无加重的患者，预约下一次随访。②对第一次出现空腹血糖控制不满意（空腹血糖值 ≥7.0mmol/L）或药物不良反应的患者，结合其服药依从情况进行指导，必要时增加现有药物剂量、更换或增加不同类的降糖药物，两周时随访。③对连续两次出现空腹血糖控制不满意或药物不良反应难以控制以及出现新的并发症或原有并发症加重的患者，建议其转诊到上级医院，两周内主动随访转诊情况。④对所有的患者进行针对性的健康教育，与患者一起制定生活方式改

进目标并在下一次随访时评估进展。告诉患者出现哪些异常时应立即就诊。

四是健康体检。对确诊的 2 型糖尿病患者，每年进行一次较全面的健康体检，体检可与随访相结合。内容包括体温、脉搏、呼吸、血压、空腹血糖、身高、体重、腰围、皮肤、浅表淋巴结、心脏、肺部、腹部等常规体格检查，并对口腔、视力、听力和运动功能等进行判断。

五是服务流程。社区卫生服务中心为主体的规范化管理模式的服务流程图，详见图 3 – 10。

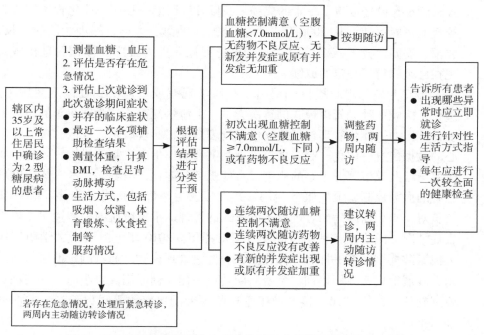

图 3 – 10　社区卫生服务中心为主体的规范化管理模式的服务流程

（2）医院—社区一体化管理模式。

医院—社区一体化管理模式是指以医院为中心的管理模式（主要是综合性医院）和以社区卫生服务机构为中心的管理模式相结合的新型管理模式。它是信息网络系统支持下的糖尿病规范化管理模式。目前，我国以 C/S 结构信息管理系统（即 Client/Server 结构）为主要网络系统。该模式是由社区卫生服务中心和综合性医院一起为患者提供医疗服务，为避免双方的权利和义务受损，糖尿病患者需要缴纳一定的费用进入管理，以签订契约的方式加以保障，为患者建立个人健康档案。由社区卫生服务中心承担基本医疗服务以及定期随访等公共卫生服务工作；由综合性医院负责社区转诊过来的疑难患者的会诊和并发症的确诊并制定合理的治疗方案，并为社区医生提供专科培训和糖尿病管理的技术支持。该种管理模式充分利用综合性医院和社区的资源优势进行糖尿病防治，是糖尿病管理的趋势。传统的以医院为中心的模式有着可充分发挥医院的临床和技术优势，适合重症、经济条件较好的患者等优点；以社区为中心的模式有着便于糖尿病患者就诊，便于开展健康教育和社区检测等优点；而医院—社区一体化管理模式能够将两者的优势结合起来，产生较好的效果。当然，在运行过程中还存在难以区分责任主体，在执行过程容易产生矛盾等问题。2006 年 8 月全国成立六个糖尿病规范化管理社区大力推进一体化管理模式，到现在已经取得了一定的成绩。我国开展医院—社区一体化管理模式起步较晚但发展迅速，从 2006 年 7 月在全国（上海、大连、深圳、厦门、长沙、成都、安阳）建立八个糖尿病规范化管理社区大力推广一体化管理模式，到现在已经取得了一定的成绩。

2007 年贾伟平教授首先提出了将医学现有成果落实到社区卫生服务中，进行了医院—社区管理模式的首次尝试。上海松江市通过为期三年的研究，医院—社区的一体化管理包括建立信息管理软件，实现医院、社区、疾病控制中心的数据信息一体化；制定项目管理制度和操作指南，实现机构一体化；明确医院与社区卫生服务中心的职责，实现服务一体化，医院—社区一体化管理后患者的血糖控制、卫生服务利用、并发症发生率都得到明显改善。2009 年朱关英对 474 个糖尿病患者进行了该模式的管理，干预组血糖控制情况、发生并发症情况、医疗服务利用情况均好于对照组。2010 年上海交通大学附属第六人民医院探索医院—社区一体化糖尿病健康管理模式，通过制定糖尿病防治指南、开展糖尿病专题培训、免费双向转诊、建立糖尿病健康小屋，安装糖尿病管理软件等，使 23.0% 接受健康管理的患者的血糖水平得以稳定，并向全国加以推广。

由此可见，该模式明显改善了糖尿病患者的血糖水平和生活方式，并且患者满意度高，住院费用低，同时该双向转诊的无缝化管理模式也进一步节约了卫生资源，降低了医疗成本，受到广大学者和糖尿病患者的认可，可进一步完善推广。在整合医学、精准医学理念的指导下，以综合性研究型医院和社区为基础，通过健康管理的一系列干预手段，对社区内糖尿病患者、高危个体及健康人群进行生活方式管理和疾病管理，达到提高社区内糖尿病血糖控制达标率、综合代谢控制达标率、糖尿病知识知晓率、慢性病并发症检查率（四率）等目标，建立具有地方特色的糖尿病医院—社区一体化管理模式，是糖尿病管理的趋势所在。但是该模式也存在部门责任和义务划分不明确，执行起来容易产生推诿状况等缺点。因而需要政府部门制定具体可行的政策，进行资源大的统筹和调配，使这种模式成为我国未来糖尿病健康管理的主要模式。

（3）医院—社区—家庭管理模式。

在原有的医院—社区管理模式忽略了患者自我管理和家庭对促进患者自我管理的作用背景之下，医院—社区—家庭管理模式应运而生。该模式是指在糖尿病健康管理中，发挥医院在临床和技术上的优势，承担三级管理中的技术指导和临床转诊；社区发挥地理位置和服务优势，负责健康教育、检测和一部分医疗工作；重点是要将家庭纳入对糖尿病患者的健康管理中。将家庭纳入的具体方法是将患者本人和至少一名家庭成员纳入管理体系中，由患者本人和家庭成员共同参与健康宣教等糖尿病干预和慢性病管理过程，在家庭中发挥家庭成员对患者的监督、影响作用，将干预延伸到家庭，由患者和家庭成员共同完成评估量表的填写。该模式是各机构和家庭之间的有效衔接，相互合作的管理过程。具体在本管理模式中，医院在提供技术指导的同时，获得急重症转诊病源，减少对经济效益较低的慢性病管理业务；社区卫生服务中心通过健康教育、糖尿病小组活动，增强对患者的黏性，吸引患者在社区检测、就诊；而在患者家庭的纳入，则建立起了两级医疗机构（综合医院、社区卫生服务中心）与家庭的直接联系，通过对患者和患者家属的双重健康宣教和直接干预，提高了对糖尿病干预的效果。同时，也通过糖尿病管理增加了社区卫生服务机构与其辐射对象的联系，增强了社区卫生服务中心对患者及其家属的黏性。实现糖尿病患者与医疗机构的双赢，使患者从本模式中获得更好的防治效果。由此双方均能在本管理模式中获益，构成本项管理模式的内在合理性，形成医院—社区—家庭管理模式存在和运行的内在动力。

（4）以社区为主的综合防治模式。

目前，慢性病管理在社区卫生服务中心占据重要地位，在糖尿病筛查、互联网自我管理应用、糖尿病并发症筛查和大数据综合管理系统等信息技术支撑下，实时更新早发现及并发症筛查管理数据。社区卫生服务中心根据国家基本公共卫生服务要求，遵循患者自愿的原则，对辖区内糖尿病患者及高危人群进行规范化管理。对纳入慢性病管理的患者建立糖尿病患者管理卡、定期随访、监测血糖和体格检查，并由经过专业培训的糖尿病管理专职人员对患者进行健康教育、药物使用指导以及行为心理的辅导。整合社会卫生资源，形成基层医疗卫生人员和糖尿病患者相互信任的管理模式。对患者进行危险因素评估，全面掌握患者的身体状况，为患者制定个性化治疗方案，稳定控制血糖及糖化血红蛋白水平，以达到提高患者生活质量的目标。①糖尿病管理专职人员：糖尿病管理专职人员多由社区公共卫生专业医师或者临床医师担任，负责社区常住居民的糖尿病健康管理，包括糖尿病高危人群的疾病筛查，区分出糖尿病早期人群和糖尿病患者，并为糖尿病患者建立随访档案，根据患者不同的情况给予不同生活方式指导。②预防保健科：预防保健科负责传达上级疾控中心部门糖尿病管理相关政策和要求，对糖尿病管理工作进行质量控制。并根据要求定期组织医院内分泌科专家到社区举办糖尿病知识讲座等。

（5）家庭参与式管理模式。

糖尿病不可治愈的特点使得患者需要一个长期治疗的场所，家庭是最好的选择。家庭在客观环境上和情感上的支持对患者的生理、心理和社会功能均具有积极的促进作用，而患者良好的健康状态反过来又作用于家庭，使家庭保持良好的社会功能。家庭是组成人类社会最基本、最重要的单位，是个体身心健康发展的重要场所，家庭成员的健康状态受家庭的影响，也同时影响着家庭功能，甚至影响其他的家庭成员的健康。家庭的最基本功能就是为家庭成员的健康发展提供一定的环境条件，包括生理、心理和社会各个方面。患者一生中的大部分时间是在家庭中度过，而家庭功能影响着患者的生理、心理和社会功能的状态。家庭能够为患者提供促进其行为习惯和生活方式改变的环境，从而帮助患者更好地控制血糖。家庭功能影响患者的健康状态，是糖尿病患者血糖控制的重要因素之一，如饮食治疗一直是糖尿病患者改善血糖水平的重要手段之一，而家庭的饮食行为往往影响糖尿病患者的饮食行为，糖尿病患者的饮食行为得到家庭成员的支持、监督、帮助和鼓励时更加容易改变。王芳和陈兰通过对家属进行同步健康教育、技能培训来进行糖尿病的健康管理，这种管理方式对改善患者生活方式具有事半功倍的效果。此外，这种方式还减轻了患者管理糖尿病的压力，也同时满足了患者家属对糖尿病健康信息和技能的需求。因此，家庭成员的参与对糖尿病患者的病情控制具有重要的意义，充分利用家庭功能来管理糖尿病患者对目前我国卫生资源有限的现状也具有重要意义。目前许多地区都在积极探索如何更好地发挥家庭功能，从而帮助患者有效管理糖尿病。

家庭参与管理模式在这样的背景下应运而生，由于糖尿病患者大多数时间需要在家庭进行治疗和调理，家属的理解、支持和配合对患者预后起着至关重要的作用。家庭参与管理模式是将患者家属纳入干预对象中，和患者一起接受生活和行为方式等干预，旨在通过提高整个家庭对疾病的认识和管理能力，促使患者提高其治疗依从性。Keogh 等对病情控制不佳的糖尿病患者及其家属实施心理和生活方式指导，消除他们对疾病的不良看法，提高整个家庭的预后期望一致程度，结果发现患者的自我管理能力得到明显的提升。Williams 等鼓励家庭成员和糖尿病高危患者一起持续渐进增加活动量，显著降低了糖尿病发病率。由此可见，家庭管理模式不仅可以提高高危人群的健康管理能力，还能充分发挥家属参与的协同作用，增加患者战胜疾病的积极性、主动性。

（6）群组看病模式（group medical visits model），是一种将患有相同/不同疾病的个体组织在一起，对其实施健康教育、行为指导、治疗等的疾病管理模式，是我国根据农村社区卫生服务人员及服务对象特点，吸取国外团体管理模式的成功经验而制定的。该模式的管理方式是：由当地社区卫生服务中心组建卫生服务团队（中心责任医生、乡村医生、护士、防护医生）对患者进行医疗管理服务，由村委根据各村情况召集糖尿病患者组成看病小组，卫生服务团队每月在固定时间和地点定期为患者服务一次，服务内容包括健康教育、答疑解惑、一对一诊疗咨询、身体测量、趣味娱乐活动等。每次社区活动的具体主题根据患者需求、医务人员意见及专家推荐内容相结合而定，涵盖饮食控制、低血糖处理等各方面的糖尿病防治知识。研究显示，群组看病模式效果较好、效率较高，不但可以改善患者的行为和心理健康状态，而且还有利于糖化血红蛋白的控制和减少医疗费用，在国外也备受关注。上海市斜土街道社区卫生服务中心和上海市宝山区大场社区卫生服务中心的干预结果均表明，这种"糖尿病群组看病模式"能够很好地改善患者的血糖水平、提高患者的血糖控制率，还能够增加患者的社会支持、医患交流沟通和患者自我效能的能力。可见，以患者群体自我管理为主、医护人员参与管理的方式，有利于糖尿病管理。此外，还有一些医院和社区通过定期召集患者进行糖尿病健康知识讲座，邀请患者进行经验交流并提供个性化随访服务，也取得了较好的成效。上海市闵行区作为试点单位，开展半年"糖尿病群组看病模式"后，群体组患者血糖控制率从 33.33% 提高到 45.00%，也证明这种模式在我国有很好的效果。

（7）信息化管理模式。

随着信息技术的发展，医学与信息技术的融合也越来越受到大众关注。健康知识信息化的理念已被广泛接受，网络作为一种信息化的新传播渠道，其灵活、快捷的特点使健康管理的普及成为可能。搭建良好的网络信息应用和交流平台，充分发挥信息化的特点，能够为更多的患者提供便捷的服务。随着信息化的快速发展，智能手机越来越普及，糖尿病的健康管理也进入信息化时代，以医疗应用程序和短信为主的信息化管理模式受到越来越多健康管理工作者和糖尿病患者的认可。通过短信或者 App，以每日推送的形式向患者进行饮食、运动等的糖尿病知识健康宣教，简单、便捷，且管理时间较为灵活，不干扰管理人员和患者的正常生活。同时，不可否认的是，信息化管理也受糖尿病患者年龄、文化程度等因素的影响，医疗应用程序的内容缺乏相应的质量控制，这是信息化管理模式在应用过程中面临的最大挑战。

在我国，宁波、厦门、上海、江苏是卫生信息化起步较早的地区，也是糖尿病信息化管理实施最早的地区。宁波鄞州区自 2008 年起建设区域卫生信息平台，目前，鄞州区已建立了可供居民查询的集基本信息、医疗服务、疾病管理和体检为一体的居民健康档案系统，自动记录健康变化趋势，实现了数据一次录入多方共享。建立糖尿病专管模块，助力糖尿病精细化管理。建立了基于区域全民健康信息的数据分析利用平台。厦门 2012 年依托区域卫生信息平台,搭建了糖尿病登记报告专管防治平台,实现二级以上医疗机构通过糖尿病诊断触发建立糖尿病患者基本信息和诊疗信息,保存到厦门市慢性病一体化防治管理信息系统中。上海市自 2014 年起基于上海健康信息网启动建设上海"健康云","健康云"建设以防治糖尿病为突破口,支持糖尿病及其慢性并发症筛查工作,并供居民线上查阅;支持进行线上糖尿病风险评估;通过居民端和医生端的互联网 App 应用和物联网技术,支持开展全程健康管理服务。江苏省省级机关医院自主研发了"糖尿病达标信息管理软件"用于本院糖尿病中心的患者管理,该软件不仅能够实现简单的电子化采集、录入和患者信息管理,还具有分析统计的功能,充分展示了信息化快捷高效的特点,并很好地实现了患者的连续性管理 PICC。此后,该网络平台在南京市多个社区卫生服务中心用于推行综合血糖、血压、血脂及并发症筛查等为管理目标的"5 + 1"。广州医科大学附属第三医院则融合利用具备智能分析、主动提醒功能的应用软件于糖尿病患者管理中,成功将患者由被动变为主动,同时改善了社区糖尿病患者的遵医行为,提高了社区卫生服务的利用率,降低了社区的管理成本,得到了令人满意的效果。随着智能手机的广泛普及,手机应用软件在糖尿病管理中存在巨大的潜力,为糖尿病患者远程和个性化的管理提供了新的可能。石文惠等评估了一项"掌控糖尿病"的手机 App 在患者中使用的效果,结果显示六个月的干预有初步成效。此外,宁波、厦门、上海、江苏均建立了糖尿病视网膜病变的远程筛查系统,实现了社区拍片、上级医疗机构远程读片,及时转诊患者。

信息化建设的重要前提和保障是数据安全。近年来,国家进一步完善医疗数据开放和保护的法规制度,强化安全体系建设。在糖尿病信息化管理进程中,信息采集的患者知情同意、隐私保护以及机构信息安全管理同步推进。我国糖尿病患者数量众多,而医护人员数量严重不足。依托互联网的糖尿病管理不受时间、空间等因素的限制,可以大大提高糖尿病患者的管理效率,能够大量节约医护人员的时间和精力。此外,信息化管理方式能更方便地汇总、处理各种数据,比传统人工管理更快捷高效,值得推广。但依据患者特点设计适合不同患者的软件或应用程序以及如何保持患者的长期热情和依从性仍需要在实践中继续探索。

6. 国外糖尿病社区管理对我国的启示

(1) 将糖尿病社区管理纳入政策范畴。

美国、日本等发达国家多年的糖尿病健康管理经验说明,政策大环境的保障是糖尿病健康管理持续开展的有效保证。我国应以全人群的健康为出发点,在法律政策方面给予糖尿病健康管理以必要的支持,使糖尿病健康管理工作更具方向性和约束性。特别是将糖尿病社区管理服务纳入医保报销，给予患者经济支撑；还有就是规范糖尿病社区管理内容、流程等细节，让社区管理有据可依。

（2）完善糖尿病健康管理流程。

目前，国内的糖尿病健康管理流程较为零散，随着糖尿病患病率的不断提高，如何充分利用现有的医疗资源、健康信息，对糖尿病个体和群体的健康进行有针对性的健康管理，成为当下研究的热点。因此，需要不断研究糖尿病健康分析评估的技术和规范有效的干预手段，进一步完善社区糖尿病健康管理流程。

（3）提高糖尿病健康管理人员专业技能水平。

糖尿病健康管理人才始终是健康管理的核心，目前国内开设健康管理专业的高校较少，健康管理人员难以接受系统化的学习和培训。一方面，高校应根据市场需求制订培养计划，提供健康管理人才；另一方面，医院、社区等机构应该注重现有健康管理人员的培养，对于专业知识相对匮乏的人员，可提供大型综合医院进修、参加糖尿病相关学术会议的机会，不断提高相关人员对糖尿病的健康管理技能。

（4）加强对糖尿病患者的社会支持。

社会支持是指社会网络运用一定的物质和精神手段对社会弱势群体进行无偿帮助的行为的总和。对于糖尿病患者而言，尤其是经济欠发达地区的患者，社会的精神关怀与物质支持对于其个体健康的影响不容忽视。对糖尿病患者的社会支持既包括物质上的支持。也包括精神上的支持。有研究表明，社会的物质支持和精神支持对糖尿病患者的健康影响不容小觑。社区作为患者的日常生活区域，应该营造良好的健康管理氛围，借助橱窗、居委会等渠道加强糖尿病健康知识的宣传；社会人士应该保持一颗平常心对待糖尿病患者，避免疾病歧视；患者家属应加强与患者的日常沟通，督促患者日常的用药、饮食、运动等，增强患者疾病治疗的信心。总之，我国的糖尿病健康管理模式依然处于探索阶段，糖尿病的健康管理是一个任重而道远的过程，提高我国糖尿病健康管理的水平需要依靠政府、社会和个人的共同努力。

7. 我国糖尿病患者社区管理存在的问题

（1）糖尿病患者自我管理能力不足。

调查发现，超过85%的糖尿病患者难以有效控制病情，这种管理失败现象与患者自我管理能力不足呈显著相关。一方面，学历水平低、认知程度差的患者对糖尿病的危害认识不足，缺乏足够重视，自我管理能力自然较差。还有一部分患者因为社区服务水平低，设备不足，对社区抱有不信任态度，不愿意配合社区进行健康管理。另一方面，对于伴有多种慢性疾病的糖尿病患者来说，多种疾病同时发病，很难进行自我管理。而糖尿病患者的自我管理能力对控制疾病有重要意义，故提高患者的自我管理能力是关键问题。有研究表明，有效的医患沟通能增强患者自我管理能力。社区作为基层医疗机构承担着大量烦琐的工作，医护人员没有充足时间与患者面对面详细沟通病情。对于卫生人力资源不足、医患沟通程度不高的情况，利用智能信息系统能有效促进双方沟通。网络直播、手机软件、微博等在线信息系统能优化沟通形式，增加沟通机会，节约沟通成本，能使医患沟通更便捷。因此，社区卫生服务中心应紧跟时代步伐，利用信息传播媒介，方便医患沟通，以便为患者提供高效优质的医疗服务。

（2）社区管理水平低。

社区管理糖尿病患者具有许多便利条件，但是在管理过程中也存在较多问题。首先，糖尿病管理经费是由政府拨款的基本卫生服务专项资金中分配而来，糖尿病防治工作经费相对不足。有的社区为了开展工作，将临床工作的收入补贴到慢性病管理工作中，社区工作人员的积极性受到打击。一般来说，社区开展糖尿病管理工作，要经过上级部门考核后才会得到经费，需要社区垫付资金，社区经费补偿制度需要完善。资金不足给引进人员、设备带来巨大的阻碍，从而导致社区能提供的服务相对有限，满足不了患者的需求，无法得到社区居民的信任。其次，我国各地区的医疗水平和全科医生水平存在较大差异，社区从业人员相对短缺，综合素质偏低，服务能力不足，不能给糖尿病患者提供满意的高质量服务。最后，还存在社区管理体系不健全、社区机构不完善的问题，大多是由于管理不善造成了社区管理体系运行不良，社区机构人员短缺。糖尿病管理中心的作用越来越受到大家的关注，实践表明，专病防治机构的效果突出。为了向糖尿病患者提供优质的医疗卫生服务，应全面提高糖尿病管理中心医疗卫生人员的素质，定期进行糖尿病专科继续教育培训，并提供三级综合医院进修的机会，增强医务人员的专业素养，提高其专业水准，从而更好地为社区居民提供有质量的服务。从业人员负责建立患者档案和培训、定期随访，并对患者进行指导、干预，配备营养师为患者提供个性化的饮食建议。通过糖尿病综合防治，包括健康教育、筛查评估、早诊早治、监测随访、分级管理和健康促进等，为糖尿病患者提供优质服务。

（3）糖尿病患者医疗信息共享困难。

数据库是现代医院信息管理的核心内容，目前我国各地区之间的医院信息系统都没有统一的标准，同一地区医院与社区之间也无法实现信息共享。医院信息系统设计初期更多倾向于院方使用便捷，没有做到以患者为中心的服务宗旨。而对于同一地区来说，医院信息管理系统与社区信息管理系统数据库不统一，无法共享患者疾病相关信息，难以对糖尿病患者进行追踪随访，病例资料损失巨大。同时，也造成医院、社区无法衔接，糖尿病患者回归家庭后得不到规范的管理，加之其对糖尿病相关知识知之甚少，无法对自己进行很好的自我管理，血糖控制不良的现象时有发生，大大增加了其住院率，降低了生活质量。因此，未来建设医院—社区一体化的糖尿病管理，首先要解决的问题就是信息共享，这是有效衔接医院—社区不可缺少的重要措施。

（4）缺乏完整的社区配套设施。

在当前的社区护理管理工作中，社区医疗基础配套设置不够齐全，主要表现在基础设备较简单、更新时间非常长，现代化的网络建设较欠缺等，这就使社区只能做简单的检查，而像 CT、彩超、X 线等一些检查，必须到大型医院。加之社区现代化技术建设速度较慢，使得很多卫生服务机构和大型医院间未构建相应的电子信息交互平台，使得远程会诊、护理、信息交流等难以顺利展开，不仅对社区公众日常就医产生影响，还限制了社区医疗发展，最终降低社区护理管理质量。

8. 社区糖尿病管理的对策与建议

（1）加强社区医务人员专业素质。

我国政府应加大对社区卫生服务机构的投资力度，提高社区卫生医务工作者的专业素质，这不仅仅是患者的需求，更是社区卫生服务自身发展的需求。

首先，相关职能部门应结合社区卫生服务的特点以及医护人员的职业发展需求，建立系统的、稳定的人才培训机制，并可联合大型医院、高校科研部门共同培养，以提高社区卫生医务工作者的理论和技能水平。政府还应加强宏观调控，承担监管职能，全面加大经费、人员、政策等多方面的投入，以期解决社区人力资源紧缺问题，吸引更多高素质人才投身基层工作，真正从根本上提高社区卫生服务机构的管理水平。另外，我国社区卫生服务机构发展的主要瓶颈之一就是人才短缺，特别是适合我国基层医疗机构发展的全科医生需求缺口较大，配置严重不足。家庭医生签约无法落到实处，没有更多的全科医生加入社区卫生服务机构，此项工作只能流于形式。因此，我国必须加快全科医生的培训工作，培养一支实用型的社区全科医生是未来几年时间内的重要工作，然而社区开展糖尿病管理、实施健康促进等工作也需要依靠全科医生来完成。对社区全科医生的培养也要有相关的政策支持，首先要制订全科医学培训计划，同时还要经过长期的社区技能实践，结合现有基层卫生资源状况的自身特点，逐步建立培养一支高水平的、有一定数量和规模的、以满足居民需求为目的的社区全科医生。

其次，除了培养全科医生以外，还要加强基层医疗机构护理人员的业务水平。从目前基层服务人员素质来看，多数没有经历过专业慢性病管理和护理的相关知识培训，缺乏足够的经验和技术来管理慢性病患者，基层医疗机构应加强岗前培训，并通过与上级医疗机构开展人才交流和培训，提升基层人员的医疗护理能力。同时还要提升专业护理人员在糖尿病领域的健康教育和护理能力，要组织护理人员进行糖尿病的专科护理知识培训，加强专科护理知识，从而更好地对糖尿病患者进行较为专业的管理，提高居民服务满意度。

（2）提高社区医务人员的工作积极性。

在实际工作中发现，慢性病管理人员的工作积极性直接影响管理工作的质量和效果。首先，上级主管部门应转变工作思路，调整卫生政策，通过有力的政策支持及经费等方面协调稳定好慢性病管理人员，以使慢性病防治工作在辖区内能正常开展。其次，慢性病管理工作任务繁重、效应滞后，加之待遇较其他临床医务人员明显偏低，造成人员不稳定，工作积极性不高，居民满意度较低，不能很好地承接延续管理，这样对工作产生不利影响。因此，建议适当地放宽条件，提高工资待遇水平，加大培训力度，鼓励在职人员继续教育学习，降低入编标准，提高人员长期在社区工作的愿望，提升工作积极性。

（3）提升社区开展糖尿病健康管理的技术与方法。

依托社区卫生服务机构，加强糖尿病健康管理是未来我国糖尿病管理的主要方向。近年来，我国卫生信息化发展速度较快，全国各地居民电子健康档案的建档率不断提高。随着糖尿病等慢性病患病率的不断升高，如何充分利用现有健康信息，预测个体和群体健康风险并开展有针对性的干预，已成为当下研究的热点。因此，需要加快研究糖尿病健康风险评估的技术和规范有效的干预方案，完善健康管理服务流程，让糖尿病健康管理更加规范化、系统化。

（4）健全并优化社区糖尿病管理考核标准。

深入开展有针对性的个性化健康教育服务工作，从卫生行政主管部门层次、基层卫生服务机构层次、基层卫生服务人员层次三个方面积极改进糖尿病社区管理模式，健全并优化社区糖尿病管理考核标准，制定统一的糖尿病社区综合防治工作管理制度、规范，以便于在实际工作中的操作和实施。同时，针对不同严重程度的社区糖尿病患者采取分级或分型管理，对有需求的糖尿病患者深入开展有针对性的个性化健康教育服务工作，提高其对疾病的认识程度及管理能力，满足患者就医行为，实现社区慢性病管理的目标。

（5）加强智能信息系统的管理与使用。

如今的信息时代，网络为医疗卫生领域带来了巨大的冲击。糖尿病患者的生活质量及预后效果取决于自身管理能力的强弱，加强医患互动沟通则是提高患者自我管理能力的关键举措。而面对人力资源紧缺，医患交流普遍不足的现实处境，智能信息系统可在提高工作效率、促进互动沟通方面起到强有力的支持作用。远程管理、双向转诊信息系统可实现专家资源共享，方便医患双方传递信息，强化患者在诊疗过程中的自我管理行为，手机 App、微博互动、网络直播室等在线信息系统可优化医疗服务流程，节约时间成本，使医患沟通更便捷、直观。如围绕社区人群建立基础档案，最近应用的 U – 健康管理系统受到关注，U – 健康管理系统解决了各医院之间、医院与社区卫生服务中心之间患者信息无法实时共享的问题。通过网络即可实现患者个人信息、体检数据、历史就医记录的快速传输。这样在三甲医院就诊完毕的糖尿病患者，可以通过U – 健康管理系统将个人信息传送给社区卫生服务中心基层卫生人员，以便慢性病管理人员制定个性化的干预方案。慢性病管理人员更便捷地获取糖尿病患者的体检信息，为建档和随访工作提供了便利性，减少基层卫生人员的工作，提高了工作效率。此外，该系统还有评估及预测功能。在形成了医联体的社区与三甲医院之间，该管理系统方便专家迅速判断患者是否需要转诊治疗，为糖尿病患者提供了更优质可及的服务。

由此可见，社区卫生服务中心应该顺应时代的发展，未来的社区管理工作应借助通讯、网络及信息技术，综合利用多种新型信息媒介，以便达到最佳沟通效果，提供高效优质的医疗服务

（6）加强社区医院与综合医院的联系。

社区应当给予患者连续照顾，也就是给予患者延续性护理。由于我国住院医疗费用较高，患者在医院经过一段时间的治疗，病情一旦稳定后就会出院，而康复阶段的护理工作基本由家属承担。家属不具备专业性，患者即使会定期到医院复查，也很难完全达到预期的康复效果。因此若将患者后期的康复工作和一些治疗工作转到社区护理机构，则可以很大程度上提高康复效果。医院的护士在住院患者即将出院的时候可以与患者所在社区护士联系，将患者出院的治疗护理方案传送给对方，使患者在出院的第一时间就可以得到社区护士的及时指导和帮助。医院也会在患者的康复阶段定期与社区联系，为随时可能出现的病情变化做好服务。在这一方面可以参照美国实施的网络化管理模式，即需在社区接受护理和康复的患者其所有资料及交流信息均由计算机网络控制，资料由医院转入，根据家庭地址编入护士所管辖区域。

（7）建立社会支持系统，争取公众理解配合。

社会支持对患者的身心健康起着积极作用，不仅能够调控患者的情感行为，还能帮助患者树立信心。医护人员作为支持系统的重要成员，要及时向社会公众传递糖尿病知识，让健康教育工作普及全民，争取他们的理解和配合。家属也应多方面给予患者帮助关怀，使其坚持治疗，以积极的心态面对疾病。对于老年及婚姻不幸的糖尿病患者，应重点予以访视及心理疏导，同时还可利用同伴互助渠道，将有共同经历的患者组织起来，通过互动行为影响力，使乐观的信念和情绪相互感染，使患者相互鼓励，相互支持。

（三）糖尿病社区护理管理模式构建研究

模式的形成是某一学科领域发展成熟的标志。护理模式是护理理论的雏形，需要用科研以及实践不断地检验、总结及明确，以发展为完善的护理理论。我国护理模式研究处于学科大发展时期，研究质量有待提高，总结性文章多，缺乏更多的前瞻性研究；研究的热点相对固定，以护理模式的临床实践研究为主；家庭护理模式的探索和延续性护理模式的临床实践可能是未来研究的重要课题；我国的护理模式研究领域虽然也涵盖了临床护理、护理管理、社区卫生护理等领域，但具体的研究主题及内容还存在较多的空白领域及发展空间，如研究领域主要集中于临床护理实践，尤其关注护理模式在不同疾病中的临床应用等方面的研究，在护理理论创新等方面的研究内容很少。以下向大家介绍两个针对糖尿病患者的社区护理模式构建的研究。了解相关研究的方法以及研究思路，对我们今后进行糖尿病患者社区管理模式的研究有一定参考依据。

1. 老年型糖尿病患者"两位一体"社区护理模式研究

面对日益庞大的糖尿病患者群，上海市已经建立起以社区卫生服务中心为基础，市疾病预防与控制中心和区（县）疾病预防与控制中心具体负责的糖尿病患者管理模式，其中明确了社区卫生服务中心的职责、管理对象和干预措施、随访内容、随访要求等。实施主体是社区卫生服务中心的公共卫生医师，而护士作为基层医疗单位重要的防病、控病力量，于情于理都应参与到糖尿病患者的管理工作中来；相关机构的合作与配合只是明确了二、三级医院与社区卫生服务中心的关系，社区居委会作为居民管理最小的单元，其卫生干事也承担着一定的卫生保健工作，卫生干事参与社区糖尿病患者的管理无疑是便捷有效并且有一定现实基础的。如何在现有的医疗卫生资源下，积极、有效地开展患者健康教育与随访相结合，社区卫生服务中心与社区居委会相配合，共同促进社区糖尿病患者管理水平的"两位一体"管理模式值得深入研究，因此，本节通过构建老年型糖尿病患者"两位一体"社区护理模式，将社区居委会与社区卫生服务机构的工作进行协调，明确社区居委会在糖尿病管理中的作用，更好地发挥"两位一体"的管理优势，更好地为居民提供便捷、有效的护理服务。

（1）老年型糖尿病患者"两位一体"社区护理模式的构建原则。

一是整体性原则。老年型糖尿病患者"两位一体"社区护理模式的各个部分能够全面反映开展社区护理服务所需的要求或标准，各个部分之间相互联系，最终达到患者的有效自我管理。二是层次性原则。模式的构建呈多级结构，体现各部分或子条目对模式多层次间的概况和反映关系。三是科学性原则。模式的制定要综合国内外最新的循证医学证据，融合其他管理模式的优点，框架体系的形成过程和方法严谨，有据可依。四是可行性原则。模式制定前进行实地考察、预调查、征询专家意见、拜访糖尿病患者，使模式具有良好的可操作性。五是发展导向性原则。模式的确立应在目前国内慢性病患者管理模式的基础上，借鉴国际先进经验，紧跟发展趋势，充分体现慢性病管理的发展要求。

（2）老年型糖尿病患者"两位一体"社区护理模式构建的理论指导。

一是5W理论。美国学者拉斯维尔于1948年在《传播在社会中的结构与功能》一文中，首次提出了构成传播过程的五种基本要素，并按照一定的结构顺序将它们排列，形成了"5w模式"或"拉斯维尔模式"。这个模式分别是五个疑问代词的第一个字母，即who（谁）、say what（说了什么）、in which channel（通过什么渠道）、to whom（向谁说）、with what effect（有什么效果）

二是组织管理学。美国管理学家切斯特巴德认为：由于生理、心理、物质和社会的限制，人们为了达到个人的共同目标，就必须合作，于是形成群体，即组织。本研究中，社区老年型糖尿病患者"两位一体"社区护理模式就是为了达到对老年型糖尿病患者的最佳照护与管理。促进其自我管理，不同机构、人员合作的过程，即组织过程。而组织则是管理学的重要职能。因此本节借鉴组织学的相关概念确定老年型糖尿病患者"两位一体"社区护理模式的总体框架。

该理论在模式中的具体应用如下：首先是组织的概念，管理学意义的组织，是按照一定的目的和程序而组成的一种权责角色结构。其中，有四个重要概念，分别是：第一，职权，是指经过一定的正式程序所赋予某项职位的一种权利。在其位者，可以承担指挥、监督、控制以及惩罚、裁决等工作。在模式构建中，应明确模式实施中每一位成员的权利。第二，职责，指某项职位应该完成某项任务的责任。模式构建中明确每一位成员的职责，以保证模式的实施。第三，负责，反映了上下级之间的一种关系，下级有向上级汇报自己工作绩效的义务和责任，上级对下级的工作有进行必要指导的责任。模式中的各个成员虽为相互合作的关系，没有明显的上下级之分，但是成员之间应相互配合，互相沟通，保证模式的高效运行。第四，组织系统图，这是反映组织内各结构、岗位上下左右相互关系的图表。成熟的老年型糖尿病患者"两位一体"社区护理模式应包含简明的组织系统图，以利于模式的推广。其次是组织的过程，作为名词的组织是指人的集合体；作为动词的组织是管理的重要职能。作为一项管理职能，组织工作是指在组织目标已经确定的情况下，将实现组织目标所必须进行的各项业务活动加以分类组合，并根据管理宽度原理，划分出不同的管理层次和部门，将监督各活动所必须进行职权授予各层次、各部门的主管人员，以及规定这些层次和部门间的相互配合关系。组织工作是一个过程，这个过程由一系列的逻辑步骤所组成：确定组织目标；对目标进行分解；拟定派生目标；明确为了实现目标所必须进行各项业务工作或活动并加以分类；根据可利用的人力、物力以及利用它们的最佳途径来划分各类业务工作或活动；授予执行有关各项业务工作或活动的各类人员职权；通过职权关系和信息系统，把各个层次、各个部门联结成一个有机整体。

三是自我效能理论。自我效能理论是由 Bandura 于 1977 年首次提出的。它是随着人们过分强调社会认知理论中的"自我效能"这一个体认知性因素在改变人类行为和健康状况中的作用的背景下，从社会认知理论中独立出来的。自我效能是个体对自己执行某一特定行为能力大小的主观判断，即个体对自己执行某一特定行为并达到预期结果的自信心。自我效能的主要功能是调节和控制行为，主要表现在如下四个方面：影响人们对行为的选择与行为坚持性、影响人们的努力程度和对困难的态度、影响人们的思维方式和行为效率、影响人们的归因方式，并通过行为调控对个体的健康结果产生影响。因此，自我效能在决定一个人的健康功能方面最为重要。自我效能具体是通过影响健康行为、态度和情绪这两个途径来影响人的健康功能状况和生活质量，且在影响健康行为、态度和情绪方面起决定性的作用。自我效能的形成与以下四个因素有关：直接性经验（即个体通过自己亲身体验所获得的经验）、替代性经验（即个体通过观察他人的行为所获得的经验）、他人的言语劝说、个体当时的生理和情绪状态。

四是患者积极度理论。患者积极度的概念是美国学者 Hibbard 博士于 2004年提出的，她认为患者积极性是指患者认识到自己在自我管理照护、与医师合作和维持健康中的重要角色，知道如何管理自己的状况和维持功能，有技能管理症状以及能获得适当和高品质的照护。患者积极度是变化的，患者在完全有能力管理好自己的健康状况之前一般会经历四个不同的积极水平阶段：处于第一水平的患者未意识到自己能在健康管理中扮演重要的角色，而只是被动地接受照顾；处于第二水平的患者已认识到自己必须对自己的健康负责，但缺乏自我管理的相关知识和信心；处于第三水平的患者已开始采取行动来管理自身的健康，但缺乏信心和相关技能来坚持这种行为；处于第四水平的患者已拥有信心和技能来管理自己的健康，但在碰到生活压力或健康危机时需要他人的帮助来维持所取得的进步。

（3）老年型糖尿病患者"两位一体"社区护理模式构建的方式。

本研究是在慢性病管理已经纳入社区卫生服务机构工作常态的大背景下，以上海市浦东新区社区备案的老年型糖尿病患者作为目标人群，充分借鉴、吸收社区糖尿病患者自我管理模式、病案管理模式和同伴支持模式的优点，在理论研究、文献研究的基础上形成《老年型糖尿病患者"两位一体"社区护理模式（初稿）》（以下简称《模式》），在专家会议论证的基础上形成《模式（修订稿）》。在方便抽样的基础上选取能代表浦东新区卫生发展现状的一个社区卫生服务中心对《模式（修订稿）》的效果进行验证性研究，最终构建的一套较为科学、系统的老年糖尿病患者社区护理模式。

（4）老年型糖尿病患者"两位一体"社区护理模式的构建内容。

本研究借鉴"模式"和组织管理学的相关概念，构建了城市社区老年型糖尿病患者"两位一体"社区护理模式的基本框架，包括模式的人员组成、职责、运行、质量监控等方面；依据现况调查（社区老年型糖尿病患者管理水平的现况调查）部分结果，在充分考虑上海市现况的情况下制定了实施方案；在自我效能理论、患者积极度理论、国内外文献分析的基础上制定了老年型糖尿病患者"两位一体"社区护理模式的具体内容，包括患者教育、随访的实施方案，充分调动了基层社区卫生服务中心的医护人员、居委会卫生干事与患者本身的积极主动性，实现患者在医护人员指导下的有效自我管理。

（5）老年型糖尿病患者"两位一体"社区护理模式的实践效果。

本研究在随机分组的基础上对构建的老年型糖尿病患者"两位一体"社区护理模式进行了验证性研究，试验组按社区护理模式进行为期六个月的管理，对照组按社区现行的管理模式进行管理，证实了老年型糖尿病患者"两位一体"社区护理模式对社区中老年型糖尿病患者糖尿病知识水平、自我管理行为和生存质量的影响，得出了以下结论：①该模式能够提高老年型糖尿病患者的糖尿病知识水平；②该模式有助于老年型糖尿病患者改善自我管理行为；③该模式有助于提高老年型糖尿病患者的生存质量。

2. 基于家庭医生签约服务的社区老年 2 型糖尿病患者居家护理模式构建研究

随着经济水平的提高，老龄化进程的加快，老年糖尿病患病率在全球范围呈迅速上升趋势。2015 年，我国老年糖尿病患病率高达 22.86%，约占糖尿病总人数的 40%。糖尿病患者病程长、恢复慢、并发症多、致残率高等特点，决定患者需反复住院治疗，但疾病的长期康复更需要居家治疗与护理。居家护理（home care nursing）是指社区护士直接到患者家中，向患者提供连续的、系统的基本医疗护理服务。有研究表明，居家护理对于老年患者来说，兼顾了对身体与心理的双重照护，能够促使健康老龄化，减轻疾病负担，解决或改善老年患者的健康问题。国外老年糖尿病患者居家护理始于 20 世纪 70 年代，目前已形成较为成熟的居家护理模式。而国内老年糖尿病患者居家护理服务起步较晚，发展较缓慢，尚缺乏可操作性与实用性的居家护理方案，无法满足老年糖尿病患者的居家护理健康需求，亟待一个适合我国国情、较为系统的糖尿病患者居家护理模式。2011 年，我国首次提出推行家庭医生签约服务，即以全科医生为主要载体，以全科服务团队为依托，以社区为范围，以家庭为单位，以全面健康管理为目标，通过契约服务的形式为家庭及其成员提供连续、安全、有效且适宜的综合医疗卫生和健康管理服务。而在新医改的背景下，如何将家庭医生签约服务与居家护理相融合，构建新型的糖尿病患者居家护理模式值得研究人员深入探究。因此，本节旨在构建一套较为科学、系统的基于家庭医生签约服务的社区老年 2 型糖尿病患者居家护理模式，对改善或解决社区老年 2 型糖尿病患者个性化健康问题，提高患者对居家护理服务满意度，促进社区家庭医生签约服务进一步发展有重要的意义。

（1）居家护理模式构建的文献依据。

科研小组成员分别在中国知网、维普、万方、PubMed、Springer、Elsevie 等中英文数据库进行检索，查阅国内外关于"居家护理模式""居家护理""家庭护理"等相关文献，并对文献资料进行整理和分析，了解国内外居家护理服务现状，借鉴国外先进经验，为构建符合我国国情的居家护理模式提供一定参考依据。

（2）居家护理模式构建的政策依据。

《关于促进护理服务业改革与发展的指导意见》：2018 年，由国家卫生健康委员会等 11 个部门联合印发，该《指导意见》提出，要充分考虑不同人群的健康特征和护理服务需求，统筹发展机构护理、社区和居家护理以及其他多种形式的护理服务。

《关于推进家庭医生签约服务的实施意见》：2017 年 5 月，由宁夏人民政府办公厅印发，该《意见》明确提出将社区老年慢性病患者纳入家庭医生签约服务重点人群，并要求家庭医生签约服务团队需按照签约协议主动上门，为社区老年慢性病患者提供差异化和个性化服务。

《关于做好 2018 年家庭医生签约服务工作的通知》：2018 年，由国家卫生健康委员会办公厅发布，该《通知》提出，不再追求签约率，把家庭医生签约服务工作重点向提质增效转变，做到签约一人、履约一人、做实一人，不断提高居民对签约服务的满意度。

《全国护理事业发展规划（2016—2020 年）》：该文件明确提出护理服务领域逐步从医疗机构向社区和家庭拓展，服务内容从疾病临床治疗向慢性病管理、老年护理、长期护理等方面延伸。同时也提出要逐步建立和完善"以居家为基础、社区为依托"的长期居家护理服务体系来进一步完善国内医疗服务体系，开展长期护理服务模式。

（3）居家护理模式构建的原则。

整体性原则：基于家庭医生签约服务的社区老年 2 型糖尿病患者居家护理模式，能够全面反映社区老年 2 型糖尿病患者居家护理服务内容及标准。

必要性原则：随着我国经济快速增长，老龄化进程加快，老年糖尿病患病率呈迅速上升趋势，严重影响到老年人的身心健康。且由于糖尿病患者病程长、恢复慢、并发症多、致残率高等特点，决定其需反复住院治疗，但疾病的长期恢复更需要居家治疗与护理。而且我国目前尚没有较为科学、系统的居家护理模式。因此，构建基于家庭医生签约服务的社区老年 2 型糖尿病患者居家护理模式，对加强社区老年 2 型糖尿病患者的规范化管理以及推行家庭医生签约服务具有积极的社会和现实必要性。

科学性原则：社区老年 2 型糖尿病患者居家护理模式构建的研究方法要科学、严谨，能客观有效地反映社区老年 2 型糖尿病患者居家护理的特征及优势。

可行性原则：社区老年 2 型糖尿病患者居家护理模式构建的内容描述要简洁清楚，可操作性强，能够为今后社区老年 2 型糖尿病患者居家护理服务提供参考依据。

实用性原则：构建的居家护理模式要以满足社区老年 2 型糖尿病患者健康需求为目标，充分体现社区居家护理发展趋势，便于社区医护人员实施。

（4）居家护理模式构建方法与内容。

在新医改大背景下，将社区家庭医生签约服务制度与社区老年 2 型糖尿病患者居家护理服务需求有机契合，通过问卷调查了解和分析社区老年 2 型糖尿病患者居家护理服务需求及影响因素。通过质性访谈了解社区家庭医生签约服务和居家护理服务现状，深度挖掘有活动障碍的社区老年 2 型糖尿病患者居家护理服务需求。并以《全国医疗卫生服务体系规划纲要（2015—2020 年）》《关于做好 2018 年家庭医生签约服务工作的通知》《推进家庭医生签约服务的实施意见》《全国护理事业发展规划（2016—2020 年）》等相关政策为依据，结合文献分析，采用专家小组会议法进行修订，构建一套适合我国国情，较为系统、科学的社区老年 2 型糖尿病患者居家护理模式。最终构建的居家护理模式包括"居家护理的目标和宗旨""居家护理的服务团队""居家护理的服务流程及内容"三大部分。

目前，我国糖尿病社区护理发展相对国外落后，还未形成系统完善的糖尿病社区护理流程及内容。社区糖尿病护理模式仅仅是针对部分地区进行研究，没有大范围的实践应用，有待进一步完善。还有部分研究是借鉴国外模式，没有根据我国国情进一步研究。因此，我国社区护理的发展应借鉴西方社区护理模式构建的思路和方法，结合本国实际，寻求目前均未解决的共同问题，做出思考，要将理论研究与实践相结合，以确定有自己特色的社区糖尿病护理模式，让更多的糖尿病患者接受规范的社区管理，从而提高其生存质量及服务满意度。

【参考文献】

［1］ Wang Z, Chen Z, Zhang L, et al. Status of Hypertension in China：Results from the China Hypertension Survey, 2012 - 2015 ［J］. Circulation, 2018, 137（22）：2344 - 2356.

［2］ 李立明, 饶克勤, 孔灵芝, 等. 中国居民 2002 年营养与健康状况调查 ［J］. 中华流行病学杂志, 2005, 26（7）：478 - 484.

［3］ 胡以松, 姚崇华, 王文志, 等. 2002 年中国部分民族高血压患病情况 ［J］. 卫生研究, 2006, 35（5）：573 - 575.

［4］ Gu D, Wildman RP, Wu X, et al. Incidence and Predictors of Hypertension over 8 Years among Chinese Men and Women ［J］. J Hypertens, 2007, 25（3）：517 - 523.

［5］ Lewington S, Lacey B, Clarke R, et al. The Burden of Hypertension and Associated Risk for Cardiovascular Mortality in China ［J］. JAMA Intern Med, 2016, 176（4）：524 - 532

［6］ Wu Y, Huxley R, Li L, et al. Prevalence, Awareness, Treatment and Control of Hypertension in China：Data from the China National Nutrition and Health Survey 2002 ［J］. Circulation, 2008, 118（25）：2679 - 2686.

［7］ 范国辉, 王增武, 张林峰, 等. 2013 年北方四区县农村高血压患病率、知晓率、治疗率和控制率调查 ［J］. 中华医学杂志, 2015, 95（8）：616 - 620.

［8］ Yang L, Yan J, Tang X, et al. Prevalence, Awareness, Treatment, Control and Risk Factors Associated with Hypertension among Adults in Southern China, 2013 ［J］. PLo S One, 2016, 11（1）：e146 - 181.

［9］ Gu H, Li W, Yang J, et al. Hypertension Prevalence, Awareness, Teatment and Control among Han and Four Ethnic Minorities（Uygur, Hui, Mongolian and Dai）in China ［J］. J Hum Hypertens, 2015, 29（9）：555 - 560.

［10］ 王耕, 李立明, 胡永华, 等. 上海市社区人群高血压危险因素聚集与患病关系的研究 ［J］. 中华流行病学杂志, 2013, 34（4）：307 - 310.

［11］ Gu D, Gupta A, Muntner P, et al. Prevalence of Cardiovascular Disease Risk Factor Clustering among the Adult Population of China：Results from the International Collaborative Study of Cardiovascular Disease in Asia（Inter Asia）［J］. Circulation, 2005, 112（5）：658 - 665.

［12］ Ying CQ, Fu SB, Xu Q, et al. Multiple Risk Factor Clustering and Risk of Hypertension in the Mongolian Ethnic Population of China ［J］. Biomed Environ Sci, 2007, 20（5）：381 - 385.

［13］ Elliott P, Stamler J, Nichols R, et al. Intersalt Revisited：Further Analyses of 24 Hour Sodium Excretion and Blood Pressure within and Across Populations. Inter Salt Cooperative Research Group ［J］. BMJ, 1996, 312（7041）：1249 - 1253.

［14］ 国家卫生和计划生育委员会疾病预防控制局. 中国居民营养与慢性病状况报告（2015）［M］. 北京：人民卫生出版社, 2015：33 - 50.

［15］ Liu Z. Dietary Sodium and the Incidence of Hypertension in the Chinese Population：a Review of Nationwide Surveys ［J］. Am J Hypertens, 2009, 22（9）：929 - 933.

［16］ Global BMIMC, Di Angelantonio E, Bhupathiraju Sh N, et al. Body Mass Index and all Cause Mortality: Individual Participant Data Meta Analysis of 239 Prospective Studies in Four Continents ［J］. Lancet, 2016, 388 (10046): 776 – 786.

［17］ 王增武, 郝光, 王馨, 等. 我国中年人群超重/肥胖现况及心血管病危险因素聚集分析 ［J］. 中华高血压杂志, 2014, 35 (10): 1000.

［18］ 冯宝玉, 陈纪春, 李莹, 等. 中国成年人超重和肥胖与高血压发病关系的随访研究 ［J］. 中华流行病学杂志, 2016, 37 (5): 606 – 611.

［19］ Wang Z, Zeng X, Chen Z, et al. Association of Visceral and Total Body Fat with Hypertension and Prehypertension in a Middle Aged Chinese Population ［J］. J Hypertens, 2015, 33 (8): 1555 – 1562.

［20］ Fox CS, Massaro JM, Hoffmann U, et al. Abdominal Visceral and Subcutaneous Adipose Tissue Compartments: Association with Metabolic Risk Factors in the Framing Ham Heart Study ［J］. Circulation, 2007, 116 (1): 39 – 48.

［21］ Xin X, He J, Frontini MG, et al. Effects of Alcohol Reduction on Blood Pressure: a Meta Analysis of Randomized Controlled Trials ［J］. Hypertension, 2001, 38 (5): 1112 – 1127.

［22］ Lambert E, Dawood T, Straznicky N, et al. Association between the Sympathetic Firing Pattern and Anxiety Level in Patients with the Metabolic Syndrome and Elevated Blood Pressure ［J］. J Hypertens, 2010, 28 (3): 543 – 550.

［23］ Bajko Z, Szekeres CC, Kovacs KR, et al. Anxiety, Depression and Autonomic Nervous System Dysfunction in Hypertension ［J］. J Neurol Sci, 2012, 317 (1 – 2): 112 – 116.

［24］ Dong GH, Qian ZM, Xaverius PK, et al. Association between Long Term Air Pollution and Increased Blood Pressure and Hypertension in China ［J］. Hypertension, 2013, 61 (3): 578 – 584.

［25］ 王增武, 隋辉, 王馨, 等. 农村社区高血压管理效果对比研究 ［J］. 医学研究杂志, 2015, 44 (1): 25 – 28.

［26］ Wang Z, Wang X, Chen Z, et al. Hypertension Control in Community Health Centers across China: Analysis of Anti-hypertensive Drug Treatment Patterns ［J］. Am J Hypertens, 2014, 27 (2): 252 – 259.

［27］ 吴兆苏, 霍勇, 王文, 等. 中国高血压患者教育指南 ［J］. 中华高血压杂志, 2013, 21 (12): 1123 – 1149.

［28］ Leung SO, Chan CC, Shah S. Development of a Chinese Version of the Modified Barthel in Desvalidity and Reliability ［J］. Clinical Rehabilitation, 2007, 21 (10): 912 – 922.

［29］ Lawton MP, Brody EM. Assessment of Older People: Self Maintaining and Instrumental Activities of Daily Living ［J］. Gerontologist, 1969, 9 (3): 179 – 186.

［30］ Folstein MF, Folstein SE, Mc Hugh PR. "Mini-mental state". A Practical Method for Grading the Cognitive State of Patients for the Clinician ［J］. J Psychiatr Res, 1975, 23 (3): 189 – 198.

［31］ Borson S, Scanlan JM, Chen P, et al. The Mini-Cog as a Screen for Dementia: Validation in a Population – based Sample ［J］. J Am GeriatrSoc, 2003, 51 (10): 1451 – 1454.

[32] Lobo A, Ezquerra J, GomeaBurgada F, et al. Cognitive Mini-test a Simple Practical Test to Detect Intellectual Changes in Medical Patients [J]. ActasLuso Esp Neurol Psiquiatr Cienc Afines, 1979, 7 (3): 189 – 202.

[33] Jackson JC, Ely EW. The Confusion Assessment Method (CAM) [J]. Int J Geriatr Psychiatry, 2003, 18 (6): 557 – 558.

[34] Allgaier AK, Kramer D, Mergl R, et al. Validity of the Geriatric Depression Scale in Nursing Home Residents: Comparison of GDS – 15, GDS – 8, and GDS – 4 [J]. Paychiatrische Praxis, 2011, 38 (6): 280 – 286.

[35] Leung KK, Chen CY, Lue BH, et al. Social Ssupport and Family Functioning on Psychological Symptoms in Elderly Chinese [J]. Archives of Gerontology & Geriatrics, 2007, 44 (2): 203 – 213.

[36] Tinetti ME, Baker DI, Mc Avay G, et al. A Multifactorial Intervention to Reduce the Risk of Falling Among Elderly People Living in the Community [J]. Nengl J Med, 1994, 331 (13): 821 – 827.

[37] Shen S, He T, Chu J, et al. Uncontrolled Hypertension and Orthostatic Hypotension in Relation to Standing Balance in Elderly Hypertensive Patients [J]. Clin Interv Aging, 2015, 28 (5), 897 – 906.

[38] Chu JJ, Chen XJ, Shen SS, et al. A Poor Performance in Comprehensive Geriatric Assessment is Associated with Increased Fall Risk in Elder Swith Hypertension: a Cross-Sectional Study [J]. J Geriatr Cardiol, 2015, 12 (2): 113 – 138.

[39] Forrest GP, Chen E, Huss S, et al. A Comparison of the Functional Independence Measure and Morse Fall Scale as Tools to Assess Risk off All on an Inpatient Rehabilitation [J]. Rehabil Nurs, 2013, 38 (4): 186 – 192.

[40] De Craen AJ, Heeren TJ, Gussekloo J. Accuracy of the 15 – item Geriatric Depression Scale (GDS – 15) in a Community Sample of the Older Sold [J]. Int J Geriatr Psychiatry, 2003, 18 (1): 63 – 66.

[41] 于普林, 王建业. 加强老年人衰弱综合征的防治研究 [J]. 中华老年医学杂志, 2015, 34 (12): 1281.

[42] Chen X, Mao G, Leng SX. Frailty Syndrome: an Overview [J]. ClinInterv Aging, 2014, 19 (9): 433 – 441.

[43] Rockwood K, Song XW, Mitnitski A, et al. 老年医学与衰弱老年人的医疗服务 [J]. 中华老年医学杂志, 2009, 28 (5): 353 – 365.

[44] Fried LP, Tangen C, Walston J, et al. Frailty in Older Adults: Evidence of a Phenotype [J]. J Gerontol A Biol Sci Med Sci, 2001, 56 (3): M146 – 156.

[45] Rockwood K, Mitnitski A. Frailty Defined by Deficit Accumulation and Geriatric Medicine Defined by Frailty [J]. Clin Geriatr Med, 2001, 27 (1): 17 – 26.

[46] Woo J, Yu R, Wong M, et al. Frailty Screening in the Community Using the Frail Scale [J]. Am Med Dir Assoc, 2015, 16 (5): 412 – 419.

[47] Ritt M, Blooheimer LC, Sieber CC, et al. Prediction of One Year Mortality by Five

Different Frailty Instruments：a Comparative Study in Hospitalized Geriatric Patients［J］. Arch Gerontol Geriatr, 2016, 66（9 - 10）：66 - 72.

［48］ 王秋梅，陈亮恭. 肌少症的亚洲诊断共识：未来的发展与挑战［J］. 中华老年医学杂志, 2015, 34（5）：461 - 462.

［49］ Andruszkiewicz A, Basinska MA, Felsmann M, et al. The Determinants of Coping with Pain in Chronically Ill Geriatric Patients the Role of a Sense of Coherence［J］. Clin Interv Aging, 2017, 12（2）：315 - 323.

［50］ Rapo - Pylkko S, Haanpaa M, Liira H. Subjective Easiness of Pain Assessment Measures in Older People［J］. Arch Gerontol Geriatr, 2016, 65（2）：25 - 28.

［51］ Gnjidic D, Hilmer SN, Blyth FM, et al. Poly Pharmacy Cut off and Outcomes：Five or More Medicines were Used to Identify Community-Dwelling Older Men at Risk of Different Adverse Outcomes［J］. J Clin Epidemiol, 2012, 65（9）：989 - 995.

［52］ The American Geriatrics Society 2015 Beers Criteria Update Expert Panel. American Geriatrics Society 2015 Updated Beers Criteria for Potentially Inappropriate Medication Use in Older Adults［J］. J Am Geriatr Soc, 2015, 63（12）：2227 - 2246.

［53］ 闫妍，王育琴，沈芊，等. 中国老年人潜在不恰当用药目录的研制［J］. 药物不良反应杂志, 2015, 17（1）：19 - 26.

［54］ 于恩彦，朱俊鹏，吴万振，等. 高龄老年住院患者睡眠质量、生活质量及心理状态的相关性［J］. 中华老年病研究电子杂志, 2015, 2（1）：20 - 23.

［55］ Kim KW, Kang SH, Yoon KY, et al. Prevalence and Clinical Character is tics of insomnia and its sub types in the elderly［J］. Arch Gerontol Geriatr, 2017, 68（1 - 2）：68 - 75.

［56］ Olivares J, Ayala L, Salas-Salvado J, et al. Assessment of Risk Factors and Test Performance on Malnutrition Prevalence at Admission Using Four Different Screening Tools ［J］. Nutr Hosp, 2014, 29（3）：674 - 680.

［57］ Rubenstein LZ, Harker JO, Salva A, et al. Screening for Under Nutrition in Geriatric Practice：Developing the Short form Mini Nutritional Assessment（MNA - SF）［J］. J Gerontol A Biol Sci Med Sci, 2001, 56（6）：366 - 372.

［58］ 姜丽萍，张龙，陈丽莉，等. 应用 Braden 量表联合近红外光谱仪评估 ICU 患者压疮发生的研究［J］. 中华护理杂志, 2014, 49（8）：901 - 904.

［59］ 任青卓. 社区老年人衰弱筛查工具的引进及衰弱预防管理策略研究［D］. 广州：南方医科大学, 2019.

［60］ 华前珍. 老年护理学［M］. 3 版. 北京：人民卫生出版社, 2014.

［61］ 刘淼，何耀，吴蕾，等. 老年综合征的定义、评估工具及应用［J］. 中华保健医学杂志, 2015, 17（6）：513 - 515.

［62］ Rosen SL, Reuben DB. Geriatric Assessment Tools［J］. Mt Sinai JMed, 2011, 78（4）：489 - 497.

［63］ Inouye SK, Studenski S, Tinetti ME, et al. Geriatric Syndromes：Clinical, Research, and Policy Implications of a Core Geriatric Concept［J］. J Am Geriatr Soc, 2007, 55（5）：780 - 791.

［64］陈峥. 老年综合征管理指南［M］. 北京：中国协和医科大学出版社，2010.

［65］闫静，刘英. 老年综合评估的应用及研究进展［J］. 医学综述，2017，23（17）：3419－3423.

［66］蹇在金. 老年人综合评估［J］. 中华老年医学杂志，2012，31（3）：177－181.

［67］潘锋. 老年综合评估是老年医学的核心手段［J］. 中国医药导报，2018，15（3）：1－3.

［68］Forciea MA，Schwab EP，Raziano DB. et al. Geriatric Secrets［M］. 3rded. Philadelphia：Hanley&Belfus，2004：14－23.

［69］George LK，Palmore E，Cohen HJ. The Duke Center for the Study of Aging：One of Our Earliest Roots［J］. Gerontologist，2014，54（1）：59－66.

［70］Wang M，Liu Y，Chen P，et al. Comprehensive Health Status of The Empty Nest Elders and Demand for Community Service［J］. Chinese Journal of Practical Nursing，2014，30（20）：19－23.

［71］杨琛，王秀华，谷灿，等. 老年人健康综合评估量表研究现状及进展［J］. 中国全科医学，2016，19（9）：991－996.

［72］Haywood KL，Garratt AM，Fitzpatrick R. Older People Specific Health Status and Quality of Life：a Structured Review of Self－assess End Instruments［J］. J Eval Clin Pract，2005，11（4）：315－327.

［73］Minhage M，Larsson BW，Gustafsson G，et al. Psychometric Testing of the Swedish Version of the Philadelphia Geriatric Center Multilevel Assessment Instrumen［J］. Int J NursPract，2007，13（3）：139－150.

［74］Van Hook MP，Berkman B，Dunkle R. Assessment Tools for General Health Care Settings：PRIME－MD，OARS，and SF－36. Primary Care Evaluation of Mental Health Disorders. Older Americans Resources and Services Questionnaire；Short Form－36［J］. HealthSoc Work，1996，21（3）：230－234.

［75］Bartsch LJ，Butterworth P，Byles JE，et al. Examining the SF－36 in an Older Population：Analysis of Data and Presentation of Australian Adult Reference Scores from the Dynamic Analyses to Optimise Ageing（DYNOPTA）project［J］. Qual Life Res，2011，20（8）：1227－1236.

［76］李清. 老年糖尿病患者老年综合评估量表观察与干预探讨［D］. 南宁：广西医科大学，2017.

［77］邢宁宁. 老年综合评估及干预在老年高血压合并焦虑状态患者中的应用效果评价［D］. 唐山：华北理工大学，2017.

［78］安妮娜. 老年综合评估对再发性高血压患者服药依从性的影响［J］. 齐鲁护理杂志，2017，23（5）：76－78.

［79］程娅楠. 护士主导的老年综合评估技术在老年COPD患者中的应用［D］. 太原：山西医科大学，2019.

［80］刘赟赟，陈红，刘国莲，等. 基于老年综合评估的社区家庭访视护理对老年高血压患者生活质量的影响研究［J］. 中国全科医学，2018，21（28）：3478－3484.

［81］于子凯，许海燕，齐喜玲，等. 老年综合评估在经导管主动脉瓣置换术患者心脏康复中的应用价值［J］. 中华老年心脑血管病杂志，2019，21（7）：691－694.

［82］胡秀英，龙纳，吴琳娜，等. 中国老年人健康综合功能评价量表的研制［J］. 四川大学学报（医学版），2013，44（4）：610－613.

［83］中华医学会老年医学分会，中华老年医学杂志编辑部. 中国健康老年人标准（2013）［J］. 中华老年医学杂志，2013，32（8）：801.

［84］樊瑾，于普林，李小鹰. 中国健康老年人标准（2013）解读2：健康评估方法［J］. 中华老年医学杂志，2014，33（1）：1－3.

［85］葛亮，王桦，曾尔亢，等. 湖北省钟祥市百岁老人健康状况评估与慢性病调查［J］. 中国社会医学杂志，2015，32（2）：132－135.

［86］茅范贞，陈俊泽，苏彩秀，等. 老年健康功能多维评定量表的研制［J］. 中国卫生统计，2015，32（3）：379－382.

［87］顾敏华，宋佳，王雯晶，等. 老年综合征的评估现状及展望［J］. 上海护理，2016，16（5）：64－67.

［88］张姣姣. 常见老年人生活质量测量工具介绍及研究展望［J］. 护理学报，2011，18（8A）：12－14.

［89］刘淼，何耀，张迪，等. 社区老年人群健康综合评估工具的研发及信度和效度的研究［J］. 中国流行病学杂志，2016，37（2）：210－213.

［90］谢世麒. 重庆市老年健康综合评估量表的编制［D］. 重庆：重庆医科大学，2016.

［91］Pastor DK. Home Sweet Home：a Concept Analysis of Home Visiting［J］. Home Health Nurse，2006，24（6）：389－394.

［92］赵秋利. 社区护理学［M］. 北京：人民卫生出版社，2010.

［93］Achenbach TM，Edelbrock C，Howell CT. Empirically Based Assessment of the Behavioral/Emotional Problems of 2 and 3 year-old Children［J］. J Abnorm Child Psychol，1987，15（4）：629－650.

［94］Riichiro N. Family Therapy in Japan Context and Development［J］. Intern Congress Series，2006，1287（3）：150－153.

［95］尹雪梅. 日本的访视护理与康复［J］. 国外医学：护理学分册，1999，18（11）：503.

［96］梁晓晖. 美国社区医院的产后护理访视［J］. 国外医学护理学分册，1999，18（11）：497.

［97］Huss A，Stuck AE，Rubenstein LZ，et al. Multidimensional Preventive Home Visit Programs for Community-Dwelling Older Adults：a Systematic Review and Meta-Analysis of Randomized Controlled Trials［J］. J Gerontol A Biol Sci Med Sci，2008，63（3）：298－307.

［98］李映兰. 社区护理学［M］. 长沙：中南大学出版社，2008.

［99］郑淑珍. 社区护理［M］. 西安：第四军医大学出版社，2005.

［100］Diaz J，Oshana D，Harding K. Healthy Families America：2003 Annual Profile of Program Sites. Chicago：Prevent Child Abuse America［EB/OL］. 2006，http：www. healthy families America org/downloads/hfa-site-survery. pdf.

［101］姜月平. 访视护理的现状与发展［J］. 实用护理杂志，2000，16（4）：3－4.

[102] 成彩云，蒋科. 家庭随访对高血压患者治疗依从性的影响 [J]. 现代护理，2007，12 (3)：3-4.

[103] 李小英，刘志娟，王绿环. 家庭访视对高血压患者遵医行为的影响 [J]. 护理管理杂志，2005，5 (10)：1-7.

[104] 王素娟. 实施社区老年高血压患者家庭访视的效果与评价 [J]. 现代医院，2008，8 (2)：147-148.

[105] Martin K. The Omaha System：A Key to Practice ，Documentation，and Information Management [M]. St. Louis，Missouri：Elsevier Saunders，2005：11-12.

[106] 薛桂娥，楚婷，陈正英，等. 社区护理干预对女性神经源性膀胱患者生活质量的影响 [J]. 中华护理杂志，2013，48 (4)：346-349.

[107] 汪向东，王希林. 心理卫生评定量表手册 [J]. 中国心理卫生杂志社，1999，增刊：194-197.

[108] 路桃影，李艳，夏萍，等. 匹兹堡睡眠质量指数的信度及效度分析 [J]. 重庆医学，2014，43 (3)：260-263.

[109] 康健. 脑卒中后营养支持治疗的研究进展 [J]. 中国医师杂志，2014，16 (8)：1149-1151.

[110] 老年人跌倒干预技术指南 [EB/OL]. http：//www. moh. gov. cn/publicfiles/business/htmlfiles/mohjbyfkzj/s5888/201109/52857. htm. [2012-07-08].

[111] 李节，毛靖，周丹，等. 湖北省部分地区居家老年人跌倒现状及危险因素分析 [J]. 护理研究，2013，27 (20)：2081-2083.

[112] 覃芹丹，陈颖颖，李萍，等. 认知功能对居家老年人跌倒危险性的影响分析 [J]. 中华护理杂志，2015，50 (11)：1379-1382.

[113] 程澹澹. 太原市养老机构老年人抑郁症状的护理干预研究 [D]. 太原：山西医科大学，2017.

[114] 吴振强，崔光辉，张秀军，等. 老年人家庭功能状况及影响因素分析 [J]. 中国公共卫生，2009，25 (2)：139-140.

[115] 陈楚. 高血压患者家庭访视方案的构建及实证研究 [D]. 福州：福建医科大学，2013.

[116] 郑翠红，陈楚，李华萍，等. 社区高血压患者家庭访视方案的构建 [J]. 护理学杂志，2014，29 (21)：81-84.

[117] 杨琴，袁丽. 社区老年慢性病家庭访视的研究进展 [J]. 护理学杂志，2019，24 (21)：93-95.

[118] 杜文娟. 护理程序在社区老年高血压患者家庭访视中的应用研究 [D]. 石河子：石河子大学，2013.

[119] 孙兰. 基于居民电子健康档案的社区高血压管理模式研究 [D]. 上海：复旦大学，2013.

[120] 鲍丽. 高血压社区中医规范化管理模式构架研究 [D]. 济南：山东中医药大学，2012.

[121] 丁平俊. 家庭责任医生签约模式下护理干预对老年高血压患者服药依从性及血压控制

的研究［D］. 天津：天津医科大学，2015.

［122］李婷，杨芸峰，易春涛. 社区高血压不同管理模式的特点及研究进展［J］. 上海医药，2019，18（40）：9－12＋31.

［123］卢海霞，何炜，耿桂灵. 我国社区高血压人群分级管理的研究进展［J］. 中国全科医学，2011，14（12B）：4010－4012.

［124］卢明芳，索学芬. 谈我国社区高血压人群分级管理的研究进展［J］. 中国卫生产业，2015，06（84）：197－198.

［125］杨伟伟，孙咪，戴霞，等. 中医适宜技术在社区高血压病健康管理中的研究进展［J］. 世界最新医学信息文摘，2019，19（20）：70－73.

［126］邵申申，张萍，万小惠. 社区高血压患者自我管理干预模式的研究现状［J］. 护理研究，2018，32（23）：3670－3072.

［127］冯大跃，王茜，李金明，等. 慢性非传染性疾病的管理途径与方法［J］. 人民军医，2014，57（9）：969－970.

［128］王燕. 糖尿病规范化健康管理模式的研究［D］. 南京：南京医科大学，2018.

［129］International Diabetes Federation. Diabetes Atlas［M］. Second Edition. International Diabetes Federation, Brussels, 2003.

［130］吕书红，周讳田，田本淳，等. 社区高血压糖尿病自我管理对患者相关行为影响的研究［J］. 中国健康教育，2005，21（9）：647－650.

［131］International Institute WHO Collaborating Center for the Non-communicable Disease. The Rising Global Burden of DM and its Complication Estimates and Projections to the Year 2010［J］. Diabetes Med, 1997, 14（2）suppl5：35－48.

［132］潘孝仁，杨文英，刘娟，等. 1994 年中国糖尿病患病率及其危险因素［J］. 中平内科杂志，1997，36（6）：25－30.

［133］Harvey PW, Docheirty BM. Sisyphus and Self-management：the Chronic Condtion Self-Management Pharadox［J］. Aust Health Rev, 2007, 33（20）：45－47.

［134］史庭璋. 家庭医生制对社区糖尿病患者的规范管理对照研究［J］. 上海医药，2012，33（20）：45－47.

［135］Harvey Pff, Docheirty BM. Sisyphus and Self-management：the Chronic Condition Self-management Pharadox［J］. Aust Health Rev, 2007, 31（2）：184－192.

［136］中国疾病预防控制中心，中国疾病预防控制中心慢性非传染性疾病预防控制中心. 中国慢性病及其危险因素监测报告 2010［M］. 北京：军事医学科学出版社，2012.

［137］Zimmet PZ, Magliano DJ, Herman WH, Shaw JE：Diabetes：a 21st Century Challenge［J］. The Lancet Diabetes & Endocrinology, 2014, 2（1）：56－64.

［138］Dall TM, Zhang Y, Chen YJ, Quick WW, Yang WG, Fogli J：The Economic Burden of Diabetes［J］. Health Aff（Millwood）2010, 29（2）：297－303.

［139］Shaw JE, Sicree RA, Zimmet PZ. Global Estimates of the Prevalence of Diabetes for 2010 and 2030［J］. Diabetes Research and Clinical Practice 2010, 87（1）：4－14.

［140］International Diabetes Federation. Diabetes Atlas 6th edition［EB/OL］. http：//www. idf. org/diabete satlas. 2013.

［141］International Diabetes Federation. Diabetes atlas. 7th edition ［EB/OL］. Available at： http：//wwwdiabetesatlasorg/.

［142］International Diabetes Federation. Diabetes Atlas 8th edition ［EB/OL］. http：// www. idf. org/diabete satlas. 2017.

［143］漆莉. 重庆市社区糖尿病干预现状及新型模式研究 ［D］. 重庆：第三军医大学，2016.

［144］Pan XR，Yang WY，Li GW. Prevalence of Diabetes and its Risk Factors in China，1994. National Diabetes Prevention and Control Cooperative Group ［J］. Diabetes Care，1997，20（11）：1664－1669.

［145］Pan XR，Yang WY，Li GW. Prevalence of Diabetes and its Risk Factors in China，1994. National Diabetes Prevention and Control Cooperative Group ［J］. Diabetes Care，1998，21（10）：1668－1669.

［146］Yang W，Lu J，Weng J. Prevalence of Diabetes Among Men and Women in China ［J］. New England Journal of Medicine，2010，362（12）：1090－1101.

［147］徐瑜，毕宇芳，王卫庆，等. 中国成人糖尿病流行与控制现状——2010 年中国慢病监测暨糖尿病专题调查报告解读 ［J］. 中华内分泌代谢杂志，2014，30（03）：184－186.

［148］Wang LM，Gao P，Zhang M，et al. Prevalence and Ethnic Pattern of Diabetes and Prediabetes in China in 2013 ［J］. JAMA，2017，317（24）：2515－2523.

［149］Pemmtt MA. Genetics of NIDDM ［J］. Diabetes Care，l990，l3（11）：1150－1153.

［150］Rotter JI，Rimoin DL. The Genetics of the Glucose Intolerance Disorders ［J］. American Journal of Medicine，1981，70（1）：116－126.

［151］蒋雯巍，蒋雨平. 高同型半胱氨酸血症与糖尿病神经病变 ［J］. 中华老年医学杂志，2005，24（9）：708.

［152］Manson JE，Nathan DM，Krolewski AS，et al. A Prospective Study of Exercise and Incidenceof Diabetes Among US Male Physicians ［J］. JAMA，1992，268（1）：63－67.

［153］Fulton-Kehoe D，Hamman RF，Baxter J，et al. A Case-control Study of Physical Activity and Non-insulin Dependent Diabetes Mellitus NIDDM ［J］. Annals of Epidemiology，2001，11（5）：320－327.

［154］马林茂，富振英，向红丁，等. 2 型糖尿病危险因素的 LOGISTIC 回归分析 ［J］. 中国糖尿病杂志，1999，5：262－264.

［155］王燕芳，Cassano P，陈君石. 膳食营养与 2 型糖尿病 ［J］. 中华预防医学杂志，1999，33（4）：244－247.

［156］郭啸华，刘志红，李恒，等. 高糖高脂饮食诱导的 2 型糖尿病大鼠模型及其肾病特点 ［J］. 中国糖尿病杂志，2002，（5）：35－39.

［157］张岩，陈晓亭，宋惠珠，等. 肥胖所导致的胰岛素抵抗分子机制的研究进展 ［J］. 检验医学，2014，29（7）：774－778.

［158］Willi C，Bodenmann P，Ghali WA，etal. Active Smoking and the Risk of Type 2 Diabetes：Asystematic Review and Meta-analysis ［J］. JAMA，2007，298（22）：2654－2664.

［159］Rimm EB, Chan J, Stampfer MJ, et al. Prospective Study of Cigarette Amoking, Alcohol use, and the Risk of Diabetes in Men ［J］. BMJ, 1995, 310: 555–559.

［160］Kawakami N, Takatsuka N, Shimizu H, et al. Effects of Smoking on the Incidence Ofnon-insulin-dependent Diabetes Mellitus. Replication and Extension in a Japanese Alcohol of Maleemployees ［J］. Am J Epidemiol, 1997, 145 (2): 103–109.

［161］广东省糖尿病流行病学调查协作组. 吸烟、饮酒的糖尿病危险性分析 ［J］. 广东医学, 2001, (6): 459–462.

［162］Tsumaura K, Hayashi T, Suematsu C, et al. Daily Alcohol Consumption and the Risk of type 2diabetes in Japanese Men: the Osaka Health Survey ［J］. Diabetes Care, 1999, 22 (9): 1432–1437.

［163］张维忠. 肥胖、2型糖尿病与高血压 ［J］. 中华内科杂志, 2002, 41 (4): 284–285.

［164］吕志伟. 山东省糖尿病患者的就医行为研究 ［D］. 遵义: 遵义医学院, 2015.

［165］王平, 林晓琳, 张黎明, 等. 同医疗保障形式人群的就医行为调查 ［J］. 卫生软科学, 1997 (5): 42–43.

［166］Jonsson B. The Economic Impact of Diabetes ［J］. Diabetes Care, 1998, 21 (3): C7–C10.

［167］International Diabetes Federation. IDF Diabetes Atlas ［M］. 6th Edition. International Diabetes Federation, 2013.

［168］International Diabetes Federation. IDF Diabetes Atlas ［M］. 6th Edition. International Diabetes Federation, 2017.

［169］沈洪兵, 俞顺章, 徐耀初. 我国糖尿病的发病变化及其经济负担研究 ［J］. 上海预防医学杂志, 1998, 10 (9): 387–390.

［170］Bommer CHESV. The Global Economic Burden of Diabetes in Adults Aged 20–79 Years: a Cost-of-illness Study ［J］. Lancet Diabetes Endocrinol, 2017, 5 (6): 423–430.

［171］沈洪兵, 俞顺章. 我国1983—1995年糖尿病死亡率分析及趋势预测 ［J］. 中国卫生统计, 1999 (1): 9–11.

［172］张毓辉, 万泉, 柴培培, 等. 我国糖尿病医疗费用及筹资负担研究 ［J］. 中国卫生经济, 2017, 36 (4): 17–19.

［173］潘长玉. 糖尿病综合管理新视点 ［J］. 中国医学论坛报, 2008, 34 (29): 6.

［174］谢鸿, 成翠珍, 陈冬梅. 血糖控制不良的社区老年患者强化教育的实施 ［J］. 实用医技杂志, 2007, 14 (28): 35.

［175］陆勇, 季正明. 社区卫生定向服务模式在社区慢性病管理中的应用 ［J］. 中国慢性病预防与控制, 2004, 12 (2): 73–75.

［176］常淑玲, 朱五坤, 董胜平, 等. 社区糖尿病管理模式探讨 ［J］. 中华现代临床医学杂志, 2005, 4 (3): 311.

［177］姜淑琴. 在社区进行糖尿病健康教育与健康促进的新策略 ［J］. 中国全科医学, 2009, 12 (8): 1558.

［178］阮晓捕, 傅东坡, 傅华援. 浦东新区糖尿病自我管理健康教育项目实施效果评价 ［J］. 中国全科医学, 2009, 12 (8): 1400.

[179] Third-party Reimbursement for Diabetes Care Self-Management Education, and Supplies [J]. Diabetes Care, 2012, 36 (Supplies): S98 - S99.

[180] 肖宁, 杨文英. 2 型糖尿病的防治从 IGT 起步的新认识与评价 [J]. 辽宁实用糖尿病杂志, 2008, 4: 12.

[181] 赵铁云. 浅谈糖尿病的社区管理 [J]. 山西职工医学院学报, 2010, 20 (1): 68.

[182] 谭成清, 吴波. 社区综合干预防治糖尿病的研究和实践 [J]. 中国社区医师, 2010, 20 (1): 68.

[183] Caspersen CJ, Fultonts Exerc JE. Epidemiology of Walking and Type 2 Diabetes [J]. Med Sci Sports Exerc JT-medicine and Science in Sports, 2010, 40 (7suppl): S519 - 528.

[184] Visiongain. World Diabetes Market Analysis 2009 - 2023 [J]. Diabetes Care, 2010, 2.

[185] Association ad. Standards of Medical Care in Diabetes 2008 [J]. Diabetes Care, 2008, 31 (1): S12 - S54.

[186] Steinsbekk A, Ryqq L, Lisulo M, et al. Croup Based Diabetes Self-management Education Compared to Routine Treatment for People with Type 2 Diabetes Mellitus [J]. IiMC Health Servi Res, 2014, 2 (1): 213.

[187] 张颖, 李永辉. 国外全科医生的特点及启迪 [J]. 中华医院管理杂志, 2005, 21 (3): 213 - 215.

[188] Diabetes Care Continuum Model of Care for Diabetes Edited by NHS PC to London; 2008.

[189] 于保荣, 王维夫, 李友卫, 等. 英国、澳大利亚和德国的基本卫生服务提供及管理体制研究 [J]. 中国卫生事业管理, 2007, 23 (9): 641 - 644.

[190] Nadia Islam, Laura CW, Shilpa DP, etal. Evaluation of a Commu-nity Health worker Pilot Intervention to Improve Diabetes Man-agement in Bangladeshi Immigrants With Type2 Diabetes in New York City: Bangladeshi Community Health Worker Evalua - tion [J]. Diabetes Educ, 2013, 39 (4): 478 - 493.

[191] Catherine XR, Cheh KHChan. Type2 Diabetes Management in Hong Ethnic Minorities: What Primary Care Physicians Need to Know [J]. Hong Kong Med J, 2014, 20 (3): 222 - 228.

[192] Brink SJ, Francesco G. Education and Multidisciplinary Team Approach in Childhood Diabetes [J]. Acta Bio Medical AteneoParmense, 2004 (75): 7 - 21.

[193] Shojania KG, Ranji SR, McDonald KM, et al. Effects of Quality Improvement Strategies for type 2 Diabetes on Glycemic Control: Ameta-regression Analysis [J]. JAMA, 2006, 296 (4): 427 - 440.

[194] 许樟荣, 张立. 多学科协作与糖尿病并发症的综合防治——介绍澳大利亚和日本的糖尿病中心 [J]. 中国慢性病预防与控制, 2003, 11 (5): 193 - 194.

[195] Cavanaugh KL, White RO, Rothman RL. Exploring Disease Management Programs for Diabetes Mellitus [J]. Disease Management and Health Outcomes, 2007, 15 (2): 73 - 81.

[196] 吴丽琴, 陈育群, 姚永洪. 糖尿病管理中心在院外糖尿病患者管理中的作用 [J]. 护理与康复, 2009 (2): 144 - 145.

[197] 李晓华. 糖尿病医院管理模式的研究 [D]. 广州：广东药学院，2010.

[198] 黄映华，陈雪云，胡桂芳. 团队管理模式在糖尿病健康管理中的效果评价 [J]. 中国当代医药，2016（3）：125－127.

[199] Edward V. A multidisciplinary Approach to Foot Care in Diabetes [J]. Community Nurse, 1998, 4 (2): 53.

[200] 冯正仪，戴宝珍，顾沛，等. 糖尿病患者生活质量的评估研究 [J]. 中国行为医学科学，1995（3）：137－139.

[201] 范丽凤，黄玉荣，李海燕. 糖尿病患者的生活质量及影响因素 [J]. 中华护理杂志，1995（10）：562－567.

[202] 朱宇，胡肇衡，纪立农，等. 2型糖尿病分级分层管理的效果评价 [J]. 中国糖尿病杂志，2009，17（8）：324－325.

[203] 杨惠勤，付东波，莫东梅，等. 上海浦东慢性病自我管理项目实施效果评价研究 [J]. 中国初级卫生保健，2002，16（7）：17－20.

[204] 檀平，董建群. 糖尿病患者自我管理研究进展 [J]. 中国慢性病预防与控制，2011，8（4）：10－12.

[205] Toobert DJ, Hampson SE, Glasgow RE. The Summary of Diabetes Self-care Activities Measure: Results from 7 Studies and a Revised Scale [J]. Diabetes Care, 2000, 23: 943－950.

[206] Wang JS, Wang RH, Lin CC. Self-care Behavior and Related Factors in Outpatients Newly Diagnosed with Non-lnsulin-Dependent Diabetes Mellitus [J]. Journal of ET Nursing, 1998, 45 (2): 60－73.

[207] 张丽华. 高境社区糖尿病管理效果分析 [J]. 中国医学创新，2011（1）：179－180.

[208] 全金玉. 中老年2型糖尿病患者自我管理行为现状及影响因素的研究 [D]. 延吉：延边大学，2013.

[209] Weil M, Karls J. Historical Origins and Recent Developments in Case Management. Francisco: Jossey-Bass, 1985.

[210] Heisler M, et al. How Well do Patients' Assessment of Their Diabetes Self-managements Correlate with Actual Glycamic Control and Receipt of Recommended Daibetes Services [J]. Diabetes Care 2003, 26 (3): 738－743.

[211] Kerr EA, et al Comparing Clinical Automated, Medical Record, and Hybrid Data Sources for Diabetes Quality Measures [J]. Jt Comm J Qual Improv, 2002, 28 (10): 555－565.

[212] 王媛媛，刘薇薇. 以社区为基础的慢性病患者自我管理模式研究综述 [J]. 中国社会医学杂志，2010，27（1）：50－51.

[213] 毛向群，朱丽萍，黄丽红，等. 糖尿病自我管理方法在城乡社区运用的影响因素分析 [J]. 中国初级卫生保健，2006，20（12）：31－33.

[214] Bissell R, Fernado B, Scobiel, et al. Implementing Real-Time System Interfaces to Support the Shared Care of Diabetes Patients [J]. Medinfo, 2001, 20 (11): 599－603.

[215] 傅华. 慢性病患者如何过上健康幸福的生活 [M]. 上海：复旦大学出版社，2002.

[216] Kenny CJ, Pierce M, McGerty S. A Survey of Diabetes Care in General Practice in Northern Ireland [J]. Ulster MedJ, 2002, 53 (487): 10 – 16.

[217] 张亮, 乐虹, 张翔, 等. 农村双向转诊系统的探讨——目的、内容及方法 [J]. 中国农村卫生事业管理, 1999, 19 (9): 22 – 23.

[218] 朱关英. 社区—医院一体化糖尿病管理模式的效果分析 [J]. 中国健康教育, 2010, 26 (6): 460 – 462.

[219] 陈观连, 范穗光, 沈丽琼, 等. 糖尿病健康小屋在糖尿病社区护理管理上的应用 [J]. 实用医学杂志, 2015 (16): 2748 – 2750.

[220] 马晓静, 孙庆毅, 包玉倩, 等. 糖尿病医院—社区一体化管理模式的初步探索 [J]. 上海医学, 2010 (7): 685 – 686.

[221] 梁长秀. 家庭医生服务责任制下社区糖尿病互动式管理模式探索 [D]. 苏州: 苏州大学, 2013.

[222] 高志娟, 马翠霞. 糖尿病慢性病管理门诊运作模式探讨 [J]. 现代医院, 2011, 11 (7): 153 – 154.

[223] 王琴, 何国平. 家庭功能的研究进展 [J]. 中华现代护理杂志, 2007, 13 (01): 62 – 63.

[224] 黄群, 章玉玲, 刘精东. 2 型糖尿病患者家庭功能对血糖影响的调查 [J]. 护理研究, 2004, 18 (12): 2097 – 2098.

[225] 周勇妹, 钟宁, 高文娟, 等. 2 型糖尿病患者家庭功能与血糖控制情况相关性研究 [J]. 中国全科医学, 2012, 15 (14): 1566 – 1568.

[226] 王丽芳, 由天辉, 陈垦, 等. 家庭治疗干预模式在 2 型糖尿病患者中的应用效果研究 [J]. 现代预防医学, 2014, 41 (20): 3741 – 3743.

[227] 陈兰, 李萍, 黄颉, 等. 家属同步管理对 2 型糖尿病患者家庭功能及血糖的影响 [J]. 中国护理管理, 2017, 17 (5): 698 – 702.

[228] Keogh KM, White P, Smith SM, et al. Changing ill-Ness Perceptions in Patients with Poorly Controlled Type 2 diabetes, a Randomised Controlled Trial of a Family-based Intervention: Protocol and Pilot Study [J]. BMC Fam Pract, 2007, 8 (11): 36.

[229] Williams K, Prevost AT, Griffin S, et al. The ProAc-tive Trial Protocol a Randomised Controlled Trial of the Efficacy of a Family-based, Domiciliary Intervention Programme to Increase Physical Activity Among Individuals at High Risk of Diabetes [J]. BMC Public Health, 2004, 4 (11): 48.

[230] 傅华, 傅东波, 高峻岭, 等. 创新社区卫生服务流程应对老龄化等因素带来的慢病挑战 [J]. 中国预防医学杂志, 2010, 11 (11): 1138 – 1140.

[231] 钱铭, 曾艺鸥, 陆军, 等. 区域性协作医疗中社区糖尿病群组看病模式探讨 [J]. 中国初级卫生保健, 2011, 25 (4): 51 – 53.

[232] Jones KR, Kaewluang N, Lekhak N. Group Visits for Chronic Illness Management: Implementation Challenges and Recommendations [J]. Nursing Economic, 2014, 32 (3): 118.

[233] Riler SB, Marshall ES. Group Visitis in diabetes Care: A Systematic Review [J].

Diabetes Educator, 2010, 36 (6): 936.

[234] Housden L, Wong ST, Dawes M. Effectiveness of Group Medical Visits for Improving Diabetes Care: A Systematic Review and Meta-analysis [J]. Canadian Medical Association Journal Cmaj, 2013, 185 (13): E635 - E644.

[235] 凌枫, 朱兰, 傅东波, 等. 街道社区糖尿病群组管理实施效果的初探 [J]. 广东医学, 2009, 30 (11): 1724 - 1726.

[236] 刘奕男, 黄俊, 傅东波. 上海市闵行区糖尿病管理模式探索 [J]. 健康教育与健康促进, 2006 (3): 12 - 15.

[237] 白雅婷, 韩琳, 刘金萍, 等. 基于网络的 2 型糖尿病患者医院—社区—家庭三位一体健康管理模式的构建及应用 [J]. 中国全科医学, 2016 (31): 3795 - 3798.

[238] 李杰, 贾伟平, 吴松华, 等. 糖尿病管理信息系统的建立及应用 [J]. 上海医学, 2007 (8): 595 - 598.

[239] 李静静. 糖尿病健康管理 APP 设计研究 [D]. 成都: 西南交通大学, 2016.

[240] 唐国宝, 杨叔禹, 孙中海, 等. 基于区域卫生信息平台的糖尿病全程关照计划研究 [J]. 中国数字医学, 2015, 10: 16 - 19.

[241] 娄青林, 卞莺文, 刘冬梅, 等. 社区 "5 + 1" 分阶段糖尿病达标管理模式对 2 型糖尿病患者的干预效果及其影响因素研究 [J]. 中国全科医学, 2015, 18 (22): 2713 - 2717.

[242] 石文惠, 张红艳, 谭枫. 糖尿病移动医疗 App 有效性评估研究 [J]. 中国数字医学, 2016, 11 (4): 29 - 31.

[243] Nam S, Chesla C, Stotts NA, et al. Barriers to Diabetes Management: Patient Andprovider Factors [J]. Diabetes Res Clin Pract, 2011, 93 (1): 1 - 9.

[244] Hewitt J, Smeeth I, Chaturvedi N, et al. Self manage-ment and Patient Understandingof Diabetes in the Older Person [J]. Diabet Med, 2011, 28 (1): 117 - 122.

[245] Haas L, Maryniuk M, Beck J, et al. National Standards for Diabetes Self-management Education and Support [J]. Diabetes Care, 2014, 37 (Suppll): S144 - S153.

[246] 赵振华, 杨青敏. 糖尿病 App 用于改善社区老年糖尿病患者自我管理行为研究 [J]. 护理学杂志, 2016, 31 (19): 95 - 98.

[247] Shumaker A, Ockene JK, Riekert KA, et al. The Hand-book of Health Behaviorchange [M]. New York: Springer Publishing Company, 2008: 17 - 18.

[248] 谢珺. 中国基层卫生服务机构糖尿病防治能力研究 [D]. 武汉: 华中科技大学, 2013.

[249] 田华. 社区 Ⅱ 型糖尿病患者自我管理行为研究进展 [J]. 社区医学杂志, 2016, 14 (22): 84 - 86.

[250] Cho JH, Lee JH, Oh JA, et al. Complication Reducing Effect of the Information Technolog-based Diabetes Management System on Subjects with Type 2 Diabetes [J]. Journal of Diabetes Enace & Technology, 2008, 2 (1): 76 - 81.

[251] 黄敬亨. 健康教育学 [M]. 5 版. 上海: 复旦大学出版社, 2011.

[252] 汪溢, 林则宏. 管理学原理 [M]. 北京: 北京大学出版社区, 2010.

[253] 班杜拉. 自我效能：控制的实施 [M]. 缀小春，译. 上海：华东师范大学出版社，2003.

[254] 翟晓晴，李卉，青黄敏，等. 居家护理在老年慢性病患者出院延续性护理中的应用 [J]. 中华现代护理杂志，2012，18（32）：3870－3872.

第四节　社区护理管理展望

　　随着社会经济的快速发展，我国已成为全球最大的、最具活力的发展中国家。党和国家高度关注人民的基本卫生保健和社区护理的发展，颁布了较多的政策文件鼓励支持社区护理管理服务的发展，为我国落后的社区护理的发展指明了方向。随着疾病谱的改变，加上医学模式的转变、医疗费用的过快增长，对生命质量的愈加注重、国际交流与合作的日益增多，人民对社区保健的需求越来越强烈，使卫生体制的改革和新体制下的社区护理的发展已时不我待。近几年，我国社区护理发展相对较快，在慢性病管理方面已经有了显著的效果，患者对社区卫生服务机构的信任度不断增加，社区就诊率不断上升，社区卫生服务机构的发展有了新的进展。但目前与国外相比，我国的基层卫生服务还相对落后，存在一些问题，以下是对社区护理管理发展的展望。

　　医疗保险与城市社区卫生服务是医疗卫生领域改革的新生事物。由于各地经济、居民卫生问题、医疗服务机构现状不同，医保的政策取向，直接影响各地参保人群对医疗卫生服务的利用。长期以来，人们习惯有病求医，对于预防、治疗、保健、复康、健康教育、计划生育技术指导"六位一体"的卫生服务的接受需要有个过程。将社区卫生服务与基本医疗保险制度衔接，则是社区卫生发展的必然要求。可持续发展的社区护理活动，有利于居民以比较低廉的费用获得优质、便捷的卫生服务。医疗保险制度"个人账户保门诊，社区统筹保住院"的管理模式，增强了参保居民的费用意识和节约意识。可通过对社区卫生服务供需调查，掌握医保覆盖情况。根据各地经济水平，遵循市场经济价值规律，建立社区卫生服务价格体系，选定服务项目，建立高效的微机网络信息系统，实行规范化统一管理，让社区居民真正放心在社区就诊，享受更多优质的社区护理服务，让社区的服务范围更加广泛，更加规范，更加利民。

一、优化社区人力资源，组建优质社区服务团队

（一）加强全科医生教育与培训

21世纪，我国的全科医学教育迅猛发展，多层次、多渠道、多途径培养全科医学人才的全科医学教育体系得以形成，并逐渐走上规范化、科学化的轨道。在国外，全科医生教育培养模式有三种：高等医学院校教育、毕业后医学教育和继续医学教育。目前，我国正在进行医疗制度的改革，社区急需大量合格的全科医生，开展全科医师规范化教育和岗位培训是现阶段的重点。在培训计划中，要有一定的总学时数，以保证培训的质量；课程的设置应适应我国社区居民的实际健康需求，开设的科目避免与医学院校原有的课程重复，并安排社区实习。培训教材应注意系统性、实用性、发展性，容量适当。综合平衡，注意培养能力，建立一个以学校为中心，以医院、预防机构、保健机构、康复中心和社区卫生服务中心为基础的教学基地网络系统，培养出一大批数量结构合理，业务素质优良，能适应社区卫生服务需要的卫生技术骨干队伍走向工作岗位，为推进21世纪社区卫生服务的进程发挥巨大作用。

（二）加强社区护理人员的教育与培训

社区护理人员的专业素质和专业技能水平能够对社区医疗卫生服务的质量产生重要的影响，所以应该重视对社区护理人员的教育与培训工作。在培训方面，我们应当通过多种渠道对社区护理人员进行继续教育：①定期组织社区护理人员到不同的科室进修，向专科护理人员学习常见病以及多发病的护理方式；②派遣社区护理人员回医院参与专科护理培训，由专业教师对护理人员的疑问进行解答；③将社区护理人员进行相应的分组，并送至上级医院和医学院校进行学习和进修，提高社区护理人员的护理操作技能、专科护理技术、社区急救技术、妇幼保健知识等多方面的临床技能。在教育方面，我国应该大力发展社区护理专业，社区护理相比医院护理有不同的特点，因此，要有和医院护理一样系统、完善的培养方式，而现在简单的短期培训获取的知识是远远不够的。我们要将社区护理纳入护理学科的必修课，丰富课程内容，教学内容上不必过多地重复，重点要让学生把学到的知识和社区特定的情境相联系，不断扩充关于社区的补充知识，比如从人际沟通、国内外社区护理现存问题与发展动向、医疗保障制度、社区护理管理、社区护理伦理、预防保健策略与措施、营养学、心理学、社区职业卫生等方面进行扩充。同时，要迎合我国发展的大形势与人口老龄化带来的社会问题，将社区护理学和老年护理学很好地结合起来。在实践上，开展流行病学的调查研究、社区健康教育、社区护理科研等。

除此以外，还要加强社区实践基地的建设，社区护理学的教学应该由理论和实践组成，建设好一个实践基地，不仅有利于社区护士更好地跟居民沟通，也有利于组织学生深入社区开展健康教育及卫生保健工作，在提高居民健康意识及健康水平的同时，也强化了学生的社区护理意识、明确社区护士的角色及人际交往等能力的培养。

（三）纳入其他学科成员，丰富社区护理管理团队

目前，社区大力发展家庭医生签约服务制度，即以全科医生为主要载体，全科服务团队为依托，以社区为范围，家庭为单位，以全面健康管理为目标，通过契约服务的形式为家庭及其成员提供连续、安全、有效且适宜的综合医疗卫生和健康管理服务。家庭医生签约服务最大的亮点就是以团队的形式为社区居民开展相应的健康服务。在我国，主要建立以家庭医生为核心、专科医生提供技术支持的"3 + X"签约服务团队，其中"3"指家庭医生、公共卫生医生、护士，"X"指中医师、药师、健康管理师、心理咨询师、计生专干、社（义）工、护工等。签约服务团队涉及的服务人员相对较多，他们之间形成相互配合的运作模式，能更好地为社区居民提供社区护理服务。因此，我们要在社区原有工作人员的基础上，尽可能丰富社区医护人员的类别，充分发挥每种专业的优势，团结合作，将社区卫生服务的优势凸显出来，提高社区居民就医满意度。

二、坚持体制创新，实现多元化社区护理服务

过去在社区卫生服务领域中，过于强调政府办、政府管，缺乏竞争压力和动力，体制和机制难以创新，社区护理的观念、模式、内容难以跳出传统生物医学模式，实施主体多元化可打破部门垄断，并可充分调动社会各种资本加入社区卫生服务，拓宽筹资渠道。通过相互竞争，使社区卫生服务机构通过改善服务功能、服务态度等来适应市场需求，赢得居民信任。同时，依靠科学管理降低运营成本，提高运营效率，通过价格杠杆，将实惠让给百姓，真正意义上以优质低价获得市场。同时，深化人事分配制度的改革，注重吸引人才，留住人才，培养人才，"按岗、按质、按量"分配，建立激励机制。加快城市二级卫生服务体制建立，扭转城市卫生资源配置的"倒三角"现象，促进资源的合理配置，引导社区居民"大病到医院，小病在社区"的正确消费观念。政府必需彻底转变职能，从过去的主办角色转到现在的主管角色，并营造公平竞争的市场环境，严格按照区域卫生规划，完善监督管理体制，加大监管力度，加强宏观调控，促进社区卫生服务的健康有序发展。

三、健全社区各项制度的法律法规，提高居民的健康投资意识

大力宣传社区护理，完善和制定相配套的法律法规，如家庭看护法、学校保健法、职业保健法及相应的资格认证标准，使社区医务人员有章可循，有法可依，使社区护理往健康方向发展。为提高居民健康投资意识和加深对社区护理的认识，社区部门和政府建立一种长期有效的健康教育制度，可通过各种媒体如设立网站、制作宣传小册子、广播、小课堂等对广大居民宣传防病和保健的知识。此外，医保制度和对特殊人群的有关制度的建立，将会逐步改善因经济问题而淡化的自我保健意识。

四、健全社区护理管理体系，规范社区护理管理

首先，应理顺社区护理管理体制。一方面，卫生行政部门应加强部门协调，明确社区护理管理职责，建议社区处（基层处）配置护理专业人员分管社区护理管理工作；或自上而下明确医政部门参与对社区护理管理的职责，以确保相关政策的完善与贯彻实施。另一方面，社区卫生服务中心应根据规模、服务范围和工作量设总护士长或护士长，专管或兼管社区护理管理工作。其次，应尽快建立健全社区护理管理制度和服务规范。各省市卫生行政部门应根据当地社区护理的进展，制定适应社区护理工作特点的服务规范、社区护理管理的规章制度、质量评价指标体系、监督与评价标准等，统一完善社区护理各项内容，明确社区护士职责，这些对于促进社区护理事业的持续健康发展具有重要意义。

社区护理是护理专业发展中的一个新生事物，是社会发展、科技腾飞以及医学模式转变的必然产物，是促进健康、保持健康、预防疾病和恢复健康的重要途径。我国的社区护理发展存在很多不足，在人才培养、质量控制以及宏观调控等方面尚有不足，因此，要健全社区护理体系，实现多元化社区护理服务；完善基本医疗保险制度，拓宽社区护理领域；加强社区护理人力资源的建设和管理；还需要不懈努力。相信不久的将来，社区护理必将以灿烂的前景展现在人们面前。

附　　录

附录1：社区护士核心能力评价指标体系

一级指标	二级指标	三级指标（行为指标）
社区实践能力	疾病护理能力	能掌握慢性病的相关知识及护理措施
		能掌握传染病的相关知识及护理措施
		能掌握精神病的相关知识及护理措施
		能对临终患者及家属进行临终关怀
		遇到意外伤害和突发疾病时，及时实施紧急救护
		常见病、多发病的评估及家庭护理指导
	疾病预防能力	儿童青少年常见疾病预防，指导计划免疫和预防接种
		主动积极参与社区传染病和性病的管理、预防及控制
	健康促进能力	评估、分析社区人口资源状况，确定服务对象在健康方面的问题和需求，制订、实施健康计划
		针对不同的服务对象，采取恰当的措施和手段开展健康教育
		能够对健康教育活动效果进行评价
	康复指导能力	具备基本康复知识，能指导残疾人和精神障碍者进行家庭和社区康复
	计划生育指导能力	计划生育政策的宣传
		计划生育与性知识教育
		人口国情与计划生育基础教育

续表

一级指标	二级指标	三级指标（行为指标）
评判性思维能力	评估和分析能力	能对社区居民的身体健康状况、心理社会、家居环境和健康行为进行准确评估
		收集、汇总并分析具体健康问题，及时发现和记录社区居民的实际健康需求
		分析伦理、政治、科学及经济因素与居民健康的关系
	预见能力	积极、主动发现周围事物的发展变化
		及时、准确发现社区亚健康人群潜在的健康问题
		对残疾人或精神障碍者家庭，能预见疾病给家庭带来的直接与间接影响
	应变能力	能有效应对社区常见意外和突发公共卫生事件
	决策能力	能够做出有科学依据的护理决策
	评价能力	对干预措施的结果进行观察和评价，及时、准确记录干预过程及其效果
组织管理能力	财物管理能力	了解、管理社区的现有资产和可用资源，对社区资源进行合理配置
		预算分析，开发对社区居民有益的健康服务项目
	组织能力	调动社区积极因素，利用各种资源（如居委会、敬老院、志愿者等），开展形式多样的健康促进活动
		能有效组织社区团队应对紧急情况
	信息管理能力	积极建立社区居民健康档案，做到真实、全面
		管理信息系统，利用收集、检索到的信息来指导决策
		利用各种媒介向社区居民传播有利于健康的信息
人际交往能力	沟通能力	具备良好的书面和口头表达能力
		参与并帮助居民解决具体的健康问题
		能利用电话、网络等现代媒体手段交流信息
		谦虚听取别人的意见，以建设性的态度表达不同看法
	合作能力	在工作中营造和谐的团队合作氛围
		能取得社区居民有效配合

续表

一级指标	二级指标	三级指标（行为指标）
人际交往能力	自我调适能力	能在社区护理实践中保持积极、乐观的心态
		能运用减压方法自我疏导，必要时寻求他人帮助
		能正确进行自我评价
专业发展能力	自主学习能力	及时掌握医疗卫生系统的新动态和信息，了解公共卫生和社区护理的新发展和社会趋势
		积极参与专业培训，提升专业水平
	科研能力	能够运用各种途径查阅文献
		熟悉统计方法与统计软件的应用
		了解学科动态，寻找具有创新性、可行性和有现实指导意义的研究题目
		协助并参与社区卫生科学研究项目
		能够将相关研究成果运用于社区实践
	教学能力	能对低年资社区护士进行教学和培训
法律伦理实践能力	法律实践能力	熟悉社区卫生服务的相关法律知识，并应用于实践中
	伦理实践能力	在工作中能保护服务对象的合法权益，尊重个人信仰及价值观
		在社区中独立工作并遵从实践标准和职业操守

附录2：社区护士实践技能评价指标体系

社区护士角色	一级指标	二级指标	三级指标
照护者/康复者	Ⅰ社区护理基本照护技能	Ⅰ-1基础护理操作	Ⅰ-1-1掌握社区人群的体格检查方法：腰围、臀围、生命体征的测量等
			Ⅰ-1-2掌握检验标本的采集技术
			Ⅰ-1-3掌握常用的给药方法：口服给药法、注射给药法、雾化吸入法、局部给药法等

续表

社区护士角色	一级指标	二级指标	三级指标
照护者/康复者	Ⅰ社区护理基本照护技能	Ⅰ-1基础护理操作	Ⅰ-1-4掌握社区护士的标准预防技术：七步洗手法、口罩佩戴法、穿脱隔离衣技术、锐器伤的处理等
			Ⅰ-1-5掌握社区常用医疗设备的使用：快速血糖仪、血脂仪、动态心电图机、动态血压仪等
		Ⅰ-2社区家庭访视护理	Ⅰ-2-1掌握家庭访视护理的内容：家庭访视护理的特点、目的、种类等
			Ⅰ-2-2能够对访视对象及其家庭进行正确评估：评估访视对象的病情、心理状态、家庭需求、配合度及存在的危险
			Ⅰ-2-3能够制订家庭访视护理计划：确定访视目标、访视内容、访视所需用物等
			Ⅰ-2-4能够进行家庭访视护理的实施：进行家庭评估、家庭护理诊断、拟定家庭护理计划等
			Ⅰ-2-5能够对家庭访视护理效果进行评价：访视对象的健康问题是否得到解决或改善、健康知识是否增加，健康依从行为是否发生改变等
			Ⅰ-2-6掌握家庭访视护理的注意事项：家庭访视护理诊断的优先顺序、访视后医疗垃圾的处理、自身安全防护等
		Ⅰ-3社区居家护理	Ⅰ-3-1掌握居家患者的清洁护理技术：口腔护理、皮肤护理、床上擦浴、会阴部护理等
			Ⅰ-3-2掌握居家患者与排尿有关的护理技术：留置导尿管技术、膀胱冲洗技术等
			Ⅰ-3-3掌握居家患者与排便有关的护理技术：各种灌肠法、简易通便法等
			Ⅰ-3-4掌握居家患者压疮的预防及护理：压疮的预防方法、评估技能及各期压疮的护理技能等
			Ⅰ-3-5在专科护士指导下，掌握常见留置管道及造口患者的居家护理技能：结肠造口、尿路造口、PICC及CVC置管等患者的护理

续表

社区护士角色	一级指标	二级指标	三级指标
照护者/康复者	Ⅰ社区护理基本照护技能	Ⅰ-4社区院前急救	Ⅰ-4-1掌握社区急性事件的识别及救护技能：常见异常心电图及心跳骤停的识别、有效循环建立技术、常见急性事件的救护技术等
			Ⅰ-4-2掌握创伤患者的院前急救：正确判断和评估创伤类型并采取相应的救护措施，如包扎、止血、转运等
		Ⅰ-5社区临终关怀护理	Ⅰ-5-1配合医生进行社区临终患者的生理和心理评估，并采取相应的护理措施
			Ⅰ-5-2掌握社区临终患者及家属的死亡教育
			Ⅰ-5-3掌握社区临终患者死亡后的护理：尸体的料理、患者家属的心理护理等
		Ⅰ-6社区疼痛患者的护理	Ⅰ-6-1掌握评估患者疼痛的常用方法
			Ⅰ-6-2掌握镇痛药物的使用原则，配合医生进行镇痛药物的用药指导
			Ⅰ-6-3能够指导患者掌握非药物缓解疼痛的方法
		Ⅰ-7社区常见疾病的康复护理	Ⅰ-7-1能够配合医生进行高血压患者的康复指导：血压监测、用药、运动、饮食指导等
			Ⅰ-7-2能够配合医生进行糖尿病患者的居家康复指导：良好的生活方式、血糖监测、胰岛素注射及并发症的预防指导等
			Ⅰ-7-3掌握严重精神病患者的居家康复指导：危险评估、照护者心理评估、用药指导、日常生活技能训练、情感认知训练指导等
			Ⅰ-7-4掌握冠心病患者的康复指导：合理的饮食、有氧运动训练指导等
			Ⅰ-7-5掌握脑卒中患者的康复训练方法：坐位技能训练、言语训练、肌力训练、平衡训练、行走与步态技能训练、日常生活能力技能训练等

续表

社区护士角色	一级指标	二级指标	三级指标
照护者/康复者	Ⅰ社区护理基本照护技能	Ⅰ-7社区常见疾病的康复护理	Ⅰ-7-6掌握COPD患者的康复训练方法：居家氧疗法、呼吸功能训练法、咳嗽排痰训练法、超声雾化吸入法、呼吸肌训练法、放松训练及营养支持治疗法等
			Ⅰ-7-7掌握残疾人的康复训练方法：被动体位的变换、被动运动、关节活动度训练、牵张训练等方法
			Ⅰ-7-8掌握术后患者的康复护理指导：生活方式的干预指导、肢体的运动康复指导、心理护理指导等
			Ⅰ-7-9掌握阿尔茨海默病患者的康复训练指导：日常生活训练、认知功能训练、安全护理指导等
		Ⅰ-8中医护理	Ⅰ-8-1能够配合医生进行中医体质的辨识
			Ⅰ-8-2熟悉老年人的中医保健护理指导：饮食调养、情志调摄、起居调摄、运动保健、穴位保健等护理指导
			Ⅰ-8-3熟悉儿童的中医饮食调养、起居活动、穴位保健等护理指导
			Ⅰ-8-4掌握中药的用药指导：中药熏洗法、中药热敷法、中药贴敷法、药汤剂煮煎技术等
		Ⅰ-9人际交往与沟通	Ⅰ-9-1能够对自身人际交往效能感进行评估
			Ⅰ-9-2掌握基本的人际交往策略
			Ⅰ-9-3掌握基本的语言和非语言沟通技能
			Ⅰ-9-4掌握护患、医护间的情感感知及情感支持技能
			Ⅰ-9-5能够运用电话或网络信息技术等进行沟通交流

续表

社区护士角色	一级指标	二级指标	三级指标
健康教育者	Ⅱ社区健康教育技能	Ⅱ-1社区人群的健康评估及健康问题确定	Ⅱ-1-1能够配合医生对社区人群进行生理和心理健康评估及诊断：主要有哪些健康问题、存在哪些人群中、需要哪些行为改变等
			Ⅱ-1-2熟悉评估及诊断社区人群健康问题的主要方法：召开座谈会、分析文献资料、流行病学调查、专题小组访谈等
			Ⅱ-1-3能够对健康教育对象的知识程度、教育需求、学习能力及健康素养等进行评估。
		Ⅱ-2社区健康教育计划的制订	Ⅱ-2-1能够制订健康教育的干预方案：明确目标、内容、方法、日程、工作人员等
			Ⅱ-2-2能够做好健康教育前人员、物资、环境的准备工作：健康教育者与健康教育对象准备、健康教育资料准备、适宜的环境准备等
			Ⅱ-2-3能够对健康教育者的教学能力及教学态度进行评估
			Ⅱ-2-4能够制定监测与评价健康教育效果的方案
			Ⅱ-2-5能够将计划系统归纳，撰写社区健康教育计划书
		Ⅱ-3社区健康教育的实施	Ⅱ-3-1能够联合街道居委会对社区居民进行健康教育的动员
			Ⅱ-3-2能够选取不同的目标人群进行健康教育：患者、高危人群、全社区居民
			Ⅱ-3-3掌握多元化的社区健康教育方法：健康教育文字资料、健康教育讲座、健康教育影视片、一对一口头健康教育、同伴健康教育、健康教育网站等
			Ⅱ-3-4能够根据健康教育的监测及评价方案，对健康教育过程进行动态观察，检查各项活动是否按计划进行，随时发现问题、解决问题

续表

社区护士角色	一级指标	二级指标	三级指标
健康教育者	Ⅱ社区健康教育技能	Ⅱ-4社区健康教育的效果评价	Ⅱ-4-1熟悉评价健康教育近期效果的指标：目标人群对健康知识的知晓率及态度、信念的变化等
			Ⅱ-4-2熟悉评价健康教育中期效果的指标：目标人群的生活质量、行为改变等
			Ⅱ-4-3熟悉评价健康教育远期效果的指标：目标人群的健康状况，如发病率、患病率、死亡率、平均寿命等指标
健康管理者/保健者	Ⅲ社区公共卫生服务技能	Ⅲ-1社区常见传染病的预防和控制	Ⅲ-1-1掌握社区传染病的上报流程
			Ⅲ-1-2掌握社区预防接种管理：社区疫苗的管理、社区重点人群的预防接种指导、疫苗接种的流程、疫苗接种后的随访及不良反应的处理等
			Ⅲ-1-3掌握社区常见传染病的护理指导：如肺结核患者的推介转诊、用药指导、用物隔离指导、随访评估及结案评估等
			Ⅲ-1-4掌握各种传染病的传染源、传播途径及消毒隔离措施
			Ⅲ-1-5能够配合卫生计生监督机构进行卫生计生监督协管：食源性疾病及相关信息的报告、饮用水卫生安全巡查、学校卫生服务、非法行医和非法采供血信息报告等
		Ⅲ-2社区突发公共卫生事件的处理	Ⅲ-2-1熟悉社区突发公共卫生事件的应急处理程序：启动公共卫生事件应急预案、应急报告制度与信息发布等
			Ⅲ-2-2掌握控制社区突发公共卫生事件蔓延的方法：妥善处置病员、做好公共卫生管理、稳定群众情绪等
			Ⅲ-2-3能够配合社区其他工作人员做好突发公共卫生事件平息后的工作：提供正常的卫生医疗服务、做好受害人群躯体伤害的康复工作、预防和处理受害人群的心理疾患等

续表

社区护士 角色	一级 指标	二级 指标	三级指标
健康管理者/保健者	Ⅲ社区公共卫生服务技能	Ⅲ-3社区健康管理	Ⅲ-3-1掌握社区人群健康信息的管理技能：社区人群健康信息的分类、获取健康信息的方法、医疗信息的采集、健康档案的管理等
			Ⅲ-3-2熟悉社区人群健康风险评估技能：健康风险评估的种类、健康风险评估的基本内容、健康的测量及评估方法等
			Ⅲ-3-3掌握社区个性化健康管理计划的制订技能：制订个性化健康管理计划的原则、主要内容、步骤等
			Ⅲ-3-4掌握社区特殊人群的健康管理技能：学校的健康管理、职业人群的健康管理等
		Ⅲ-4社区重点健康人群的保健指导	Ⅲ-4-1掌握婴幼儿的生长发育标准及监测方法
			Ⅲ-4-2掌握社区婴幼儿的常用护理技术：更换尿布的方法、脐部护理、臀部护理、抚触护理、沐浴指导、计划免疫指导等
			Ⅲ-4-3能够进行婴幼儿的喂养指导：母乳喂养、人工喂养、辅食添加指导等
			Ⅲ-4-4掌握社区儿童健康体检方法
			Ⅲ-4-5掌握社区孕产妇的常用护理技能：孕早、中、晚期的健康管理、产褥期的指导、产后42d的健康检查指导、产后抑郁的识别及评估等
			Ⅲ-4-6掌握社区育龄妇女的常用护理技术：乳房的自我检查、预防乳腺炎的护理技术、会阴护理、阴道灌洗、坐浴、阴道上药方法等
管理者/居民代言者	Ⅳ社区管理技能	Ⅳ-1社区医疗物品管理	Ⅳ-1-1掌握社区医疗日常用物的管理：药品、医疗设备、医疗耗材等
			Ⅳ-1-2掌握医疗废物的管理：医疗废物的分类、处理、存放等

续表

社区护士角色	一级指标	二级指标	三级指标
管理者/居民代言者	Ⅳ社区管理技能	Ⅳ-2社区护理质量及护理安全管理	Ⅳ-2-1掌握社区护理人员的考核管理：各项制度考核、岗位培训、继续教育等
			Ⅳ-2-2掌握社区感染的管理
			Ⅳ-2-3掌握社区护理服务质量及安全的评价管理：社区人群对护理服务的满意度、社区居民健康/疾病知识知晓率、护理差错事故/不良事件等
		Ⅳ-3组织协调	Ⅳ-3-1能够与上级主管部门协调，根据社区现存问题及需求，协助制定相关政策
			Ⅳ-3-2能够组织社区工作人员实施决策方案，并对方案进行评价反馈
研究者	Ⅴ社区护理科研技能	Ⅴ-1发现问题	Ⅴ-1-1能够发现社区工作中有待研究的护理问题
			Ⅴ-1-2能够针对社区护理问题寻找理论依据
		Ⅴ-2文献资料查阅	Ⅴ-2-1能够使用互联网搜索专业的相关资料
			Ⅴ-2-2熟悉常用中文和外文数据库的使用
			Ⅴ-2-3能够借助辅助工具阅读英文文献
		Ⅴ-3资料处理	Ⅴ-3-1了解常用的统计学方法及统计软件的使用
			Ⅴ-3-2了解研究结果的描述方法
		Ⅴ-4科研实践	Ⅴ-4-1能够向研究团队提供社区的有效资源
			Ⅴ-4-2能够配合研究团队观察、记录与研究相关的信息
			Ⅴ-4-3能够将研究成果用于社区护理实践工作

附录3：社区产后家庭访视护理质量评价指标体系及一级指标的标准化评分和评价标准

一、一级指标、二级指标的标准化分值

一级指标	二级指标	标准化分值	合计
Ⅰ 结构质量	Ⅰ–1 人力资源	8	24
	Ⅰ–2 知识和技术	8	
	Ⅰ–3 环境和物资资源	2	
	Ⅰ–4 制度及政策支持	6	
Ⅱ 过程质量	Ⅱ–1 社区产后访视前准备	5	55
	Ⅱ–2 社区产后访视中新生儿一般情况评估	8	
	Ⅱ–3 社区产后访视中新生儿体格检查	11	
	Ⅱ–4 社区产后访视中新生儿健康指导	11	
	Ⅱ–5 社区产后访视中产妇一般情况评估	5	
	Ⅱ–6 社区产后访视中产妇体格检查	5	
	Ⅱ–7 社区产后访视中产妇健康指导	7.5	
	Ⅱ–8 社区产后访视结束后工作	2.5	
Ⅲ 结果质量	Ⅲ–1 产妇及社区产后访视人员的满意度	7	21
	Ⅲ–2 产妇对相关健康知识知晓率	10	
	Ⅲ–3 常用考核指标达标率	4	
合计		100	100

二、三级指标的标准化分值及评分标准

二级指标	三级指标	标准化分值	评分标准
Ⅰ-1 人力资源	Ⅰ-1-1 社区产后访视人员中的医生数、护士数及医护比	5	既有医生，又有护士＝5；只有医生或只有护士＝3；无专门访视人员＝0
	Ⅰ-1-2 社区大专及以上学历产后访视人员构成比	2	标准化分值×构成比
	Ⅰ-1-3 社区中级及以上职称产后访视人员构成比	1	
Ⅰ-2 知识和技术	Ⅰ-2-1 社区产后访视人员年岗位培训率	2.5	标准化分值×培训率
	Ⅰ-2-2 社区产后访视人员每年接受岗位培训的平均次数	1	平均次数≥2次＝1；平均次数<2次＝1
	Ⅰ-2-3 社区产后访视人员年度理论、技术操作考核合格率	1.5	标准化分值×合格率
	Ⅰ-2-4 社区产后访视人员对国家（地区）产后访视相关政策的知晓率	1	标准化分值×知晓率
	Ⅰ-2-5 社区产后访视人员具备《城乡居民健康档案管理系统》电子健康档案的建立及使用能力	2	具备＝2 不具备＝0
Ⅰ-3 环境和物资资源	Ⅰ-3-1 社区卫生服务中心（站）的资源配置（如用房面积、科室设置、人员工作分配）合理并符合标准	0.2	符合＝0.2 不符合＝0
	Ⅰ-3-2 社区产后访视常规用品配备完好率	0.5	标准化分值×完好率
	Ⅰ-3-3 常规社区产后访视用品消毒灭菌合格率	1	标准化分值×合格率
	Ⅰ-3-4 社区卫生服务中心（站）有较为完善的电子健康档案管理系统	0.3	有＝标准化分值 无＝0

续表

二级指标	三级指标	标准化分值	评分标准
Ⅰ-4 制度及政策支持	Ⅰ-4-1 社区有相应的产后访视服务工作管理制度	1	有 = 标准化分值 无 = 0
	Ⅰ-4-2 社区有相应的产后访视人员岗位职责	1	
	Ⅰ-4-3 社区有相应的产后访视对象健康档案管理制度	1	
	Ⅰ-4-4 社区制定了较为完善的年度（季度或每月）产后访视工作计划，并有相应的工作总结	0.5	
	Ⅰ-4-5 社区有产后访视服务工作的专项经费支持	2.5	
Ⅱ-1 社区产后访视前准备	Ⅱ-1-1 社区产后访视人员提前掌握访视对象基本信息，包括产妇妊娠期患病及药物使用情况，孕周、胎产次、分娩方式、是否多胎；新生儿有无窒息、产伤和畸形、出生体重、身长，是否已做了新生儿听力筛查和新生儿遗传代谢性疾病筛查等	1	Ⅱ-1～8 均属于过程质量。过程质量的所有指标根据其实施情况，依据 5 个等级进行评价，即非常好、好、一般、差、未实施，相应等级系数依次为 1、0.75、0.5、0.25、0。每项指标得分的计算方法为：标准化分值×等级系数
	Ⅱ-1-2 社区产后访视前进行电话预约，并确认访视时间、次数	1	
	Ⅱ-1-3 社区产后访视人员制定具体访视计划，包括访视目的、内容、行程安排等，保证其合理可行	1	
	Ⅱ-1-4 社区产后访视用品准备齐全（包括体温计、血压计、新生儿杠杆式体重秤/电子体重秤、听诊器、手电筒、消毒压舌板、75% 酒精、消毒棉签、一次性 PE 手套、2% 碘酒、软尺、经皮测胆红素仪、产妇及新生儿健康档案、健康宣教册、一次性鞋套等）	2	
Ⅱ-2 社区产后访视中新生儿一般情况评估	Ⅱ-2-1 精神与睡眠：有无烦躁、嗜睡、易激惹；喂养后能否安睡 2～3h，每天能否安睡16～20h	1	
	Ⅱ-2-2 喂养情况：评估新生儿喂养方式、喂乳量及次数、吸吮能力、喂养后有无呕吐、母乳喂养体位、含接姿势等	2	

续表

二级指标	三级指标	标准化分值	评分标准
Ⅱ-2 社区产后访视中新生儿一般情况评估	Ⅱ-2-3 哭声：是否响亮，有无沙哑，有无影响呼吸	1	标准化分值×等级系数
	Ⅱ-2-4 大小便情况：颜色、性状、量以及次数	1	
	Ⅱ-2-5 疫苗接种情况：接种乙肝疫苗第一针剂及卡介苗情况，未接种原因，补种时间	3	
Ⅱ-3 社区产后访视中新生儿体格检查	Ⅱ-3-1 测量：体温、体重、身长、头围等，了解新生儿生长情况	1	
	Ⅱ-3-2 皮肤黏膜：有无皮疹、出血点、糜烂、脓疱、硬肿、水肿；面色是否红润，有无紫绀或苍白（口唇、指趾甲床）；重点评估皮肤有无黄染，如有，了解其出现时间、黄染程度及消退情况	1	
	Ⅱ-3-3 头颈部：头颅大小、形状；头部有无血肿、颈部有无包块，重点评估前囟的大小、张力及颅缝情况	1	
	Ⅱ-3-4 眼：外观有无异常，结膜有无充血和分泌物，巩膜有无黄染，检查光刺激反应，有无单眼或双眼溢泪	1	
	Ⅱ-3-5 耳：外观有无畸形，外耳道是否有异常分泌物，外耳郭是否有湿疹	0.5	
	Ⅱ-3-6 鼻：外观有无畸形，呼吸是否通畅，有无鼻翼扇动	1	
	Ⅱ-3-7 口腔：有无唇腭裂，口腔黏膜有无异常	0.5	

续表

二级指标	三级指标		标准化分值	评分标准
Ⅱ-3 社区产后访视中新生儿体格检查	Ⅱ-3-8 胸部：外观有无畸形，有无呼吸困难和胸凹陷，计数 1 分钟呼吸次数和心率；心脏听诊有无杂音，肺部呼吸音是否对称、有无异常		0.5	标准化分值×等级系数
	Ⅱ-3-9 腹部：腹部有无膨隆、包块；肝脾有无肿大。重点观察脐带是否脱落、脐部有无红肿、渗血、渗液、脓性分泌物		1	
	Ⅱ-3-10 外生殖器及肛门：有无畸形，检查男孩有无隐睾、睾丸位置、大小；有无阴囊水肿、包块；女婴是否有阴道粘连。重点检查臀部有无红肿、皮疹、皮肤破损		1	
	Ⅱ-3-11 脊柱四肢：有无畸形，腹股沟和双下肢皮纹是否对称，双下肢是否等长等粗		0.5	
	Ⅱ-3-12 神经系统：四肢活动度、对称性、肌张力和原始反射		0.5	
	Ⅱ-3-13 针对新生儿体格检查结果，社区产后访视人员具有综合评价新生儿健康状况的能力		1.5	
Ⅱ-4 社区产后访视中新生儿健康指导	Ⅱ-4-1 居住环境：新生儿卧室应安静清洁，空气流通，阳光充足；室内温度以 22℃～24℃为宜，湿度以 55%～65% 为宜		1	标准化分值×等级系数
	Ⅱ-4-2 母乳喂养	Ⅱ-4-2-1 宣传母乳喂养的优势（方便、经济、营养价值高等），鼓励纯母乳喂养	1	
		Ⅱ-4-2-2 对吸吮力弱的早产儿，可将母亲的乳汁挤在杯中，用滴管吸取乳汁，沿新生儿舌根慢慢滴入，每次量要少，速度要缓慢，以免引起新生儿呛咳，并注意乳汁的温度	0.5	
		Ⅱ-4-2-3 喂哺前母亲可用乳头接触新生儿面颊及口唇周围皮肤，刺激和促进新生儿吸吮反射的建立，以便新生儿主动吸吮乳头	0.5	

续表

二级指标	三级指标		标准化分值	评分标准
Ⅱ-4 社区产后访视中新生儿健康指导	Ⅱ-4-3 日常护理	Ⅱ-4-3-1 保持新生儿皮肤清洁并注意保暖，新生儿衣着应宽松、厚薄合适、质地柔软	0.1	标准化分值×等级系数
		Ⅱ-4-3-2 脐带未脱落前，每天用75%的酒精擦拭脐部残端一次，保持脐部干燥清洁，尤其在洗澡或大小便后要及时清洗擦干	0.3	
		Ⅱ-4-3-3 若新生儿有口炎或鹅口疮、皮肤皱褶处潮红或糜烂等情况时应给予针对性指导	0.2	
		Ⅱ-4-3-4 指导产妇对新生儿生理性黄疸、生理性体重下降、"马牙"、"螳螂嘴"、乳腺肿大、假月经等的识别及处理方法	0.4	
	Ⅱ-4-4 疾病预防	Ⅱ-4-4-1 注意并保持家庭卫生，接触新生儿前要洗手，减少探视，家人患有呼吸道感染时要戴口罩，尽量隔离，以避免交叉感染	0.3	
		Ⅱ-4-4-2 足月儿维生素 D 的预防量为400IU，在出生后两周即应补充，早产儿、低出生体重儿、双胎儿在出生一周即应补充维生素 D 800IU，三个月后改为预防量，均应补充到 2 周岁；同时应适当增加日光照射	0.5	
		Ⅱ-4-4-3 对未接种卡介苗和第一剂乙肝疫苗的新生儿，提醒家长尽快补种	0.5	
		Ⅱ-4-4-4 对未接受新生儿疾病筛查的新生儿，告知家长到具备筛查条件的医疗保健机构补筛；对有吸氧治疗史的早产儿，指导产妇和家属在生后 4～6 周或矫正胎龄 32 周转诊到开展早产儿视网膜病变（ROP）筛查的指定医院开始进行眼底病变筛查	0.2	

续表

二级指标	三级指标		标准化分值	评分标准
Ⅱ-4 社区产后访视中新生儿健康指导	Ⅱ-4-5 伤害预防	Ⅱ-4-5-1 注意喂养姿势、喂养后的体位，指导给新生儿拍背的技巧，预防溢乳、乳汁吸入、呛咳和窒息	1	标准化分值×等级系数
		Ⅱ-4-5-2 保暖时避免烫伤，预防意外伤害的发生	0.5	
	Ⅱ-4-6 促进情感交流	Ⅱ-4-6-1 观察母亲与孩子间沟通的频率、方式等，评估母亲是否存在拒绝喂养新生儿的行为，鼓励产妇多与新生儿说话、微笑、搂抱和皮肤接触	0.5	
		Ⅱ-4-6-2 指导产妇进行新生儿沐浴和抚触的方法，促进新生儿感知觉发展	0.5	
	Ⅱ-4-7 新生儿常见异常情况的识别及转诊指导	Ⅱ-4-7-1 当新生儿体温≥37.5℃或≤35.5℃，反应差伴面色发灰，吸吮无力；呼吸频率<20 次/min 或>60 次/分，呼吸困难或呼吸暂停伴紫绀；心率<100 次/min 或>160 次/min，有明显的心律不齐时应立即转诊	1	
		Ⅱ-4-7-2 当新生儿皮肤黄染进行性加重，持续不退时应立即转诊	1.5	
		Ⅱ-4-7-3 当新生儿出现惊厥，囟门张力高；腹胀明显伴呕吐时应立即转诊	0.5	
Ⅱ-5 社区产后访视中产妇一般情况评估	Ⅱ-5-1 休息和睡眠情况：每天能否保证 8h 睡眠，能否有效缓解疲劳		0.5	
	Ⅱ-5-2 产妇产后营养状况：饮食是否均衡，有无偏食，营养物质是否充足，能否满足哺乳需要等		1	
	Ⅱ-5-3 大小便：有无尿潴留、尿失禁、尿瘘；有无便秘等		1	

续表

二级指标	三级指标	标准化分值	评分标准
Ⅱ-5 社区产后访视中产妇一般情况评估	Ⅱ-5-4 产妇产后运动情况：评估产妇有无进行产后运动，如有，评估其运动的具体方法、每天运动次数及时间	0.5	标准化分值×等级系数
	Ⅱ-5-5 精神心理状态：情绪是否稳定，有无敏感、忧郁、多疑、多虑、多思等神经精神表现。重点评估有无产后抑郁，可用抑郁自评量表评估	1.5	
	Ⅱ-5-6 社会及家庭支持情况：家属的性别观念对产妇的影响；家庭氛围是否良好；工作单位提供支持情况等	0.5	
Ⅱ-6 社区产后访视中产妇体格检查	Ⅱ-6-1 测量生命体征：体温、脉搏、呼吸、血压	0.5	
	Ⅱ-6-2 乳房检查：有无红肿、硬结；乳头有无皲裂，有无扁平、凹陷；泌乳是否通畅；乳汁的浓度、分泌是否充足	1	
	Ⅱ-6-3 子宫复旧和恶露情况：宫底高度，子宫硬度，有无压痛；恶露的时间、性状、分泌量、有无恶臭	1.5	
	Ⅱ-6-4 伤口愈合情况：会阴或腹部伤口有无红肿、硬结、渗血、渗液、感染，是否有压痛	2	
Ⅱ-7 社区产后访视中产妇健康指导	Ⅱ-7-1 产妇休养环境：阳光充足，保持通风，室内温度以 22℃～24℃ 为宜，湿度以 50%～60% 为宜	0.6	
	Ⅱ-7-2 产妇产褥期日常生活指导：保持良好的生活习惯，合理安排洗澡、洗脸、刷牙等日常生活；保持外阴清洁；学会与新生儿同步休息，保证充分休息和睡眠；适当运动，但要避免任何重体力劳动，以免导致子宫脱垂	0.8	
	Ⅱ-7-3 营养指导：指导产妇均衡饮食，补充各种营养，适量进食蔬菜、水果等，忌辛辣刺激性食物	0.4	

续表

二级指标	三级指标		标准化分值	评分标准
Ⅱ-7 社区产后访视中产妇健康指导	Ⅱ-7-4 产妇家庭角色转变及心理调节保健指导：鼓励家属多与产妇交流，协助产妇做好产后生活护理和新生儿护理，预防产后抑郁		0.5	标准化分值×等级系数
	Ⅱ-7-5 产妇产后体能训练：指导产妇进行产后保健操运动		1	
	Ⅱ-7-6 产妇产后性生活指导：产后六周内禁止性生活，指导避孕措施		1	
	Ⅱ-7-7 产妇产后异常情况的识别和指导	Ⅱ-7-7-1 子宫复旧不良指导：恶露持续不干净，子宫大而软，常伴有腰痛，下腹坠胀感，提示子宫复旧不全，可遵医嘱给予宫缩剂治疗；如伴有炎症时应遵医嘱给予抗生素治疗。如恶露量多，超过月经量，应建议立即转往医院就诊	0.6	
		Ⅱ-7-7-2 会阴伤口愈合不良指导：使用消毒卫生巾；会阴伤口水肿，可用95%酒精湿敷；会阴伤口硬结，则用大黄、芒硝外敷；如伤口感染，需每天清洁伤口，7d 以后，用1:5000 高锰酸钾溶液坐浴20～30 min，温度40℃～50℃，每日两次，或建议立即转往医院就诊	0.6	
		Ⅱ-7-7-3 产后便秘指导：产后产妇饮食正常，大便艰涩，数日不解，或排便时干燥、疼痛，难以解出，应鼓励产妇下床活动，多吃蔬菜水果，多饮水，必要时口服缓泻剂或使用开塞露	0.3	

续表

二级指标	三级指标		标准化分值	评分标准
Ⅱ-7 社区产后访视中产妇健康指导	Ⅱ-7-8 母乳喂养指导	Ⅱ-7-8-1 指导产妇正确哺乳的技巧：以产妇舒适松弛、新生儿快乐满足为原则；新生儿身体转向产妇，母婴紧密相贴，产妇将手的拇指和四指分别放在乳房上、下方，托起整个乳房喂哺；新生儿吸吮时必须将乳头及大部分乳晕含入口中，吸吮时嘴张开，嘴唇凸起，两颊鼓起，有节奏的吸吮和吞咽；吸空一侧乳房后，再吸吮另一侧乳房，直到新生儿放松乳头为止	0.3	标准化分值×等级系数
		Ⅱ-7-8-2 乳头凹陷或扁平的纠正方法：指导产妇做乳头伸展和牵拉练习，用双手拇指在乳头根部上下左右对称性牵拉，或用拇指和食指捏住乳头向外牵拉，每天两次，每次5分钟，这样牵拉乳晕下的组织，可使乳头伸展性增强，同时可用吸奶器橡皮头排除空气，利用负压的作用，使乳头向外牵拉	0.2	
		Ⅱ-7-8-3 乳胀指导：鼓励产妇进行频繁和有效地喂哺；哺乳前用毛巾热敷乳房3～5分钟，柔和地按摩乳房，两次哺乳期间冷敷乳房，减少局部充血、肿胀；同时指导用手或泵挤乳的技巧，挤出足够的乳汁，使乳晕变软以便新生儿含住乳头和大部分乳晕	0.2	
		Ⅱ-7-8-4 乳头皲裂指导：产妇每次哺乳前保持乳头清洁，忌用肥皂或酒精擦洗，以免引起局部皮肤干燥皲裂；指导产妇正确的哺乳姿势和新生儿含接姿势，增加哺乳次数，先吸吮损伤较轻的一侧乳房，哺乳后挤出少许乳汁涂在乳头和乳晕上，短暂暴露和干燥乳头有助于起到修复表皮的作用	0.1	

续表

二级指标	三级指标		标准化分值	评分标准
Ⅱ-7 社区产后访视中产妇健康指导	Ⅱ-7-8 母乳喂养指导	Ⅱ-7-8-5 乳汁分泌不足指导：指导产妇正确的哺乳方法，实行不定时的按需哺乳，夜间也应喂乳，有助于乳汁的持续产生，必要时可以用食疗或中药辅助催乳	0.1	标准化分值×等级系数
		Ⅱ-7-8-6 乳腺炎指导：如果产妇全身反应轻，不必停止母乳喂养，在两次喂乳期间热敷乳房，频繁哺乳，先让新生儿吸吮未受累乳房，吸吮后挤空剩余乳汁；产妇如出现发热等症状时指导其及时转到医院就诊	0.3	
		Ⅱ-7-8-7 用药指导：产妇用药应慎重，以免药物通过乳汁影响新生儿生长发育，药物一定要在医生指导下服用	0.3	
		Ⅱ-7-8-8 特殊情况下的退乳指导：当新生儿患有半乳糖血症，或产妇在各种传染病急性期，或产妇患有严重的心、肝、肾功能不全等疾病时，禁忌母乳喂养，应指导其退乳	0.2	
Ⅱ-8 社区产后访视结束后工作	Ⅱ-8-1 社区产后访视人员预约下次访视时间		0.5	
	Ⅱ-8-2 社区产后访视人员访视后及时进行物品的处理、整理和补充		0.5	
	Ⅱ-8-3 社区产后访视人员访视后及时进行有关资料的整理和填写		1	
	Ⅱ-8-4 社区产后访视人员访视后及时进行工作总结并制定下次访视计划		0.5	

续表

二级指标	三级指标	标准化分值	评分标准
Ⅲ-1 产妇及社区产后访视人员的满意度	Ⅲ-1-1 产妇对社区产后访视形式（上门访视、电话访视）的满意度	1	标准化分值×每项指标的满意度
	Ⅲ-1-2 产妇对社区产后访视人员准备情况（预约、物品准备、心理准备等）的满意度	1	
	Ⅲ-1-3 产妇对社区产后访视人员访视时间（30～40分钟）、次数（3次，即出院后3d、产后14天、产后28天）及具体内容的满意度	2	
	Ⅲ-1-4 产妇对社区产后访视人员访视技巧（技术操作、沟通技巧等）的满意度	2	
	Ⅲ-1-5 社区产后访视人员对社区现有产后访视条件的满意度	1	
Ⅲ-2 社区产妇对相关健康知识知晓率	Ⅲ-2-1 产妇对新生儿母乳喂养知识的知晓率	4	标准化分值×每项指标相应的率
	Ⅲ-2-2 产妇对新生儿脐部护理知识的知晓率	3	
	Ⅲ-2-3 产妇对新生儿红臀护理知识的知晓率	1.5	
	Ⅲ-2-4 产妇对儿童第一类疫苗免疫程序的知晓率	1.5	
Ⅲ-3 常用考核指标达标率	Ⅲ-3-1 社区产后访视覆盖率	0.5	
	Ⅲ-3-2 新生儿纯母乳喂养率	1.5	
	Ⅲ-3-3 产妇健康档案建档率	0.5	
	Ⅲ-3-4《儿童健康管理手册》建档率	1	
	Ⅲ-3-5 社区产后访视对象纸质健康档案填写完整率及电子健康档案信息录入完整率	0.5	

附录4：老年综合评估手册

第一部分　一般医疗评估

一、生活方式

1. 您现在是否坚持锻炼？

□否　　□是　　若为"是"请回答以下问题：

1.1 锻炼频率：□每天　　□每周一次以上　　　□偶尔

1.2 锻炼时间：□<30min/次　　□30～60min/次　　　□>60min/次

1.3 锻炼方式_____（如：慢跑、步行、太极、扭秧歌等）

2. 您现在是否吸烟？

□否　　□是　　若为"是"请问您一般情况下，平均每天吸多少烟？

□10 支以内　　□10～19 支　　□20 支及以上

3. 您现在是否饮酒？□否　　□是　　若为"是"请回答以下问题：

每日饮酒量：平均_____量；饮酒种类：

□白酒　　□红酒　　□啤酒　　□其他

4. 您的饮食习惯是？

□荤素均衡　　□荤食为主　　□嗜盐　　□嗜糖　　□嗜油

二、用药管理

1. 用药物情况

药物名称_____用法_____每次_____毫克

药物名称_____用法_____每次_____毫克

药物名称_____用法_____每次_____毫克

2. 服药依从性：□规律　　□间断（原因_____）

3. 药物不良反应：□无　　□有

三、疾病状况

1. 身高：＿＿＿＿ cm　　体重：＿＿＿＿kg　　腰围：＿＿＿＿cm

2. 您患高血压的时间（医院确诊）：＿＿＿＿＿＿年（病程：＿＿＿＿＿＿年）

3. 除高血压外，您有无其他慢性病：（可多选）

☐无　　☐糖尿病　　☐冠心病　　☐脑卒中　　☐其他

4. 近一个月内血压值范围

☐收缩压≤140mmHg 和（或）舒张压≤90mmHg

☐收缩压 140～159mmHg 和（或）舒张压 90～99mmHg

☐收缩压 160～179mmHg 和（或）舒张压 100～109mmHg

☐收缩压≥180mmHg 和（或）舒张压≥110mmHg　　☐不清楚

5. 您是否具有以下症状：（可多选）

☐无症状　　　☐头痛　　　☐头晕　　　☐心悸　　　☐胸闷

☐胸痛　　　　☐慢性咳嗽　☐咳痰

☐呼吸困难　　☐尿失禁　　☐尿急　　　☐尿痛　　　☐多尿☐便秘

☐腹泻　　　　☐乏力

☐恶心呕吐　　☐眼花　　　☐耳鸣　　　☐关节肿痛　☐视力模糊

☐手脚麻木　　☐咳痰

☐其他＿＿＿＿＿＿

6. 您的睡眠状况，请回答：

匹兹堡睡眠质量指数量表

1. 近 1 个月，晚上上床睡觉通常是＿＿＿＿＿＿点钟
2. 近 1 个月，从上床到入睡通常需要＿＿＿＿＿＿分钟
3. 近 1 个月，早上通常起床时间＿＿＿＿＿＿点钟
4. 近 1 个月，每夜通常实际睡眠时间＿＿＿＿＿＿小时（不等于卧床时间）
5. 近一个月，您有没有因下列情况而影响睡眠，请从①②③④四项中选一项，在下面划"√" 　a. 入睡困难（30min 内不能入睡） 　　①无　　　　　②不足 1 次/周　　③1～2 次/周　　④3 次或以上/周 　b. 夜间易醒或早醒 　　①无　　　　　②不足 1 次/周　　③1～2 次/周　　④3 次或以上/周

续表

c. 夜间去厕所

①无   ②不足 1 次/周   ③1～2 次/周   ④3 次或以上/周

d. 呼吸不畅

①无   ②不足 1 次/周   ③1～2 次/周   ④3 次或以上/周

e. 大声咳嗽或鼾声高

①无   ②不足 1 次/周   ③1～2 次/周   ④3 次或以上/周

f. 感觉冷

①无   ②不足 1 次/周   ③1～2 次/周   ④3 次或以上/周

g. 感觉热

①无   ②不足 1 次/周   ③1～2 次/周   ④3 次或以上/周

h. 做噩梦

①无   ②不足 1 次/周   ③1～2 次/周   ④3 次或以上/周

i. 疼痛不适

①无   ②不足 1 次/周   ③1～2 次/周   ④3 次或以上/周

j. 其他影响睡眠的事情（请写明）_____

①无   ②不足 1 次/周   ③1～2 次/周   ④3 次或以上/周

6. 近一个月您的睡眠质量

①很好   ②较好   ③较差   ④很差

7. 近一个月您是否经常使用催眠药物才能入睡

①无   ②不足 1 次/周   ③1～2 次/周   ④3 次或以上/周

8. 近一个月您是否常感到困倦

①无   ②不足 1 次/周   ③1～2 次/周   ④3 次或以上/周

9. 近一个月您做事的是否精力不足

①没有   ②偶尔有   ③有时有   ④经常有

7. 您的营养状况，请在相应的分值上画"√"

老年简易营养评估（MNA 调查表）

指标	分值	标准	分值	标准	分值	标准	分值	标准
近三个月体重丢失	0	>3kg	1	不知道	2	1～3kg	3	无
BMI（kg/m²）	0	<19	1	19～20.5	2	21～22.5	3	≥23
近三个月有应激/急性疾病	0	否	2	是	2			
活动能力	0	卧床/轮椅	1	能下床但不能外出	2	能外出活动		
神经精神疾病	0	严重痴呆或抑郁	1	轻度痴呆	2	没有		
近三个月有无饮食量减少	0	严重减少	1	减少	2	没减少		
是否能独立生活	0	不能	1	能				
每天服用三种以上药物	0	是	1	否				
身体上是否有压痛/皮肤溃疡	0	是	1	否				
每日用几餐	0	1餐	1	2餐	2	3餐		
每天摄入奶类或每周两次豆制品、禽蛋或每天吃鱼、肉、禽类	0	0～1项	0.5	2项	1	3项		
是否每餐都吃蔬菜水果果？	0	否	1	是				
进食情况	0	依赖别人帮助	1	能自行进食但稍有困难	2	可自行进食		
每天饮水量	0	<3杯	0.5	3～5杯	1	>5杯		
自我营养评价	0	营养不良	1	不能确定	2	无营养不良		
与同龄人相比认为自己的营养状况	0	没别人好	0.5	不知道	1	一样	2	更好
上臂围	0	<21	0.5	21～22	1	≥22		
小腿围	0	<31	1	≥31				

第二部分　躯体功能评估

表1　老年人生活自理能力评估

评估事项、内容与评分	可自理	程度等级			判断评分
		轻度依赖	中度依赖	不能自理	
进餐：使用餐具将饭菜送入口咀嚼、吞咽等	独立完成	—	需要协助，如切碎、搅拌食物等	完全需要帮助	
评分	0	0	3	5	
梳洗：梳头、洗脸、刷牙、剃须洗澡等	独立完成	能独立地洗头、梳头、洗脸、刷牙等；洗澡需要协助	在协助下和适当的时间内，能完成部分梳洗活动	完全需要帮助	
评分	0	1	3	7	
穿衣：穿衣裤、袜子、鞋子等	独立完成	—	需要协助，在适当的时间内完成部分穿衣	完全需要帮助	
评分	0	0	3	5	
如厕：小便、大便等活动及自控	不需协助，可自控	偶尔失禁，但基本上能如厕或使用便具	经常失禁，在很多提示和协助下尚能如厕或使用便具	完全失禁，完全需要帮助	
评分	0	1	5	10	
活动：站立、室内行走、上下楼梯、户外活动	独立完成所有活动	借助较小的外力或辅助装置能完成站立、行走、上下楼梯等	借助较大的外力才能完成站立、行走，不能上下楼梯	卧床不起，活动完全需要帮助	
评分	0	1	5	10	
总分					

表 2　老年人跌倒风险因素评估表

维度	内容	权重	得分
运动	步态异常/假肢	3	
	行走需要辅助设施	3	
	行走需要旁人帮助	3	
跌倒史	有跌倒史	2	
	因跌倒住院	3	
精神不稳定状态	谵妄	3	
	老年痴呆	3	
	兴奋/行为异常	2	
	意识恍惚	3	
自控能力	大便/小便失禁	1	
	频率增加	1	
	保留导尿	1	
感觉障碍	视觉受损	1	
	听觉受损	1	
	感觉性失语	1	
	其他情况	1	
睡眠状况	多醒	1	
	失眠	1	
	夜游症	1	
用药史	新药	1	
	心血管药物	1	
	降压药	1	
	镇静、催眠药	1	
	戒断治疗	1	
	糖尿病用药	1	
	抗癫痫药	1	
	麻醉药	1	
	其他（抗抑郁药、抗焦虑、镇痛药等）	1	

续表

维度	内容	权重	得分
相关病史	神经科疾病	1	
	骨质疏松症	1	
	骨折史	1	
	低血压	1	
	药物/乙醇戒断	1	
	缺氧症	1	
	年龄 80 岁及以上	3	

第三部分　认知心理评估

表1　简易心智状态问卷调查（SPMSQ）

1	今天是哪年，哪月，哪日？	（错误请画×）
2	今天是星期几？	
3	这是什么地方？	
4	你的电话号码是多少？若无电话，请回答：您住在什么地方？	
5	今年多大了？	
6	你的出生日期？	
7	现在的国家主席是谁？	
8	前任国家主席是谁？	
9	你妈妈叫什么？	
10	从 20 开始减 3，得到 17，再减 3，以此类推，到不能减为止。	

表2　老年抑郁量表（GDS）
请您在相应答案上画"√"

内容	答案	
选择最切合您最近一周来的感受的答案	是	否
1. 你对生活基本上满意吗？	0	1
2. 你是否已经放弃了许多活动和兴趣？	1	0
3. 你是否觉得生活空虚？	1	0

续表

内容	答案	
4. 你是否常感到厌倦?	1	0
5. 你觉得未来有希望吗?	0	1
6. 你是否因为脑子里有一些想法摆脱不掉而烦恼?	1	0
7. 你是否大部分时间精力充沛?	0	1
8. 你是否害怕会有不幸的事落到你头上?	1	0
9. 你是否大部分时间感到幸福?	0	1
10. 你是否常感到孤立无援?	1	0
11. 你是否经常坐立不安，心烦意乱?	1	0
12. 你是否希望待在家里而不愿意去做些新鲜事?	1	0
13. 你是否常常担心将来?	1	0
14. 你是否觉得记忆力比以前差?	1	0
15. 你觉得现在生活很惬意?	0	1
16. 你是否常感到心情沉重、郁闷?	1	0
17. 你是否觉得像现在这样生活毫无意义?	1	0
18. 你是否常为过去的事忧愁?	1	0
19. 你觉得生活很令人兴奋吗?	0	1
20. 你开始一件新的工作困难吗?	1	0
21. 你觉得生活充满活力吗?	0	1
22. 你是否觉得你的处境毫无希望?	1	0
23. 你是否觉得大多数人比你强得多?	1	0
24. 你是否常为些小事伤心?	1	0
25. 你是否常觉得想哭?	1	0
26. 你集中精力困难吗?	1	0
27. 你早晨起的很快活吗?	0	1
28. 你希望避开聚会吗?	1	0
29. 你做决定很容易吗?	0	1
30. 你的头脑像往常一样清晰吗?	0	1

第四部分　社会评估

社会支持判定量表（SSRS）

评估项目	评估选项	评分标准	得分
1. 您有多少关系密切，可以得到支持和帮助的朋友？	一个也没有	1	
	1～2 个	2	
	3～5 个	3	
	6 个或 6 个以上	4	
2. 近一年来您：（只选一项）	远离他人，且独居一室	1	
	住处经常变动，多数时间和陌生人住在一起	2	
	和同学、同事或朋友住在一起	3	
	和家人住在一起	4	
3. 您与邻居：（只选一项）	相互之间从不关心，只是点头之交	1	
	遇到困难可能稍微关心	2	
	有些邻居很关心您	3	
	大多数邻居都很关心您	4	
4. 您与同事：（只选一项）	相互之间从不关心，只是点头之交	1	
	遇到困难可能稍微关心	2	
	有些同事很关心您	3	
	大多数同事都很关心您	4	
5. 从家庭成员得到的支持和照顾（在合适的框内划"√"）	A. 夫妻（恋人）	每项从无/极少/一般/全部支持分别计 1～4 分	
	B. 父母		
	C. 儿女		
	D. 兄弟姐妹		
	E. 其他成员（如嫂子）		
6. 过去，在您遇到急难情况时，曾经得到的经济支持和解决实际问题的帮助的来源有：	无任何来源	0	
	下列来源（可选多项）A. 配偶；B. 其他家人；C. 亲戚；D. 朋友；E. 同事；F. 工作单位；G. 党团工会等官方或半官方组织；H. 宗教、社会团体等非官方组织	有几个来源就计几分	

续表

评估项目	评估选项	评分标准	得分
7. 过去，在您遇到急难情况时，曾经得到的安慰和关心的来源有：	无任何来源	0	
	下列来源（可选多项） A. 配偶；B. 其他家人；C. 亲戚；D. 朋友；E. 同事；F. 工作单位；G. 党团工会等官方或半官方组织；H. 宗教、社会团体等非官方组织；I. 其他（请列出）_____	有几个来源就计几分	
8. 您遇到烦恼时的倾诉方式：（只选一项）	从不向任何人诉述	1	
	只向关系极为密切的1～2个人诉述	2	
	如果朋友主动询问您会说出来	3	
	主动叙述自己的烦恼，以获得支持和理解	4	
9. 您遇到烦恼时的求助方式：（只选一项）	只靠自己，不接受别人帮助	1	
	很少请求别人帮助	2	
	有时请求别人帮助	3	
	有困难时经常向家人、亲友、组织求援	4	
10. 对于团体（如党团组织、宗教组织、工会、学生会等）组织活动：（只选一项）	从不参加	1	
	偶尔参加	2	
	经常参加	3	
	主动参加并积极活动	4	
总分：			

第五部分　环境评估

请您在相应答案上画"√"

表1　居住环境安全评估

处所	评估内容	评估要素	结果	
			是	否
一般居室	光线	是否充足		
	温度	是否适宜		
	地面	是否平衡、干燥、无障碍物		
	地毯	是否平整、不滑动		
	家具	放置是否稳定、固定有序、有无妨碍通道		
	床	高度是否在老人膝下、与其小腿长度基本相同		
	电线	安置如何,是否原理火源、热源		
	取暖设备	安置是否妥当		
	电话	紧急电话号码是否放在易见、易取的地方		
厨房	地板	有无防滑措施		
	燃气	"开""关"的按钮标志是否醒目		
浴室	浴室门	门锁是否内外均可开		
	地板	有无防滑措施		
	便器	高低是否合适、有无扶手		
	浴盆	高低是否合适、盆底是否有防滑胶垫		
楼梯	光线	光线是否充足		
	台阶	是否平衡无破损、高低是否合适、台阶之间色彩差异是否明显		
	扶手	有无扶手,扶手是否牢固		

请您在相应分值下画"√"

表 2　APGAR 家庭功能评估表

具体项目	经常 2分	有时 1分	从不 0分
1. 当我遇到问题时，可以从家人处得到满意的帮助（适应度）			
2. 我很满意家人与我讨论各种事情及分担问题的方式（合作度）			
3. 当我希望从事新的活动或发展，家人都能接受且给予支持 （成长度）			
4. 我很满意家人对我表达情感的方式以及对我的情绪的反应 （情感度）			
5. 我很满意家人与我共度时光的方式（亲密度）			

附录5：高血压患者家庭访视护理评估表

一、一般情况

1. 年龄：_____
2. 病程：_____
3. 遗传史：有□　　无□
4. 性别：男□　　女□
5. 婚姻状况：未婚□　　已婚□　　离婚□　　丧偶□
6. 居住情况：独居□　　与配偶居住□　　与配偶和子女居住□
7. 文化程度：小学及以下□　　初中□　　高中□　　大专及以上□
8. 职业：工人□　　农民□　　公务员□　　退休□
　　　其他□_____
9. 医疗付费情况：医保□　　公费医疗□　　新农合□　　自费□
10. 人均收入：500元以下□　　501～1000元□　　1001～2000元□
　　　　2001～3000元□　　3001及以上□

领域	问题	具体情况
社会心理领域	人际关系	①与家人相处不融洽；②与邻居相处不融洽；③不喜欢外出与人沟通；④经常使用冲突的办法解决问题；⑤与他人友好相处；⑥其他
	问题评分	认知：1□　2□　3□　4□　5□ 行为：1□　2□　3□　4□　5□ 状况：1□　2□　3□　4□　5□
	精神健康	①较常处于紧张状态；②容易焦虑；③抑郁；④易生气；⑤情绪平和；⑥其他
	问题评分	认知：1□　2□　3□　4□　5□ 行为：1□　2□　3□　4□　5□ 状况：1□　2□　3□　4□　5□

续表

领域	问题	具体情况
生理领域	循环	BP/＿＿＿＿mmHg；P＿＿＿＿/分 ①头晕；②头痛；③心率过快或过慢；④心绞痛；⑤气促；⑥其他
	问题评分	认知：1□　2□　3□　4□　5□ 行为：1□　2□　3□　4□　5□ 状况：1□　2□　3□　4□　5□
	排便功能	①排便频率异常；②肠痉挛或腹部不适；③大便颜色异常；④排便正常
	问题评分	认知：1□　2□　3□　4□　5□ 行为：1□　2□　3□　4□　5□ 状况：1□　2□　3□　4□　5□
	并发症	①肢体麻木；②肌肉酸痛；③肌力下降；④下肢水肿；⑤其他
	问题评分	认知：1□　2□　3□　4□　5□ 行为：1□　2□　3□　4□　5□ 状况：1□　2□　3□　4□　5□
健康相关行为领域问题	营养	身高＿＿＿＿m；体重＿＿＿＿kg；BMI＿＿＿＿kg/m^2；腰围＿＿＿＿cm ①每日食盐每人食用超过6g；②三餐调味品选择中，两餐都有选择虾油或酱油；③喜欢吃腌制食品（a. 每天都吃；b. 一周吃2～3次；c. 不吃）；④烹饪用油的种类（植物油、猪油、花生油等）；⑤不吃或少吃蔬菜水果；⑥喜欢吃肥肉、目鱼、鱿鱼、动物内脏等高脂高胆固醇类食物（a. 每天都吃；b. 一周吃2～3次；c. 不吃）；⑧其他。
	问题评分	认知：1□　2□　3□　4□　5□ 行为：1□　2□　3□　4□　5□ 状况：1□　2□　3□　4□　5□
	身体活动	①运动的方式及类型（散步、慢跑、骑自行车、做家务等）；②每周锻炼3次；③每次锻炼30min；④其他
	问题评分	认知：1□　2□　3□　4□　5□ 行为：1□　2□　3□　4□　5□ 状况：1□　2□　3□　4□　5□

续表

领域	问题	具体情况
健康相关行为领域问题	睡眠与休息形态问题	①睡眠时间_____h/d；②易醒；③失眠；④需要服用安眠药才能入睡；⑤睡眠呼吸暂停综合征；⑥打鼾；⑦白天睡觉，晚上清醒；⑧其他
	问题评分	认知：1□ 2□ 3□ 4□ 5□ 行为：1□ 2□ 3□ 4□ 5□ 状况：1□ 2□ 3□ 4□ 5□
	烟酒嗜好	①吸烟_____支/d；②吸二手烟_____支/d；③饮酒_____ml/d（啤酒、葡萄酒、米酒、白酒）；④其他
	问题评分	认知：1□ 2□ 3□ 4□ 5□ 行为：1□ 2□ 3□ 4□ 5□ 状况：1□ 2□ 3□ 4□ 5□
	健康照顾的督导	①家中血压计：有（a. 电子血压计；b. 水银血压计） 无；②测量方法：正确 错误（a. 袖带位置；b. 听诊器位置；c. 测量前准备；d. 测量时间）；③没有接受过高血压家庭随访；④其他
	问题评分	认知：1□ 2□ 3□ 4□ 5□ 行为：1□ 2□ 3□ 4□ 5□ 状况：1□ 2□ 3□ 4□ 5□
	药物治疗方案	①有忘记服药的经历；②自觉症状改善时停药；③自觉症状更加重时，停药；④服药方法错误；⑤有药物副作用；⑥药物储存方法错误；⑦规律服药；⑧其他
	问题评分	认知：1□ 2□ 3□ 4□ 5□ 行为：1□ 2□ 3□ 4□ 5□ 状况：1□ 2□ 3□ 4□ 5□

附录6：老年型糖尿病患者"两位一体"社区护理模式

（一）模式的概况

老年型糖尿病患者"两位一体"社区护理模式是由第二军医大学硕士研究生王欣国进行研究的，其中"两位一体"社区护理模式是指：在社区卫生服务中心的医护人员和居委会的卫生干事相互协作下，应用融合了"同伴支持""自我管理""个案管理""团队管理"等照护理念的管理方法，对老年型糖尿病患者进行全方位、多角度的管理。这种在社区卫生服务中心和居委会"两位"基础上，应用人员"一体"、管理方法"一体"的方式对老年型糖尿病患者进行管理的全新管理模式称为"两位一体"社区护理模式。模式构成如图1所示。

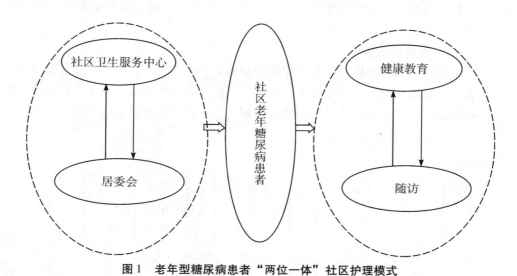

图1　老年型糖尿病患者"两位一体"社区护理模式

（二）模式的人员构成

1. 社区卫生服务中心的糖尿病专科护士

社区卫生服务中心糖尿病专科护士是模式的核心成员，是领导者、协调者、教育者、组织者、管理者、随访者，应具备较高的专业素养、个人能力，须具有中级以上职称，五年以上工作经验，且经过糖尿病专科化培养。具体职责为宏观控制模式的顺利推进与持续进行，并具体负责对老年型糖尿病患者进行健康教育、上门随访和收集资料。

2. 社区卫生服务中心的糖尿病专科医生

社区卫生服务中心的糖尿病专科医生是模式教育的主要执行者，承担着对患者治疗方案的调整、健康教育、专业指导的职责，应具备副主任医师以上职称，5年以上糖尿病治疗经验。

3. 社区卫生服务中心的公共卫生医师

社区卫生服务中心的公共卫生医师是模式电话施访的主要执行者，负责电话随访及预约上门随访时间，协助糖尿病专科护士进行家庭随访。角色定位为教育者、协调者、跟踪者。应具备中级以上职称，5年以上基层社区卫生服务中心防保科工作经验，熟悉电话随访的流程，具有良好的语言表达与沟通能力。

4. 居委会卫生干事

居委会卫生干事是保证模式在居委会内顺利实施的后勤保障者，负责安排居委会内教育的场地，及时通知居委会内糖尿病患者，协助小组内教育的顺利进行。入选本模式的居委会卫生干事应认真负责，具有慢性病管理工作的热情，并具备一定的医学知识。

5. 患者志愿者

患者志愿者是模式实施小组的领导者，负责组织小组成员、安排同伴分享者，是模式实施同伴分享的关键人物，应选具有高中或高中以上文化水平，口齿清楚、善于表达，沟通协调能力较好，热爱公益活动的老年型糖尿病患者。

（三）模式的实施

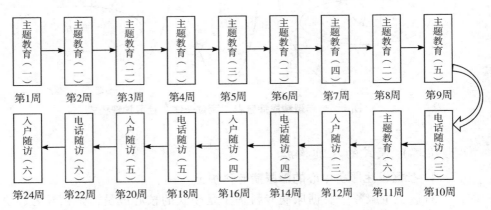

图2　老年型糖尿病患者"两位一体"社区护理模式实施流程

1. 主题教育

　　教育共六个主题，分六次进行，根据内容及目的的不同分别由专科医生和专科护士讲授，每次教育后安排同伴教育和小组内讨论，以提高教育的效果。同伴教育者一般由小组长接任，或由小组长推荐，教育内容根据每个主题的教育大纲自行准备，医务人员现场协助并做必要的现场纠正和场面控制，保证同伴教育的效果及顺利进行。教育的六个主题如下：

序号	主题	教育提纲	教育者	教育形式
1	糖尿病基本知识	什么是糖尿病；糖尿病的分型；糖尿病的症状；糖尿病的并发症和日常护理方法；糖尿病控制的有效办法	专科医生	社区卫生服务中心，大班授课，分组讨论
2	自我监测	为什么要自我进行监测？自我监测的项目；血糖控制目标；体重控制；血压控制；自我感觉的监测；建立自我监测日记的方法	专科护士	居委会小组授课、同伴分享，小组讨论
3	常用药物与胰岛素	常用药物种类、特点、用药注意事项；使用胰岛素的指征；常用药物胰岛素的分类和注射时间；胰岛素注射部位；胰岛素使用的注意事项；胰岛素的存放	专科医生	社区卫生服务中心，大班授课，分组讨论
4	糖尿病饮食控制	同伴教育者 "我对糖尿病患者饮食控制的看法"（重要性）"我的饮食控制方法、心得经验分享"。 医护人员 ①饮食对血糖的影响；②常见食物对血糖的影响；③合理饮食控制的恰当方法；④常见食物碳水化合物含量及对血糖的影响；⑤怎样合理饮食，控制好血糖、血压、血脂和体重；⑥记录每日食物清单的方式	专科护士	居委会小组授课、同伴分享，小组讨论
5	糖尿病运动控制	同伴教育者 "我对糖尿病运动控制的看法"（重要性认识）；"我的运动控制、心得与经验分享" 医护人员 ①运动与血糖的关系；②老年人恰当的运动方式与强度；③靶心率的计算方法；④肌肉的等长收缩与等张收缩	专科医生	居委会小组授课、同伴分享，小组讨论

续表

序号	主题	教育提纲	教育者	教育形式
6	心理调适	同伴教育者 糖尿病对我意味着什么？我是怎么调节自己的心理的？ 医护人员： ①压力与血糖控制的关系；②压力过大的表现；③压力的有效应对方式；④抑郁与血与糖控制的关系；⑤抑郁的表现；⑥积极应对的策略	专科护士	居委会小组授课、同伴分享，小组讨论

2. 随访

社区护理人员随访分为两种形式，即电话随访和护士上门随访，随访周期为六个月，电话随访、上门随访穿插进行，各进行六次。上门随访更侧重于对患者进行饮食、用药方面的具体指导以及对其生活环境的评估，对其进行心理辅导，及时发现抑郁等不良心境以及部分的身体评估。电话随访内容及上门随访内容如下。

3. 实施

（1）教育的实施。教育时，一般由三名医护人员一名教育者，一名协助者和一名居委会卫生干事现场组织，进行必要的秩序维持和血糖、血压测量，解答患者的疑惑。每次教育前一周，由社区护理人员根据教学内容安排，联系相应居委会的卫生干事和社区医院相关职能部门，联系好教学场地与教育人员，确定好教育时间。由居委的卫生干事根据教学安排电话通知糖尿病患者。

糖尿病患者电话随访

（注：本次随访内容为上两周患者的情况）

姓名：＿＿＿＿＿＿　　　　编号：＿＿＿＿＿＿　　　　小区：＿＿＿＿＿

联系电话：＿＿＿＿＿＿　　详细地址：＿＿＿＿＿＿＿＿＿＿＿＿

1. 本次随访记录时间：＿＿＿＿＿＿

2. 预约上门随访时间：＿＿＿＿＿＿

3. 转归　　（1）继续随访　　（2）死亡　　（3）失访　　（4）暂时失访

4. 临床症状：

　　（1）多饮、多尿　　（2）多食/常有饥饿　　（3）乏力　　（4）体重下降

　　（5）视力下降　　（6）肢体麻木　　（7）下肢浮肿　　（8）肢端溃疡

续表

（9）皮肤及外阴瘙痒　　（10）其他_____

5. 测量血糖情况

（1）规律性　　1）规律　　2）不规律　　3）不测

（2）每周测量次数：_____　　血糖波动值：_____

6. 用药情况

（1）口服药

1）使用药物：_____

2）服药次数及计量：_____

3）服药规律性：①有否漏服：_____　　②漏服次数：_____

（2）胰岛素

1）使用胰岛素：_____　　类别：超短效/短效/中效/长效

2）注射规律性：①有否遗忘：_____　　②遗忘次数：_____

7. 活动情况

（1）不太活动（看电视、读报纸等）　　（2）轻度活动（种花或家务等）

（3）中度活动（慢跑、跳舞、羽毛球等）　　（4）重度活动（举杠铃等）

8. 每天的活动时间　　（1）1h以上　　（2）1～2h　　（3）2h及以上

9. 上周活动共_____次。

10. 饮食情况：（1）完全按医生要求执行　　（2）有时　　（3）随心所欲

11. 上周低血糖发生的次数？_____次

12. 上两周有否就医：_____；　　就医原因：_____

随访员：_____　　随访日期：_____

糖尿病患者上门随访

（注：本次随访内容为上两周患者的情况）

姓名：_____　　编号：_____　　小区：_____

联系电话：_____　　详细地址：_____

1. 本次随访记录时间：_____

2. 预约上门随访时间：_____

3. 转归　　（1）继续随访　　（2）死亡　　（3）失访　　（4）暂时失访

4. 临床症状：

（1）多饮、多尿　　（2）多食/常有饥饿　　（3）乏力　　（4）体重下降　　（5）视力下降　　（6）肢体麻木　　（7）下肢浮肿　　（8）肢端溃疡　　（9）皮肤及外阴瘙痒

（10）其他_____

续表

5. 测量血糖情况

    （1）规律性　　1）规律　　2）不规律　　3）不测

    （2）每周测量次数：＿＿＿＿＿＿＿　　血糖波动值：＿＿＿＿＿＿＿

6. 用药情况

    （1）口服药

    1）使用药物：＿＿＿＿＿＿＿

    2）服药次数及计量：＿＿＿＿＿＿＿

    3）服药规律性：①有否漏服：＿＿＿＿＿＿＿　　②漏服次数：＿＿＿＿＿＿＿

    （3）胰岛素

    1）使用胰岛素：＿＿＿＿＿＿＿　　类别：超短效/短效/中效/长效

    2）注射规律性：①有否遗忘：＿＿＿＿＿＿＿　　②遗忘次数：＿＿＿＿＿＿＿

7. 活动情况

    （1）不太活动（看电视、读报纸等）　　（2）轻度活动（种花或家务等）

    （3）中度活动（慢跑、跳舞、羽毛球等）　　（4）重度活动（举杠铃等）

8. 每天的活动时间　　（1）1h 以上　　（2）1～2h　　（3）2h 及以上

9. 上周活动共＿＿＿＿次。

10. 饮食情况：（1）完全按医生要求执行　　（2）有时　　（3）随心所欲

11. 上周低血糖发生的次数＿＿＿＿次

12. 上两周有否就医：＿＿＿＿＿；就医原因：＿＿＿＿＿＿＿＿＿＿＿＿＿＿

检查结果

1. 身高（cm）＿＿＿＿＿　体重（kg）＿＿＿＿＿　　体质指数（BMI）＿＿＿＿kg/m^2

2. 血压（mmgh）＿＿＿＿＿／＿＿＿＿＿

3. 空腹血糖（mmol/L）：＿＿＿＿＿　　餐后 2 小时血糖（mmol/L）：＿＿＿＿＿

4. 总胆固醇（mmol/L）：＿＿＿＿＿　　HDL－C（mmol/L）：＿＿＿＿＿

   LDL－C（mmol/L）：＿＿＿＿＿　　甘油三酯（mmol/L）：＿＿＿＿＿

   糖化血红蛋白（%）：＿＿＿＿＿　　监测日期：＿＿＿＿／＿＿＿＿／＿＿＿＿

            随访员：＿＿＿＿＿＿　　随访日期：＿＿＿＿＿＿

    （2）教育人员准备。

    确定同伴教育者进行统一培训，培训方式包括集中授课和个别辅导。集中授课的内容包括糖尿病自我管理的知识、技巧和健康宣教方法。个别辅导是指协助同伴教育者备课，指导同伴教育者将糖尿病自我管理知识与教育者本人自我管理过程中的成功经验如何有机结合在一起。培训为两周，每周培训两次，每次培训 2h。每次教育前，由社区护理人员根据教学内容安排，联系相应小组的小组长，将相关的教学材料转交给同伴教育者，保证同伴教育者做好充分准备；教育前一周，要求专业教育人员做好教育幻灯片，为教育的顺利、有效进行做好充分准备。

（3）随访的实施。

①电话随访。教育完后，第二周由社区公共卫生医师对上一次接受教育的患者进行电话随访，随访时，强化患者对上一次讲解内容的认知程度，解答患者的疑惑并预约上门随访时间。②上门随访。根据上次电话随访预约的时间，1～2 名专科护士在居委会卫生干事和（或）患者志愿者的协同下，对患者进行上门随访。上门随访主要对患者的身体状况、精神心理问题进行面对面的评估和指导，并充分了解患者的用药情况及自我护理情况。

（四）模式实施的质量控制

1. 运行管理

社区卫生服务中心和居委会应将《模式》的运行管理纳入日常工作，明确分职人员负责其施行并将运行情况进行备案，按期组织会议，及时反馈《模式》运行的有关情况。

2. 加强模式施行管理

严格模式实施人员的准入条件，确保《模式》施行的效果；对模式参与人员进行相关的培训与教育，确保教育与随访过程的规范性与有效性。

附录7：基于家庭医生签约服务的社区老年 2 型糖尿病患者居家护理模式

一、基于家庭医生签约服务的社区老年 2 型糖尿病患者居家护理的目标和宗旨

（1）为社区老年 2 型糖尿病患者提供"专业、有效"的居家护理服务，改善或解决患者个性化健康问题，满足患者居家护理需求。

（2）提高已经签订家庭医生签约服务协议的社区老年 2 型糖尿病患者的服务满意度，以促进社区家庭医生签约服务的进一步实施。

二、基于家庭医生签约服务的社区老年 2 型糖尿病患者居家护理的服务团队

根据国家针对家庭医生签约服务相关政策及要求，结合糖尿病疾病的患病特点，制定基于家庭医生签约服务的居家护理服务团队入选标准及职责，具体内容见表 1。

表 1　基于家庭医生签约服务的居家护理服务团队成员入选标准及职责

团队成员	入选标准	成员职责
家庭医生	1. 本科及以上学历； 2. 中级及以上职称； 3. 有 5 年以上 2 级及以上综合医院工作经验	1. 担任居家护理服务团队队长一职，负责团队管理、分工及监督； 2. 协助患者进行转诊、预约服务； 3. 为患者提供基本医疗服务； 4. 为患者解答疾病相关问题
社区护士 社区护士	1. 大专及以上学历； 2. 护师及以上职称； 3. 有 5 年以上 2 级及以上医院临床护理工作经验	1. 对患者进行基础居家护理评估； 2. 根据患者评估结果及医嘱，为患者制定个性化的基础居家护理服务计划； 3. 为患者提供基础居家护理服务，并进行电话/上门随访，评价其效果； 4. 为患者解答护理相关问题

续表

团队成员	入选标准	成员职责
公共卫生医师	1. 专科及以上学历； 2. 初级及以上职称； 3. 取得公共卫生执业医师资格证书	1. 对患者的健康档案进行系统的维护和管理，如患者信息的及时更新与完善、居民健康档案的迁入及迁出、家庭医生签约及续约等； 2. 对患者进行居家护理服务的筛选； 3. 为患者提供公共卫生服务，如免费体检、健康教育、血糖监测等； 4. 协助团队队长完成相关管理工作
糖尿病专科医生	1. 本科及以上学历； 2. 中级及以上职称； 3. 有5年以上2级及以上综合医院从事糖尿病诊疗工作的经验	1. 为患者制定个性化的糖尿病居家治疗方案； 2. 对患者进行上门诊疗评估，并根据评估结果下医嘱； 3. 定期电话/上门随访，观察治疗效果并调整治疗方案； 4. 为患者解答糖尿病专科问题
专科护士	1. 大专及以上学历； 2. 有糖尿病专科护士资格证； 3. 护师及以上职称； 4. 有5年以上2级及以上综合医院从事糖尿病专科护理工作的经验	1. 对患者进行专科居家护理评估； 2. 根据患者病情及专科医生医嘱，为患者制定个性化的专科居家护理服务计划； 3. 为患者提供专科居家护理服务，并定期电话/上门随访，评价其效果； 4. 为患者解答糖尿病专科护理问题

备注：专科医生和专科护士是在宁夏回族自治区卫生计生委办公室关于印发《2018年度全区"千名医师下基层"对口支援活动管理办法，宁卫计委发〔2018〕59号》政策驱动下，需要晋升副高/正高的专科医生或专科护士下基层医疗卫生服务机构进修，在进修期间为患者提供相应的专科诊疗及护理服务。

三、基于家庭医生签约服务的社区老年2型糖尿病患者居家护理的服务流程及内容（见图1）

（一）居家护理服务对象的筛选

由家庭医生指导患者在该社区卫生服务机构签订家庭医生签约服务协议后，公共卫生医师对患者进行初步筛选，将符合居家护理服务纳入排除标准的患者纳入居家护理服务组中。

（1）居家护理服务纳入标准：①患者日常生活能力评定 Barthel 指数≤60 分；②患者非独居，有照顾者；③合并糖尿病足、糖尿病视网膜病变、糖尿病肾病等并发症的患者；或者存在口腔、压疮、皮肤等基础护理问题的患者；④所需要的居家护理服务在居家护理服务包的范畴之内。

（2）居家护理服务排除标准：①有严重的心肝肾等脏器功能损害的患者；②生命体征不平稳的患者；③合并糖尿病足、糖尿病肾病等糖尿病慢性并发症病情较重，护理干预措施无法解决的患者；④发生糖尿病酮症酸中毒、高血糖高渗状态、低血糖等急性并发症的患者；⑤不愿接受居家护理服务的患者。

（二）居家护理服务评估

对筛选后纳入居家护理服务组的患者，由社区卫生服务机构派遣专科医生、社区护士及专科护士上门为患者进行居家医疗和护理评估，其中专科医生负责相关疾病的诊疗评估，根据评估内容下医嘱；社区护士/专科护士负责患者基本信息及相关护理问题的评估，具体护理评估内容见附件表1和表2。

（三）确定居家护理对象主要护理问题/诊断

社区护士/专科护士根据护理评估结果及医生所下医嘱分析患者存在的主要护理问题，为患者做出相应的护理诊断。护理诊断名称参考北美护理诊断协会（NANDA）护理诊断标准。具体内容见附件表7、表8。

（四）制订居家护理服务计划

患者居家护理计划，包括居家护理公共卫生服务计划及个性化居家护理计划。

1. 基于家庭医生签约服务的居家护理（公共卫生服务）计划

根据家庭医生签约服务公共卫生服务包相关内容制定（具体见表2）。

表2　居家护理（公共卫生服务）计划

■　基于家庭医生签约的公共卫生服务包
❖　每年为社区老年2型糖尿病患者提供四次免费空腹血糖测定
❖　每年对社区老年2型糖尿病患者进行一次免费健康检查
❖　每年为社区老年2型糖尿病患者提供一次健康管理服务
❖　每年为社区老年2型糖尿病患者至少进行四次面对面的随访服务，内容包括随访评估和分类干预指导
❖　为社区老年2型糖尿病患者进行中医体质辨识，并针对结果给予健康指导

2. 基于家庭医生签约服务的居家护理（个性化服务）计划

根据患者所存在的居家护理问题/护理诊断，为患者制定个性化的居家护理服务计划。分为居家基础护理服务计划及专科护理服务计划，具体内容见附件表7、表8。

（五）居家护理服务的实施（上门服务/电话随访的频次根据患者的护理问题及护理措施具体进行界定）

根据制定的居家护理服务计划，居家护理服务团队上门为患者提供个性化的居家护理措施，实施方式及相关内容如下所示：

1. 上门服务

（1）上门服务前准备。

1）核对患者基本情况，确定信息是否准确；

2）与患者/照顾者电话联系，介绍自己、机构及上门服务目的，与患者/照顾者确定上门服务时间；

3）准备上门服务包（根据患者具体情况准备用物，包括检查器材、评估单、记录单及个案需要的医疗器材等）；

4）上门服务安全评估，确定患者住址及上门路线并了解周边环境安全性。

（2）上门服务。

1）安全：评估周边环境、设备、人员等，确定安全；

2）关系建立：向患者及照顾者介绍团队成员情况，说明上门服务目的；

3）为患者/照顾者讲解居家护理服务的相关流程、内容、双方责任和权利及可能出现的风险等情况，并让患者/照顾者签署知情同意书（见附件表3）；

4）按照居家护理计划实施护理措施；

5）与患者/照顾者预约下次上门服务时间。

（3）上门服务后处理。

1）对上门服务用物进行整理、消毒并复位；

2）对于有需要转诊的患者，及时为其联系上级医院协助转诊；

3）根据患者实际情况，必要时根据患者情况修改居家护理计划；

4）填写居家护理服务记录表，完成居家护理上门服务记录（见附件表4）。

2. 电话随访

完成上门服务后，根据患者的护理问题及护理措施对患者进行电话随访，随访的主要内容包括患者有无用药反应；针对给予患者的健康指导，了解患者健康相关行为的依从情况并进行督导；了解患者健康问题改善情况，有无新发症状；为患者/照顾者解答健康相关问题等。随访完成后，填写居家护理电话随访表，并做好相关记录（见附件表5）。

（六）居家护理服务评价

居家护理服务评价内容包括居家护理服务满意度评价及居家护理服务效果评价两个部分。

1. 居家护理服务满意度评价（采用患者满意度量表 CSQ-8）

患者满意度量表由拉尔森等人提出，全称"Client Satisfaction Questionnaire"简称CSQ。已经广泛应用于社会服务工作的满意度调查中。该量表分别由患者对服务的服务质量、内容、需要满足、项目推荐、满意程度、问题解决、总体满意度与再次选择这八个维度组成，采用李克特四级计分方式，正向计分，得分越低，服务对象对于项目的满意度越低；得分越高，服务对象对于项目的满意度越高。因此，总分介于8~32分，即最低分为8分，最高分为32分（见附件表6）。

2. 居家护理服务效果评价

社区护士/专科护士根据患者的具体护理问题及采取的护理措施，对患者的居家护理服务效果进行针对性的评价（具体内容见附件表7、表8）。

（七）居家护理服务结案

当患者达到预定的护理目标、无法配合服务、提供的居家护理服务无法满足患者需求、迁出社区管辖范围、入住机构及死亡等情况时，予与结案，并填写结案报告单，具体见附件表9。

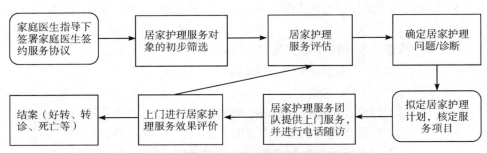

图1　基于家庭医生签约服务的居家护理服务流程

附件:

表1　社区老年2型糖尿病患者基本资料评估

| 填表日期: | 填表人员: | 健康档案编号: |

姓名:　　　　　　　　　　身份证号码:

年龄:＿＿＿＿＿＿岁　　　　民族:□汉族　　□其他民族

性别:□男　　□女　　　　现住地址:

联系电话:(固定电话)＿＿＿＿＿＿＿＿＿＿＿＿　　　　(手机)＿＿＿＿＿＿＿＿＿＿＿＿

主要照顾者　姓名＿＿＿＿与患者关系＿＿＿＿　联系电话:＿＿＿＿＿＿＿＿＿＿＿

文化程度	□研究生及以上学历　　□大学本科　　□专科　　□中专　　□高中 □初中　　□小学　　□文盲
婚姻状况	□已婚　　□未婚　　□丧偶　　□离异
收入状况	月平均收入:＿＿＿＿＿＿＿元 收入状况:□尚有结余　　□收支平衡　　□入不敷出　　□不清楚 收入来源:□退休金　　□养老金　　□子女供给 　　　　　□政府/他人救助　　□不动产　　□其他＿＿＿＿＿
曾经从事的职业	□事业单位工作人员　　□专业技术人员　　□商业、服务业人员 □军人　　□个体劳动者　　□务农　　□其他＿＿＿＿＿
医保类型	□城镇职工基本医疗保险　　□城乡居民基本医疗保险　　□贫困救助 □商业医疗保险　　□全公费　　□全自费　　□其他＿＿＿＿＿＿
居住情况	□独居　　□与配偶居住　　□与子女居住　　□与保姆/护工居住 □其他＿＿＿＿＿
糖尿病患病情况	患病年限＿＿＿＿＿年
并发症情况	□糖尿病大血管病变　　□糖尿病肾病　　□糖尿病视网膜病变 □糖尿病神经病变　　□糖尿病足　　□其他＿＿＿＿＿＿
其他慢性病	□高血压　　□冠心病　　□慢性阻塞型肺气肿　　□慢性支气管炎 □慢性肾病　　□类风湿性关节炎　　□骨质疏松　　□痛风 □腰椎间盘突出　　□慢性胃肠道疾病　　□其他＿＿＿＿＿

表2　社区老年2型糖尿病患者居家护理评估

姓名：　　　　　　　　　性别：□男　　□女　　健康档案编号：

评估日期：　　　　　　　年龄：　　　　　　岁　　评估人员：

■ 社区老年2型糖尿病患者基础护理问题评估

1. 皮肤状况评估　　　　　　　　　　　　　　　　□皮肤状况较好，无相关护理问题

□皮肤瘙痒　　　□失禁性皮炎　　□糖尿病性水疱疹：部位　　　　水疱大小　　　　
□皮疹：范围　　　　　　　　　
□皮肤溃疡/伤口：类型　　　　　部位　　　　　大小（长、宽、深）　　　　　
分期：□Ⅰ期　　□Ⅱ期　　□Ⅲ期　　□Ⅳ期
皮肤溃疡/伤口渗液：□无　　　□有，颜色　　　　□淡黄色　　　□黄白色浑浊黏稠
　　　　　　　　　　□浓性　　□绿色　　　　　□粉色/红色
量：□干燥　　□湿润　　□潮湿　　□饱和　　□渗漏
气味：□正常　　□异常　　　　　　　　
皮肤溃疡/伤口基底颜色：□黄色　　　　　□红色/粉红色　　　　　□黑色　　　　
组织形态：□坏死组织　　□腐肉　　□肉芽组织　　□上皮组织　　□闭合或新生组织
伤口边缘及周围皮肤情况：□正常　　□不正常　　　　　　　　　

干预方式：Ⅰ教育指导　　□皮肤日常护理指导　　□用药指导
　　　　　Ⅱ专业技术　　□伤口/溃疡换药　　□水疱疹的处理
　　　　　Ⅲ协调管理　　□联系专科医生　　□转诊上级医院

2. 压疮状况评估　　　　　　　　　　　　　　　　□无压疮相关护理问题

压疮部位：　　　　　　　　　　压疮大小（长、宽、深）：　　　　　　　
压疮分期：□Ⅰ期：淤血红润期　　□Ⅱ期：炎性浸润期
　　　　　□Ⅲ期：浅度溃疡期　　□Ⅳ期：坏死溃疡期
压疮渗液：□无　　□有（颜色）　　□淡黄色　　□黄白色浑浊黏稠　　□浓性
　　　　　　　　　　　　　　　□绿色　　　□粉色/红色
量：□干燥　　□湿润　　□潮湿　　□饱和　　□渗漏
气味：□正常　　□异常　　　　　　　
压疮基底颜色：□黄色　　　　　□红色　　□粉红色　　　　　□黑色　　　　
组织形态：□坏死组织　　□腐肉　　□肉芽组织　　□上皮组织　　□闭合或新生组织
压疮周围皮肤情况：□正常　　□不正常　　　　　　　　　
窦道、潜行或腔隙：□无　　　□有　　　　　　　
压疮危险因素评分（Braden评分）

续表

项目	得分			
	4	3	2	1
直觉感受	□正常	□轻度丧失	□严重丧失	□完全丧失
皮肤潮湿	□很少潮湿	□偶尔潮湿	□经常潮湿	□总是潮湿
活动情况	□经常活动	□偶尔步行	□可坐起	□绝对卧床
移动程度	□正常	□轻度受限	□严重受限	□完全受限
营养状态	□非常充足	□足够	□可能不足	□非常差
摩擦（剪）力		□不易发生	□可能发生	□常会发生

总分_____分，□无危险：≥18 分　　　□低危险：15～17 分
　　　　　　　□中危险：12～14 分　　□高危险：9～11 分

干预方式：Ⅰ教育指导　　□压疮预防指导
　　　　　Ⅱ专业技术　　□压疮换药
　　　　　Ⅲ协调管理　　□转诊上级医院

3. 口腔状况评估　　　　　　　　　　　　　□口腔状况良好，无相关护理问题

口腔疼痛：□无　　□有

口腔黏膜：□色泽粉红　　□苍白　　□红肿　　□黏膜下淤血/出血　　□溃疡

牙龈状况：□正常　　□轻度发炎，组织变化小　　□中度发炎，组织发红且肥大
　　　　　□重度发炎，明显发红且肥厚有溃疡
　　　　　□牙齿松动脱落　　□活动义齿　　□龋齿　　□口腔异味　　□其他_____

干预方式：Ⅰ教育指导　　□口腔卫生护理指导　　□糖尿病与口腔关系相关知识指导
　　　　　　　　　　　　□口腔用药指导
　　　　　Ⅱ专业技术　　□口腔护理
　　　　　Ⅲ协调管理　　□联系专科医生　　□诊上级医院

4. 疼痛状况评估　　　　　　　　　　　　　　　　　　　□无疼痛

疼痛部位：_____　　　疼痛的性质：_____
疼痛频率：□无　　□少于每日疼痛　　□每日疼痛　　□无法得知
疼痛程度（采用数字评分法进行评估）
共有 0～10，11 个数字，患者根据疼痛程度选取数字，数字越高疼痛程度越高：
□0：无痛　　□1～3：轻度疼痛　　□4～6：中度疼痛　　□7～10：重度疼痛
引起疼痛的原因：_____
疼痛是否影响正常生活：□是　　　□否
是否已经采取措施：□否　　　□是_____　　　　　有无缓解：□有　　　□无

续表

干预方式：Ⅰ教育指导	□用药指导	□心理疏导	□疼痛评估	
Ⅱ专业技术	□物理止痛			
Ⅲ协调管理	□转诊上级医院			

5. 排便状况评估　　　　　　　　　　　　　　　□排便正常，无相关护理问题

排便频次：_____　　　大便性状：□软便　　□硬便　　□水样便　　□前硬后软

硬块：□有　　□无

大便颜色：□黄褐色　　□黄绿色　　□灰色便　　□黑色便　　□血便

肠胀气：□有　　□无

人工肛门：□无　　□有，部位_____

干预方式：Ⅰ教育指导	□用药指导	□心理疏导	□排便日常指导
Ⅱ协调管理	□联系专科医生	□转诊上级医院	
Ⅲ专业技术	□灌肠	□人工取便	□人工肛门便袋护理
□简易通便器的使用			

6. 排尿状况评估　　　　　　　　　　　　　　　□排尿正常，无相关护理问题

排尿频次：_____　　　　排尿量：_____

小便外观：□清澈无沉淀　　□清澈有沉淀　　□浑浊有沉淀　　□深色无沉淀
　　　　　□深色有沉淀　　□无法观察

尿路感染征兆：□无　　□小便有烧灼感　　□尿频　　□尿急　　□尿痛
　　　　　　　　□尿液浑浊　　□排尿困难　　□夜尿　　□其他_____

□尿失禁：类型：□功能性尿失禁　　□反射性尿失禁　　□压力性尿失禁
　　　　　尿失禁发作和持续时间：□白天　　□夜晚

干预方式：Ⅰ教育指导	□用药指导	□心理疏导	□排尿日常指导
Ⅱ专业技术	□膀胱训练	□会阴护理	□尿道冲洗　　□物理治疗
□导尿管的维护			
Ⅲ协调管理	□联系专科医生	□转诊上级医院	

7. 排痰状况　　　　　　　　　　　　　　　　　□无排痰相关护理问题

痰液量：□少　　□中　　□多　　痰液性状：□水样　　□湿黏　　□干燥
异常呼吸音：干湿啰音，范围_____

痰液颜色：□清澈　　□白　　□微黄　　□黄　　□黄绿　　□褐　　□红

痰液形态：□自咳易，正常　　□自咳不易，需辅助排痰　　□自咳不易，需吸痰

干预方式：Ⅰ教育指导	□用药指导	□排尿日常指导
Ⅱ协调管理	□联系专科医生	□转诊上级医院
Ⅲ专业技术	□呼吸训练	□有效咳嗽训练

续表

8. 日常生活自理能力评估（采用日常生活自理能力量表评估，具体见附件表10）

干预方式：Ⅰ教育指导　　□日常活动指导　　□关节被动运动指导
　　　　　　　　　　　　　□助行器的使用指导

　　　　　　Ⅱ协调管理　　□联系专科医生

9. 安全评估　　　　　　　　　　　　　　　　　　□无安全相关护理问题

曾经发生意外情况：□噎食　　□呛咳　　□坠床　　□跌倒　　□烫伤
　　　　　　　　　　□错服药物　　□其他_____

发生意外情况的次数_____次　　　原因_____

居家环境安全隐患：□照明不足　　□无地灯　　□地板滑　　□地毯破旧卷曲
　　　　　　　　　　□床没有护栏　　□厨台过高/过低　　□卫生间无扶手
　　　　　　　　　　□药物摆放不合理、混乱　　□其他_____

安全预防相关知识：□很了解　　□一般了解　　□了解　　□不了解　　□很不了解

干预方式：教育指导　　□跌倒预防指导　　□噎食处理指导　　□坠床预防指导
　　　　　　　　　　　　□烫伤紧急处理指导　　□居家环境安全指导　　□其他_____

■　社区老年2型糖尿病患者专科护理问题评估

1. 糖尿病足护理评估　　　　　　　　　　　　　　□无糖尿病足相关护理问题

外观：□局部出血　　□足癣　　□甲藓　　□胼胝　　□鸡眼　　□水疱
　　　　□足部畸形　　□趾甲内陷　　□肤色异常_____

糖尿病足溃疡：部位_____　大小（长、宽、深）_____　颜色：_____
边缘组织：_____　基底部_____

糖尿病足 wagner 分级

□0级：有发生足溃疡危险因素，目前无溃疡

□1级：表面溃疡，临床无感染

□2级：较深的、穿透性溃疡，常合并软组织感染，无骨髓炎或深部肿胀

□3级：深部溃疡，常影响骨组织，伴有骨髓炎和深部肿胀

□4级：缺血性溃疡，局部或足特殊部位有坏疽

□5级：全足坏疽

❖缺血情况：□静息痛　　□肢端发凉

间歇性跛行：□轻度　　□中度　　□重度

❖缺血程度：□0级（无症状）　　□1级（轻度间歇性跛行）　　□2级（中度间歇性跛行）
　　　　　　　□3级（重度间歇性跛行）　　□4级（静息痛）　　□5级（局部溃疡、坏死）
　　　　　　　□6级（广泛溃疡、坏死）

❖周围神经病变症状：□麻木感　　□不规则刺痛感　　□痛温觉减退/丧失
　　　　　　　　　　　□触觉减退/丧失

续表

□深部震动觉减退/丧失　　　□踝反射阳性

❖周围血管情况：□足背动脉搏动减弱　　　□踝部血压＿＿＿＿＿＿＿＿

❖足溃疡史：□无　　□有　　　日期＿＿＿＿＿＿
　截肢史：□无　　□有　　　日期＿＿＿＿＿＿

❖糖尿病足护理知识及行为情况：采用范丽凤编制的《糖尿病足部护理知识及行为调查表》量表见附件表11。该量表包括51个条目，每题1分，知识回答正确或护足行为正确者评为1分，回答不正确或护足行为不正确者评为0分，满分51分，30分（60%）为及格。该量表的Cronbach's α为0.856

干预方式：Ⅰ教育指导　　　□用药指导　　□心理疏导　　□糖尿病足相关知识及护理指导
　　　　　　Ⅱ专业技术　　　□足部溃疡换药护理　　□足部水疱/胼胝的处理
　　　　　　Ⅲ协调管理　　　□转诊上级医院

2．糖尿病视网膜病变护理评估　　　　　　　　　　　　□眼睛功能较好，无相关护理问题

❖视觉：□近视　　□复视　　□视物模糊　　□视力下降　　□视物变形
　　　　□失明（部位：□左眼　　□右眼）

❖目前您的视力对您日常生活的影响程度为：□完全不影响　　□稍有影响　　□一般
　　　　　　　　　　　　　　　　　　　　□影响较大　　□严重影响

❖高危因素：□血糖控制不佳　　□病程≥10年　　□血压控制不佳　　□高血脂
眼部手术史：□无　　□有＿＿＿＿＿＿

❖糖尿病视网膜病变知识及行为状况评估：采用吴云燕编制的《糖尿病视网膜病变相关知识和态度及行为调查问卷》进行评估（见附件表12）。

❖是否去医院做过眼检查：□否　　□是（若选择"是"，请回答以下问题）
□视网膜病变：部位：□左眼　　□右眼
程度：□轻度非增值期　　□中度非增殖期
□重度非增殖期　　□增殖期
□眼部疾病：□视网膜出血或渗出　　□视乳头水肿　　□白内障　　□青光眼
　　　　　　□其他＿＿＿＿＿＿＿

干预方式：Ⅰ教育指导　　　□用药指导　　□心理疏导
　　　　　　　　　　　　□糖尿病视网膜病变相关知识及护理指导
　　　　　　Ⅱ协调管理　　□联系专科医生　　□转诊上级医院

3．糖尿病肾病的护理评估　　　　　　　　　　　　□肾脏功能较好，无相关问题

❖症状与体征：□蛋白尿　　□水肿，部位＿＿＿＿＿　　□尿量增加　　□疲乏无力
　　　　　　　□贫血　　□其他＿＿＿＿＿

❖是否做肾脏透析：□否　　□是，频率＿＿＿＿＿

❖是否去医院做过肾功能检查：（若选择"是"，请回答以下问题）
□否　　□是，频率＿＿＿＿＿
糖尿病肾病程度：□Ⅰ期　　□Ⅱ期　　□Ⅲ期　　□Ⅳ期　　□Ⅴ期

续表

干预方式：Ⅰ教育指导　　□用药指导　　□心理疏导
　　　　　　　　　　　　□糖尿病肾病相关知识及护理指导
　　　　　　　Ⅱ协调管理　　□联系专科医生　　□转诊上级医院

4. 血糖情况评估

空腹血糖：＿＿＿＿＿＿　　餐后血糖：＿＿＿＿＿＿

血糖控制情况：□平稳　　　□一般　　　□较差

□口服降糖药：名称＿＿＿＿＿＿　　用法和用量：＿＿＿＿＿＿

□胰岛素：名称＿＿＿＿＿＿　　用法和用量：＿＿＿＿＿＿

注射方式：□正确　　　□不正确

胰岛素注射规律性：有否遗忘＿＿＿＿　　遗忘次数＿＿＿＿

是否使用胰岛素泵：□是　　□否　　使用方法：□正确　　□不正确

用药依从性：□良好　　　□一般　　　□差

药物不良反应：□没有　　　□有＿＿＿＿＿＿

5. 糖尿病健康相关行为评估

饮食状况评估

控制饮食情况：□从来不会　　□基本不会　　□偶尔会　　□经常会

饮食习惯：□荤素均衡　　□荤食为主　　□素食为主　　□嗜盐
　　　　　　□嗜油　　□嗜糖

平时一天吃＿＿＿＿餐：□早餐　　□早点　　□午餐　　□午点
　　　　　　　　　　　　□晚餐　　□夜宵

运动状况评估

运动频率：□经常　　□偶尔　　□有时　　□从不

每次运动持续时间：＿＿＿＿＿＿　　运动方式：＿＿＿＿＿＿

血糖监测状况评估

血糖监测频率：□经常　　□偶尔　　□有时　　□从不

血糖监测方法：□正确　　□不正确

血糖监测时间：□合理　　□不合理

患者血糖监测相关知识了解程度：□很了解　　□一般了解　　□了解
　　　　　　　　　　　　　　　　□不了解　　□很不了解

6. 营养状况评估：

身高：＿＿＿＿＿＿cm　　体重：＿＿＿＿＿＿cm　　BMI：＿＿＿＿＿＿

最近三个月是否因食欲不佳、消化问题、咀嚼或吞咽困难，进食量越来越少	0分	1分	2分
	□严重食欲不佳	□中度食欲不佳	□食欲无变化

干预方式

Ⅰ教育指导
□用药指导
□胰岛素注射技术指导
□饮食指导
□运动指导
□血糖监测技术指导
□胰岛素泵使用指导

Ⅱ专业技术
□血糖监测
□胰岛素注射

续表

	0分	1分	2分	3分
最近三个月体重变化（减_____kg）	□体重减轻>3kg	□不知道	□体重减轻1～3kg	□体重无变化

	0分	1分	2分	
行动力	□卧床/轮椅	□可下床活动/离开轮椅，但无法自己走动	□可自由走动	Ⅲ协调管理 □联系专科医生 □转诊上级医院

	2分	0分	
过去三个月内曾有精神性压力或急性疾病发作	□是	□否	

	0分	1分	2分
神经精神问题	□严重失智/抑郁	□轻度失智	□无精神问题

	0分	1分	2分	3分
身体质量指数	□≤18.5	□18.5<BMI≤24	□24<BMI≤27	□BMI>27

营养状况评估总分　　总分____分　□12～14分营养状况良好
　　　　　　　　　　　　□0～7分，营养状况不良
　　　　　　　　　　　　□8～11分，存在营养不良的风险

7. 低血糖发生状况评估　　　　　　　　　　　□无低血糖相关问题发生

❖低血糖发生频率：_____
发生时间：□运动时　□服药后　□进餐后　□夜间（睡觉时）
　　　　　□其他_____
❖临床表现：□轻度症状　□中度症状　□重度症状　□未察觉
低血糖发生原因：_____
❖低血糖防治知识了解情况评估：□很了解　□一般了解　□了解
　　　　　　　　　　　　　　　□不了解　□很不了解
干预方式：Ⅰ教育指导　　□低血糖预防和紧急处理知识指导
　　　　　Ⅱ协调管理　　□联系专科医生　□转诊上级医院

表 3　居家护理服务知情同意书

姓名：　　　　　　　性别：□男　　□女　　健康档案编号：

联系电话：＿＿＿＿＿＿　年龄：＿＿＿＿岁　　　现住地址：＿＿＿＿＿＿＿＿＿＿

尊敬的糖尿病患者：

您好！

非常感谢您的信任让我们来为您提供居家护理服务，我们已经将＿＿＿＿＿＿居家护理服务的相关流程、内容、双方责任和权利以及可能出现的风险等情况都告知了您和您的家属，若你们已经清楚地了解到该居家护理服务的必要性和可能存在的风险，并表示自愿接受此项护理服务，对可能发生的风险给予理解，将自己承担相应的后果。若同意请您签署知情同意书，我们方可为您提供居家护理服务。

患者/家属签名：＿＿＿＿＿＿＿＿＿

执 行 者 签 名：＿＿＿＿＿＿＿＿＿

日　　　　　期：＿＿＿年＿＿＿月＿＿＿

表 4　居家护理上门服务记录

姓名：　　　　　　　性别：□男　　□女　　健康档案编号：

联系电话：＿＿＿＿＿＿　年龄：＿＿＿＿岁　　　现住地址：＿＿＿＿＿＿＿＿＿＿

日期时间	服务内容记录	签名
例： 2018 年 10 月 20 日 上午 10 点	1. 皮肤护理 ✓为患者进行溃疡/损伤部位换药，用物包括…… ✓为患者进行皮肤护理健康指导，内容包括……	×××护士

备注：除记录如上居家护理服务内容外，若患者出现紧急情况需要转诊、出现新的护理问题等相关内容也要做相应的记录。

表5 居家护理电话随访记录

姓名：　　　　　　性别：□男　　□女　　健康档案编号：

联系电话：　　　　年龄：＿＿＿＿＿岁　现住地址：

日期时间	电话随访记录	签名
例： 2018 年 10 月 23 日 上午 10 点	1. 患者有/没有发生用药反应，具体什么反应等； 2. 患者健康相关行为依从情况较好/不好，具体哪方面做得不好等； 3. 为患者解答健康相关问题，具体什么问题等	×××护士

备注：根据服务项目具体需要随访的内容进行逐条记录

表6 患者满意度（CSQ-8）

填表时间：　　　　　　　　　　　总分：

姓名：　　　　　　性别：□男　　□女　　年龄：　　　健康档案号：

项目	分值			
	1	2	3	4
1. 您如何评价您所接受的居家护理服务的质量？	□差	□一般	□好	□极好
2. 您是否得到了您所需要的居家护理服务？	□肯定没有	□没有	□基本有	□肯定有
3. 我们的居家护理服务可多大程度上满足您的需求？	□没有一项满足	□少部分满足	□大部分满足	□几乎所有的都满足
4. 如果您的朋友需要同样的服务，您会建议他选择我们吗？	□肯定不会	□不一定会	□基本上会	□肯定会
5. 您对获得的帮助程度的满意度如何？	□相当不满意	□中等满意	□绝大部分满意	□非常满意

续表

6. 您所接受的居家护理服务有没有帮助您解决一些问题？	□不，他们只会把事情弄得更糟	□不，他们没有提供帮助	□是，他们提供了部分帮助	□是，他们提供了许多帮助
7. 总体上您对提供的居家护理服务的满意度如何？	□相当不满意	□中等满意	□绝大部分满意	□非常满意
8. 如果您再次需要帮助，您还会再次找我们吗？	□肯定不会	□不一定会	□基本上会	□肯定会

表7　社区老年2型糖尿病患者居家基础护理服务计划实施评价

■ 基于家庭医生签约服务的基础护理服务包

1. 压疮护理　　　　　　　　　　　　　　　　　　□此项服务本次未开展

护理诊断	□皮肤完整性受损 □其他＿＿＿＿＿＿	□有皮肤完整性受损的危险
护理措施	治疗护理：根据评估压疮分级结果，遵医嘱选择适宜的药物和辅料进行压疮伤口的定期换药护理，换药频次根据压疮愈合情况而定	健康指导：①指导患者/照顾者预防压疮发生的危险因素，如采取定期翻身、气垫减压的方式；②为患者及照顾者提供压疮预防及护理的相关指导，如皮肤检查、皮肤清洁、体位摆放等；③指导患者注意饮食，增加蛋白质和碳水化合物的摄入
护理评价	□愈合：患者压疮完全消失，周围皮肤完整 □显效：患者压疮范围明显缩小＞50%，周围皮肤出现皱褶/全部愈合 □有效：患者压疮范围缩小＜50%，周围皮肤出现皱褶 □无效：患者压疮范围不变/增加	

2. 皮肤护理　　　　　　　　　　　　　　　　　　□此项服务本次未开展

护理诊断	□皮肤完整性受损 □组织完整性受损 （注：皮肤有溃疡、伤口） 其他＿＿＿＿＿＿	□有皮肤完整性受损的危险　□瘙痒 □不适 （注：皮肤无破损，仅有瘙痒/肿胀/疼痛等症状）

续表

护理措施	治疗护理：①清除坏死组织（与医生协作）；②遵医嘱进行皮肤的定期换药护理；③若有水疱疹则进行水疱疹的处理，如用无菌注射器抽出渗液，并用无菌纱布包扎	健康指导：①对患者出现的皮肤症状如瘙痒、肿胀等，进行针对性的健康指导，包括居家环境、穿衣、洗澡、修饰等方面的注意事项等；②告知糖尿病患者皮肤保护及控制血糖的重要性等；③指导患者注意饮食，增加蛋白质和碳水化合物的摄入；④用药指导：遵医嘱且根据患者皮肤状况为患者提供用药指导，包括内用药和外用药的方法、时间、剂量、不良反应等相关内容
护理效果评价	□痊愈：患者皮肤伤口完全消失，全部愈合 □显效：患者皮肤伤口范围明显缩小，大部分愈合 □有效：患者皮肤伤口范围缩小，小部分愈合 □无效：患者皮肤伤口范围不变/增加	□痊愈：患者皮肤瘙痒、肿胀、皮炎等症状完全消失 □显效：患者皮肤瘙痒、肿胀、皮炎等症状明显改善 □有效：患者皮肤瘙痒、肿胀、皮炎等症状改善 □无效：患者皮肤瘙痒、肿胀、皮炎等症状无变化/加重

3. 口腔护理　　　　　　　　　　　　　　　　　　　□此项服务本次未开展

护理诊断	□口腔黏膜受损　　　□其他_____
护理措施	治疗护理：遵医嘱且根据患者的口腔疾病情况，选用合适的药物/漱口液进行定期口腔护理 健康指导：①针对患者口腔护理问题，对所出现的症状和体征进行针对性的健康指导，包括糖尿病与口腔并发症的关系、口腔保健一般知识、正确的刷牙方法及活动义齿的护理等内容；②给予患者用药指导：遵医嘱且根据患者口腔状况为患者提供用药指导，包括口腔用药的方法、时间、计量、不良反应等相关内容
护理效果评价	□痊愈：患者口腔红肿、淤血、溃疡等症状完全消失 □显效：患者口腔红肿、淤血、溃疡等症状明显改善 □有效：患者口腔红肿、淤血、溃疡等症状改善 □无效：患者口腔红肿、淤血、溃疡等症状无变化/加重

续表

4. 疼痛护理　　　　　　　　　　　　　　　　　□此项服务本次未开展

护理诊断　□不适：疼痛

护理措施　健康指导：①给予患者用药护理：遵医嘱且根据患者疼痛评估结果，指导患者正确服用缓解疼痛的药物，包括用药的方法、时间、计量、不良反应等相关内容；②指导患者缓解疼痛的心理护理方法，如转移注意力、音乐疗法、有节律地按摩、深呼吸、指导想象等；③物理止痛：遵医嘱且根据患者的具体情况给予患者冷、热疗法、按摩及推拿等物理止痛治疗方式

护理效果评价
□痊愈：患者疼痛完全消失
□显效：患者疼痛明显改善，疼痛程度明显降低，频率明显减少
□有效：患者疼痛改善，疼痛程度降低，频率减少
□无效：患者疼痛无改善/加剧，疼痛程度和频率不变/增加

5. 排便护理　　　　　　　　　　　　　　　　　□此项服务本次未开展

护理诊断　□排便失禁　　□便秘　　□腹泻　　□知识缺乏
　　　　　□焦虑、恐惧　　□其他＿＿＿＿＿

护理措施
健康指导：①根据患者的问题给予针对性的健康指导，包括排便环境、排便姿势、皮肤护理、饮食、运动及肛门括约肌和盆底肌的锻炼指导及相关知识指导等；②心理疏导：给予患者心理支持安慰，消除患者紧张、焦虑、自卑等情绪；③用药护理：遵医嘱且根据患者排便护理问题提供用药指导，包括药物使用方法、时间、剂量、不良反应等相关内容
治疗护理：①遵医嘱给予便秘患者简易通便器，如开塞露、甘油栓等；②遵医嘱给予便秘患者灌肠护理；③遵医嘱给予粪便嵌塞患者人工取便护理；④遵医嘱给予患者热敷或腹部按摩等护理；⑤遵医嘱给予患者肛管排气护理；⑥遵医嘱进行人工肛门便袋护理

护理效果评价
□痊愈：患者便秘、腹泻、排便失禁等症状完全消失
□显效：患者便秘、腹泻、排便失禁等症状明显改善
□有效：患者便秘、腹泻、排便失禁等症状改善
□无效：患者便秘、腹泻、排便失禁、肠胀气等症状无改善/加剧

6. 排尿护理　　　　　　　　　　　　　　　　　□此项服务本次未开展

护理诊断　□排尿异常　　□尿道感染（膀胱刺激征）　　□尿潴留　　□尿失禁
　　　　　□知识缺乏　　□焦虑、恐惧　　□其他＿＿＿＿＿

续表

护理措施	治疗护理：①指导患者进行盆底肌训练；②遵医嘱给予患者会阴护理；③遵医嘱给予患者尿道冲洗护理；④遵医嘱给予患者热敷或腹部按摩等护理；⑤帮助患者重建正常排尿功能，如持续膀胱训练、肌肉训练等；⑥尿管的维护（因疾病需要，在社区卫生服务站/上级医院行留置导尿术的患者） 健康指导：①根据患者的排尿问题给予针对性的健康指导，包括排尿环境、排尿姿势、排尿刺激方法、皮肤护理、饮食、运动及疾病相关知识等的指导；②给予患者用药护理：遵医嘱且给予患者用药指导，包括药物使用方法、时间、剂量、不良反应等相关内容；③给予患者心理支持安慰
护理效果评价	□痊愈：患者膀胱刺激征、尿失禁、尿潴留等症状完全消失 □显效：患者膀胱刺激征、尿失禁、尿潴留等症状明显改善 □有效：患者膀胱刺激征、尿失禁、尿潴留等症状改善 □无效：患者膀胱刺激征、尿失禁、尿潴留等症状无改善/加剧

7. 排痰护理　　　　　　　　　　　　　　　　　　　□此项服务本次未开展

护理诊断	□清理呼吸道低效/无效　　□辅助有效排痰相关知识缺乏 □其他＿＿＿＿＿＿＿
护理措施	健康指导：①根据患者病情如有无手术、骨折和牵引等，对患者卧位、翻身、拍背进行指导；②对排痰不畅产生的并发症进行健康指导，如坠积性肺炎的预防等；③用药指导：遵医嘱给予患者辅助排痰药物指导，包括药物使用方法、时间、剂量、不良反应等相关内容 治疗护理：①指导患者进行呼吸训练；②指导患者进行有效咳嗽的训练，如爆发性咳嗽、分段咳嗽、发声性咳嗽等
护理效果评价	□痊愈：患者痰液消失/基本消失，干湿啰音消失 □显效：患者痰液量明显减少，干湿啰音范围明显缩小，黏稠度明显降低 □有效：患者痰液量减少，干湿啰音范围缩小，黏稠度降低 □无效：患者痰液无减少/增加，干湿啰音范围无改变/扩大，黏稠度不便/增加，很难咳出

8. 生活自理能力训练　　　　　　　　　　　　　　　□此项服务本次未开展

护理诊断	□躯体移动障碍：□行走障碍　　□借助辅助工具活动障碍　　□床上活动障碍 □自理能力缺陷综合征　　□其他＿＿＿＿＿＿＿
护理措施	健康指导：①根据患者病情，生活自理能力，指导、训练患者/照顾者选择适当的进食方法、个人卫生、穿脱衣裤鞋袜等日常自理方法；②为关节活动障碍患者/照顾者进行被动运动的指导，促进肢体功能恢复；③指导患者正确使用辅助训练的仪器，如拐杖、助步器、轮椅等

续表

护理效果评价	□有效：患者日常生活自理能力提高，Barthel 指数得分增加 □无效：患者日常生活自理能力没有提高，Barthel 指数得分不变

9. 安全预防与护理　　　　　　　　　　　　　　　　　　□此项服务本次未开展

护理诊断	□有受伤的危险　　□误吸　　□跌倒　　□窒息　　□外伤
护理措施	健康指导：①为患者讲解发生意外情况的危险因素，在生活中要时刻对危险因素保持警惕；②指导患者或其照顾者选择合适、安全的保护用具，如保护手套、保护带（腕带、腰带）、保护床栏等；③根据患者的病情、意识、活动能力、家庭环境等，做好坠床、跌倒、烫伤、误吸、误食、错服药物等老年人常见意外的防护，并进行紧急处理方式的指导；④家庭环境改造的指导
护理效果评价	□有效：患者/照顾者安全相关知识了解程度提高，无安全问题再发生 □无效：患者/照顾者安全相关知识了解程度没有提高，有安全问题再发生

表8　社区老年 2 型糖尿病患者居家专科护理服务计划实施评价表

■ 基于家庭医生签约服务的专科护理服务包

1. 糖尿病足的护理　　　　　　　　　　　　　　　　　　□此项服务本次未开展

	护理诊断	□有足部皮肤完整性受损的危险　　□足部护理知识缺乏　　□足部不适 □焦虑、恐惧　　　□其他＿＿＿＿＿＿＿＿＿	
糖尿病高危足患者	护理措施	治疗护理：①遵医嘱给予糖尿病足部溃疡前期病变的处理包括去除胼胝、足部水疱的保护和处理，去除向皮肤内生长及变厚的脚指甲等；②若有足癣等真菌感染，遵医嘱指导患者服用抗真菌药物	健康指导：①对糖尿病疾病及糖尿病足的相关知识进行宣教；②对足部日常检查、足部皮肤护理、选择鞋袜、日常运动、足部清洁等注意事项进行指导；③根据患者足部情况，指导患者定期去医院做足部病变筛查等；④给予患者心理安慰等；⑤告知患者血糖控制的重要性，指导患者自我血糖监测，糖尿病饮食运动指导，有效控制血糖
	护理效果评价	□有效：足部胼胝、水疱、足癣基本消失，皮肤完整，无糖尿病足部溃疡发生 □无效：足部胼胝、水疱、足癣预后不良，皮肤破损，有糖尿病足部溃疡发生	□有效：糖尿病足护理知识及行为调查得分增加 □无效：糖尿病足护理知识及行为调查得分不变/降低

续表

糖尿病足溃疡患者	护理诊断	□足部皮肤完整性受损　　□足部组织完整性受损　　□足部不适 □疼痛　　□焦虑、恐惧　　□其他＿＿＿＿＿＿＿＿＿＿
	护理措施	治疗护理：根据足部溃疡部位的评估结果，遵医嘱定期对创面进行清创，用水和生理盐水进行清洁，选取合适的辅料进行包扎，定期为患者换药 健康指导：①指导患者/照顾者观察辅料情况，若有渗出物及时与专科护士联系进行处理；②心理疏导，对患者焦虑、恐惧、失望等不良心理情绪进行心理疏导
	护理效果评价	□治愈：创面消失、结痂，皮肤完整性恢复 □显效：创面炎性渗出消失，有新鲜肉芽组织生长，溃疡面愈合或明显缩小 □有效：创面炎性渗出减少，有少许肉芽组织生长，溃疡面积较护理前缩小 □无效：创面无明显改善甚至加重

2. 糖尿病视网膜病变的护理　　　　　　　　　　　　　　□此项服务本次未开展

护理诊断	□潜在并发症：糖尿病视网膜病变　　□糖尿病视网膜病变预防知识缺乏 □焦虑、恐惧　　□其他＿＿＿＿＿＿＿＿＿＿
护理措施	健康指导：①告知患者视网膜病变的危险因素包括血糖控制不佳、血压高等以及疾病预后；②告知糖尿病患者定期进行眼部检查的重要性，督促患者进行眼部检查；③指导患者视力自查的方法，出现视力严重下降等情况迅速到医院检查；④眼部卫生及用眼注意事项等；⑤给予患者血糖控制护理；⑥对患者焦虑、恐惧、失望等不良心理情绪进行心理疏导
护理效果评价	□有效：糖尿病视网膜病变知信行调查得分增加 □无效：糖尿病视网膜病变知信行调查得分不变/降低

3. 糖尿病肾病的护理　　　　　　　　　　　　　　　　　□此项服务本次未开展

护理诊断	□潜在并发症：糖尿病肾病　　□糖尿病肾病预防知识缺乏 □焦虑、恐惧　　□其他＿＿＿＿＿＿＿＿＿＿
护理措施	健康指导：指导患者及照顾者①糖尿病肾病预防及护理相关知识，内容包括糖尿病肾病发生原因、临床表现、治疗及预后等知识；②尿糖/血糖自我检测的方法；③预防泌尿系感染的措施；④糖尿病肾病患者饮食、运动、戒烟酒等生活方式；⑤定期去医院做肾脏功能检查等。④用药指导：遵医嘱给予患者用药指导，包括药物使用方法、时间、剂量、不良反应等相关内容，并告知患者按时正确服药的重要性。⑥针对患者恐惧、沮丧、焦虑、自卑等不良情绪进行心理疏导

续表

护理 效果 评价	□有效：患者血压/空腹血糖（FBG）/糖化血红蛋白（HbAlc）/尿微量白蛋白（UAE）有所改善 □无效：患者血压/空腹血糖（FBG）/糖化血红蛋白（HbAlc）/尿微量白蛋白（UAE）不改善/增加

4. 糖尿病血糖管理护理　　　　　　　　　　　　　　□此项服务本次未开展

护理 诊断	□血糖控制不佳　　　□胰岛素注射技术不规范　　　□服药依从性差 □饮食控制欠佳　　□运动欠佳　　□血糖监测技术不规范　　□营养欠佳 □胰岛素泵使用不规范
护理 措施	口服降糖药护理：①告知患者糖尿病严格遵医嘱服药的重要性；②遵医嘱给予患者用药指导；③指导患者能促使服药性提高的方法，如使用定时药盒等；④告知照顾者要严格监督患者用药，养成良好的用药习惯等 胰岛素注射技术指导：内容包括胰岛素的储存、注射装置的选择及管理、注射部位的选择、护理及自我检查、正确的注射技术；注射相关并发症及其预防及如何选择合适的针头长度，针头使用后的安全处置等相关内容 胰岛素泵使用指导：内容包括遵医嘱根据患者实际情况，介绍其使用的胰岛素的情况，胰岛素泵的操作方法，置泵前的卫生准备，更换管路的时间和方法，自我检查胰岛素泵的内容，识别及处理胰岛素泵常见报警等 血糖自我监测护理：①向患者/照顾者讲解血糖自我检测的必要性；②指导患者自我检测血糖的频率、时间及注意事项；③血糖自我检测技术的指导，如面对面示范血糖监测具体方法等 饮食、运动管理与指导：①根据患者情况为患者制定合理的饮食、运动计划；②指导照顾者严格按照膳食计划为患者烹饪食物，监督患者饮食和运动的依从性；③为患者讲解控制饮食、运动对血糖控制的重要性等；④为患者/照顾者简介营养成分交换软件的使用等
护理 效果 评价	□有效：患者空腹血糖（FBG）/糖化血红蛋白（HbAlc）有所改善 □无效：患者空腹血糖（FBG）/糖化血红蛋白（HbAlc）未改善/升高

6. 低血糖的护理　　　　　　　　　　　　　　　　　□此项服务本次未开展

护理 诊断	□低血糖预防及护理相关知识缺乏　　　□其他_____

续表

护理措施	健康指导：①指导患者及照顾者有关低血糖的危险因素、病因、临床表现、治疗、危害、预后等相关知识；②指导患者及照顾者加强血糖高危时间的血糖监测，如夜间；③指导患者及照顾者低血糖发生时的紧急处理措施等
护理效果评价	□有效：患者对低血糖的预防及处理知识了解程度提高 □无效：患者对低血糖的预防及处理知识了解程度没有提高

表9　居家护理患者结案单

姓名：_____　　性别：_____　　年龄：_____岁　健康档案编号：_____

结案报告：

❖护理人员共执行_____次服务，于_____年____月____日执行最后一次服务

❖经评估及与患者家属沟通：

□患者主要护理问题改善有_____，达到护理目标，予与结案

□患者因_____无法配合服务，予与结案

□患者因_____，服务无法提供其帮助或不符合其需求，予与结案

□患者迁出_____区/入住机构，予与结案

□患者死亡，予与结案

患者/家属签名：_____

执 行 者 签 名：_____

日　　期：____年____月____日

表10　生活自理能力评估

进餐	□可独立用餐具进食（10 分）　　□需部分帮助（5 分） □需极大帮助/完全靠自己（0 分）
洗澡	□自己完成洗澡过程（5 分）　　□需要他人帮助（0 分）
修饰	□独立洗脸、梳头、刷牙、剃须（5 分）　　□需要他人帮助（0 分）
穿衣	□自理（系开纽扣，拉链和穿鞋）（10 分）　　□需部分帮助（5 分） □需极大帮助或完全依赖他人（0 分）
大便	□可控制大便（10 分）　　□偶尔失控/需他人提醒（5 分） □完全失控（0 分）

续表

小便	□可控制小便（10分）　　　□偶尔失控/需他人提醒（5分） □完全失控（0分）
如厕	□独立完成如厕全过程（10分）　　□部分需要帮助（5分） □需极大帮助或完全依赖他人（0分）
床椅转移	□可独立完成（15分）　　□需部分帮助（10分）　　□完全依赖他人（0分）
平地行走	□可独立平地走45m（15分）　　□需部分帮助（5分） □完全依赖他人（0分）
上下楼梯	□可独立上下楼梯（10分）　　□需部分帮助（5分） □需极大帮助或完全依赖他人（0分）
总分	_____分

表 11　糖尿病足部护理知识及行为调查

项目	是（1分）　否（0分）

一、糖尿病足的认识、早期筛查知识评价

1. 您以前曾听说过糖尿病病人可合并糖尿病足吗？

2. 您知道糖尿病足发生的原因是血管病变、神经病变、感染吗？

3. 您知道保护双足的重要性吗？

4. 您知道糖尿病患者应每年至少到医院进行足部检查一次吗？

5. 您知道什么是保护性感觉丧失吗？

6. 您知道进行保护性感觉的自我检查方法吗？

7. 您了解日常足部护理知识吗？

8. 您希望了解日常足部护理知识吗？

9. 您愿意今后每天进行双足的检查与护理吗？

二、患者日常护理知识和行为评价

1. 您知道要坚持每天用温水（<40℃）泡脚5～10min，擦干
祉间皮肤吗？

2. 您坚持每天洗足了吗？

3. 您每天洗足的水温合适吗？

4. 您每天洗足的持续时间合适吗？

5. 您知道要坚持每天检查足部红肿，水泡，破馈，足背动脉搏
动等？

续表

项目	是（1分）	否（0分）

6. 您坚持每天检查足部了吗？

7. 尤其冬季，您知道在洗脚后涂些润肤膏以保护皮肤吗？

8. 您在每次洗脚后涂润肤膏了吗？

9. 您知道应每天按摩足部皮肤及小腿，以促进下肢血液循环吗？

10. 您每天按摩足部小腿和皮肤了吗？

11. 您每天做下肢运动了吗？

12. 您知道不能用热水袋进行足部保暖，应采用穿厚袜等方式，以免烫伤吗？

13. 您知道不能光脚走路，以免损伤足部皮肤吗？

14. 您知道不能自行用剪刀修剪鸡眼、胼胝或自行涂抹腐蚀性药物吗？

三、合适鞋子选择知识与行为评价

1. 您知道穿鞋不当损伤足部会导致糖尿病足吗？

2. 您知道应选择圆头、厚底鞋，如运动鞋、胶底鞋吗？

3. 您知道应选择有鞋带或有尼龙搭扣的鞋子吗？

4. 您知道鞋面最好选择软皮、婿面、帆布面等透气性好的面料吗？

5. 您知道鞋子的长度要适中，应使鞋头离最长脚址要有距离吗？

6. 您知道最好下午或傍晚去购鞋吗？活动一天后您的双脚会肿胀吗？

7. 您知道应以自己较大的一只脚的尺码为标准选购鞋子吗？

8. 您知道应避免穿露脚趾凉鞋、尖头鞋、高跟鞋，以免损伤脚部皮肤吗？

9. 您知道穿新买的鞋子要先短时间（1～2h）的试穿，然后逐渐延长试穿时间，以免磨破足部皮肤吗？

10. 知道穿鞋前要检查鞋内有无异物吗？

11. 您在穿鞋前检查鞋内有无异物吗？

12. 您穿着的鞋子合适吗？

续表

项目	是（1分）　否（0分）

13. 您从哪些途径获取上述选鞋知识的：书本=1，护士=2，
医生=3，亲戚，朋友=4，其他=5

四、合适袜子选择知识与行为评价

1. 您知道糖尿病患者穿袜子不当与糖尿病足有关吗？

2. 您知道糖尿病患者应经常穿着袜子吗？

3. 您经常穿着袜子了吗？

4. 您知道哪种质料的袜子最能吸汗吗：棉质=1，尼龙=2，
羊毛=3，人造毛科=4，丙纶=5

5. 您知道糖尿病患者不宜穿着起毛头袜子吗？

6. 您知道哪种质料的袜子最柔软吗：棉质=1，尼龙=2，
人造毛=3，丙纶=4

7. 您知道哪种颜色的袜子最适合糖尿病患者穿吗：
白色=1，绿色=2，红色=3，与肤色相近的颜色=4，
多种颜色=5

8. 您知道糖尿病患者不宜穿着有弹性袜腰的袜子吗？

9. 您知道糖尿病患者不宜穿带有缝边、破洞或带补丁的袜子吗？

10. 您知道糖尿病患者需要减低脚底部所受的压力吗？

11. 您知道糖尿病患者应每天更换一双干净的袜子吗？

12. 您穿着袜子合适吗？

13. 您从哪些途径得知有关穿袜应该注意的事项：书本=1，
护士=2，医生=3，亲戚，朋友=4，其他=5

14. 您从哪些途径获取足部护理知识：书本=1，
护士=2，医生=3，亲戚，朋友=4，其他=5

五、修剪指甲知识与行为评价

1. 您知道修剪指甲不但会造成皮肤感染，而发生糖尿病足吗？

2. 您知道要平平地修剪指甲，而不要将指甲两头的角修剪成圆
形吗？

3. 您愿意今后每天将进行双足的检查与护理吗？

表 12　糖尿病视网膜病变知信行调查

项目	肯定 (1 分)	否定 (0 分)
DR 知识		
1. 您是否知道糖尿病可合并 DR？		
2. 您是否知道 DR 发生原因？		
3. 您是否知道糖尿病患者即使血糖控制良好仍然有可能并发 DR？		
4. 您是否知道 DR 与糖尿病发病年龄有关？		
5. 您是否知道 DR 与空腹血糖水平有关？		
6. 您是否知道 DR 与糖化血红蛋白有关？		
7. 您是否知道 DR 与高血压有关？		
8. 您是否知道 DR 与高血脂有关吗？		
9. 您是否知道 DR 与吸烟有关？		
10. 您是否知道 DR 与依从行为不良有关？		
11. 您是否知道 DR 的分期？		
12. 您是否知道 DR 的临床症状吗？		
13. 您是否知道 DR 的治疗方式吗？		
14. 您是否知道确诊糖尿病后首次眼底检查的时间？		
15. 您是否知道确诊 DR 后定期眼底检查的时间？		
16. 您是否知道饮食治疗、运动治疗是 DR 非药物治疗的一种手段？		
17. 您是否知道您所服用药物的名称、剂量、时间？		
18. 您是否知道您所服用药物的副作用？		
19. 您是否知道测量血糖的方法？		
20. 您是否知道如何缓解情绪紧张和压力？		

续表

项目	肯定 （1分）	否定 （0分）

DR 态度

1. 您肯定 DR 是糖尿病的常见且严重并发症，严重者会致盲吗？

2. 您肯定血糖监测及控制对 DR 很重要，所有患者都要使血糖控制在正常范围吗？

3. 您肯定饮食控制对 DR 很重要，愿意积极进行合理饮食吗？

4. 您肯定愿意保持健康的生活方式吗（比如戒烟酒）？

5. 您肯定要定期眼底检查，即使自觉视力正常也要规律检查吗？

6. 您肯定 DR 患者自我管理很重要吗？

7. 您肯定在应对处理 DR 的过程中，家人和朋友的支持非常重要吗？

9. 您肯定 DR 会对患者心理产生很大的影响，所以要注意心理调节吗？

DR 行为

1. 您能做到合理饮食，规律进餐吗？

2. 您能做到在假日、生日或外出时能遵守糖尿病饮食原则吗？

3. 您能做到遵循医嘱按时按量服药吗？

4. 您能做到定期检查眼底吗（至少 1 次/2 周）？

5. 您能做到规律运动吗？（≥3 次/周，>30 min/次，中等强度，有氧运动）

6. 您能做到注意控制体重吗？

7. 您能做到不吸烟/戒烟吗？

8. 您能做到不喝酒/戒酒吗？

9. 您能做到注意情绪调节吗？

10. 您能做到出现视力问题时寻找家人、朋友或专业医务人员帮忙吗？

后 记

　　社区护理是社区卫生服务的重要组成部分，社区护理服务在促进和维护人类健康的过程中发挥着积极、重要的作用。社区护理管理是确保社区护理质量的关键，是社区护理蓬勃发展的重要基础。因此，提高社区护理质量是社区卫生服务的主要目标，也是社区护理管理者探讨的重要课题。本书根据《全国护理事业发展规划（2016—2020 年)》的文件精神，针对社区护理的特点，结合课题组研究内容并进行系统的文献研究，总结归纳社区护理质量管理的内容与方法，从而为社区卫生护理质量管理提供参考资料；通过对国内研究现状的总结分析，提出不足及研究展望，为社区护理质量管理研究提供思路；旨在解决社区居民健康需求，提高社区护理服务质量。

　　社区护理质量管理的内容包括社区护理、社区护理管理和社区护理质量管理三个部分。编写组经过长时间反复沟通与讨论，由主编最终拟定编写大纲、编写体例、编写要求、内容要点，并根据编者各自的学术旨趣分配了编写任务。全书共三章，第一章由刘国莲、宁艳花、买娟娟编写，第二章由刘国莲、宁艳花、白亚茹编写，第三章由刘国莲、宁艳花、郑连花、仇艳敏、牛萌、何旭文编写。主编及副主编负责对全书的写作思路、总体架构进行设计，对书稿进行修改、完善与把关。

　　本书获得宁夏医科大学专著出版基金资助，评审专家给予本书充分肯定并支持出版。本著作在编写过程中，参考了许多相关研究论著，借鉴了一些国内外学者的观点与研究结果，参考内容都一一标明出处。由于编撰人员水平及时间有限，本书难免存在不足之处，恳请广大读者批评指正。

编者

2020 年 7 月